SIÉNTETE MEJOR, DE INMEDIATO Y PARA SIEMPRE

SIÉNTETE MEJOR, DE INMEDIATO Y PARA SIEMPRE

*Descubre el poder
sanador de tu cerebro*

DR. DANIEL G. AMEN

ORIGEN

Título original: *Feel Better Fast and Make It Last: Unlock Your Brain's Healing Potential
to Overcome Negativity, Anxiety, Anger, Stress, and Trauma*

Primera edición: enero de 2019

© 2018, Dr. Daniel G. Amen
© 2019, Penguin Random House Grupo Editorial USA, LLC.
8950 SW 74th Court, Suite 2010
Miami, FL 33156
Con autorización de Tyndale House Publishers, Inc. Todos los derechos reservados.
With permission of Tyndale House Publishers, Inc. All right reserved.

ISBN: 978-1-949061-37-6

Impreso en Estados Unidos - *Printed in USA*

Penguin
Random House
Grupo Editorial

ÍNDICE

INTRODUCCIÓN. Puedes sentirte mejor, de inmediato
y para siempre. El enfoque Cerebro XL 9

PARTE 1. TU CEREBRO

CAPÍTULO 1. Usa tu cerebro para rescatar tu cuerpo
y tu mente. Técnicas instantáneas para aplicar cuando
la vida se sale de control 29

CAPÍTULO 2. La estrategia que faltaba. Propiciar tu
salud cerebral puede hacerte sentir muy bien de inmediato
y por el resto de tu vida 55

CAPÍTULO 3. Autocontrol. Estimula el centro ejecutivo
del cerebro para tomar buenas decisiones y evitar las
que arruinan tu vida 77

CAPÍTULO 4. El cambio es sencillo si sabes cómo hacerlo.
Convierte tus aburridas rutinas en autopistas hacia el éxito 103

PARTE 2. TU MENTE RACIONAL

CAPÍTULO 5. Domina tu mente racional. Cómo sentirte feliz
y presente, conquistando la preocupación y la negatividad 129

PARTE 3. TUS VÍNCULOS

CAPÍTULO 6. Conexiones que sanan. Cómo mejorar todas
tus relaciones 161

CAPÍTULO 7. Supera los traumas emocionales y el dolor.
Sana las heridas que te persiguen 189

PARTE 4. TU INSPIRACIÓN

CAPÍTULO 8. Genera un gozo permanente y duradero.
Protege los centros de placer de tu cerebro para vivir con
pasión y propósito y evitar las adicciones y la depresión............. *221*

PARTE 5. TU NUTRICIÓN

CAPÍTULO 9. La dieta para sentirte mejor de inmediato.
Alimentos que te ayudarán a sentirte mejor ahora y después *247*

CAPÍTULO 10. Nutracéuticos avanzados y las clases de
cerebros. Un abordaje personalizado y dirigido para obtener
los nutrientes que necesitas *275*

PARTE 6. EL FACTOR X

CAPÍTULO 11. Piensa de manera diferente. Diez lecciones
prácticas extraídas de 150 000 escaneos cerebrales.................. *297*

PARTE 7. EL AMOR

CAPÍTULO 12. El amor es tu arma secreta. Hacer lo correcto,
en definitiva, es un acto de amor por ti y por el prójimo............. *329*

APÉNDICE A. Respuestas a preguntas comunes para
conseguir más ayuda *341*

APÉNDICE B. ¿Dónde necesitas ayuda para sentirte mejor
rápido? ¿En dónde necesitas ayuda para sentirte bien
de inmediato? Un rápido examen de salud mental.................. *355*

APÉNDICE C. Conoce las cifras importantes de la salud *365*

Acerca del Dr. Daniel G. Amen *371*
Agradecimientos... *373*
Recursos *375*
Notas bibliográficas *379*

PUEDES SENTIRTE MEJOR, DE INMEDIATO Y PARA SIEMPRE

EL ENFOQUE CEREBRO XL

Es durante nuestras horas más oscuras que debemos enfocarnos en ver la luz.

FRASE ATRIBUIDA A ARISTÓTELES

Prácticamente todos nos hemos sentido ansiosos, deprimidos, abatidos o pesimistas en algún punto de nuestra vida. Es perfectamente normal atravesar tiempos difíciles o experimentar períodos en los que nos sentimos aterrados o predispuestos negativamente, ya sea que nos hayan diagnosticado una enfermedad o no. La manera en que reaccionamos ante esos desafíos marca la diferencia en cómo nos sentimos; tal vez no de inmediato, pero sí a la larga.

Todos queremos detener el dolor enseguida. Por desgracia, muchas personas se automedican con bebidas energéticas, comen en exceso, toman alcohol, usan drogas, tienen conductas sexuales de riesgo, viven estallidos de ira, pasan el tiempo mirando televisión sin prestar atención, juegan videojuegos, deambulan por las redes sociales o van de compras. Aunque esas sustancias y acciones puedan darnos un alivio temporal, en general suelen prolongar y exacerbar los problemas (o incluso causar otros más serios, como bajones de energía, obesidad, adicciones, enfermedades de transmisión sexual, infelicidad, problemas relacionales o hasta la ruina económica).

Soy psiquiatra, investigo el cerebro por medio de neuroimágenes y soy fundador de las Clínicas Amen, que poseen una de las tasas de éxito más elevadas en el tratamiento de personas con problemas mentales complejos y resistentes a tratamientos, como el trastorno de déficit de atención e hiperactividad (TDAH), trastornos de ansiedad y del estado de ánimo, estrés postraumático y otros más. Gracias a toda esa experiencia, comprendo lo crítico que es para ti saber *qué es lo que te ayudará a sentirte mejor, de inmediato y para siempre*. En este libro enfatizo estrategias que te llevarán a experimentar un mayor gozo, paz, energía y resiliencia, tanto de manera inmediata como en el futuro.

Muchas cosas te pueden favorecer a corto plazo, pero te harán sentir peor —o te causarán más inconvenientes— a la larga. A continuación, presento dos testimonios que ilustran cómo los remedios correctos pueden guiarte hacia un camino más saludable y pleno.

CHRIS: AYUDA PARA UNA MADRE AFLIGIDA

Conocí a Chris en mi clínica del norte de California, cuando me encontraba dando una conferencia. Me dijo que hacía dos años había perdido a su hija de doce años, Sammie, por cáncer en los huesos. Chris no tenía idea de cuánto le afectaría la muerte de la niña. Cada noche se iba a la cama con las imágenes de la enfermedad y la muerte de Sammie reproduciéndose en su cabeza. La mujer comenzó a comer de más y a beber alcohol como una forma de mitigar el dolor y acallar su mente, pero la mayoría de las mañanas se levantaba con pánico y el terror la acompañaba todos los días. Se sentía tan inútil y deprimida que había planeado en secreto quitarse la vida en el segundo aniversario de la muerte de su hija.

Unas semanas antes del aniversario, se encontraba visitando a una amiga de su hermana, a quien describió como una persona muy saludable y con una actitud positiva. Chris, que mide apenas 5 pies y una pulgada, pesaba más de 200 libras. Estaba bajo un estado tan sombrío que pensaba que nunca más volvería a sonreír, y lo creía de veras. "Esta amiga tenía un ejemplar del libro *Cambia tu cerebro, cambia tu cuerpo*", dijo Chris. "Mientras lo hojeaba, pensé: 'Está bien, lo acepto. Tiene sentido para mí. Necesito comenzar a mirar el lado bueno de la vida'. Hasta ese momento todas mis opciones eran suicidarme, beber hasta morir o terminar internada en una clínica de rehabilitación. Y estaba bastante orgullosa de ir a rehabilitación".

Se fue a casa y descargó mi libro *Cambia tu cerebro, cambia tu cuerpo* y lo leyó entero en una noche. "Todavía recuerdo cómo me sentí en el momento que leí… que el alcohol te impide sentir 'empatía y compasión por los demás'. Sabía que necesitaba recuperar mis sentimientos de empatía y compasión por mis otros hijos y mi esposo. Precisaba encontrar un camino para ser feliz y estar completa otra vez, por ellos y por mi propio bien".

"Me metí de lleno en el plan", reconoce Chris. "De hecho, hice una limpieza de veintiocho días. Me deshice de todo el alcohol, no comí nada de alimentos procesados y comencé a tomar aceite de pescado y vitamina D". Empezó a sentirse mejor casi de inmediato. "A los siete días no me importaba si nunca bajaba una libra, ¡de todos modos me sentía libre! Como estaba ingiriendo alimentos que nutrían mis células, los arrebatos de hambre y deseos de tomar alcohol cesaron por completo. Dejé todas las bebidas dietéticas y gaseosas. Comencé a dormir toda la noche por primera vez en cuatro años, y no me despertaba con pánico". Al cabo de diez semanas Chris había perdido 24 libras y salía a correr cuatro veces a la semana. A los cinco meses había bajado unas 35 libras y adelgazado unas ocho pulgadas de cadera. Su piel estaba más tersa y brillante, y se sentía como una mujer completamente nueva. Por supuesto que nunca olvidará a su hija, pero de ninguna manera Sammie hubiera deseado que su mamá viviera en ese estado de dolor. Ahora Chris piensa que su hija estaría orgullosa de ella.

Si tú eres como yo, cuando algo te duele, quieres sentirte mejor enseguida, ¡ahora mismo! Durante mi entrenamiento en psiquiatría tuve un supervisor maravilloso, el Dr. Jack McDermott, que era un líder reconocido mundialmente en el campo de la psiquiatría. Me encantaban sus enseñanzas sobre cómo ayudar a niños, adolescentes, adultos y familias que atraviesan un gran dolor. En su evaluación profesional de fin de curso escribió: "El Dr. Amen es un médico brillante, competente y que se interesa por los demás. Será un excelente psiquiatra, pero tiene que tener más paciencia. Quiere que la gente se recupere rápido". Tanto en ese momento como en la actualidad, no creo que sea un problema que la gente necesitada se recupere rápido. Eso es lo que desean los que sienten dolor. Nadie quiere ser paciente. Nadie desea que un proceso se prolongue. Quieren sentirse mejor enseguida y quieren que esa mejoría dure para siempre.

LEIZA: REVERTIR LA DEPRESIÓN Y LOS PROBLEMAS DE MEMORIA

Leiza, una atractiva mujer pelirroja, tenía unos cincuenta años cuando vino a nuestra clínica de Atlanta. Había visto uno de mis programas de televisión y trajo a su hijo adolescente con TDAH porque no había respondido bien al tratamiento. También quería que le hiciéramos un escaneo cerebral a ella porque, según decía, "estoy muy distraída, siempre llego tarde y tengo mala memoria… Mi padre y su propia madre sufrieron de demencia, y yo no quiero eso para mí… Realmente me siento como si estuviera en la etapa inicial de la demencia… Estoy cansada de estar deprimida y de que mis pensamientos me torturen". Había sido actriz y luego se dedicó a su hogar para criar a sus hijos. Cuando se hicieron más independientes, quiso volver a la actuación, pero se tenía poca fe. Le dijo a una de sus amigas: "Nunca podré volver al trabajo. No recuerdo nada. No me puedo concentrar. ¡Ni siquiera puedo tomar decisiones!".

Los dos años anteriores a que Leiza viniera a vernos fueron los más difíciles de su vida. Había sentido mucha ansiedad mientras se ocupaba de la discapacidad de su hijo, de la depresión de su hija y de la demencia de su padre, y además estaba lidiando con la muerte de su suegra. Con la llegada del estrés crónico, notó que aparecían problemas en su memoria. Hacía citas y luego se olvidaba de asistir, a pesar de haberlo anotado en su calendario. Seis meses antes de su cita con nosotros, le diagnosticaron TDAH y le recetaron Adderall, pero veía que no la estaba ayudando.

Como parte de nuestro diagnóstico, le practicamos un estudio de neuroimágenes llamado SPECT [tomografía computarizada de emisión monofotónica, por sus siglas en inglés], que revisa el flujo sanguíneo y la actividad (esencialmente, la forma en que trabaja el cerebro). Su SPECT reflejaba una fuerte disminución de flujo sanguíneo en todo el cerebro, lo que era preocupante teniendo en cuenta su historial familiar de alzhéimer. Nuestros estudios y los de otros profesionales han mostrado que el alzhéimer y otras formas de demencia se inician en el cerebro décadas antes de que la persona note algún síntoma. Leiza ya era sintomática y su cerebro presentaba señales de que correría la misma suerte de su padre y su abuela.

El escaneo de Leiza fue la alerta que hizo falta para que tomara en serio la rehabilitación de su cerebro *ahora mismo* si quería sentirse mejor enseguida y evitar ser una carga para sus hijos en el futuro. Se sentía motivada para hacer todo lo que le recomendáramos, incluyendo el tomar suplementos y realizar un tratamiento llamado terapia de oxígeno hiperbárico (TOHB), que estimula el flujo sanguíneo hacia el cerebro (mira el Apéndice A, en las páginas 345-346). A los pocos meses notó mejoras significativas en su estado de ánimo, concentración y memoria. Hizo una audición para un programa de televisión y obtuvo un papel principal en un programa piloto como directora del FBI. Contó que nada de eso hubiera sido posible si no hubiera hecho rehabilitación y cuidado su cerebro. Su siguiente serie de neuroimágenes de seguimiento mostró un notable avance; eso es algo que hemos visto en repetidas ocasiones en las últimas tres décadas. Tu cerebro puede estar mejor y tú puedes sentirte mejor. ¡Podemos demostrártelo!

Cómo leer una tomografía SPECT

A lo largo de las páginas de este libro verás un montón de escaneos SPECT de pacientes de las Clínicas Amen.

Incluiremos cuatro imágenes que muestran el cerebro, primero desde abajo y luego, a partir de esa primera imagen, se mostrarán desde la derecha, desde arriba y desde la izquierda, en el sentido de las agujas del reloj. Para una información más detallada sobre cómo funciona un SPECT y quién debería hacerse uno, lee el artículo "¿Cuándo deberías pensar en hacerte un estudio funcional de imágenes, como un SPECT?", en la página 321.

SPECT DE UN PACIENTE SANO

SPECT DE LEIZA

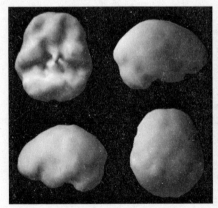

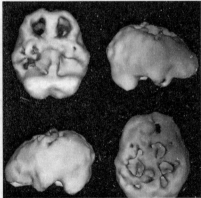

Actividad completa, pareja y simétrica.

Los huecos muestran zonas de fuerte disminución del flujo sanguíneo.

SPECT DE LEIZA DESPUÉS DEL TRATAMIENTO

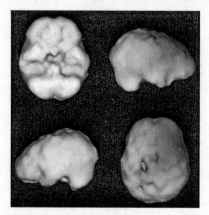

Clara mejoría general.

LA ESTRATEGIA QUE FALTABA PARA SENTIRTE MEJOR DE INMEDIATO

Uno de los secretos vitales de nuestro éxito en las Clínicas Amen es que nos concentramos primeramente en entender, curar y optimizar el funcionamiento físico del cerebro (el *hardware*) y, en segundo lugar, de programarlo adecuadamente (el *software*). Ambos trabajan juntos y, si ignoras a uno mientras que trabajas en el otro, te costará mucho más sentirte mejor.

Desafortunadamente, la vasta mayoría de profesionales que han sido entrenados para ayudar a la gente que lucha con su estado anímico no reciben entrenamiento sobre cómo sanar y optimizar el cerebro, lo cual limita su éxito. Hace poco ofrecí una conferencia frente a cinco mil profesionales de la salud mental y les pregunté cuántos de ellos habían recibido *algún tipo* de formación sobre cómo optimizar el funcionamiento físico del cerebro durante sus estudios. Menos del 1% levantó la mano.

Desde la década de 1950, los médicos han estado tratando de drogar el cerebro para someterlo. Los resultados han sido escasos porque los doctores a menudo han ignorado la necesidad de ponerlo primeramente en un entorno de curación y ocuparse de cosas como el sueño, las toxinas, la dieta, el ejercicio y los suplementos.

El Dr. Thomas Insel, exdirector del Instituto Nacional de la Salud Mental, escribió: "La triste realidad es que los medicamentos actuales ayudan a muy poca gente a sentirse mejor y a muy poca gente a mejorarse".[1]

A diferencia de los antibióticos, que pueden curar infecciones, ninguno de los medicamentos para la mente cura algo. Nada más brindan un vendaje temporal que pierde efecto cuando se detiene el uso de los psicotrópicos, haciendo que los síntomas regresen. Además, muchos de esos remedios son traicioneros: una vez que comienzas a tomarlos, cambian la química de tu cerebro, de modo que los necesites para sentirte normal. Hay un camino mejor. *Siéntete mejor, de inmediato y para siempre* es el manual que te ayudará a desatar el potencial curativo de tu cerebro para vencer rápidamente la negatividad, la ansiedad, el enojo, el estrés, la aflicción y los traumas emocionales.

Para ser franco, yo mismo infravaloré la salud cerebral durante casi una década, cuando era un psiquiatra joven, hasta que nuestro equipo en las Clínicas Amen encontró una manera de estudiar el cerebro. Antes de iniciar nuestro trabajo con imágenes, en 1991, me había graduado y colegiado como psiquiatra de niños y adolescentes y psiquiatra general, y me hallaba inmerso en la evaluación de niños, adolescentes y adultos con una variedad de problemáticas conectadas a la salud mental como depresión, trastorno bipolar, autismo, violencia, conflictos matrimoniales, fracaso escolar y TDAH. Durante ese tiempo andaba a tientas y no pensaba mucho en el funcionamiento físico propiamente dicho del cerebro de mis pacientes. Los investigadores de los centros académicos nos decían que la tomografía cerebral aún no estaba lista para prácticas médicas, que tal vez algún día lo estaría en el futuro.

Amaba mi profesión, pero sabía que me estaban faltando algunas piezas del rompecabezas. La psiquiatría era —y desafortunadamente sigue siendo— una ciencia blanda, ambigua, con muchas teorías que compiten sobre las causas de los problemas que nuestros pacientes experimentan. En la Facultad de Medicina, durante mi residencia como psiquiatra y en mi beca de investigación con niños y adolescentes, me enseñaron que, aunque no sepamos a ciencia cierta qué es lo que causa la enfermedad psiquiátrica, es probable que sea el resultado de la combinación de varios factores, a saber:

- *Genética.* Aunque nadie sabía con exactitud cuáles genes eran los verdaderos causantes de problemas.
- *Química cerebral anormal.* Lo que nos dio a probar muchos medicamentos, pero solo dieron resultado por un tiempo.
- *Padres tóxicos o experiencias traumáticas en la niñez.* Aunque algunas personas lograban salir adelante, a pesar de haber crecido en ambientes abusivos, mientras que otros se deterioraban.

- *Patrones negativos de pensamiento.* Vimos que corregir los patrones erróneos ayudaba a algunos, pero no a otros.

La falta de neuroimágenes nos llevó a practicar una psiquiatría "sin el cerebro", lo que mantuvo mi profesión sumergida en teorías obsoletas y perpetuó el estigma para nuestros pacientes. A menudo me preguntaba por qué todas las demás especialidades médicas podían "ver" los órganos que trataban —por ejemplo, los cardiólogos, que escaneaban el corazón, o los gastroenterólogos, que alcanzaban a ver los intestinos, o los traumatólogos, que tenían imágenes de los huesos y los cartílagos— mientras se esperaba que los psiquiatras averiguáramos lo que andaba mal solo hablando con los pacientes. *Y estábamos lidiando con el órgano más complejo de todo el cuerpo humano, ¡el cerebro!* Nuestros pacientes están tan enfermos como los que padecen afecciones cardíacas, osteoporosis o cáncer. La depresión, el trastorno bipolar, las adicciones y la esquizofrenia son desórdenes potencialmente letales, e incluso temas como estrés crónico, ansiedad y TDAH pueden afectar todos los aspectos de nuestras vidas.

LAS IMÁGENES LO CAMBIARON TODO

En 1991 todo cambió para mí. Mi falta de respeto por el cerebro se desvaneció casi de inmediato cuando comencé a observar el de mis pacientes mediante un estudio de medicina nuclear llamado SPECT, que mencioné antes en la historia de Leiza. El SPECT es distinto de los escaneos de TC (tomografía computarizada) o de la RM (resonancia magnética), que miran la anatomía o estructura cerebral. El SPECT observa el funcionamiento del cerebro, lo cual es muy útil, ya que casi siempre los problemas funcionales preceden a los estructurales. El SPECT es el principal indicador de problemas, que señala dificultades aun años antes de que se manifiesten, mientras que la TC y la RM son indicadores rezagados que revelan anomalías más adelante, durante la enfermedad propiamente dicha. El SPECT básicamente responde cuestiones clave en cada área del cerebro, como: ¿está sano, con escasa o con excesiva actividad? Basados en lo que vemos, podemos estimular las áreas con poca actividad o calmar las que están excesivamente activas con suplementos, medicamentos, electroterapia u otros tratamientos, todo lo cual ayuda a optimizar el cerebro. También podemos ayudar a los pacientes a asegurar que las zonas sanas de su cerebro sigan manteniéndose así.

Casi inmediatamente después de empezar a ver las neuroimágenes, me entusiasmé con las posibilidades de que el SPECT ayudara a mis pacientes, mi familia y hasta a mí mismo. Las imágenes me ayudaron a ser un mejor médico, ya que pude observar el funcionamiento cerebral de mis pacientes. Pude ver si sus cerebros estaban sanos, lo cual revelaba que los problemas que enfrentaban eran más de índole psicológica, social o espiritual, que de naturaleza biológica. Pude ver si había un trauma físico proveniente de traumatismos cerebrales o de fuertes golpes, lo que ocasionaba problemas en áreas específicas del cerebro, o si había evidencia de exposición tóxica por el uso de drogas o alcohol (los adictos rara vez admiten cuánto han estado consumiendo, pero no pueden seguir negándolo ante la evidencia de las imágenes) u otras toxinas, como mercurio, plomo o moho. También pude ver si el cerebro de mis pacientes trabajaba en exceso, lo cual se asocia a trastornos de ansiedad y tendencias obsesivo-compulsivas.

Estaba tan emocionado con el asunto de las imágenes que escaneé a los miembros de mi familia, incluyendo a mi madre de sesenta años (que curiosamente tenía uno de los cerebros más saludables que yo haya visto). Sus imágenes reflejaban su vida. Como madre de siete hijos y abuela y bisabuela a los cuarenta y cuatro, siempre había sido una buena amiga para todo el mundo. En el momento que escribo esto, lleva sesenta y ocho años casada con mi padre y continúa siendo tan amorosa, apegada, enfocada y exitosa en todo sentido, ¡incluyendo el ser campeona del club de golf y una golfista excepcional por más de cincuenta años! Después de escanearla a ella lo hice conmigo mismo y los resultados no fueron tan positivos. Yo había jugado al fútbol americano en la secundaria y enfermé de meningitis cuando era un joven soldado; además tuve un montón de hábitos nocivos para el cerebro, como por ejemplo no dormir más de cuatro horas en la noche, luchar con el exceso de peso, ingerir comida chatarra, tener estrés crónico en casa y en el trabajo. Al comparar el escaneo de mi madre con el mío, me enamoré de mi cerebro y prometí cuidarlo mejor. También desarrollé lo que yo llamo "envidia cerebral". Yo vengo de una familia muy competitiva y me irritó mucho el hecho de que el cerebro de mi mamá, de sesenta años, estuviera en mejores condiciones que el mío, con treinta y siete. Gran parte de mi vida después de ese momento consistió en mejorar las condiciones de mi cerebro y enseñar a otros lo que aprendí sobre cómo hacerlo.

Ahora, casi treinta años después de comenzar a observar cerebros en las Clínicas Amen, hemos conseguido formar la base de datos más grande, con casi 150 000 imágenes de SPECT de pacientes de 120 países. Nuestro trabajo claramente nos ha enseñado que un mal funcionamiento cerebral está asociado a una mayor incidencia de:

- Tristeza
- Ansiedad
- Temor
- Pánico
- Lagunas mentales
- Falta de concentración
- Adicciones
- Violencia doméstica

- Encarcelaciones
- Soledad
- Conductas suicidas
- Violencia
- Abandono escolar
- Divorcio
- Demencia

En cambio, un funcionamiento cerebral saludable se relaciona mejor con:

- Felicidad
- Gozo
- Energía
- Resiliencia
- Concentración
- Longevidad

- Relaciones
- Desempeño escolar
- Éxito en los negocios
- Administración de inversiones
- Creatividad

Así es como luce sentirse bien. A medida que tu cerebro se vuelve más sano, experimentarás menos problemas de la primera lista y más recompensas de la segunda. Cuando esas características personales positivas se afiancen, sentirás que se producen cambios constructivos en tu actitud, tu habilidad para responder a los desafíos y tu sentido de propósito.

EL ENFOQUE CEREBRO XL

En los siguientes capítulos te presentaré las últimas investigaciones, así como también nuestra experiencia clínica, para ayudarte a sentirte mejor de inmediato y para siempre.

Primero, quiero que te familiarices con los cuatro aspectos de la salud, los cuales a menudo les enseño a mis pacientes: biológico, psicológico, social y espiritual. Todos trabajan en combinación y debemos estar atentos a cada uno a medida que damos pasos para sentirnos mejor.

Si hay una raíz biológica que origina el problema, algo así como una herencia genética o los efectos perdurables de una lesión en la cabeza, debemos tratarlo primero. Pero también tenemos que ser conscientes de los problemas psicológicos, como los patrones de pensamiento negativos o traumas en la niñez, así como de la forma en que nuestras interacciones sociales y conexiones pueden afectarnos. Por último, nuestra salud tiene un componente espiritual. Cuando poseemos un fuerte sentido de propósito —o vivimos para algo más importante que nosotros mismos— encontramos inspiración que puede ayudarnos a sentirnos mejor. Mientras avanzamos en cada capítulo, abordaremos todos estos temas.

Yo elegí la denominación Cerebro XL porque mejorar la salud de tu cerebro es la estrategia central del programa y XL tiene significados tremendos, incluyendo *excelente, extra-grande, vida extendida y extra amor*. Por supuesto, nadie se siente alegre todo el tiempo, pero con un correcto entendimiento de cómo funcionan tu cerebro físico, tus procesos mentales, tus vínculos sociales y tu conexión espiritual, y algunas estrategias que mejoren su funcionamiento, es más probable que ames tu vida y te sientas mejor cada día. Esto es lo que significa tener un Cerebro XL.

TU CEREBRO
Capítulo 1: Usa tu cerebro para rescatar tu cuerpo y tu mente. Cuando te sientes triste, enojado, nervioso o fuera de control, es vital contar con técnicas de rescate emocional. Este capítulo te presentará seis prácticas poderosas que te ayudarán a sentirte mejor rápidamente.

Capítulo 2: La estrategia que faltaba. El secreto para sentirse mejor de inmediato y por el resto de tu vida es trabajar rápidamente para optimizar el funcionamiento físico de tu cerebro. Este capítulo resume mis reflexiones más recientes sobre cómo ayudarte a tener el mejor cerebro posible, tan pronto como sea posible.

Capítulo 3: Autocontrol. ¿Eres impulsivo, distraído y desorganizado, o reflexivo, enfocado y organizado? La parte de tu cerebro que determina cuál de esas descripciones te describe mejor es la *corteza prefrontal* o CPF, en el tercio frontal de tu cerebro. Los neurocientíficos la llaman "la parte ejecutiva" del cerebro porque actúa como tu director ejecutivo o jefe interno. Este capítulo te ayudará a fortalecer tu CPF para tomar grandes decisiones y evitar aquellas que pueden arruinarte la vida.

Capítulo 4: El cambio es sencillo si sabes cómo hacerlo. A tu cerebro le gusta hacer lo que siempre hizo, aun cuando eso no te beneficie. Quedar atrapado en comportamientos que no ayudan, albergar resentimientos y enredarse en preocupaciones improductivas causan inmenso sufrimiento. Hay una zona en lo profundo de los lóbulos frontales llamada *córtex del cíngulo anterior* o giro cingulado, que es la palanca de cambios del cerebro y la que te permite pasar de un pensamiento o idea a otro. Cuando esta parte del cerebro está sana, puedes cambiar el foco de tu atención y aprender de tus errores. Cuando trabaja en exceso, puedes quedarte estancado en pensamientos (obsesiones) o conductas (adicciones) negativos, decir no cuando hubiera sido la mejor opción para ti haber dicho sí, y prestar atención a lo malo mucho más que a lo bueno. Este capítulo te ayudará a optimizar esta parte de tu cerebro para salir de la zanja de la rutina y entrar en una autopista que te llevará al éxito.

TU MENTE RACIONAL
Capítulo 5: Domina tu mente racional. Una vez que el funcionamiento físico de tu cerebro esté saludable, es vital saber cómo fortalecer tu mente racional. Este capítulo te ayudará a desarrollar la disciplina mental necesaria para sentirte mejor de inmediato, incluyendo cómo eliminar los pensamientos negativos automáticos, aquietar tus pensamientos, enfocarte en la gratitud y hasta aceptar el fracaso.

TUS VÍNCULOS
Capítulo 6: Conexiones que sanan. Nuestros vínculos afectivos nos proporcionan las mayores alegrías y también las mayores tristezas. Cuando las relaciones se tensan o se fracturan, la gente se vuelve infeliz y vulnerable a actuar de maneras contraproducentes. Si usáramos la analogía de una computadora, los vínculos sociales serían como las conexiones de red. La forma en que el cerebro está funcionando es a menudo la pieza faltante para llegar a entender las relaciones difíciles o saludables, el trauma y el dolor. Este capítulo explora las maneras de usar tu cerebro para mejorar todas tus relaciones, ayudándote a sentirte mejor de inmediato. Manejar esta información puede salvar tu trabajo, tu matrimonio, tus amistades y hasta las relaciones con tus hijos.

Capítulo 7: Supera los traumas emocionales y el dolor. El trauma emocional puede atascarse en el cerebro, haciendo que tus circuitos emocionales se sobrecalienten (algunas veces durante años). Este capítulo explica las formas saludables de eliminar las heridas que te persiguen.

TU INSPIRACIÓN

Capítulo 8: Genera un gozo permanente y duradero. La verdadera inspiración viene de saber por qué estás en este planeta y comprender el significado y el propósito que hay detrás de lo que haces. Saber y actuar sobre la base de ese "porqué" es crucial para vivir cada día con gozo. La gente con propósito es más feliz y más sana y vive más. Este capítulo te muestra cómo proteger los centros de placer de tu cerebro, para vivir con pasión y propósito y evitar las adicciones y la depresión. Este conocimiento te puede ayudar a sentirte feliz cada día.

TU NUTRICIÓN

Capítulo 9: La dieta para sentirte mejor de inmediato. Tu cerebro necesita una fuente constante de energía para vivir. Es como las baterías que le dan fuerza a tu vida. Este capítulo te explicará qué alimentos necesitas (y cuáles deberías desechar) para estimular de inmediato la atención, la memoria y el estado de ánimo.

Capítulo 10: Nutracéuticos avanzados y las clases de cerebros. Este capítulo te brinda un enfoque personalizado y dirigido para obtener los nutrientes que tu cerebro y tu cuerpo necesitan. Te daremos descripciones detalladas de los nutracéuticos que considero que todos deberían tomar, junto con algunos otros destinados a tipos específicos de cerebros.

EL FACTOR X

Capítulo 11: Piensa de manera diferente. En toda situación, el factor X es la variable que tiene el impacto más significativo en el resultado final. Esto describe perfectamente el trabajo con imágenes que tenemos la bendición de realizar en las Clínicas Amen y que cambió todo lo que hacemos. Mirando el cerebro de personas que tenían problemas complejos o que eran resistentes al tratamiento, obtuvimos una nueva perspectiva que muchas veces marcó la diferencia entre el éxito y el fracaso, la curación o la continuidad de la enfermedad, y hasta la vida y la muerte. Este capítulo revela diez lecciones prácticas que nuestros pacientes y nosotros mismos aprendimos de nuestra experiencia con las imágenes SPECT. También enumera las circunstancias en las que tú o un ser querido deberían considerar la opción de hacerse un estudio de neuroimágenes.

EL AMOR

Capítulo 12: El amor es tu arma secreta. Hacer lo correcto es, en definitiva, un acto de amor por ti y por el prójimo. En este capítulo aprenderás la ciencia de la epigenética y cómo el hecho de cuidar tu cerebro y tu cuerpo puede impactar sobre las próximas generaciones. ¡Eso sí que hace que los buenos sentimientos duren por mucho tiempo!

¿DE VERAS ES POSIBLE SENTIRSE MEJOR DE INMEDIATO?

Muchas personas, incluyendo profesionales de la salud, piensan que las terapias tienen que ser largas, difíciles y dolorosas. Creen que si empiezas a tomar medicamentos para la ansiedad o depresión estás haciendo un compromiso de por vida. Es verdad que algunas personas precisarán ayuda por más tiempo que otras, pero según mi experiencia, muchos pueden comenzar a sentirse mejor de inmediato si se comprometen a adoptar las estrategias y conductas adecuadas, las cuales incluyen conocer y optimizar sus cerebros.

Piensa en esto: tú sabes que puedes hacer algo para sentirte peor casi de inmediato, si te obsesionas con el peor resultado posible de una situación, pasas tiempo con gente tóxica o boicoteas cada uno de tus sentidos con sonidos, olores, sabores, sensaciones o imágenes aterradoras. O puedes, así de fácil también, sentirte mejor a través de elecciones simples como practicar la gratitud, rodearte de personas amorosas y usar muchas otras técnicas que te demostraré a lo largo de este libro.

:15 **MINUTOS** *Mantente atento al reloj:* Encontrarás este símbolo junto a estrategias que funcionan rápidamente para hacerte sentir mejor. El reloj indica la cantidad de tiempo, hasta sesenta minutos, que necesitarás dedicarle a esa estrategia para que comiencen a verse los resultados. Aunque verás muchas estrategias muy útiles en las siguientes páginas, estoy resaltando las que actúan rápidamente, para que puedas elegirlas cuando necesites alivio inmediato.

Lo cierto es que vivimos en una sociedad impaciente. Cuando la gente busca ayuda por problemas de salud mental, el número más común de sesiones de terapia que reciben es uno. O descubren que se benefician al expresar sus preocupaciones y aprender estrategias simples o terminan concluyendo que la terapia no les resultó de utilidad. Aun cuando se comprometen en una terapia continuada, el número promedio de sesiones a las que asisten los pacientes es seis o siete, más allá de cuál sea la orientación teórica del psicoterapeuta.[2]

Casi todos quieren sentirse bien rápidamente y las investigaciones sugieren que esto es posible. Los estudios realizados desde la década de 1980 han mostrado el valor de las terapias de una sola sesión. En un estudio concretamente, una sesión de hipnosis disminuyó en gran manera la ansiedad y los síntomas de la depresión después de una cirugía de baipás coronario.[3] En otro, investigadores australianos hallaron que 60% de los niños y adolescentes con afecciones de salud mental exhibieron una mejoría después de dieciocho meses con solo una sesión de terapia.[4] En la página 236, cuento la historia de un hombre que estaba sufriendo una angustia aplastante y fue atendido en una sesión de terapia con un afamado psiquiatra sobreviviente del Holocausto, el Dr. Viktor Frankl. Los componentes de la sesión única ayudan a las personas a aferrarse a sus fortalezas, ofreciendo soluciones sencillas y brindando apoyo (tres estrategias que también les daré en este libro).

Ayudar a las personas a cambiar sus sentimientos y conductas y optimizar sus vidas ha sido mi pasión como psiquiatra desde hace cuatro décadas. Las Clínicas Amen se han asociado con el profesor B. J. Fogg, director del Laboratorio de Tecnología Persuasiva de la Universidad de Stanford, y su hermana, Linda Fogg-Phillips, para ayudar a nuestros pacientes a producir cambios de comportamiento. Ellos enseñan que solo tres cosas cambian nuestro comportamiento a la larga:

1. Una revelación sobrenatural
2. Un cambio en su entorno (qué o quién te rodea)
3. Dar pasos de bebé[5]

Cuando Leiza vio su SPECT, este fue una alerta de que debía cuidar su salud, como sucede con muchos de nuestros pacientes. Cuando leía un estudio realizado por mi amigo el Dr. Cyrus Raji[6] sobre lo que yo denomino "el síndrome del dinosaurio" (cuando aumentas de peso, el tamaño y funcionamiento de tu cerebro disminuye: con un cuerpo grande y un cerebro pequeño es probable que te extingas), tuve una revelación sobrenatural y hallé la disciplina para bajar 25 libras. Pero tú no tienes que esperar una epifanía para cambiar tu conducta. No necesitas sufrir un ataque cardíaco o tener cáncer para tomar en serio tu salud. La mayoría de las personas puede cambiar su entorno (amigos, trabajo, iglesia) o las personas con las que se

TE SIENTES MEJOR DE INMEDIATO AHORA, PERO NO LUEGO	TE SIENTES MEJOR DE INMEDIATO AHORA Y LUEGO

rodean, y todos podemos efectuar pequeños cambios que, con el tiempo, arrojarán resultados increíbles.

Una alta motivación te ayuda a hacer cosas difíciles. Pero si tu motivación es media o incluso baja, también puedes cambiar para bien. De hecho, los Foggs animan a comenzar con pasos de bebé o lo que ellos llaman "pequeños hábitos"[7]. Se trata de pequeñas modificaciones que impulsarán tu sentido de realización y competencia y, a largo plazo, evolucionarán hasta convertirse en grandes cambios. Al final de cada capítulo, busca la lista de pequeños hábitos que puedes incorporar cada semana, uno o más a la vez. Cada uno está ligado a cosas que haces de manera cotidiana —como levantarte de la cama, cepillarte los dientes, atender el teléfono o conducir— y que sirven como un puntapié para recordarte que debes realizar una acción. El formato de los pequeños hábitos es: "Cuando hago X (o cuando ocurre X), haré Y". Luego, cuando hagas Y, celébralo para reforzar la nueva conducta y la buena sensación que la acompaña. Las celebraciones pueden ser tan simples como chocar los cinco o decirte un "¡Bien hecho!" a ti mismo. Recuerda que los pequeños avances diarios son la clave para alcanzar resultados espectaculares a largo plazo.

He aquí uno con el que puedes comenzar y que producirá un cambio enorme y duradero: cada vez que tengas que tomar una decisión en el curso del día, pregúntate: "¿La decisión que estoy a punto de tomar le hará bien a mi cerebro o le hará mal?". Si de manera constante tomas decisiones que favorecen tu salud mental —y aprenderás más sobre cómo hacerlo en cada capítulo de este libro—, estarás bien encaminado para sentirte mejor de inmediato y de una manera perdurable.

PARTE 1

TU CEREBRO

Las Clínicas Amen son prácticamente únicas en nuestro enfoque en el cerebro como fuente de muchos de los problemas de nuestros pacientes. Siempre comenzamos dirigiéndonos al funcionamiento físico del cerebro y luego avanzamos hacia cómo está programado. Es absolutamente necesario hacer ambas cosas. Lamentablemente, muchas personas se olvidan del cerebro o tratan de sosegarlo con drogas, lo cual es una reparación temporal que desaparecerá tarde o temprano, haciendo que los síntomas regresen. Estos próximos cuatro capítulos te darán estrategias que están centradas en el cerebro, para que adquieras dominio sobre la ansiedad, preocupación, tristeza, estrés y enojo.

En el capítulo 1 veremos estrategias prácticas y rápidas para sentirte bien de inmediato y que te ayudarán a preparar el camino para un cambio a largo plazo, ya sea que estés atravesando un mal día o lidiando con un problema, como por ejemplo ansiedad crónica o depresión. Piensa en ello como una caja de herramientas que puedes empezar a usar enseguida. Luego, en los capítulos 2 al 4, aprenderemos sobre el hardware del cerebro, repasando las zonas específicas que controlan distintos aspectos de nuestros procesos mentales. Eso te dará un montón de ideas sobre cómo ayudar a que tu cerebro funcione mejor.

CAPÍTULO 1

USA TU CEREBRO PARA RESCATAR TU CUERPO Y TU MENTE

TÉCNICAS INSTANTÁNEAS PARA APLICAR CUANDO LA VIDA SE SALE DE CONTROL

Superar las dificultades siempre conlleva una acción premeditada. Siempre hay una salida, pero es más fácil avanzar de manera efectiva con la ayuda de un guía experimentado.

SIR EDMUND HILLARY, PRIMER MONTAÑISTA
CERTIFICADO EN ESCALAR EL MONTE EVEREST

Eran las seis y media de la mañana en la agitada sala de emergencias del Centro Médico Walter Reed, en Washington D.C. Me estaba poniendo mi bata blanca de laboratorio mientras atravesaba las puertas de la unidad. Era mi tercer día como residente y la sala de emergencias sería mi hogar durante el siguiente mes. Más adelante, en el corredor, había una mujer gritando. Por curiosidad, fui a ver qué sucedía.

Beth, una paciente de unos cuarenta años, estaba acostada en una camilla y tenía la pierna derecha hinchada. Era evidente que estaba muy adolorida y gritaba cada vez que alguien le tocaba la pierna. Bruce, un psiquiatra recién graduado que estaba haciendo la residencia junto conmigo, y Wendy, la jefa de residentes, estaban intentando ponerle una vía intravenosa en el pie. La mujer estaba ansiosa, asustada, no cooperaba y además estaba hiperventilando. Un coágulo de sangre en la pantorrilla estaba causando la tremenda inflamación. La vía intravenosa era necesaria para poder enviarla al departamento de rayos X para una tomografía que revelaría exactamente dónde se encontraba el coágulo, de modo que los cirujanos pudieran disolverlo. Con cada pinchazo de la aguja los gritos de Beth se hacían más fuertes. Wendy se sentía frustrada e irritada, y se le veían gotas de sudor en la frente.

"¡Cálmate!", le gritó a la paciente.

Beth se veía asustada y confundida. La tensión se percibía en toda la sala.

Wendy le envió un mensaje al cirujano para que viniera. Durante los minutos que demoró su llegada, iba de un lado a otro de la habitación. Cuando sonó el teléfono, enseguida respondió, diciendo: "Necesito que vengas a la sala de emergencias inmediatamente. Preciso que hagas una disección en el pie de una paciente. Parece que tiene un coágulo en la pierna y tenemos que ponerle una vía intravenosa antes de enviarla a rayos X. Tiene el pie muy hinchado ¡y se está poniendo difícil de manejar!".

Wendy se calló por un momento, mientras escuchaba la respuesta, y luego dijo: "¿Qué significa que no podrás venir antes de una hora? Necesito hacer esto enseguida. ¡Lo haré yo misma!". Luego se la escuchó proferir un insulto, mientras arrojaba el teléfono violentamente sobre la mesa.

Al oír esto, Beth entró todavía más en pánico.

Como yo era nuevo no quería decir nada, en especial porque había oído de la reputación de Wendy para hostigar a los residentes, pero detestaba ver a Beth sufriendo así. *Este va a ser un día muy interesante*, pensé para mis adentros dando un hondo suspiro.

"Wendy, ¿puedo intentar ponerle la vía?", le pregunté suavemente.

Me clavó la mirada y, con un tono entre sarcástico y condescendiente, me respondió: "Tu nombre es Amen, ¿verdad? Yo he estado poniendo vías intravenosas durante cinco años. ¿Qué te hace pensar que tú eres especial? Pero si quieres intentarlo y quedar como un estúpido y arrogante, hazlo". Entonces me arrojó el equipo de la vía, abandonando la sala. Le hice señas a Bruce de que cerrara la puerta.

Lo primero que hice fue rodear la camilla de Beth y establecer contacto visual con ella. Le dirigí una sonrisa amable. Wendy había estado gritándole desde el otro lado de la camilla.

—Hola Beth, soy el doctor Amen. Necesito que respires más lentamente. Cuando respiras muy rápido todos los vasos sanguíneos se contraen, haciendo que para nosotros sea imposible encontrar la vena. A ver…, respira junto conmigo.

Yo respiré más lento como para mostrarle, pensando que iba a matarme cuando acabara.

—¿Te molestaría si te enseño a relajarte? —le pregunté—. Conozco algunos trucos.

—Está bien —dijo Beth, visiblemente nerviosa.

—Mira esa mancha en el cielorraso —le dije, señalando una mancha que había arriba—. Quiero que te concentres en ella e ignores todo lo demás que sucede en la sala. Voy a contar hasta diez y, cuando lo haga, deja que tus ojos se sientan muy pesados. Solo enfócate en la mancha y en el sonido de mi voz. 1... 2... 3... Deja que tus ojos se sientan muy pesados... 4... 5... Más pesados todavía... 6... 7... 8... Tus ojos están sintiéndose muy pero muy pesados y quieren cerrarse... 9... 10... Deja que se cierren y mantenlos así.

» Muy bien —la alenté mientras ella cerraba los ojos—. Quiero que respires muy lentamente, muy profundo y solo prestes atención al sonido de mi voz. Deja que todo tu cuerpo se relaje, desde la punta de la cabeza y descendiendo hasta la planta de los pies. Que todo tu cuerpo sienta la tibieza, el peso y se sienta relajado. Ahora quiero que te olvides del hospital y te veas a ti misma en el parque más bello que te puedas imaginar. Mira el parque: el césped, la colina, un suave arroyo, árboles hermosos. Escucha los sonidos que hay en el lugar: el arroyo corriendo, los pájaros cantando, una brisa ligera meciendo las hojas de los árboles. Huele y siente la frescura del aire. Experimenta las sensaciones del parque: una suave brisa acariciando tu piel, la tibieza del sol...

» Ahora quiero que imagines un hermoso estanque en medio del parque —continué—. Está lleno con un agua tibia y especial, un agua sanadora. En tu mente, siéntate en el borde del estanque y permite que los vasos sanguíneos de tus pies asomen, de manera que yo pueda colocarte una vía intravenosa y puedas encontrar la ayuda que necesitas, todavía permitiéndole a tu mente quedarse en el parque y sentirte muy relajada.

En la Facultad de Medicina tomé una materia opcional de hipnosis. Había visto una película de un psiquiatra indio que puso a un paciente en trance hipnótico para dilatarle una vena de la mano. El doctor clavó la aguja y luego la retiró, haciendo que la sangre fluyera por ambos lados de la vena. Luego, ante la sugestión hipnótica del médico, el paciente detuvo el sangrado, primero de un lado de la vena y luego del otro. Fue uno de los hitos más increíbles de autocontrol que yo vi en mi vida. La situación de Beth me hizo recordar esa película. En realidad, yo no tenía expectativas de que la vena se dilatara.

Para mi sorpresa, en el momento que hice la sugestión hipnótica, la vena apareció claramente en la parte superior del hinchado pie de Beth. Suavemente deslicé la aguja dentro de la vena y la conecté al *sachet* de suero. Bruce abrió los ojos de par en par. No podía creer lo que estaba viendo.

—Beth —dije suavemente—, puedes quedarte en este estado de relajación todo lo que quieras. Puedes regresar al parque cada vez que lo desees.

Bruce y yo llevamos a Beth en su camilla hasta la sala de rayos X.

Cuando regresé a la unidad una hora más tarde, Wendy me clavó una mirada hostil, pero yo sonreí por dentro.

Con un plan correcto, puedes sentirte mejor de inmediato y para siempre, aun cuando te encuentras en medio de una crisis física o emocional. Por esa razón enseño el siguiente plan de emergencia, que incluye las técnicas que utilicé con Beth —hipnosis, relajación muscular progresiva y visualización guiada—, entre otras. Antes de meternos en el plan, es vital que entiendas cómo funcionan tu cerebro y tu cuerpo en una crisis, especialmente en lo relacionado con tu sistema de alarma de emergencia: la reacción de lucha o huida.

LA REACCIÓN DE LUCHA O HUIDA ANTE EL ESTRÉS

La reacción de lucha o huida está configurada en nuestros cuerpos para ayudarnos a sobrevivir. Se moviliza a la acción cada vez que aparece una situación estresante, tal como le sucedió a Beth en la sala de emergencias.

Walter Cannon, profesor de Fisiología en Harvard, describió por primera vez la reacción de lucha o huida en 1915. Dijo que esa era la reacción del cuerpo ante un estrés agudo, un suceso peligroso o una amenaza a la supervivencia, como la experiencia que uno vive en un terremoto o en un robo (o cuando tienes un jefe de residentes gritándote mientras intenta perforarte con una aguja). El estrés agudo activa el sistema nervioso simpático, lo cual prepara al cuerpo ya sea para iniciar una pelea o para huir ante una situación peligrosa. La respuesta de lucha o huida es disparada por:

1. la amígdala, una estructura con forma de almendra que se encuentra en los lóbulos temporales que forman parte del cerebro emocional o límbico, la cual envía una señal a...

2. el hipotálamo y la glándula pituitaria para que esta última segregue la hormona adrenocorticotropa (ACTH), la que le indica a...

3. las glándulas suprarrenales, en la parte superior de los riñones, que inunden la sangre de cortisol, adrenalina y otros químicos que te disparan a la acción.

En el gráfico que aparece en las páginas 34 y 35 se ilustra lo que sucede en nuestro cuerpo cuando esta respuesta es activada.

La reacción de lucha o huida es parte de un sistema mayor del cuerpo llamado sistema nervioso autónomo (SNA). Se llama "autónomo" porque sus procesos son mayormente automáticos, inconscientes y están fuera de control, a menos que lo entrenemos de otra manera (hablaremos más de esto luego). Contiene dos ramas que se compensan entre ellas: el sistema nervioso simpático y el parasimpático. Ambos regulan el ritmo cardíaco, la digestión, la frecuencia respiratoria, la respuesta de las pupilas, la tensión muscular, la micción y el deseo sexual. El sistema nervioso simpático (SNS) está involucrado en la activación de la reacción de lucha o huida, mientras que el parasimpático (SNP) ayuda a restablecer y calmar nuestro cuerpo.

Nuestra supervivencia misma depende de la reacción de lucha o huida y nos ayuda a movernos a la acción cuando hay una amenaza. Pero cuando el estrés se vuelve crónico, por ejemplo, si vivimos en una zona de guerra, crecemos en un hogar con alcoholismo, sufrimos acoso sexual todo el tiempo, o nos hacíamos pis en la cama y nos levantábamos asustados cada mañana, nuestro sistema nervioso se vuelve hiperactivo. Cuando eso sucede, somos más propensos a sufrir ansiedad, depresión, ataques de pánico, dolores de cabeza, manos y pies fríos, tener dificultades para respirar, altos niveles de azúcar en la sangre, alta presión arterial, problemas digestivos, problemas del sistema inmunológico, disfunción eréctil y problemas de atención y concentración.

En su revolucionario libro *Why Zebras Don't Get Ulcers* [Por qué las cebras no tienen úlceras], el biólogo de la Universidad de Stanford Robert Sapolsky señaló que en animales como las cebras el estrés es por lo general episódico (por ejemplo, cuando huyen de un león) y su sistema nervioso evoluciona para restablecerse enseguida. En contraste, para los humanos el estrés es generalmente crónico (por ejemplo, el tráfico cotidiano, un matrimonio con dificultades, preocupaciones económicas o laborales). Sapolsky argumenta que muchos animales salvajes son menos susceptibles que el hombre a las enfermedades crónicas relacionadas con el estrés, como úlceras, hipertensión, depresión y problemas de memoria.[1] Sin embargo, también señaló que el estrés crónico puede darse en algunos primates (él estudió a los mandriles), específicamente individuos en el extremo inferior de la jerarquía de dominación social.

En los seres humanos, un gran estrés (como ser asaltado, violado o estar en un incendio) o múltiples causantes de estrés más pequeños (por

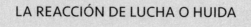

LA REACCIÓN DE LUCHA O HUIDA

Amenaza: un ataque, suceso peligroso o amenaza a la supervivencia.

Cerebro: procesa las señales, iniciando en la amígdala y luego en el hipotálamo.

ACTH: la glándula pituitaria segrega la hormona adrenocorticotropa.

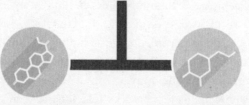

Se libera cortisol   Se libera adrenalina

EFECTOS FÍSICOS

El corazón late más rápido y más fuerte.

La vejiga se relaja.

Las pupilas se dilatan para lograr una mejor visión de túnel, pero hay una pérdida de la visión periférica.

Genitales: se inhibe la erección (hay otras cosas en las que pensar).

Las vías respiratorias se abren y aumenta la respiración rápida y superficial.

Aumenta la presión arterial.

Hay menor producción de lágrimas y saliva (ojos y boca secos).

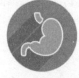

La digestión se hace lenta.

Pérdida de audición.

Los músculos se tensan y puede haber temblores. Los músculos alrededor de los folículos pilosos se contraen, causando piel de gallina.

Los vasos sanguíneos impulsan la sangre a los antebrazos y a las piernas (luchar o huir); la sangre se aleja de las manos y los pies (se ponen fríos).

Las venas en la piel se contraen (manos y pies fríos) para enviar más sangre a grupos musculares más extensos (para luchar o huir), provocando los escalofríos asociados al miedo.

El nivel de azúcar en la sangre aumenta para dar energía.

Problemas para enfocarse en pequeñas tareas, pensando solo en lidiar con la amenaza.

El sistema inmune deja de funcionar.

ejemplo, pelear con la esposa o los hijos regularmente) pueden convertirse en un estado permanente de reacción de lucha o huida en el cuerpo, conduciéndonos al estrés mental y la enfermedad física. Pero tú puedes aprender a sosegar tu SNS y activar el SNP, lo que te hará sentir más calmado, feliz y menos estresado. Mejorar el SNP se asocia a bajar la presión arterial, tener un nivel de azúcar en la sangre más estable y aumentar la energía, la inmunidad y el sueño.

LA REACCIÓN SIÉNTETE MEJOR DE INMEDIATO

Luego de finalizar mis estudios en psiquiatría en 1987, me enviaron a la reserva militar de Fort Irwin, en el desierto de Mojave, California. Fort Irwin, que se encuentra a mitad de camino entre Los Ángeles y Las Vegas, también es conocido como el Centro Nacional de Entrenamiento, lugar donde nuestros soldados aprendieron a pelear con los rusos —y más tarde con otros— en el desierto. En ese tiempo yo era el único psiquiatra para cuatro mil soldados y un número equivalente de familiares. El mío era considerado un servicio activo aislado. Había problemas de violencia doméstica, abuso de drogas (especialmente anfetaminas), depresión y aflicciones relacionadas con el estrés por vivir en el medio de la nada. Yo trataba con muchas personas que sufrían dolores de cabeza, ataques de ansiedad, insomnio y tensión muscular excesiva.

Al poco tiempo de arribar a Fort Irwin, revisé los gabinetes de la clínica de salud mental comunitaria, que funcionaba en una barraca prefabricada Quonset perteneciente a la Segunda Guerra Mundial, para ver qué herramientas útiles habían dejado mis antecesores. Para mi deleite, encontré un viejo dispositivo de biorretroalimentación (o *biofeedback*) de temperatura. La biorretroalimentación está basada en la idea de que si tienes una valoración inmediata sobre los procesos fisiológicos que acontecen en tu cuerpo, tales como la temperatura de las manos, la respiración o el ritmo cardíaco, puedes aprender a cambiarlos a través del ejercicio mental. Yo había asistido a una conferencia sobre la biorretroalimentación durante mis estudios de psiquiatría, así que desempolvé la vieja máquina y comencé a usarla con pacientes que padecían migrañas. Mi equipo y yo les enseñamos a calentarse las manos usando solo su imaginación. El calentamiento de manos desataba una respuesta de relajación parasimpática, lo que reducía de manera significativa las migrañas. Era fascinante observar cómo los pacientes podían elevar la temperatura de sus manos solo con su mente, algunas veces hasta quince o veinte grados. El entrenamiento de la temperatura les enseñó a los pacientes a participar en su propio proceso de curación.

Unos meses después, escribí una petición al comandante del hospital pidiéndole que compraran un equipamiento moderno de biorretroalimentación de unos 30 000 dólares para nuestros soldados, incluyendo diez días de entrenamiento para mí en San Francisco. Aunque al principio se rio un poco, al final logré que lo aprobara, ya que necesitaba gastar la totalidad del presupuesto antes de fin de año.

El entrenamiento en biorretroalimentación fue la experiencia de aprendizaje más estimulante e intensa que tuve como médico. Aprendí cómo ayudar a las personas a relajar sus músculos, calentarse las manos (mucho más rápido que con el aparato antiguo), calmar la actividad de las glándulas sudoríparas, bajar la presión arterial, disminuir el ritmo cardíaco, respirar de maneras que promuevan la relajación e incluso cambiar los patrones de sus ondas cerebrales.

De regreso a Fort Irwin, mis pacientes quedaron encantados con la biorretroalimentación, porque les ayudó a sentirse mejor de inmediato. A mí también me encantó por la misma razón, y pasaba tiempo cada día practicándolo conmigo mismo. Me volví un experto en el arte de respirar con el diafragma, y pude bajar el ritmo cardíaco y calentar mis manos unos quince grados cada vez que me sentía estresado. Yo había luchado contra la ansiedad la mayor parte de mi juventud, lo cual provenía en parte por tener un hermano mayor que a menudo me golpeaba cuando yo era más chico y, en parte, por orinarme en la cama hasta más o menos los nueve años. Despertarme cada mañana con pánico, sin saber si las sábanas estaban secas o mojadas, cambió mi sistema nervioso de modo que andaba alerta esperando que sucediera algo malo. Usar estas herramientas para calmarme a mí mismo fue un alivio maravilloso.

Basándome en mi trabajo con la hipnosis, la biorretroalimentación y el rápido mejoramiento de las funciones cerebrales, te presento a continuación seis técnicas que el cerebro usa para controlar la mente y el cuerpo, ayudándote a sentirte mejor de inmediato.

Técnica #1: Usa la hipnosis, la visualización guiada y la relajación muscular progresiva para entrar en un estado de relajación profunda

Muchas personas asocian la hipnosis con la pérdida de control o con trucos de manipulación. Pero los médicos sabemos que es una ciencia seria, que revela la habilidad del cerebro para sanar las enfermedades médicas y psiquiátricas. "La hipnosis es la forma occidental más antigua de la psico-terapia, pero la han metido en el mismo saco que los relojes pendulares y las capas moradas de los brujos", dice el psiquiatra David Spiegel, doctor en medicina, hijo de un hipnotizador famoso y director adjunto de Psiquiatría y Ciencias del Comportamiento en la Facultad de Medicina de la Universidad de Stanford. "De hecho, es un medio poderoso de cambiar la manera en que usamos nuestra mente para controlar la percepción y nuestro cuerpo... El poder de la hipnosis para cambiar inmediatamente nuestro cerebro es real".[2]

Emplear la hipnosis, la visualización guiada o la relajación muscular progresiva aumenta el tono parasimpático y puede disminuir rápidamente la reacción de lucha o huida en una amplia gama de condiciones, como lo hice con Beth. Se ha descubierto que estas técnicas poseen muchos benefi-cios, incluyendo la reducción de la ansiedad, la tristeza y el nerviosismo con padres de hijos con cáncer[3]; el dolor y la fatiga en quienes reciben quimiote-rapia[4]; el estrés en pacientes con esclerosis múltiple[5]; la ansiedad y la depre-sión[6]; la frecuencia en casos de migraña[7]; los dolores de cabeza producidos por la tensión[8]; los síntomas de antojos y abstinencia en personas que dejan de fumar[9]; la ansiedad postaccidente cerebrovascular (el resultado de escu-char un CD de relajación muscular progresiva cinco veces a la semana)[10]; y el dolor del miembro fantasma[11]. También, pueden mejorar la calidad de vida de los ancianos[12] y de los pacientes de diálisis[13], la fatiga en personas mayores y la actividad sexual en mujeres posmenopáusicas[14].

Aprender hipnosis, visualización guiada y relajación muscular progre-siva es sencillo. Hay muchos audios en internet que pueden guiarte. Noso-tros tenemos varios en nuestro sitio Brain Fit Life (www.brainfitlife.com, en inglés). Ciertamente puedes hacerlo tú mismo. Más adelante hallarás algunas instrucciones que les doy a mis pacientes para que alcancen un es-tado profundo de relajación. La habilidad se logra con el tiempo, por eso es importante practicar estos ejercicios para adquirir dominio. Separa dos períodos de quince minutos cada día para seguir estos cinco pasos.

:15 AUTOHIPNOSIS, VISUALIZACIÓN GUIADA Y RELAJACIÓN MUSCULAR PROGRESIVA: UNA PRÁCTICA SANADORA

MINUTOS

1. Siéntate en un sillón cómodo, colocando las plantas de los pies en el piso y las manos en los muslos. Mira un punto o una mancha en la pared de enfrente, que esté un poquito por encima de tu ni-vel visual. Observa fijamente el punto. Mientras lo haces, cuenta

lentamente hasta veinte. Nota que pronto comienzas a sentir que tus párpados están pesados, como si desearan cerrarse. Déjalos que se cierren. De hecho, aunque no sientas que se quieren cerrar, bájalos lentamente cuando vayas llegando al número veinte.

2. Respira profundo, tan profundo como puedas, y exhala lentamente. Repite la inhalación profunda y exhala lentamente en tres tiempos. Con cada inhalación, imagina que estás ingresando paz y calma, y con cada exhalación, echa fuera toda la tensión (todas las cosas que se interponen en el camino a tu relajación). Para entonces, notarás una calma especial.

3. Presiona los músculos de los párpados, cerrándolos tan fuerte como puedas. Luego, lentamente, déjalos relajarse. Imagina que ese relax se esparce por todo el cuerpo, despacio, como un aceite tibio y penetrante, desde los músculos de los párpados, bajando por los músculos de tu cara y luego el cuello, alcanzando tus hombros y brazos, y extendiéndose por todo el cuerpo. Los músculos seguirán el ejemplo de los párpados y se relajarán progresivamente de manera descendente hasta llegar a los pies.

4. Cuando toda la tensión haya abandonado tu cuerpo, imagínate que estás en la parte superior de una escalera mecánica. Sube a la escalera y desciende, contando hacia atrás desde el número diez. Para cuando llegues al nivel inferior, al suelo, ya estarás muy relajado.

5. Disfruta de la tranquilidad por un momento. Luego regresa a la escalera mecánica en sentido ascendente, contando hasta diez mientras subes. Cuando llegues al diez, abre los ojos, sintiéndote relajado, renovado y bien despierto.

Para que sea más fácil recordar estos pasos, piensa en las siguientes palabras:

- Concentración (concéntrate en el punto)
- Respiración (lenta, profunda)
- Relajación (muscular progresiva)
- Abajo (desciende la escalera)
- Arriba (sube la escalera y abre los ojos)

Si aun así te cuesta recordarlas, puedes grabarte diciéndolas en voz alta y luego haces los ejercicios escuchando el audio.

Date suficiente tiempo como para practicarlo. Algunas personas se relajan demasiado y se quedan dormidas por unos minutos. Si eso sucede, no te preocupes. ¡Es una buena señal de que te relajaste bien!

:20 AGREGA IMÁGENES PARA VISUALIZAR UNA VIDA MEJOR

MINUTOS Cuando hayas practicado algunas veces esta técnica, añade los siguientes pasos:

Elige un lugar tranquilo, un sitio donde te sientas cómodo y que puedas imaginar con todos tus sentidos. Yo, en general, "voy" a la playa. Puedo ver el mar, sentir la arena corriendo entre mis dedos y la tibieza del sol y la brisa sobre mi piel, oler el aire salado y degustarlo levemente con mi lengua, oír las gaviotas revoloteando, las olas rompiendo y los niños jugando. Tu lugar de calma tiene que ser cualquier sitio, real o imaginario, donde te gustaría pasar el tiempo.

Después que llegas a lo alto de la escalera mecánica, emplea todos tus sentidos para imaginarte en tu lugar especial. Permanece allí durante unos minutos. Allí es donde comienza la diversión y donde tu mente está lista para el cambio.

Comienza a sentirte a ti mismo; no quien eres ahora, sino quien *quieres ser*. Planea pasar al menos veinte minutos al día en este ejercicio que te recarga interiormente y te cambia la vida. Te sorprenderás de los resultados.

Durante cada sesión, elige un objetivo a trabajar. Quédate con ese objetivo hasta que puedas imaginarte alcanzándolo, dando cada paso que se requiere para lograrlo. Si tu meta es tener tu propia empresa, por ejemplo, usa todos tus sentidos para imaginarte a ti en esa empresa. Visualiza la oficina o el negocio. Interactúa con tus clientes. Huele el ambiente que te rodea. Palpa tu escritorio. Bebe una taza de café en tu sillón, saboreando el gusto y el aroma. Experimenta tu sueño. Hazlo real en tu fantasía y, por lo tanto, comienza a hacerlo real en tu vida. O, si tu objetivo es mejorar tu relación con tu cónyuge, amigo o hijo, imagina esa relación como desearías que fuera, con todo el detalle que te sea posible. La manera de mejorar tus expectativas es primero visualizar la situación como quieres que sea, en vez de imaginarte lo peor, como probablemente has estado haciendo hasta ahora.

INCLUSO FUNCIONA EN CASA

Hace unos años, un 4 de julio, hicimos una fiesta en casa. Cuando comenzamos a oír los fuegos artificiales afuera, Chloe, nuestra hija mayor, de ocho años, estaba creando sus propios fuegos artificiales en la cocina. Mi esposa había inventado un nuevo postre para la fiesta, una combinación de mantequilla de coco y almendra. Chloe decidió calentarlo. Cuando lo metió en el microondas, lo probó con el dedo y ahí comenzó a gritar. Estaba muy caliente y el mejunje se le pegó en el dedo. Primero trató de sacudírselo, luego, de quitarlo con una toalla de papel. Después sumergió la mano en agua helada, luego le aplicó un gel de *aloe vera* y, al final, cubitos de hielo. El dolor y la frustración crecían a medida que iba aclarando la situación, y los pensamientos negativos automáticos (ANTs, mira el capítulo 5) comenzaron a tomar el control. "Soy una estúpida", se decía. "¿Por qué hice eso?". Su madre le dio un ibuprofeno para el dolor y la llevó a la cama, pero Chloe no se calmaba.

Los pensamientos negativos ahora venían en forma de aluvión. "No puedo hacer estas cosas. Es mucho para mí. No puedo hacerlo. Soy tan estúpida. No puedo creer lo que hice. Desearía volver el tiempo atrás y tener la oportunidad de hacerlo de nuevo".

Tana intentó distraer a Chloe leyéndole algo, pero no dio resultado. Luego oró con ella, pero la niña no podía concentrarse. Nada funcionaba, así que Tana entró a mi oficina y dijo que necesitaba que yo la ayudara.

Me senté en la cama de mi hija y evalué la situación. Tal como había hecho con mis pacientes en el hospital, usé un trance hipnótico simple para calmarla. Empleando la guía anterior, le hice concentrarse en un punto en la pared, cerrar los ojos, comenzar a relajar su cuerpo y respirar más lento. Después, le pedí que se imaginara bajando una escalera y conté desde diez en forma descendente. Luego la hice verse en un parque especial que ella pudiera recorrer con todos sus sentidos, donde se sintiera segura junto con su madre y sus amigas. La llevé a imaginar que entraba en una piscina con agua tibia. El agua tenía un poder sanador especial que aliviaba el dolor de su dedo. El agua también la ayudaba a calmar sus pensamientos y su cuerpo. Ella no tenía que ser tan dura consigo misma. Todos cometemos errores. Enojarnos solo empeora el dolor.

Chloe se sintió visiblemente más tranquila y comenzó a quedarse dormida. El parque y la piscina con agua especial era un lugar al que ella podría regresar cada vez que estuviera enojada o necesitara calmarse. Luego se durmió profundamente. En silencio salimos de su habitación, preguntándonos cómo estaría luego. No la vimos hasta la mañana siguiente y, aunque tenía una pequeña ampolla en su dedo, dijo que no le dolía y que estaba bien. "Todos cometemos errores", reflexionó. "Supongo que ese fue el mío y no voy a cometerlo otra vez". Esta técnica da muy buen resultado, con adultos y con niños también.

Técnica #2: Domina la respiración diafragmática

En la anécdota que presenté como introducción a este capítulo, lo primero que hice con Beth fue ayudarla a bajar la frecuencia respiratoria, para poder llevar más oxígeno al cerebro. La respiración diafragmática es una técnica central de la biorretroalimentación que te ayudará a sentirte mejor de inmediato. Es sencilla de enseñar y, una vez que se practica, simple de implementar y mantener. Al igual que la actividad cerebral, la respiración es esencial para la vida y está involucrada en todo lo que haces. Por medio de la respiración se lleva el oxígeno de la atmósfera a los pulmones, donde el torrente sanguíneo lo toma y distribuye en las células del cuerpo para que estas puedan funcionar adecuadamente. La respiración también te permite eliminar el desperdicio, como el dióxido de carbono, que puede causar sentimientos de desorientación y pánico. Las células del cerebro son particularmente sensibles al oxígeno; a partir de cuatro minutos sin recibirlo, comienzan a morir. Pequeños cambios en el contenido de oxígeno del cerebro pueden alterar la forma en que te sientes y te comportas.

Cuando alguien se enoja o se pone ansioso, su respiración se torna rápida y superficial (mira el diagrama "Anatomía de la respiración" en la siguiente página). Esto hace que el oxígeno en una persona que está enojada disminuya, mientras que el nivel de dióxido de carbono aumenta. Por tanto, se altera el equilibrio oxígeno/dióxido de carbono, causando irritabilidad, impulsividad, confusión y toma de malas decisiones.

Aprender cómo dirigir y controlar la respiración tiene varios beneficios. Relaja la amígdala (parte del cerebro emocional), contrarresta la reacción de lucha o huida, relaja los músculos, calienta las manos y regula el ritmo cardíaco. A menudo les enseño a mis pacientes que se vuelvan expertos en respirar profundo, lentamente y desde el vientre. Si observas a un bebé o a un cachorro, notarás que respiran casi únicamente desde el vientre, que es la forma más eficaz de hacerlo.

Expandir el estómago cuando inhalas aplana el diafragma, empujando los pulmones hacia abajo y aumentando la cantidad de aire disponible para los pulmones y el cuerpo. Presionar el vientre hacia adentro al exhalar hace que el diafragma expulse el aire de los pulmones, dando lugar a una exhalación más completa, lo cual una vez más favorece una respiración profunda. En la biorretroalimentación, los pacientes aprenden a respirar con el vientre, observando sus patrones de respiración en el monitor de la computadora. En veinte o treinta minutos la mayoría de las personas pueden aprender a cambiar sus patrones respiratorios, relajarse y tener un mayor control sobre la forma en la que se sienten y actúan.

ANATOMÍA DE LA RESPIRACIÓN

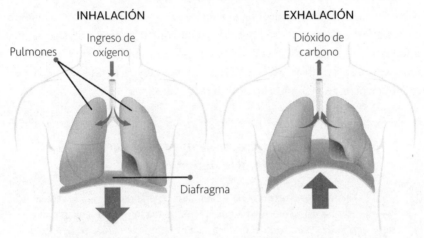

El diafragma empuja hacia abajo, ayudando a los pulmones a expandirse con oxígeno.

El diafragma regresa hacia arriba, forzando a los pulmones a despedir dióxido de carbono.

El diafragma, un músculo en forma de campana, separa la cavidad torácica del abdomen. Muchas personas nunca aplanan el diafragma al inhalar y, por lo tanto, con cada respiración tienen menos acceso a su capacidad pulmonar y tienen que trabajar más duro. Moviendo el vientre al inhalar, aplanas el diafragma, aumentas bastante la capacidad pulmonar y apaciguas todos los sistemas de tu cuerpo.

RESPIRACIÓN EN UN MOMENTO DE IRA

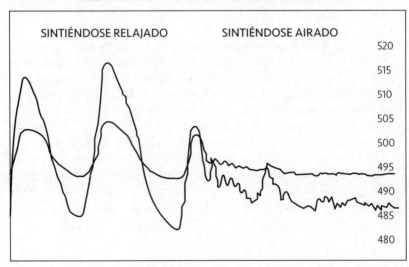

La onda grande es una medición de la respiración abdominal o del vientre, mediante un sensor de tensión colocado alrededor del vientre; la onda más pequeña es una medición de la respiración torácica, mediante un sensor de tensión colocado alrededor del pecho. Cuando está en reposo, la persona respira mayormente con el vientre (un patrón bueno), pero cuando piensa en una situación que lo enoja, su patrón respiratorio se altera, disminuyendo de forma abrupta el oxígeno en su cerebro (algo muy común en una explosión de rabia). ¡No es de extrañarse que las personas que tienen estallidos de ira a menudo parezcan irracionales!

Técnicas respiratorias que te ayudarán a calmarte rápidamente

:05 **Técnica respiratoria #1:** Si bien pocas personas tienen acceso a
MINUTOS un aparato de biorretroalimentación, estas sencillas técnicas pueden ser eficaces para todo el mundo. Intenta hacer el siguiente ejercicio ahora mismo: recuéstate boca arriba y coloca un libro pequeño sobre el vientre. Luego inhala, haciendo que el libro se eleve, expandiendo tu vientre; después exhala, metiendo el estómago, lo cual hará que el libro baje. Cambiar la energía respirando desde más abajo —desde el tórax al abdomen— te ayudará a sentirte más relajado y con mayor dominio propio de manera casi instantánea. Practica este ejercicio cinco minutos al día, hasta que lo realices de manera natural. Puedes emplear esta técnica respiratoria para aumentar la concentración y el control sobre tu temperamento. Es fácil de aprender y también es útil contra desórdenes del sueño y ansiedad.

:02-03 **Técnica respiratoria #2:** Cuando te sientas ansioso, enfu-
MINUTOS recido o tenso, respira hondo, retén el aire por dos o tres segundos y luego suéltalo lentamente en aproximadamente cinco segundos. Luego haz otra inhalación profunda, tan profunda como puedas, retén el aire uno o dos segundos y exhala lentamente. Haz esto más o menos unas diez veces y de seguro comenzarás a sentirte muy relajado o quizás hasta un poco adormecido. Yo mismo he empleado esta técnica durante más de treinta años cada vez que me siento ansioso, enojado o estresado o cuando tengo problemas para conciliar el sueño. Suena muy simple, pero respirar es esencial para la vida. Cuando paramos un poco y nos volvemos más eficaces en la respiración, muchas cosas parecen mejorar.

Se ha demostrado que la respiración diafragmática controlada mejora la concentración y disminuye la ansiedad, el estrés, los sentimientos negativos y el cortisol[15]; disminuye la depresión[16] y el asma[17], reduce la obesidad en los niños[18], el dolor[19], la presión arterial[20], la cinetosis[21] [los mareos producidos por el movimiento en viajes] y la frecuencia de convulsiones[22] y mejora la calidad de vida en pacientes con insuficiencia cardíaca[23].

Técnica #3: Conviértete en un experto en calentarte las manos con la mente

Toma un momento para pensar en tus manos, sentir su energía y temperatura. Cuando intencionalmente aprendes a calentarte las manos con tu cerebro, dirigiendo tus pensamientos a imágenes de calor (como, por ejemplo, si estuvieras extendiendo tus manos sobre una fogata), tu cuerpo entra en un estado de relajación. La investigación científica ha demostrado que utilizar esta técnica puede ser útil en el caso de ansiedad[24], dolores de cabeza migrañosos en niños[25] y en adultos[26], presión arterial alta[27] y síndrome de colon irritable (SCI)[28]. Nuevas evidencias indican que, cuando sostienes algo tibio —como una mano tibia—, te vuelves más confiado y generoso, y te sientes más cercano a los demás. Las manos frías producen el efecto contrario.

Investigadores estudiaron a alumnos universitarios para evaluar cómo la temperatura de las manos afecta las emociones[29]. Descubrieron que sostener cosas tibias puede, en realidad, hacer que las personas vean a los demás de manera más favorable e incluso los hace más generosos. En un estudio, un evaluador habló con cada uno de los cuarenta y un participantes en el vestíbulo del edificio donde se llevaban a cabo las pruebas. En el ascensor, mientras subían, el evaluador le pidió de manera informal al participante que sostuviera su taza de café mientras él acomodaba una información en su portapapeles. Los que estaban siendo evaluados no sabían que esto formaba parte de la investigación. A la otra mitad de los participantes se les pedía que sostuvieran una taza de té helado. Una vez que estaban en la sala de investigación, recibían un paquete de información sobre una persona desconocida y se les pedía que evaluaran la personalidad de la misma utilizando un cuestionario. Los que habían sostenido la taza de café caliente eran mucho más propensos a definir a la persona en cuestión de una manera más amable que los que sostuvieron la taza de té helado.

En un segundo estudio por parte de los mismos investigadores, los participantes tenían que sostener una almohadilla terapéutica caliente o fría. Creían que su rol era evaluar el producto. Después del "test", se les ofrecía una recompensa para ellos o un presente para algún amigo. La gente que había sostenido la almohadilla caliente era más propensa a elegir un obsequio para algún amigo. El Dr. John Bargh, coautor del estudio, concluyó: "Parece ser que el efecto de la temperatura física no se da solo sobre la forma en que vemos a los demás, sino que también afecta nuestro propio comportamiento. El calor físico nos hace ver a otros como gente cálida y eso, a su vez, nos hace conducirnos también con más calidez, es decir, más generosos y confiados". El otro coautor, el Dr. Lawrence Williams, expresó: "En una reunión de junta, por ejemplo, estar dispuestos a extendernos y tocar a otro ser humano, estrechar su mano, son experiencias que marcan la diferencia, aunque no siempre seamos conscientes de ellas"[30]. Esos estudios son llamativos, porque ahora sabemos que cuando nuestras manos están frías somos más propensos a sentirnos ansiosos y temerosos, características que afectan la intimidad y cercanía con otras personas.

> ### Dale calidez a tus relaciones íntimas
>
> **: 10**
> MINUTOS Para desarrollar una sincera cercanía, cuando sostienes la mano de un ser querido, imagina que una energía tibia y amorosa sale de tu mano hacia la de la otra persona. Con cada exhalación envía cálidos pensamientos intencionales de amor y gratitud. Hazlo algunas veces al día y pronto notarás una diferencia positiva en tu relación.

Visualizar la tibieza, especialmente en las manos, es otra herramienta que te ayudará a sentirte mejor de inmediato y a contrarrestar la reacción de lucha o huida. Descubrí que enseñarles a los pacientes a calentarse las manos apacigua su cuerpo y mente con tanta eficacia como cualquier droga prescripta. El calentamiento de manos provoca una inmediata respuesta de relajación. Lo sabemos porque el instrumental de biorretroalimentación nos permite medir la temperatura de las manos y luego enseñarles a calentarlas. Lo más interesante es que los niños son mejores que los adultos en esto, ya que ellos creen enseguida que tienen poder sobre sus cuerpos, mientras que a los mayores les cuesta creerlo.

Cuando mi hija Breanne tenía ocho años, podía aumentar el calor de sus manos hasta en veinte grados. Era tan buena en eso que la llevé conmigo cuando tuve que dar una clase sobre biorretroalimentación a los médicos de un hospital en el norte de California. Delante de unos treinta médicos, hice que demostrara su increíble habilidad. Sin embargo, durante los tres primeros minutos sus manos seguían estando heladas, porque sentía la ansiedad de estar haciendo esa demostración pública. En esos minutos yo me sentí horrible, como un mal padre que explota a su hija para sentirse importante delante de sus colegas. Luego le susurré al oído que podía cerrar los ojos, respirar hondo e imaginar que sus manos estaban en la arena caliente de la playa (la imagen que a ella más le gustaba). En los siguientes siete minutos sus manos subieron dieciocho grados de temperatura. Los doctores estaban asombrados, ella estaba feliz consigo misma y yo me sentí aliviado de que no la hubiera traumatizado de por vida.

¿Cómo puedes calentar tus manos con la mente? Lo haces por medio de la respiración diafragmática y la visualización que dé más resultado para ti. Para algunos, como Breanna, es imaginarse enterrando las manos en la arena caliente de una playa. Para otros, es pensar en tomar la mano de un ser querido o tocar su piel tibia. Para otros más, es visualizar un gatito o perrito mullido y tibio.

:03–04 *Técnica de calentamiento de manos.* Cierra los ojos y extiende
MINUTOS   tus manos, con las palmas hacia abajo, y visualiza una fogata frente a ti. Concéntrate. Piensa en el calor. Puedes oír las llamas chisporroteando, sentir el aroma a leña recién cortada ardiendo, ver las chispas flotando en el cielo. Ahora siente el calor que te calma a medida que atraviesa la superficie de tu piel y comienza a entibiar tus manos. Imagina esto mientras respiras profundo y cuentas lentamente hasta veinte. ¿Sientes cómo aumenta la temperatura? ¿Y la relajación? ¿Has visto que comenzaste a acercar tus manos como si en verdad hubiera una fogata delante de ti? Practica esta técnica algunos minutos cada día y verás que lograrás la respuesta de relajación cada vez más con más facilidad y rapidez. Encuentra las imágenes de calentamiento de manos que mejor den resultado para ti y restablecerás tu sistema nervioso para estar más relajado y contrarrestar tu reacción al estrés. Puedes comprar sensores de temperatura en internet (hay marcas como Biodots, Stress Cards y Stress Sheets) para monitorizar tu progreso.

13 imágenes para calentar las manos

1. Tomar la mano de alguien o tocar su piel tibia
2. Visualizar (con gran detalle) a alguien que aprecias
3. Poner tus manos en la arena caliente de una playa
4. Tomar un baño de inmersión o una ducha caliente
5. Sentarte en un sauna
6. Acurrucar a un bebé
7. Abrazar a un gatito o perrito peludo
8. Sostener una taza de té caliente o de chocolate
9. Extender tus manos encima de un fuego
10. Usar guantes de lana
11. Arroparte con una toalla calentita
12. Recibir un masaje con aceite tibio
13. Sostener una papa caliente usando guantes de lana

Técnica #4: Ora y/o practica la meditación (especialmente la meditación de bondad amorosa)

Concentrarte en tu respiración, un hermoso paisaje o en las Escrituras, de cinco a diez minutos al día, es una forma simple pero poderosa de mejorar tu vida. Se ha probado que la oración y la meditación calman el estrés, favorecen la concentración, el estado de ánimo y la memoria, y potencian la función de la corteza prefrontal para ayudarte a tomar mejores decisiones. Lo que es más, la meditación trae beneficios al corazón y a la presión sanguínea, la digestión y el sistema inmunológico, así como también mejora el funcionamiento ejecutivo y el control emocional y reduce los sentimientos de ansiedad, depresión e irritabilidad.[31]

Existen muchas técnicas eficaces, entre ellas leer, memorizar o meditar en las Escrituras, escribir una oración personal, leer escritos espirituales clásicos o concentrarse en agradecer. Una de mis formas preferidas de meditación se llama bondad amorosa o LKM (por sus siglas en inglés) y tiene la intención de desarrollar sentimientos de bienestar y calidez hacia los demás. Se ha descubierto que eleva rápidamente las emociones positivas y disminuye las negativas[32], alivia el dolor[33] y las migrañas[34], reduce los síntomas de estrés postraumático[35] y prejuicio social[36], incrementa la materia gris en las áreas de procesamiento emocional del cerebro[37] e impulsa las relaciones sociales[38]. Fíjate cómo comenzar a ponerlo en práctica:

: !0 *Meditación de bondad amorosa.* Siéntate en una posición cómoda y
MINUTOS relajada y cierra los ojos. Realiza dos o tres inhalaciones profundas,
tomando el doble de tiempo para exhalar que para inhalar. Deja que las
preocupaciones y los problemas se alejen, y siente que el aliento se esparce
en la zona de alrededor de tu corazón. Sentado, en voz baja o en silencio,
repite las siguientes frases o similares:

> Que esté seguro y a salvo.
> Que esté sano y fuerte.
> Que esté feliz y con un propósito.
> Que esté en paz.

Deja que las intenciones que se expresan en estas frases vayan penetrando
en ti a medida que las repites y que los sentimientos asociados a ellas se
arraiguen en ti.

Después de algunas repeticiones, dirige las frases a alguien a quien
estés agradecido o que te haya ayudado:

> Que estés seguro y a salvo.
> Que estés sano y fuerte.
> Que estés feliz y con un propósito.
> Que estés en paz.

A continuación, visualiza a alguien con quien te sientas neutral. Elige alguien entre la gente que no te gusta ni te disgusta, y repite estas frases.

Ahora visualiza a alguien que no te cae bien o con quien estás teniendo
dificultades, y repite las frases teniendo a esa persona en mente. Los niños
que son objeto de burlas o de acoso en el colegio a menudo se sienten bastante empoderados cuando liberan amor sobre las mismas personas que los
hacen sentir desdichados.

Por último, dirige las frases de manera más amplia: Que todos estén
seguros y a salvo.

Puedes realizar este ejercicio hasta por treinta minutos o como gustes.

Técnica #5: Crea tu propia playlist de rescate emocional

La música te puede tranquilizar, inspirar, mejorar el humor y ayudar a concentrarte. Tiene importancia en cada cultura de la tierra, con raíces ances-
trales que se extienden hasta 250 000 años o más[39]. Después de evaluar a

más de ochocientas personas, los investigadores concluyeron que la gente escucha música para regular su energía y ánimo, alcanzar un sentido de autoconciencia y mejorar sus relaciones sociales. La música proporciona un cimiento social. Piensa en las canciones de trabajo y de guerra, las canciones de cuna y los himnos nacionales[40]. En su influyente libro *The Secret Language of the Heart* [El lenguaje secreto del corazón], Barry Goldstein repasa las propiedades científicas de la música. Él sugiere que la música estimula los circuitos emocionales del cerebro[41] y libera oxitocina, "la hormona del amor", que puede fortalecer los vínculos afectivos, la confianza y las relaciones[42]. Goldstein escribe: "Escuchar música puede generar picos emocionales, lo que aumenta la cantidad de dopamina, un neurotransmisor específico que se produce en el cerebro y que ayuda a controlar los centros de placer y recompensa... La música se utilizaba para asistir a pacientes con daños cerebrales graves, para traer a la memoria recuerdos personales. Ayudaba a los pacientes a reconectarse con recuerdos a los que previamente no podían acceder"[43]. Presta atención, no obstante, a que la música que te gusta o te disgusta fuertemente puede afectar tu concentración.[44]

Basado en el concepto del entretenimiento, que significa que tu cerebro adopta el ritmo de tu entorno, puedes manipular tu mente a través de la música que elijes. En un estudio fascinante, los sujetos de investigación calificaron la *Sonata para dos pianos, K. 448*, de Mozart, y la sonata *Claro de luna*, de Beethoven, como alegre y triste, respectivamente[45]. Escuchar música alegre —la pieza de Mozart— aumentó la actividad cerebral del hemisferio izquierdo, que está asociado a la felicidad y motivación, y disminuyó la del derecho, a menudo asociado a la ansiedad y negatividad. La pieza de Beethoven hizo lo contrario. De acuerdo con la investigación publicada en el *Journal of Positive Psychology*, puedes mejorar tu humor y estimular tu sentido de felicidad general simplemente teniendo la intención de ser más feliz y escuchando una música que fomente un estado de ánimo específico, como *Rodeo*, de Aaron Copland, durante doce minutos al día[46]. Solamente tener la intención de ser más feliz no es tan eficaz. Escuchar música instrumental alegre (en vez de música con letra) es más poderoso para activar los circuitos límbicos o emocionales del cerebro.[47]

Crea tu *playlist* de rescate emocional para mejorar tu estado de ánimo de inmediato. Los estudios muestran que puede ser efectivo comenzar con temas musicales que te gusten mucho. Si no estás seguro por dónde comenzar, intenta con algunas de estas piezas que han demostrado científicamente dar buen resultado.

SIÉNTETE MEJOR RÁPIDAMENTE CON MÚSICA (DATOS BASADOS EN INVESTIGACIONES)

:03-25
MINUTOS — Sin letra (Las palabras distraen[48]):

Sonata para dos pianos en D mayor K. 448, tercer movimiento – Mozart (~ 6 min.)

Clair de Lune [Claro de luna] – Debussy (~ 5 min.)

Adagio for Strings [Adagio para cuerdas] – Samuel Barber (~ 8 min.)

Sonata para piano n° 17 en D menor ("Tempestad") – Beethoven (~25 min.)

First Breath after Coma [Primer aliento después del coma] – Explosions in the Sky (9:33 min.)

Adagio for Strings [Adagio para cuerdas] – Tiësto (9:34 original; 7:23 versión del álbum)

Fanfare for the Common Man [Fanfarria para el hombre común] – Aaron Copland (~4 min.)

Weightless [Ligero] – Marconi Union (8:09 min.)

Flotus – Flying Lotus (3:27 min.)

Lost in Thought [Pensativo] – Jon Hopkins (6:16 min.)

The Soundmaker [El fabricante de sonidos] – Rodrigo y Gabriela (4:54 min.)

See [Ver] – Tycho (5:18 min.)

Spectre [Fantasma] – Tycho (3:47 min.)

Agrega sonidos de la naturaleza (tus propias grabaciones o descargas de favoritos) para estimular el buen ánimo y la concentración.

:02-05
MINUTOS — Con letra[50]:

Good Vibrations [Buenas vibraciones] – The Beach Boys (3:16 min.)

Don't Stop Me Now [No me detengas ahora] – Queen (3:36 min.)

Uptown Girl [Chica de la alta sociedad] – Billy Joel (3:23 min.)

Dancing Queen [La reina del baile] – ABBA (3:45 min.)

Eye of the Tiger [Ojo de tigre] – Survivor (4:11 min.)

I'm a Believer [Soy un creyente] – The Monkees (2:46 min.)

Girls Just Want to Have Fun [Las chicas solo quieren divertirse] – Cyndi Lauper (4:25 min.)

Livin' on a Prayer [Viviendo en una plegaria] – Bon Jovi (4:09 min.)
I Will Survive [Sobreviviré] – Gloria Gaynor (3:11 min.)
Walking on Sunshine [Caminando bajo el sol] – Katrina and the Waves (3:48 min.)

La música que estimula el cerebro, específicamente compuesta por Barry Goldstein para fomentar la creatividad, memoria, gratitud, energía, enfoque, motivación e inspiración, puede encontrarse en www.mybrainfitlife. com. Consiente a tu cerebro y escúchala a menudo.

Técnica #6: Inunda tus cinco sentidos de positivismo

El cerebro percibe el mundo. Si cambias lo que entra en él, a menudo puedes cambiar rápidamente la forma en que te sientes.

:03–25
MINUTOS
Escuchar: La música puede ayudarte a optimizar tu estado de ánimo, como ya hemos visto.

:20–60
MINUTOS
Tocar: El tacto positivo es muy efectivo. Recibir un abrazo, un masaje, acupuntura o digitopuntura o pasar tiempo en una sauna puede mejorar el humor.

- Está comprobado que el masaje puede aliviar el dolor, mejorar el ánimo y la ansiedad en pacientes con fibromialgia[51]; el ánimo y el dolor en pacientes con cáncer[52]; y el ánimo después de cirugías a corazón abierto[53]. También se ha demostrado que levanta el ánimo y mejora la conducta en estudiantes con TDAH[54]. (30-60 min.)
- La acupuntura y la digitopuntura pueden ayudar en casos de síndrome premenstrual (SPM)[55], depresión[56], ansiedad y enojo[57] y dolor[58]. (60 min.)
- Se ha demostrado que las saunas mejoran el estado de ánimo después de solo una sesión[59], aumentan las endorfinas (los químicos del bienestar)[60] y disminuyen el riesgo de padecer Alzheimer[61]. (20 min.)

:05
MINUTOS
Oler: Ciertas esencias son conocidas por sus efectos positivos sobre la forma en que nos sentimos, especialmente el aceite de lavanda (ansiedad[62], humor[63], sueño[64] y migrañas[65]), aceite de rosa[66] y de manzanilla[67].

:05
MINUTOS
Mirar: Imágenes tranquilizantes pueden producir un impacto en tu estado de ánimo. Imágenes de la naturaleza[68] y fractales (patrones infinitos)[69] pueden aplacar el estrés. En un estudio, la gente que miraba plantas reales o carteles con plantas experimentaba menos estrés mientras esperaba para que le hicieran algún procedimiento médico.

:05
MINUTOS
Gustar: Se demostró que degustar comidas con canela, azafrán, menta, salvia o nuez moscada mejora el humor[71].

Encuentra maneras de combinar todas estas cosas para cambiar tu estado de ánimo. Por ejemplo: toma una sauna mientras escuchas *Buenas vibraciones* y mira escenas del mar, todo perfumado con esencia de lavanda o de rosa en el aire, mientras saboreas un capuchino con leche de almendras y canela.

Estas seis técnicas son formas efectivas de ayudarte a sentirte mejor de inmediato cuando estás ansioso o enojado. Recurre a ellas cada vez que lo necesites para recuperar el control sobre tu mente y tu cuerpo.

PEQUEÑOS HÁBITOS QUE PUEDEN AYUDARTE A SENTIRTE MEJOR DE INMEDIATO Y QUE CONDUCEN A GRANDES CAMBIOS

:02-20
MINUTOS
Cada uno de estos hábitos lleva apenas unos minutos. Están ligados a algo que haces (o piensas o sientes) para que sea más probable que puedan volverse automáticos. Una vez que realices las acciones que deseas, encuentra un modo de hacerte sentir bien al respecto (dibuja una carita feliz, haz un gesto de victoria con el puño u otro gesto espontáneo). Las emociones positivas ayudan al cerebro a recordar.

1. Cada vez que me sienta ansioso o estresado, respiraré profundamente tres veces e imaginaré un lugar seguro o que me relaje.
2. Cuando sostenga la mano de mi pareja o mi hijo, pensaré en la tibieza irradiando entre nuestras manos.
3. Cuando comience a sentirme irritable, miraré algunas fotos de la naturaleza.
4. Cuando me sienta molesto, oiré una *playlist* que preparé para sentirme feliz.
5. Antes de ir a dormir, oraré o meditaré brevemente sobre la bondad amorosa.

SEIS TÉCNICAS BASADAS EN ESTUDIOS CEREBRALES PARA RECUPERAR CONTROL SOBRE MENTE Y CUERPO

1. Usa la hipnosis, la visualización guiada y la relajación muscular progresiva para entrar en un estado de profunda relajación.
2. Domina la respiración diafragmática.
3. Conviértete en un experto en calentar tus manos con la mente.
4. Ora y practica la meditación (en especial la meditación de bondad amorosa).
5. Crea tu *playlist* de rescate emocional.
6. Inunda tus cinco sentidos de positividad.

Puedes escuchar audios de hipnosis, juegos de respiración y meditaciones en www.brainfitlife.com.

CAPÍTULO 2

LA ESTRATEGIA QUE FALTABA

PROPICIAR TU SALUD CEREBRAL PUEDE HACERTE SENTIR MUY BIEN DE INMEDIATO Y POR EL RESTO DE TU VIDA

▬

La función primordial del cuerpo es llevar el cerebro a cuestas.

THOMAS EDISON

RAIN: EL TRATAMIENTO INDICADO PARA UNA NIÑA CON BERRINCHES

Una madrugada de junio de 2010, siendo las 2:10, la vida de Trish cambió para siempre. Era madre de tres niños. Un día, recibió una llamada de los Servicios de Protección al Menor preguntándole si estaría interesada en recoger a su sobrina de diez meses llamada Rain, que había sido dada en custodia después de haber estado expuesta a violencia doméstica. Trish nunca había visto a la niña antes y descubrió que Rain era tranquila, estaba desnutrida y era casi catatónica. Al principio pensó que la pequeña podía ser autista, pero una vez que estuvo en contacto con sus hijos adolescentes, comenzó a salir de su coraza. A los dieciocho meses, Rain fue por primera vez a la guardería, pero en dos meses la rechazaron en tres escuelas. La describieron como impulsivamente mala, aunque a veces podía ser muy simpática, especialmente con los animales. A su corta edad ya daba cabezazos, pateaba, pellizcaba y daba golpes. Tuvo que quedarse con una niñera hasta que pudiera ir al jardín de niños.

Al primer mes, la suspendieron por conducta violenta. Esto continuó así hasta el primer grado. Después de muchas reuniones penosas con la escuela, se decidió a ponerla en un colegio especial para chicos con problemas de conducta. Fue a una escuela nivel 1 y duró tres meses allí. Luego, la transfirieron a una de nivel 2, para niños con problemas conductuales más severos, en la cual solo duró un mes; finalmente, fue enviada a un tipo más restrictivo de escuela, de nivel 3, la cual tampoco pudo ayudarla a controlar sus berrinches. El sistema escolar fracasó por completo con Rain. El director le dijo a Trish que la única condición para aceptar a la niña era que recibiera medicación psiquiátrica, cosa que la mujer se negó a hacer porque pensaba que no sabían en realidad lo que estaba sucediendo con Rain.

"Intentamos una cosa y luego otra, y después otra más, pero fracasamos de manera rotunda. No hay nada peor que no poder ayudar a tu hijo, especialmente en no entender *por qué* sufre", me dijo Trish. "Nos preguntábamos: '¿Qué estamos haciendo mal como padres?' Teníamos tres hijos en la universidad, de modo que nuestra trayectoria estaba bastante bien guiada. Simplemente, no sabíamos qué más hacer aparte de orar. Así que oramos, ¡y mucho!".

Pero después, otra nueva escuela suspendió a Rain al cabo de los dos meses, por destrucción de propiedad y por pelear con otros niños. A los siete años la pusieron en una escuela privada, en un campus bajo llave. Trish acababa de empezar a trabajar como gerente del servicio de atención al cliente de las Clínicas Amen.

"Estaba lista para dejar mi trabajo. Me habían llamado de la escuela todos los días, como un reloj, durante diez días consecutivos. Como madre, yo estaba exhausta y sin esperanzas. Pero, de hecho, contaba con una ventaja: trabajaba en las Clínicas Amen. Aunque vemos niños todos los días, no había caído en la cuenta de que este podía ser un tema de 'salud mental'. Así que le hicimos un escáner de cerebro".

Las neuroimágenes de Rain resultaron anormales. Tenía un patrón que se llama "anillo de fuego", con excesiva actividad en todo el cerebro, especialmente el giro cingulado, lo que significaba que se quedaría atrapada en pensamientos negativos y mal comportamiento. El cerebro de la niña estaba trabajando excesivamente, dejándole a ella poco control sobre su conducta. Era fácil decir que era una niña mala, hasta mirar su cerebro. Le suministramos suplementos para calmar su actividad cerebral y la hicimos ver con un terapeuta de neurorretroalimentación, que cambió su dieta y eliminó el gluten y los lácteos.

En los primeros treinta días, Rain tuvo menos problemas. En los siguientes sesenta días, la escuela dejó de llamar. Trish pensó: "¿De veras esto está ocurriendo?". Después de noventa días, Rain dijo por primera vez en su vida: "Mami, me gusta ir a la escuela". Trish lloraba de alegría. Lo que

RAIN ANTES

RAIN Y TRISH DESPUÉS

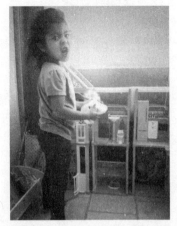

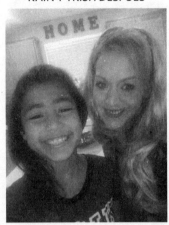

es aún más increíble es que la niña, ahora de ocho años, está en segundo grado, pero lee, escribe y rinde exámenes de ciencia y matemática a un nivel de sexto grado. Está en una escuela nueva, que pretendía hacerla avanzar dos grados. Nunca había sido examinada académicamente, porque estaba tan ensimismada que no podía cooperar ni prestar atención. Trish me dijo: "Ella ganó el premio a la 'Escritora del año' y 'Mejor compañera'. Mi hija, que quería incendiar la escuela, finalmente no está batallando contra su cerebro. Ahora sonríe, se ríe, lee, y no ha sido expulsada de la escuela o le ha pegado a otro niño desde que consiguió la ayuda que tanto necesitaba".

SPECT DE UN CEREBRO NORMAL
"ACTIVO"

SPECT DE RAIN

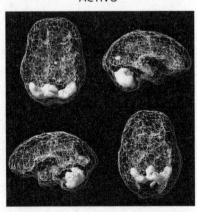

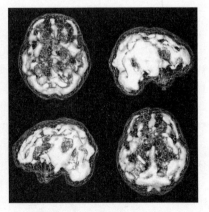

Las áreas más activas están en el cerebelo, en la parte posterior del cerebro.

Patrón "anillo de fuego": actividad general incrementada.

AYUDAR A TU CEREBRO ES LA ESTRATEGIA QUE NOS FALTABA

A menudo, cuando la gente se siente triste, nerviosa, asustada, angustiada o infeliz, tiene conductas que lastiman su cerebro y, por lo tanto, su vida. Y los profesionales, con buena intención, les prescriben medicamentos sin siquiera mirar el cerebro. Cada vez que tienes sentimientos negativos o que se descontrolan, el secreto para sentirte mejor de inmediato es participar en conductas que sirvan a la salud física de tu cerebro, en vez de dañarlo.

Con los años, pude simplificar la salud cerebral con estos tres pasos:

1. Desarrolla la envidia cerebral (*Brain Envy*).
2. Evita todo lo que daña tu cerebro.
3. Comprométete a desarrollar hábitos saludables para tu cerebro.

Estrategia #1: Desarrolla la envidia cerebral

Todo el que haya leído mis libros está familiarizado con el concepto que yo denomino "envidia cerebral" (*Brain Envy*). Para llegar a ser lo mejor que puedas ser, tienes que amar y cuidar de la súper computadora que tienes entre tus orejas. Y tener una envidia saludable por la gente a la que respetas y cuidan de su cerebro es algo que ayuda. Actúa como un motivador eficaz para imitar su comportamiento. Aun así, pocas personas cuidan realmente su cerebro, probablemente porque no pueden verlo. Puedes ver las arrugas en tu rostro, la grasa en tu estómago, los gorditos en los brazos o el cabello gris en las sienes y puedes hacer algo al respecto de cada uno de esos rasgos que te hacen sentir insatisfecho. Pero como hay muy pocas personas que pueden mirar su cerebro a través de estudios de imágenes como el SPECT, muchos simplemente no le prestan atención. En consecuencia, no lo cuidan, y por esa razón los padres les permiten a los hijos que cabeceen pelotas de fútbol, que jueguen fútbol americano y que realicen alguna acrobacia o rutina riesgosa de porrista; por esa misma razón también les dan a sus hijos comida chatarra. Por lo mismo, envían mensajes de texto mientras conducen, beben demasiado alcohol, fuman marihuana, ingieren comida rápida de mala calidad, permiten que los pensamientos negativos automáticos infecten su mente o no hacen del buen dormir una prioridad en su vida.

Una vez que de veras amas tu cerebro todo cambia en tu vida porque tienes un alto sentido de urgencia por cuidarlo, así como cuidarías un coche Ferrari nuevo de $300 000. ¿Alguna vez verterías azúcar o sal en el tanque de gasolina? ¿Andarías hasta más no poder sin mantenimiento?

¡Claro que no! Pero ¿no vale mucho más tu cerebro? Por supuesto que sí. Él necesita que lo ames y lo cuides, o nunca podrá cuidarte por completo.

Cuando desarrollas la envidia cerebral y realmente amas a tu cerebro, se hace más sencillo enfocarte en los hábitos correctos para mantenerlo sano con el paso del tiempo. También eres más propenso a efectuar estos cambios con una buena actitud. Hacer cosas correctas por tu cerebro es gratificante. Gradualmente comprendes que no estás privándote de nada, sino que empiezas a sentirte mal cuando haces cosas incorrectas, porque comprendes que estás dañando aquella parte más importante de ti, la que maneja todo lo demás en tu vida. Esto es lo paradójico del comportamiento autodestructivo.

Por último, como veremos en el capítulo 12, cuidar de nuestro cerebro tiene que ver con amarnos a nosotros mismos y a los demás. Para remarcar este punto, contrastemos diez declaraciones que yo oigo de mis pacientes con envidia cerebral con las afirmaciones que oigo de parte de los que tienen apatía cerebral.

DECLARACIONES DE ENVIDIA CEREBRAL	DECLARACIONES DE APATÍA CEREBRAL
Amo mi cerebro.	Nunca pienso en mi cerebro.
Cada día tomo las mejores decisiones posibles.	Todo con moderación. (Esto abre la puerta a la enfermedad porque se convierte en tu excusa para seguir haciendo lo incorrecto).
Soy consciente de que hay obstáculos a mi alrededor.	No hay que tomarse las cosas con tanta seriedad.
Trato de hacer lo mejor que puedo por mi cerebro cada día, incluyendo tomarme vacaciones.	Es fin de semana. Debo vivir la vida.
Me enfoco en dormir bien.	Dormir no es una prioridad. Estoy muy ocupado.
Solamente compro comida saludable para mi familia.	Mis hijos no comerían alimentos sanos. Yo les compro lo que les gusta, para que así al menos coman algo.
Todos los años me hago los exámenes de salud correspondientes.	Hace años que no me realizo un examen de salud.
No permitiré que mis hijos practiquen deportes en los que podrían golpearse la cabeza.	Les permito a mis hijos tomar sus propias decisiones acerca de los deportes.
En mi familia hay casos de demencia. Yo haré todo lo posible por evitarla.	Hay casos de demencia en mi familia; es algo genético, así que no puedo hacer nada al respecto.
Mantengo mi peso en un nivel saludable, para proteger mi cerebro.	Todos tiene sobrepeso. ¡No es nada del otro mundo!
Dejé el azúcar para salvar mi cerebro.	Prefiero tener alzhéimer que dejar el azúcar.

Es obvio qué columna le dará un mejor estado general a tu cerebro.

¿Cómo puedes hacer factible la envidia cerebral en tu vida? Utiliza los pequeños hábitos que aprendiste en la introducción: *Cada vez que llegues al punto de tener que tomar una decisión en tu día, pregúntate: "¿Esta decisión que voy a tomar será buena o mala para mi cerebro?".* En el resto de este capítulo y en los que siguen, veremos muchas acciones específicas y elecciones que afectarán de manera positiva a tu cerebro, y así estarás completamente equipado para responder a esa pregunta. Considera estos ejemplos:

- Tuviste una discusión con tu cónyuge. ¿Deberías...
  1. responder con ira, diciéndole todo lo que se te ocurra?
  2. comer una rosquilla para calmar los nervios?
  3. comer una manzana y algunas nueces, y salir a dar un paseo para tranquilizarte y pensar cómo arreglar las cosas?

¿Cuál de estas opciones ayuda a que tu cerebro funcione mejor?

- Tus valores en la bolsa bajaron después de una liquidación de acciones. ¿Deberías...
  1. quedarte despierto toda la noche pensando tu próxima jugada?
  2. asegurarte de dormir siete horas para poder estar bien descansado y tomar buenas decisiones financieras a la mañana siguiente?
  3. fumar un cigarrillo de marihuana para relajarte?

¿Cuál de estas opciones te ayudará a tomar mejores decisiones?

- Tu jefe te acaba de decir que no está satisfecho con tu rendimiento. ¿Deberías...
  1. saltarte el almuerzo, bajar la cabeza y trabajar más duro?
  2. quejarte con tus compañeros de lo irrazonable que es tu jefe, mientras tomas una cerveza y comes unos bocadillos al salir de la oficina?
  3. salir a caminar para aclarar tus pensamientos y, al regresar, le preguntas a tu jefe cómo podrías mejorar?

¿Cuál de estas opciones ayudará a tu cerebro a mejorar tu calidad de vida?

Si practicas la envidia cerebral y adquieres el hábito de preguntarte: *¿Esta decisión que voy a tomar será buena o mala para mi cerebro?* en el momento de elegir y luego escoges lo mejor para tu salud cerebral, eso te ayudará a sentirte mejor de inmediato en una forma que durará para siempre.

Ama a tu cerebro, preguntándote en el momento de tomar cada decisión: "¿Esto es bueno o malo para mi cerebro?".

Estrategia #2: Evita todo lo que daña tu cerebro

Uno de los hombres más ricos del mundo, Warren Buffet, famoso inversionista y consejero delegado de Berkshire Hathaway, tiene dos reglas de inversión:

Regla #1: Nunca pierdas dinero.
Regla #2: Nunca olvides la regla #1.

Del mismo modo, las dos reglas más importantes del cerebro son:

Regla #1: Nunca pierdas neuronas.
Regla #2: Nunca olvides la regla #1.

Es mucho más difícil recuperarse de la pérdida de neuronas que de cualquier pérdida financiera. Solo pregúntale a alguien que haya padecido un daño cerebral serio o un derrame cerebral. Cuando estaba en la Facultad de Medicina nos enseñaron que las personas nacían con todas las neuronas que iban a necesitar en su vida, y que una vez que se perdían, no se las recuperaba. Aunque sabemos que esto no es completamente cierto, solo algunas áreas del cerebro regeneran células nuevas cada día. Por dicha razón, tenemos que evitar a toda costa perder las que tenemos.

En mi libro *Memory Rescue: Supercharge Your Brain, Reverse Memory Loss, and Remember What Matter Most* [Rescate de la memoria: recarga tu cerebro, revierte la pérdida de memoria y recuerda lo que más importa] hablo de once factores importantes que roban las neuronas y llevan a deficiencias cognitivas. Tú puedes prevenir o tratar la mayoría de esos factores de riesgo, e incluso los que no puedes, como, por ejemplo, tener una historia de demencia en la familia, se pueden atenuar empleando las estrategias correctas. A continuación, presento un breve resumen de factores de riesgo. Los marcados con un asterisco (*) son cosas que pueden hacernos sentir bien temporalmente, pero a la larga nos dañan.

1) Torrente sanguíneo: la circulación es esencial para la vida. Es la vía por la cual se transportan los nutrientes a las células y las toxinas desde esta. Un bajo flujo de sangre reduce el cerebro y mata sus neuronas. Por cierto, un bajo flujo sanguíneo en las imágenes del cerebro es el predictor número uno de un futuro alzhéimer. Es más, si tienes problemas circulatorios en una parte de tu cuerpo, probablemente lo tengas en todo el cuerpo.

Riesgos de bajo flujo sanguíneo que agotan tu cerebro
• Excesivo consumo de cafeína*
• Nicotina*
• Deshidratación
• Hipertensión
• Cualquier enfermedad cardiovascular
• Disfunción eréctil
• Falta de oxígeno (como cuando te ahogas)
• Muy poco ejercicio*

2) Envejecimiento: el riesgo de tener disfunciones cerebrales aumenta con la edad. Cuando dejas de aprender algo o conectarte con otros, tu cerebro empieza a morir.

Riesgos del envejecimiento que agotan tu cerebro
• Soledad o aislamiento social
• Estar en un trabajo que no requiere aprender nada nuevo
• Jubilarse sin nuevos aprendizajes

3) Inflamación: la inflamación crónica es como un fuego lento en el cuerpo que destruye los órganos. Esta es una lista de promotores de la inflamación.

Riesgos de inflamación que agotan tu cerebro
• Intestino permeable
• Gingivitis
• Bajos ácidos grasos omega 3
• Altos ácidos grasos omega 6
• Alta proteína reactiva C
• Comida rápida y alimentos procesados, dieta pro-inflamatoria*

4) Genética: tu herencia cuenta, pero tu estilo de vida cuenta más. Como veremos, el riesgo genético no es una sentencia de muerte, sino más bien debería ser una advertencia para cuidar seriamente tu salud cerebral.

Riesgos genéticos que agotan tu cerebro y energía
- Miembros de la familia con deficiencia cognitiva, demencia, mal de Parkinson o algún problema mental
- Apolipoproteína E (APOE) gen e4 (una o dos copias elevan el riesgo de padecer problemas cognitivos)

5) Traumatismos craneales: tu cerebro es blando, más o menos de la consistencia de la manteca blanda, y se aloja en un cráneo duro con múltiples bordes afilados y huesudos. Los golpes en la cabeza, como los traumatismos, incluso los más leves, pueden matar neuronas y causar problemas cognitivos importantes y permanentes. Incluso un solo traumatismo triplica el riesgo de suicidio.[1]

Traumatismos craneales que agotan tu cerebro
- Un historial de uno o más golpes en el cráneo con o sin pérdida de conocimiento
- Practicar deportes de contacto,* aun sin ningún golpe fuerte
- Actividades que incrementan el riesgo de traumatismo de cerebro, como enviar mensajes mientras se conduce,* tratar de cargar muchos paquetes a la vez o subir a algún techo (no lo hagas a menos que sea absolutamente seguro)

6) Toxinas: las toxinas son una de las causas principales de disfunción cerebral. Tu cerebro es el órgano metabólicamente más activo de tu cuerpo, lo que lo hace más vulnerable al daño de una larga lista de toxinas. Los productos de cuidado personal son particularmente dañinos, porque lo que va en tu cuerpo, entra y se convierte en tu cuerpo.

Riesgos de toxinas que agotan tu cerebro
- Nicotina (fumar cigarrillos, mascar tabaco, fumar cigarrillo electrónico)*
- Abuso de drogas, incluyendo marihuana*, la cual aumenta el riesgo de psicosis en adolescentes[2], merma la motivación y el desempeño escolar

y reduce el torrente sanguíneo del cerebro, especialmente en zonas vulnerables al alzhéimer[3]

- Uso de alcohol moderado a excesivo*
- Varias drogas legales como benzodiacepinas, medicamentos para dormir y analgésicos para dolores crónicos*
- Exposición a pesticidas en el aire o en los alimentos (recientemente se ha demostrado que disminuyen la serotonina y dopamina en el cerebro)[4]
- Toxinas del medioambiente, como el moho, monóxido de carbono o contaminación del agua o del aire
- Productos de cuidado personal (como champús y desodorantes) fabricados con parabenos, ftalatos o polietilenglicol (PEG)*
- Aditivos artificiales de la comida, tinturas y conservantes
- Beber* o comer* de recipientes plásticos
- Metales pesados, como plomo o mercurio
- Quimioterapia contra el cáncer
- Anestesia general (usa anestesia local o espinal cada vez que sea posible)
- Problemas de salud con los órganos de desintoxicación (hígado, pulmones, piel o intestinos)
- Manipular recibos de una máquina registradora (el recubrimiento plástico puede penetrar en la piel)

7) Salud mental: los problemas sin tratar, que varían desde el estrés crónico y la ansiedad hasta el trastorno bipolar y las adicciones, están asociados con deficiencias cognitivas y muerte prematura.

Riesgos de salud mental que agotan el cerebro si no están siendo tratados
- Estrés crónico
- Depresión
- Trastornos de ansiedad
- Trastorno de déficit de atención e hiperactividad (TDAH)
- Trastorno de estrés postraumático (TEPT)
- Trastorno bipolar
- Esquizofrenia
- Adicciones (drogas, alcohol, sexo)*
- Adicción a los dispositivos electróncos*
- Pensamiento negativo

8) Problemas inmunológicos o infecciones: estos son comunes, pero a menudo no se reconocen como causantes de disfunciones cerebrales.

Riesgos inmunológicos o de infecciones que agotan el cerebro
- Síndrome de fatiga crónica
- Enfermedades autoinmunes, como artritis reumatoide, esclerosis múltiple, lupus
- Infecciones no tratadas, como enfermedad de Lyme, sífilis, herpes
- Senderismo* donde se está en contacto con garrapatas
- Bajo nivel de vitamina D

9) Deficiencias neurohormonales: cuando tus niveles hormonales están desequilibrados, tu cerebro lo está también.

Deficiencias neurohormonales que agotan tu cerebro
- Hipo o hipertiroidismo
- Baja testosterona (hombres y mujeres)
- Bajo estrógeno y progesterona (mujeres)
- Baja dehidroepiandrosterona (DHEA)
- Altos niveles de cortisol
- Disruptores hormonales, como el bisfenol-A o (BPA), ftalatos, parabenos y pesticidas
- Proteínas* de animales criados con hormonas o antibióticos que pueden alterar las hormonas
- Azúcar*, que altera las hormonas

10) "Diabesidad": el término describe una combinación de ser diabético o prediabético y tener sobrepeso u obesidad. La dieta estándar del estadounidense es una causa primordial de diabesidad, lo que contribuye a niveles crónicamente altos de azúcar en la sangre. Esto daña los vasos sanguíneos y causa inflamación y alteración hormonal, así como también acumulación de toxinas, las cuales dañan el cerebro.

Riesgos de diabesidad que agotan el cerebro
- Diabetes o prediabetes
- Alto índice de azúcar en la sangre en ayuno o HbA1c (hemoglobina A1c)
- Sobrepeso u obesidad

- Dieta estándar estadounidense o comidas procesadas, azúcar y grasas malas
- Beber jugos de frutas* (altos en azúcares)

11) Trastornos del sueño: todos los problemas del sueño son una causa importante de disfunción cerebral, pero en especial el insomnio crónico y la apnea del sueño. Al dormir, nuestro cerebro se limpia de residuos. Sin un sueño apropiado, la basura se acumula, dañando el cerebro.

Trastornos del sueño que drenan el cerebro
- Insomnio crónico
- Uso crónico de medicación para dormir*
- Apnea del sueño
- Beber/comer bebidas o comidas con cafeína después de las dos de la tarde*
- Dormir en una habitación calurosa
- Luz o ruido de noche
- Dispositivos* que despiertan
- Patrones de sueño irregulares
- Enojo o ira antes de dormir

Lo que sea que desees en la vida, será más sencillo de alcanzar cuando tu cerebro funcione bien. Es importante mantener una actitud correcta al hacer estos cambios. No evitamos las cosas simplemente para privarnos. Evitamos las que dañan nuestro cerebro porque, en definitiva, es un acto de amor hacia nosotros mismos y hacia los demás.

Pero entonces ¿cómo me divierto?

Durante los últimos trece años, el Dr. Jesse Payne y yo hemos enseñado en la secundaria un curso que hemos creado y llamado "Cerebro sano para los 25", que les enseña a los adolescentes a amar y cuidar su cerebro. Ahora se enseña en 42 estados y 7 países. Investigadores independientes de dieciséis escuelas descubrieron que ese curso lograba que descendiera el uso de drogas, alcohol y tabaco, así como también disminuyó la depresión y aumentó la autoestima. Cada vez que enseñamos la parte en la que hay que evitar algunas cosas para tener un cerebro saludable, invariablemente algún adolescente —típicamente un varón, casi nunca una mujer— nos pregunta: "Pero entonces ¿cómo voy a divertirme?".

Cada vez que nos hacen esta pregunta, realizamos un juego llamado "¿Quién se divierte más, el adolescente con un buen cerebro o el que tiene un mal cerebro?". Hace poco di una charla para 7000 estudiantes de secundaria y sus padres, en el Congreso de Futuros Médicos. Eran jóvenes de alto rendimiento que querían ser médicos. Hice este juego con ellos y les pregunté a los asistentes:

—¿Quién puede ir a la universidad que le gusta, el joven que tiene un buen cerebro o el que tiene uno malo?

—El que tiene un buen cerebro —exclamaron al unísono.

—¿Y quién consigue a la chica y se queda con ella porque no actúa como un tonto, el que tiene un buen cerebro o el que tiene uno malo? —pregunté.

—El que tiene uno bueno —asintieron.

—¿Quién es mejor padre o madre, el que tiene un buen cerebro o uno malo?

—El padre o la madre que tiene un buen cerebro —gritaron.

Por último, pregunté:

—¿Quién pasa mejor sus vacaciones, conduce los mejores autos y tiene más significado y propósito en su vida?

—Los que tienen un buen cerebro —rugieron.

Luego les conté sobre una de mis amigas, que es una celebridad, a quien ayudé a dejar de fumar marihuana unos meses antes. La semana anterior a la charla le envié un texto con esta pregunta: "¿Te estás divirtiendo más con tus buenos hábitos o con los malos?".

Ella me respondió: "¡Ja! ¡Con los buenos, sin duda!".

Estrategia #3: Comprométete a desarrollar hábitos saludables para tu cerebro

Ahora que sabes qué factores de riesgo tienes que evitar, es vital desarrollar una disciplina en torno a edificar los mejores hábitos diarios. Los analizaremos bajo el concepto de nuestro programa Mentes Brillantes, comenzando con varios hábitos principales que querrás adoptar.

Estrategias generales

- Preocúpate... un poco. Según investigaciones, las personas cuyo lema de vida es "Don't worry, be happy" [No te preocupes, sé feliz] mueren más jóvenes a causa de accidentes o enfermedades prevenibles. Algo de ansiedad es bueno. Es obvio que demasiada es malo, pero también lo es preocuparse muy poco.

- Debes ser menos vulnerable a tomar malas decisiones. A la larga, la calidad de tus decisiones determinará la salud de tu cerebro y tu cuerpo. Asegúrate de tener metas claras, de dormir siete horas por la noche y de mantener estable el nivel de azúcar en la sangre, comiendo proteínas y grasas en cada comida. Los niveles bajos de azúcar están asociados con la toma de malas decisiones.
- Identifica tu motivación diaria. En el capítulo 8 te mostraré lo que yo llamo "El milagro de una página", que puedes repasar cada día para conseguir motivación y enfoque.
- Selecciona un grupo saludable de colegas. Uno se vuelve parecido a aquellas personas con las que pasa tiempo, y estar con gente sana es una buena manera de desarrollar la envidia cerebral.

Consejito "Siéntete mejor de inmediato y para siempre": Encuentra la persona más saludable con la que puedas estar y pasa todo el tiempo posible con él o ella.

1) Hábitos simples para la salud de tu cerebro: mejorar la circulación sanguínea

:05-60
MINUTOS

- Al menos dos veces por semana, comprométete a hacer ejercicio regular y deportes sanos que requieran coordinación y movimientos complejos (bailar, pimpón, tenis, artes marciales sin contacto de cabezas, golf, tai chi, qigong, yoga).
- Mantente hidratado. Bebe de cinco a ocho vasos de agua al día.
- Toma té verde descafeinado.
- Ten a mano un pequeño trozo de chocolate amargo sin azúcar.
- Condimenta las comidas con pimienta cayena y romero (para información más detallada sobre comidas saludables para el cerebro, ver el capítulo 9).
- Come remolachas.
- Agrega verduras de hoja verde para estimular la vitamina E y la circulación.
- Prueba semillas de calabaza para incentivar la dopamina y aumentar la atención.
- Toma suplementos: el *gingko biloba* y la vinpocetina (busca en el capítulo 10 una discusión sobre los nutracéuticos).

Consejito "Siéntete mejor de inmediato y para siempre": come una ensalada de remolacha rociada con semillas de calabaza y pequeños trozos de chocolate amargo con una taza de té verde.

2) Hábitos simples para la salud de tu cerebro: antioxidante

:05-60
MINUTOS

- Inicia la práctica diaria de algo nuevo.
- Aprende a tocar un instrumento como nueva estrategia de aprendizaje.
- Escucha música animada y alegre para estimular tu cerebro.
- Únete a un grupo de cantantes.[5]
- Aprende nuevos pasos de baile para ayudar a mantener tu cerebro joven.[6]
- Usa clavos de olor al cocinar; son un potente antioxidante.
- Ingiere camarones para estimular la acetilcolina, el neurotransmisor de la memoria.
- Mantente conectado, busca apoyo social, ofrécete como voluntario.
- Toma suplementos: acetil-L-carnitina (para mejorar la energía mitocondrial), huperzina A (para fomentar la acetilcolina) y las hierbas *rhodiola* y ashwagandha [ginseng indio] para incrementar la energía general.

Consejito "Siéntete mejor de inmediato y para siempre": escucha música estimulante o canta. Hazte una *playlist* de los temas que te hacen sentir muy bien (mira el capítulo 1, páginas 51-52).

3) Hábitos simples para la salud de tu cerebro: disminuir la inflamación

:05-30
MINUTOS

- Revisa tus niveles de proteína C reactiva (PCR) a través de un análisis de sangre.
- Revisa tu índice de omega 3 mediante un análisis de sangre. La meta es tener más de 8.
- Ingiere más pescado libre de toxinas y contaminantes o toma suplementos con base de aceite de pescado.
- Come más comidas ricas en omega 3, como nueces, semillas, aguacates y verduras de hoja verde.
- Aumenta el consumo de alimentos o suplementos probióticos.
- Pásate el hilo dental diariamente y cuida tus encías.

Consejito "Siéntete mejor de inmediato y para siempre": ingiere más alimentos ricos en omega 3, como pescado, aguacate y nueces.

4) Hábitos simples para la salud de tu cerebro: mejora tu genética

:05-30
MINUTOS

- Si hay casos de demencia en tu familia, tómate en serio la salud de tu cerebro tan pronto como sea posible y hazte de manera temprana un test de memoria
- Examina el tipo genético de la apolipoproteína (APOE); si tienes el APOE gen e4, evita los deportes de contacto y otros que presentan riesgo de traumatismos
- Ingiere alimentos con cúrcuma o toma el suplemento curcumina
- Come arándanos orgánicos
- Usa salvia al cocinar
- Toma suplementos coenzima Q10, vitamina D, salvia, curcumina y extractos de té verde

Consejito "Siéntete mejor de inmediato y para siempre": descongela una taza de arándanos orgánicos para un tentempié. Mi hija Chloe los llama "los caramelos de Dios".

5) Hábitos simples para la salud de tu cerebro: disminuir los riesgos de traumatismo craneal

:05-60
MINUTOS

- Colócate siempre el cinturón de seguridad al conducir o subir a un vehículo.
- Usa casco cuando hagas deportes que lo requieran.
- Anda despacio y ten cuidado con las escaleras; agárrate del pasamanos.
- Si has tenido un traumatismo de cráneo, controla tus hormonas y optimiza la que esté baja.
- Usa menta (hojas) para ayudar a sanar.
- Considera la terapia de oxígeno hiperbárico (TOHB; mira el Apéndice A). Mis colegas y yo publicamos un estudio sobre soldados que habían sufrido lesiones cerebrales[7]. Vimos un aumento de la circulación sanguínea en su cerebro después de la primera sesión y mejoras permanentes en la circulación, el estado de ánimo y la velocidad de

procesamiento después de cuarenta sesiones. Uno de los descubrimientos más constantes fue el aumento del sueño con OHB.

- Toma suplementos: ácidos grasos omega 3 y multivitamínicos.

Consejito "Siéntete mejor de inmediato y para siempre": habla con tu médico acerca de los tratamientos OHB.

6) Hábitos simples para la salud de tu cerebro: desintoxicar el cerebro y el cuerpo

- Compra comidas orgánicas.
- Respira, bebe y come limpio (aire, agua y alimentos).
- Cuando estás cargando gasolina, evita respirar los gases.
- Limita la ingesta de alcohol a dos raciones por semana.
- Cuida los cuatro órganos de desintoxicación:
    - Riñones: bebe más agua.
    - Hígado: come verduras desintoxicantes, como repollo, coliflor y col de Bruselas.
    - Intestinos: come más fibras.
    - Piel: ejercítate y transpira o usa la sauna.
- Utiliza aplicaciones como, por ejemplo, Think Dirty or Healthy Living (EWG.org), para escanear tus productos de cuidado personal y eliminar todos los ingredientes tóxicos posibles.
- Haz revisar tu casa en busca de moho si se ha inundado o ha habido algún daño por agua.
- Toma suplementos: N-acetilcisteína (NAC, para tu hígado) y fibras.

Consejito "Siéntete mejor de inmediato y para siempre": toma un baño sauna. Cuanto más seguido, mejor.[8]

7) Hábitos simples para la salud de tu cerebro: mejorar la salud mental

:05-60
MINUTOS

- Practica técnicas de manejo del estrés, como las que describimos en el capítulo 1.
- Cuando te despiertes en la mañana, dite a ti mismo: *Hoy va a ser un gran día.*
- Cada día escribe tres cosas por las que estás agradecido.

- Si tienes problemas de concentración, considera una dieta alta en proteínas y baja en carbohidratos.
- Come hasta siete raciones de frutas y verduras al día; existe una correlación lineal entre esto y el incremento de la felicidad. Se ha comprobado que el tomate mejora el estado de ánimo.
- Aprende a meditar, en especial la meditación de bondad amorosa (mira el capítulo 1, página 49), que ha demostrado favorecer la energía hacia el cerebro.
- Da un paseo por la naturaleza (o al menos al aire libre).
- Usa luces más brillantes, especialmente las de espectro completo, que tienen una radiación ultravioleta similar a la del sol.[9]
- Si las intervenciones naturales no fueran efectivas, trabaja con un terapeuta o psiquiatra.
- Aniquila los pensamientos negativos automáticos (mira el capítulo 5, páginas 135-137): cada vez que te sientas furioso, nervioso o fuera de control, escribe tus pensamientos negativos y aprende a confrontarlos.
- Toma suplementos: S-adenosil metionina (SAMe), azafrán y omega 3 para respaldar tu ánimo; 5-hidroxitriptófano (5-HTP) si eres de los que se preocupan con frecuencia.

Consejito "Siéntete mejor de inmediato y para siempre": cuando te sientas decaído, da un paseo por la naturaleza mientras bebes un jugo vegetal.

8) Hábitos simples para la salud de tu cerebro: refuerza el sistema inmune

- Si estás lidiando con lagunas mentales o temas de memoria, considera examinar si has estado expuesto a enfermedades infecciosas.
- Haz una dieta de eliminación por un mes para ver si posees alguna alergia a un tipo de alimentos que puede dañar tu sistema inmunológico.
- Ingiere alimentos que mejoren la inmunidad, como cebolla, hongos y ajo.
- Mira una comedia o ve a un show de comediantes para estimular la energía[10] y la inmunidad.
- Toma suplementos: vitamina D (conoce tu nivel y optimízalo), extracto de ajo añejo y vitamina C.

Consejito "Siéntete mejor de inmediato y para siempre": prepárate una mezcla con ajo, cebolla, champiñones y alguna proteína, pero sin arroz.

9) Hábitos simples para la salud del cerebro: mejora tus neuro-hormonas

- Hazte análisis de hormonas con regularidad.
- Agrega fibras para eliminar las formas perjudiciales de estrógeno.
- Para las mujeres: optimiza el estrógeno para la salud cerebral.
- Considera un reemplazo hormonal si fuera necesario.
- Toma suplementos: zinc (para ayudar a impulsar la testosterona) y ashwagandha (para reducir el cortisol y fortalecer la tiroides).

Consejito "Siéntete mejor de inmediato y para siempre": levanta pesas y elimina el azúcar para ayudar a incrementar el nivel de testosterona.

10) Hábitos simples para la salud del cerebro: disminuye el riesgo de diabesidad y mejora tu peso y el azúcar en sangre

- Mantén un peso saludable; adelgaza de a poco si tienes sobrepeso (desarrolla hábitos para toda la vida).
- Come una dieta sana para tu cerebro (mira el capítulo 9, página 247).
  - Alimentos coloridos y antiinflamatorios.
  - Hidratos de carbono con un bajo índice glucémico y altos en fibra.
  - Proteínas y grasas en cada comida (para estabilizar el azúcar en sangre y controlar los antojos).
  - Especias curativas.
- Conoce tu índice de masa corporal (IMC) actual y revísalo mensualmente.
- Condimenta las comidas con canela y nuez moscada.
- Mastica goma de mascar sin azúcar para favorecer el oxígeno y la circulación sanguínea hacia el cerebro.[11]
- Toma suplementos: picolinato de cromo y ácido alfa lipoico (para disminuir los antojos y mantener niveles saludables de azúcar en sangre).

Consejito "Siéntete mejor de inmediato y para siempre": huele una ramita de canela o una hoja de menta.

11) Hábitos simples para la salud de tu cerebro: mejora el sueño

- Si roncas, hazte revisar por si sufres de apnea del sueño.
- Instala filtros de luz azul en tus dispositivos.
- Apaga los dispositivos y mantenlos alejados de la cabeza por la noche.

- Refresca la casa un poco antes de ir a dormir.
- Oscurece tu cuarto.
- Mantén un horario regular para ir a la cama.
- Escucha un audio de hipnosis para inducir el sueño.
- Toma suplementos: melatonina y magnesio; 5-HTP (si la preocupación no te deja dormir).

Consejito "Siéntete mejor de inmediato y para siempre": a la hora de ir a la cama, pon esencia de lavanda cerca de ti y escucha un audio de hipnosis para el sueño.

PEQUEÑOS HÁBITOS QUE PUEDEN AYUDARTE A SENTIRTE MEJOR DE INMEDIATO Y QUE CONDUCEN A GRANDES CAMBIOS

30-:20 Cada uno de estos hábitos lleva apenas unos minutos. Es-
SEGUNDOS MINUTOS tán ligados a algo que haces (o piensas o sientes) para que sea más probable que puedan volverse automáticos. En cuanto realices las acciones que deseas, encuentra un modo de hacerte sentir bien al respecto (dibuja una carita feliz, haz un gesto de victoria con el puño u otro gesto espontáneo). Las emociones positivas ayudan al cerebro a recordar.

1) Cuando haya usado el baño, beberé un vaso de agua (circulación sanguínea).
2) Después de colgar las llaves de mi auto en el llavero, aprenderé un nuevo acorde en mi instrumento (nuevos aprendizajes).
3) Cuando termine de cepillarme los dientes antes de ir a dormir, me pasaré el hilo dental (inflamación).
4) Al abrir el refrigerador, tomaré un puñado de arándanos orgánicos (genética).
5) Al bajar las escaleras, me agarraré del pasamanos (traumatismo de cráneo).
6) Cuando cargue gasolina, guardaré distancia del surtidor para no oler los vapores (toxinas).
7) Cuando esté triste, daré un paseo por la naturaleza (salud mental).
8) Cuando prepare las verduras para la cena, les agregaré ajo y cebolla (inmunidad).
9) Cuando vaya a la barra de ensaladas, tomaré un puñado de frijoles (neurohormonas).
10) Cuando cene, agregaré una verdura de color a mi plato (diabesidad).
11) Después de meterme en la cama, escucharé un audio de hipnosis para dormir (sueño).

Aquí te di unas cuantas estrategias, pero quiero que termines sintiéndote empoderado, no sobrecargado. Puedes tomar tantas pequeñas decisiones para mejorar la salud de tu cerebro. ¡Todas ellas están al alcance de tu mano! Comienza con algunas y ve agregando de a poco.

Mientras tanto, ten esta pregunta en mente mientras vives cada día: *¿Esto es bueno o malo para mi cerebro?*. Elegir lo que es bueno para tu cerebro es la forma de sentirte mejor de inmediato.

TRES ESTRATEGIAS CLAVE DE LA SALUD CEREBRAL

1. Desarrolla la envidia cerebral.
2. Evita todo lo que daña tu cerebro.
3. Comprométete a desarrollar hábitos saludables para tu cerebro.

Nunca olvides:
Regla #1 de la salud mental: **Nunca perder neuronas**.
Regla #2 de la salud mental: **Nunca olvidar la regla #1**.

La salud de tu cerebro es fundamental para sentirte mejor de inmediato, ahora y después. Ama y cuida tu cerebro, para que puedas amar tu vida.

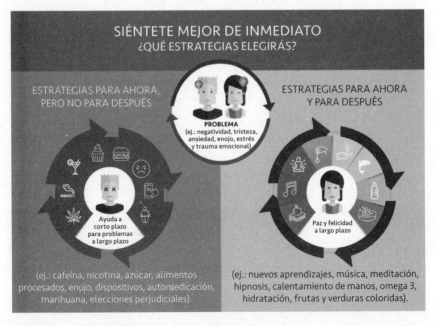

SIÉNTETE MEJOR DE INMEDIATO
¿QUÉ ESTRATEGIAS ELEGIRÁS?

ESTRATEGIAS PARA AHORA, PERO NO PARA DESPUÉS

ESTRATEGIAS PARA AHORA Y PARA DESPUÉS

PROBLEMA
(ej.: negatividad, tristeza, ansiedad, enojo, estrés y trauma emocional)

Ayuda a corto plazo para problemas a largo plazo

Paz y felicidad a largo plazo

(ej.: cafeína, nicotina, azúcar, alimentos procesados, enojo, dispositivos, automedicación, marihuana, elecciones perjudiciales).

(ej.: nuevos aprendizajes, música, meditación, hipnosis, calentamiento de manos, omega 3, hidratación, frutas y verduras coloridas).

CAPÍTULO 3

AUTOCONTROL

ESTIMULA EL CENTRO EJECUTIVO DEL CEREBRO PARA TOMAR
BUENAS DECISIONES Y EVITAR LAS QUE ARRUINAN TU VIDA

*El mejor dispositivo de seguridad de un automóvil es un espejo
retrovisor con un policía en él.*

DUDLEY MOORE, COMEDIANTE BRITÁNICO

La corteza prefrontal (CPF), el tercio frontal del cerebro, es el policía en
tu cerebro que te ayuda a decidir entre lo malo y lo bueno y a determinar si
una acción será beneficiosa o no. Te asiste en cuanto a dirigir tu conducta
hacia las metas y a frenar cuando se sale de control. La CPF es el líder que
está en ti y se puede decir que es la parte más importante del cerebro cuando
se trata de tomar decisiones que te ayudarán a sentirte mejor de inmediato
y para siempre.

Los neurocientíficos dicen que la CPF es la parte ejecutiva del cerebro,
porque funciona como el director ejecutivo de la vida. Cuando está sano,
este jefe permanece orientado a las metas, centrado, organizado, enfocado
simultáneamente en el presente y el futuro, muestra buen juicio, aprende
de los errores y es capaz de controlar tus impulsos. Cuando esta parte está
dañada, cualquiera que sea la razón, es como si el líder de tu cabeza se hubiera ido de vacaciones (y "cuando el gato no está, los ratones bailan"), y
eres más propenso a actuar de manera impulsiva, ineficaz, irresponsable o
abusiva. Esto no solo te lastima a ti sino también a los demás. Sanar la CPF,
por tanto, puede ayudar a los que te rodean (colegas, empleados, tus hijos,
etc.) a sentirse mejor de inmediato. En este capítulo veremos cómo funciona
la CPF y cómo protegerla y fortalecerla.

La CPF es proporcionalmente mucho más grande en los seres humanos que en otros animales. Representa 30% del cerebro humano, 11% del de un chimpancé, 7% del de un perro, 3% del de un gato (que es la razón por la cual ellos necesitan nueve vidas) y 1% del cerebro de un ratón. La CPF es la parte de tu cerebro que te hace humano. Está presente en las siguientes funciones ejecutivas:

- Concentración
- Previsión
- Planificación
- Juicio
- Decisión
- Organización
- Seguimiento
- Empatía
- Aprendizaje a partir de errores
- Solución de problemas
- Lenguaje expresivo
- Control de impulsos
- Decir que no a conductas incongruentes con las metas
- Responsabilidad (ej.: asistir a un lugar cuando dijiste que lo harías)

LA CORTEZA PREFRONTAL

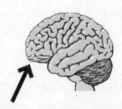

El personaje de Pepe Grillo [en inglés, Jiminy Cricket] en *Pinocho*, encarna el papel de la CPF. Al principio de la película, el hada azul bautiza a Pepe Grillo como "la conciencia de Pinocho, el supremo guardador del conocimiento del bien y el mal, consejero en momentos de alta tentación y guía a lo largo del camino recto y angosto". La misión de Pepe Grillo es ayudar a Pinocho a trabajar para lograr su objetivo de convertirse en un niño real. Cuando se alejó de Pinocho, el niño de madera casi pierde la vida a causa de una serie de malas decisiones que tomó. De igual manera, no tener una CPF sana les cuesta a muchas personas el éxito en la vida y, en algunos casos, la vida misma. La CPF te supervisa. Es la vocecita en tu cabeza o el ángel encima de tu hombro alentándote a hacer lo correcto y alcanzar las metas más importantes para ti. Cuando tu CPF está dañada o su nivel de actividad es escaso (como suele ser en personas que tienen trastorno de déficit de atención e hiperactividad o TDAH), es más probable que tus impulsos —el diablillo encima del otro hombro susurrándote al oído que hagas lo malo que te hace sentir bien en el momento— sean los que ganen. Antes de observar las diferencias entre una CPF sana y una con problemas, haremos un rápido repaso de cómo funciona esta zona del cerebro.

EL DESARROLLO TARDÍO DEL CEREBRO

El desarrollo del cerebro es una construcción fascinante, en el que los genes y el entorno trabajan en conjunto para hacernos quienes somos. Algunas veces, durante el embarazo, el cerebro del feto produce 250 000 nuevas células por minuto. Los bebés nacen con 100 000 millones de neuronas; sin embargo, solo un número relativamente bajo de esas neuronas se conectan. Aproximadamente tres cuartas partes del cerebro se desarrollan fuera del vientre, en respuesta a nuestro ambiente y experiencia. Lo innato y lo adquirido siempre van de la mano. El desarrollo cerebral es especialmente veloz durante los primeros años de vida. A los tres años, el cerebro de un niño ha formado cerca de mil billones de conexiones o sinapsis (casi el doble de las que tenemos los adultos). El período que transcurre entre los tres y los diez años se caracteriza por un rápido desarrollo social, intelectual, emocional y físico. La actividad cerebral en este grupo etario es más del doble que la de los adultos, y aunque las nuevas conexiones sinápticas continúan siendo formadas por el resto de nuestra vida, nunca más el cerebro será tan capaz de dominar nuevas habilidades o adaptarse a los contratiempos.

La abundancia de conexiones nos ayuda a explicar el porqué generalmente es tan sencillo para los niños aprender idiomas y música, por ejemplo. Los pequeños son capaces de aprender cualquier idioma nuevo o tocar un instrumento musical con más facilidad que los adultos, aunque estos últimos, a menudo, tienen más motivación. Con la edad, el número de sinapsis disminuye, lo cual explica por qué se hace más difícil dominar un instrumento, aprender nuevos idiomas, perder el acento nativo o incluso aprender a pronunciar la erre.

A continuación, presentamos un gráfico que muestra la actividad en la corteza prefrontal a lo largo de la vida, basado en más de 70 000 neuroimágenes que realizamos en las Clínicas Amen. Puedes ver que, en promedio, la CPF de un niño es muy activa. En este caso, eso no significa un mejor funcionamiento, sino que es más parecido a una actividad desenfrenada. No obstante, con el tiempo, la actividad comienza a estabilizarse y a trabajar de forma más eficiente, principalmente por dos razones: la poda sináptica y la mielinización.

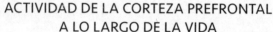

ACTIVIDAD DE LA CORTEZA PREFRONTAL A LO LARGO DE LA VIDA

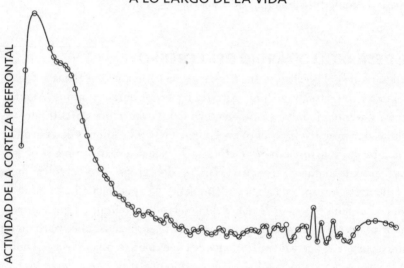

EDAD

En los primeros años de vida, el cerebro posee una abundancia de células, conexiones y posibilidades. Al crecer, nuestro cerebro inicia el proceso de poda, eliminando conexiones innecesarias, incorrectas o que no están siendo estimuladas, con el objeto de fortalecer y acentuar las que sí se están utilizando. La poda ayuda al cerebro a ser más eficiente, algo similar al efecto de recortar las plantas, pero es crucial que sean podadas las conexiones correctas. Como puedes apreciar en el gráfico anterior ("Actividad de la corteza prefrontal a lo largo de la vida"), alrededor de los siete años la actividad de la CPF empieza a disminuir a una tasa muy veloz. Eso se debe a que el cerebro ha comenzado a podar conexiones superfluas. Es uno de los mejores ejemplos del principio "úselo o tírelo". Las conexiones que se usan repetidas veces en los primeros años se vuelven permanentes, mientras que las que no tienen utilidad se podan. Por este motivo es muy importante que los niños crezcan en entornos enriquecedores. Eso les permite conservar más el rastro en su cerebro, porque este fortalece lo que usa y elimina las conexiones que no se utilizan. La experiencia, oportunidad y estrés influyen en cuánto se podará.

Al mismo tiempo que tiene lugar la poda, las células cerebrales van siendo envueltas en una sustancia blanca grasosa llamada mielina, que funciona al igual que un aislante para un cable de bronce. La mielinización ayuda a que las células nerviosas trabajen de una a cien veces más rápido. Una célula mielinizada es mucho más eficiente, y esa es otra de las razones por las que la CPF se vuelve menos activa entre los siete y los veinticinco años (como vemos en el gráfico) a medida que la mielinización avanza.

NEURONA AMIELÍNICA VS. MIELINIZADA

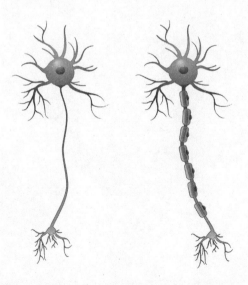

La mielinización se inicia en la parte trasera del cerebro y con el tiempo emprende su camino hacia la parte frontal. En los niños, el cerebelo (centro de coordinación) y los lóbulos occipitales (visión) se desarrollan primero, y son responsables del equilibrio, la coordinación, el habla, la visión y la motricidad. Durante ese tiempo, los más pequeños aprenden a gatear, caminar y hablar. Los lóbulos parietales, en la parte superior trasera del cerebro, se desarrollan más en los años de la escuela primaria. Participan en arrojar y atrapar pelotas y en la habilidad de leer y resolver problemas matemáticos. Durante los años de la adolescencia, el cerebro límbico o emocional se vuelve mucho más activo. El sistema límbico tiene que ver con los sentimientos, afectos y amistad. La CPF es la última parte en desarrollarse y continúa haciéndolo durante la adolescencia tardía y hasta mediados de los veinte años. La buena mielinización de la CPF también se asocia a la inteligencia, atención, velocidad de procesamiento, tiempo de reacción, habilidad musical y memoria activa.

LA MIELINIZACIÓN COMIENZA DE ATRÁS HACIA ADELANTE

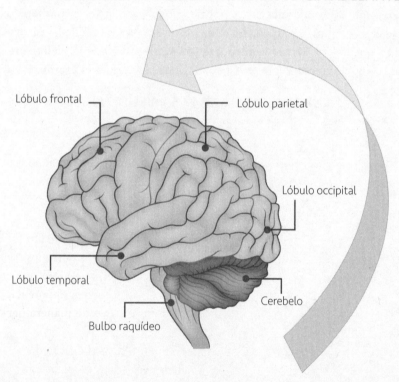

Lóbulo frontal

Lóbulo parietal

Lóbulo occipital

Lóbulo temporal

Cerebelo

Bulbo raquídeo

Todo lo que interrumpa la formación de mielina puede demorar o dañar el desarrollo cerebral. Estas son las principales causas:

- Fumar
- Tomar alcohol
- Consumir drogas
- Depresión

- TDAH
- Traumatismo cerebral
- Toxinas e infecciones
- Inflamaciones
- Dieta escasa
- Bajos niveles de omega 3
- Baja vitamina B12, C o D

- Bajo colesterol total
- Dieta baja en grasas (la mielina es 80% grasa)
- Estrés excesivo
- Poco ejercicio físico
- Sueño menos que lo óptimo

Aunque pensamos en los mayores de dieciocho años como adultos, su desarrollo cerebral está lejos de finalizar. La mielina continúa depositándose en la CPF hasta los veinticinco o veintiséis años, realizando la parte ejecutiva del trabajo del cerebro en un nivel más alto y eficiente. ¿Somos más maduros a los veinticinco que a los dieciocho? Creo que sí. Es irónico que la industria de los seguros de coches supiera más de madurez y cerebro antes que lo hiciera la sociedad. ¿Cuándo cambian las tarifas de los seguros? A los veinticinco. ¿Por qué? Porque cuando la gente muestra mejor juicio al conducir y es estadísticamente menos propensa a involucrarse en accidentes automovilísticos, lo que significa que les cuestan menos dinero a las compañías.

Es de suma importancia que la gente sea más consciente de que el desarrollo cerebral continúa hasta principios de la adultez. En la medicina referida a las adicciones, es común que los terapeutas digan que el desarrollo de un adolescente se atrofia una vez que él o ella comienza a consumir. Si un adolescente empieza a abusar del alcohol, usar drogas o ambas cosas a la edad de quince años y no para hasta los treinta, emocionalmente será similar a un individuo de quince años. Los adolescentes y adultos jóvenes que fuman, se drogan o abusan del alcohol, así como también los que se golpean el cerebro practicando deportes de contacto, tienen el potencial de interrumpir el desarrollo cerebral, en algunos casos de manera permanente.

Uno de los conceptos del neurólogo Sigmund Freud que ha demostrado ser de utilidad es que la personalidad humana se compone del ello, el yo y el superyó. El ello es nuestra mente infantil que quiere lo que quiere y cuando lo quiere; el yo es nuestra mente adulta sana y el superyó es el padre que hay dentro de nuestra cabeza y que nos dice qué debemos y no debemos hacer. Los gerentes eficaces tienen un ego saludable. Si su superyó es demasiado fuerte, es probable que sean microcomputadoras que se aferran a las heridas. Si su ello está en control (lo que significa que su CPF está menos activa), pueden estar persiguiendo a la secretaria por toda la oficina. No están trabajando de manera eficaz, sino que están dejando que el niño interior maneje su vida.

Para mantener la CPF sana, tienes que dejar de envenenar el cerebro. Los frecuentes *happy hour* no te ayudarán a edificar un yo saludable o tu CPF. Nunca entendí por qué los eventos empresariales suelen estar llenos de alcohol. Después de todo, el negocio de la vida es tener un cerebro que funcione bien. Si constantemente disminuyes el funcionamiento cerebral, con el tiempo será menos probable que llegues a ser lo que quieres ser.

MALOS FRENOS

Una analogía que puede ser útil para entender el funcionamiento de la CPF es imaginarte que estás en una carretera en la cima de una montaña, en las Rocosas de Colorado. Es invierno y estás en un auto deportivo de alto rendimiento como un Lamborghini, Porsche o Ferrari. Tu meta es llegar a la base de la montaña sano y salvo y a la vez disfrutar el paseo. Para navegar las millas de esa cuesta empinada, los senderos ventosos y las curvas cerradas, unos buenos frenos son imprescindibles. Si los frenos están gastados o rotos, es muy probable que tengas un accidente grave. Los mismos ayudan al auto y al conductor a adaptarse a cualquier situación que surja: viento, lluvia, nieve, hielo y conductores que pueden estar medio dormidos o pueden haber bebido demasiado. Una CPF sana sirve para la misma función que los frenos de un auto, permitiéndote navegar por la vida y adaptarte a cualquier situación que aparezca. La región del cerebro es especialmente crítica en los giros estresantes o alarmantes de la vida. Cuando la CPF está dañada

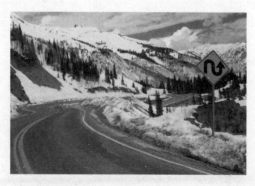

Necesitas buenos frenos para descender en un riesgoso sendero de montaña en Colorado.

o tiene baja actividad, los frenos son débiles y sobrevienen toda clase de inconvenientes. Por un lado, tienes más tendencia a patinar y salirte del camino en el que se supone que debes ir. Y cuando la CPF trabaja en exceso, como lo hace en el trastorno obsesivo compulsivo (TOC), los frenos están siempre actuando, deteniendo el progreso del descenso por la montaña de tu vida.

Problemas en la CPF

Cuando la CPF está dañada por alguna razón, la gente suele luchar con:

- Dificultad para concentrarse
- Alta distracción
- Poca capacidad de planificar
- Falta de perseverancia
- Impulsividad
- Toma de decisiones errática
- Siempre llega tarde y le cuesta administrar el tiempo
- Desorganización
- Postergación
- Dificultad para reconocer sus emociones
- Problemas para expresar sus sentimientos
- Mal criterio
- Falta de empatía
- Dificultad para aprender de la experiencia
- Decir que sí a todo
- Falta de diligencia

Todos estos problemas traen aparejados una mayor incidencia de:

- Abandono escolar
- Divorcio
- Fracaso laboral
- Problemas con la justicia
- Multas por exceso de velocidad
- Encarcelaciones
- Problemas económicos
- Temas de salud mental, especialmente TDAH y adicciones

Como puedes ver, proteger tu CPF significa proteger tu habilidad de sentirte mejor de inmediato y para siempre.

El cerebro es un órgano astuto. Todos tenemos pensamientos raros, alocados, estúpidos, sexuales o violentos que nadie jamás debería saber. La CPF nos protege impidiendo que esos pensamientos insensatos salgan por nuestra boca o que nuestro dedo pulse el botón de "enviar" el correo electrónico, mensaje de texto o tuit inapropiado o inútil.

Hace algunos años asistí a una conferencia médica y me senté en la parte trasera del salón junto a una amiga a la que llamaré Joelle. Como relaté en mi libro *Memory Rescue* [Rescate de la memoria], Joelle había tenido un accidente automovilístico unos años antes. Estaba detenida en el semáforo cuando una camioneta que iba a unas 70 millas por hora se estrelló contra la parte trasera de su BMW. La bolsa de aire lateral del asiento del conductor se desplegó, pero el impacto tan violento de la colisión desde atrás y la bolsa de aire chocando con su cabeza golpearon su blando y gelatinoso cerebro contra la parte frontal del cráneo, desgarrando vasos sanguíneos, magullando y lastimando su CPF. Desde el momento del accidente sus reacciones no tenían filtro y era propensa a decir todo lo que le venía a la mente. A menudo era algo gracioso, pero a veces también podía ser hiriente. Antes de que la conferencia empezara, había dos mujeres obesas sentadas en la fila delantera a la nuestra, que estaban discutiendo sobre su peso. Una le decía a la otra:

—Yo no sé por qué tengo sobrepeso. Si me alimento como un pajarito...

Joelle me miró y dijo, en un tono de voz bastante alto como para que todos los que nos rodeaban lo escucharan: —Yo diría más bien que come como un cóndor.

De inmediato me sonrojé y la miré completamente avergonzado.

Horrorizada, se tapó la boca y dijo:

—¡Oh, no! ¿Eso salió?

—Sí —asentí.

—Oh, ¡cuánto lo siento! —se disculpó, mientras las mujeres se alejaban de nosotros.

En el momento en que me encontraba escribiendo este capítulo, una de mis amigas recibió un mensaje de texto inapropiado de parte de un consultor contratado por su firma de inversiones. Habían trabajado juntos durante más de un año, sin tener un solo incidente. Pero una mañana, cuando el consultor había bebido demasiado, le envió este mensaje: "Por favor envíame fotos sexis". Horrorizada, ella dio por terminada la consultoría. El hombre perdió un trabajo altamente remunerado porque su CPF se fue temporalmente de vacaciones. Cuando el gato no está...

Una vez almorcé con un amigo cercano que estaba teniendo problemas matrimoniales. Yo sabía que Chuck tenía TDAH, lo cual está relacionado con un bajo funcionamiento de la CPF, y luchaba en su hogar con su esposa e hijos. Como de costumbre, Chuck venía y me contaba sobre la turbulencia que había en su vida. De repente, su apariencia cambió, los ojos le brillaban y con una voz suave me empezó a contar sobre una mujer que había conocido hacía poco en un avión. Era bonita, inteligente e interesante, y parecía que le gustaba mucho. Incluso había ido a visitarlo a su oficina. Cuando proseguía con su relato, lo interrumpí.

—Chuck, ¿te gustan los abogados?

—¿A qué te refieres? —exclamó visiblemente sorprendido.

—¿No captas la idea? —le dije—. Estás teniendo problemas matrimoniales, te estás viendo con esta mujer atractiva que parece estar interesada en ti y ha ido a tu oficina. El próximo paso, si no ha sucedido ya, es que vas a tener un amorío. Probablemente tu esposa se entere y nunca te lo perdone. Te pedirá el divorcio. Gastarás un montón de dinero en abogados y te odiarás por haber hecho pasar a tu familia por eso. Luego, dentro de más o menos un año, habrás perdido la mitad de tu capital y estarás visitando a tus hijos los fines de semana. Además de eso, estarán enojados contigo por haberlos traicionado.

—Guau —dijo Chuck, un poco sorprendido—. Nunca lo había pensado de ese modo.

—Eso es lo que la corteza prefrontal hace por ti —le enseñé—. Ella representa los hechos posibles en tu mente.

Chuck más tarde me contó que nunca más volvió a llamar a la mujer. El gato estaba de regreso.

ATENCIÓN, CONSIDERACIÓN Y AMOR

Una fascinante lección que aprendí de nuestro trabajo con las imágenes del cerebro es que cuando ayudo a que los cerebros de mis pacientes funcionen mejor, especialmente la CPF, son mucho más atentos, considerados y amorosos.

Bryan solía llamarse a sí mismo "el agente de bolsa más furioso del valle de San Fernando". Vino a verme después de salir del hospital debido a un grave intento de suicidio. Dos semanas antes, su esposa le había presentado los papeles de divorcio. Esa misma noche se encerró en un garaje con el auto en marcha. Cuando los paramédicos irrumpieron para salvarle la vida, los insultó y les gritó obscenidades. Y cuando yo lo vi por primera vez era altivo y hostil para con mi equipo y conmigo. Lo escuché con paciencia durante una hora y luego le dije que si quería que yo lo ayudara, tenía que hacerle unas neuroimágenes. Yo no iba a tolerar su abuso por mucho tiempo y no tenía intenciones de que lo hiciera con mi equipo, así que teníamos que darle la mejor ayuda lo antes posible. Mientras Bryan estaba siendo escaneado, se quejaba de Mike, nuestro increíble técnico en imágenes, lo que nunca había ocurrido.

La CPF de Bryan estaba claramente dañada, incluyendo el lado derecho, que tiende a ser la parte más feliz del cerebro. Las lesiones en la CPF se asocian con depresión, irritabilidad y agresividad. Lo pusimos en nuestro programa de rehabilitación Mentes Brillantes (mira el capítulo 2, páginas 68-74), el cual incluía suplementos, terapia de oxígeno hiperbárico y cambios alimentarios, y luego de tres meses las diferencias, tanto en su conducta como en sus imágenes cerebrales, fueron asombrosas. Literalmente se convirtió en una de las personas más amables que conozco. Todavía sigue trayéndoles regalos a los miembros de mi equipo y habla con ellos con gratitud y amor. Cuando tu cerebro funciona bien —en especial la CPF—, actúas bien.

SPECT INICIAL DE BRYAN **SPECT POSTERIOR AL TRATAMIENTO**

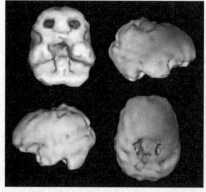 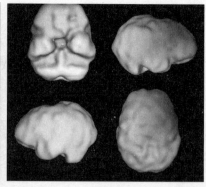

Baja actividad de la CPF. Mejoría generalizada.

DILIGENCIA Y LONGEVIDAD

Una de las funciones ejecutivas de una CPF sana es la diligencia, y su recompensa puede ser la longevidad. Lo sabemos gracias al brillante trabajo del Dr. Lewis Terman, un psicólogo de la Universidad de Stanford que estudió a 1548 niños prodigio que apenas tenían diez años en 1921, cuando Terman comenzó su investigación. Ahora, después de noventa años, el estudio a largo plazo ha producido un tesoro escondido de observaciones que tienen que ver con la función cerebral de la longevidad.[1]

La parte positiva es que la planificación cuidadosa, el trabajo arduo, la perseverancia y alcanzar las metas se relacionan con la longevidad en ese estudio. Las personas prudentes y persistentes, que tenían familias estables y un respaldo social (todos signos de un cerebro sano), también vivían más tiempo. Y los que tenían una larga vida poseían hábitos, rutinas y redes de contención que alentaban el ejercicio físico. Claramente, tus relaciones sociales tienen impacto sobre tu salud, y juntarte con otros que son saludables es una forma de realzar tu propio bienestar.

La parte negativa es que los participantes que se desilusionaban más con sus logros morían más jóvenes. En efecto, la falta de éxito y fiabilidad en la carrera de uno (un signo común de un bajo funcionamiento de la CPF) estaban ligadas a un enorme aumento de la mortalidad. La forma en que se reaccionaba a una pérdida también afectaba la longevidad. Si la misma conducía a beber, entrar en depresión o ansiedad o dramatizar la situación —exacerbando el bajo rendimiento cerebral—, el resultado era a menudo una muerte prematura . Si, en cambio, la pérdida conducía a un nuevo gusto por la vida después de un período de duelo (gracias a emplear habilidades de recuperación de la salud cerebral), el resultado era de unos cinco años por encima del promedio.

En uno de los descubrimientos más interesantes, el estudio mostró que las personas con una visión despreocupada de la vida subestimaban los riesgos y tendían a morir más temprano a causa de accidentes y enfermedades prevenibles. Mientras que este hallazgo a menudo se ha interpretado como que las personas pesimistas viven más que las optimistas, lo cierto es que son aquellos optimistas que trabajan mucho y son más cuidadosos los que tienden a vivir más que el promedio. Y son solo los que no se preocupan por nada, que no planean o piensan en las consecuencias de sus acciones, los que terminan muriendo antes de tiempo. La preocupación, a fin de cuentas, es una función necesaria para mantenerse saludable, si eso significa que le das importancia y piensas en tu futuro. Mi experiencia clínica confirma esta observación. Un nivel moderado de ansiedad es bueno. Por supuesto, demasiada no lo es, pero no tener lo suficiente se relaciona con asumir riesgos irrazonables que pueden dañar la salud y la seguridad personal.

LIDERAZGO

El cerebro está presente en todo lo que hacemos, incluyendo la forma en que sentimos, pensamos, actuamos y nos relacionamos con otros. El liderazgo tiene que ver con personas: dirigir su cerebro, mente, pensamientos, acciones y conducta. Aun así, en la escuela de negocios, donde se enseña a ser líderes, hay poca educación formal sobre el cerebro.

En su revolucionario libro *Inteligencia emocional*, Daniel Goleman enumera cinco rasgos que los líderes deben poseer y los cinco involucran a la CPF. El primero es la *conciencia de uno mismo*. A menos que tú, como líder, te entiendas, será difícil que entiendas a los demás. Lo siguiente es la *autorregulación*, que es saber cómo manejar tu estado interior, tus impulsos y recursos. Lo tercero es la *motivación*, que incluye manejar y controlar tus tendencias emocionales y que, a su debido tiempo, guía y facilita las interacciones con otras personas (una combinación de tu cerebro emocional y la CPF). Luego está la *empatía*, que es la conciencia de las necesidades y preocupaciones de los demás. Por último están las *habilidades sociales*, que ayudan a los líderes a adaptarse a los diversos escenarios en los que se encuentran. Otros líderes han tratado la perseverancia, la integridad (escuchar al ángel sobre tu hombro) y la toma de riesgos prudente y razonable —todas características de una CPF sana— como rasgos que los han ayudado a alcanzar el éxito.

La autorregulación —ser capaz de manejar los impulsos— es crítica a la hora de liderar a otros y liderarte a ti mismo. Los líderes que no tienen buen control sobre sus impulsos pueden verse afectados por una demanda de acoso sexual o tomar decisiones que pongan su empresa en riesgo. La CPF también aprende de los errores, lo cual es un rasgo clave del liderazgo, dado que los líderes cometen muchos errores. Muchos de los mejores líderes mundiales están orgullosos de sus errores porque aprendieron lecciones cruciales de ellos. Si cometes un error y luego aprendes de él, serás un mejor líder. Si lo haces, pero no lo reconoces, y en cambio intentas ponerlo en un rincón de tu mente, es probable que lo repitas.

PROTEGE TU CPF

Entender y optimizar el desarrollo de la CPF es vital para criar seres humanos sanos, lo que debería ser una de las prioridades de la sociedad. En particular, la CPF debe ser protegida de los golpes, toxinas (como el alcohol o la marihuana), adicción a los dispositivos, falta de sueño, alimentación de baja calidad y estrés crónico. (Para repasar más factores de riesgo a evitar, mira el capítulo 2, páginas 62-66).

DETENGAMOS LA INSENSATEZ DE QUE LOS NIÑOS SE GOLPEEN LA CABEZA CONTRA LOS CASCOS Y PELOTAS DE FÚTBOL

La Federación Estadounidense de Fútbol recientemente prohibió que niños menores de once años cabeceen la pelota. Este es un claro progreso, ya que la CPF está justo detrás de la frente y se daña con facilidad con los golpes repetitivos. Sin embargo, cuando yo supe de la prohibición, me pregunté: *¿Acaso no quieren a los niños de entre once y veinticinco años? ¿Por qué once, cuando sabemos que la CPF no se termina de desarrollar hasta los veinticinco en las mujeres y un poco más tarde en los varones?* La sociedad cambia lentamente, a menudo en su detrimento.

Las pelotas de fútbol son una verdadera amenaza. Se estima que una de ellas que haya sido pateada con fuerza impacta en la cabeza de un jugador ¡con una fuerza de ciento setenta y cinco libras! Los niños o adolescentes que reciben ese misil en su cráneo están golpeando su CPF contra las aristas filosas y huesudas del cráneo frontal. ¿Acaso suena como una buena idea, cuando en realidad todos necesitamos nuestra CPF por el resto de nuestra vida para ser buenos trabajadores, padres y abuelos? Esta es la historia de un joven que tomó una decisión inteligente.

WILL: DEMASIADOS GOLPES EN LA CABEZA

Will, de dieciséis años, jugaba al fútbol en un nivel avanzado. Era muy bueno, incluso jugó en Europa durante un año. Pero después de soportar su cuarta conmoción cerebral por haber recibido golpes en la cabeza, tuvo que tomarse todo un año sin ir a la escuela. Estaba irritable, con un humor cambiante y se distraía con facilidad, y comenzó a tomar malas decisiones. Su SPECT mostró un deterioro significativo en su CPF, en la parte delantera de su cerebro, y daño en sus lóbulos occipitales de la parte trasera. El cerebro se alberga en un espacio limitado. Si es golpeado por un lado, se desplaza hacia el otro, causando lo que llamamos una lesión de golpe y contragolpe (ver ilustraciones en la siguiente página).

Aunque Will quería desesperadamente seguir practicando el deporte que tanto amaba, decidió dejarlo. Me dijo: "Amo el fútbol, pero sé que amaré más a mi futura esposa y a mis hijos. Tengo que hacer un mejor trabajo en esto de cuidar mi cerebro". Poniendo en práctica el protocolo de rehabilitación que desarrollamos en las Clínicas Amen, Will mejoró con el tiempo y regresó a la escuela. Su estado de ánimo, irritabilidad y toma de decisiones mejoró de manera drástica.

SPECT DE WILL

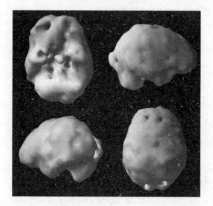

Los huecos indican el daño en la parte frontal y trasera del cerebro.

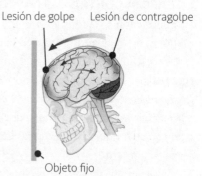

Otras actividades comunes que dañan la CPF incluyen jugar al fútbol americano, practicar animación deportiva (porristas), jugar al hockey, montar a caballo y practicar el ciclismo de montaña, entre otros. Según un nuevo estudio realizado entre más de 13 000 adolescentes, 20% reportaron haber sufrido alguna conmoción cerebral en algún momento de sus vidas[2]. Una de las lecciones más importantes que aprendí al mirar con detenimiento casi 150 000 neuroimágenes es que las lesiones cerebrales leves pueden arruinar la vida de la gente. Los traumatismos que afectan la CPF pueden disminuir de forma permanente la función ejecutiva de una persona, a menos que se rehabilite por completo. Es de vital importancia que tomemos como prioridad proteger las CPF de nuestros niños y adultos jóvenes.

SEIS ESTRATEGIAS CLAVE PARA FORTALECER TU DIRECTOR EJECUTIVO INTERIOR

Piensa en la metáfora del elefante y el jinete. La CPF es el jinete, la parte diligente de tu cerebro que intenta dirigir tu vida. El sistema límbico, donde se alojan los centros de placer, es el elefante, la parte emocional poderosa que conduce tus impulsos y deseos. Siempre que el elefante quiera ir adonde el jinete lo dirige, todo anda bien. Ahora bien, cuando el elefante desea ir en una dirección opuesta, ¿quién gana este tire y afloja? Lo más probable es que sea el elefante. Los deseos (elefante) a menudo son controlados por la CPF (jinete), pero si el primero se espanta o se pone nervioso o se asusta, puede tomar el control. Piensa en un atracón. Cuidar que el jinete esté sano, fuerte y sea estratégico es crucial para mantener el control de tu vida.

¿Cómo integramos al jinete y al elefante, de manera que nuestra CPF y cerebro límbico, nuestras metas y deseos y nuestros pensamientos y conductas estén en mayor sintonía? Lo hacemos siendo consecuentes con nuestros objetivos y fortaleciendo nuestra CPF mediante entrenamiento continuo. A continuación, presento seis estrategias para fortalecer la función ejecutiva, la cual es instrumental para ayudarte a tomar buenas decisiones, superar la ansiedad, negatividad, ira y estrés y sentirte mejor de inmediato.

Estrategia #1: Aprende a decirte no a ti mismo

Experimentos iniciados en los sesenta revelan lo crítico que es tener una CPF sana, incluso a una edad temprana. Esos estudios se enfocaron en el concepto de la gratificación diferida, es decir, ser capaces de poder esperar por una gratificación. Una prueba que desarrolló el psicólogo Walter Mischel empleó niños preescolares y malvaviscos. Se les decía a los niños que podían o bien comerse un malvavisco enseguida o si aguardaban unos minutos, obtendrían dos. Algunos pequeños fueron incapaces de esperar y se lo comieron ahí mismo, mientras que otros usaron tácticas dilatorias como palmear las manos o virarse de espaldas para lograr resistirse. Después de realizar un seguimiento a los niños durante catorce años, Mischel descubrió que aquellos que habían podido esperar —gratificación diferida— tenían mayor autoestima, mejores habilidades para lidiar con el estrés y la frustración, mejor desempeño académico (con puntuaciones superiores a la media en los exámenes de admisión) y mayores habilidades sociales que aquellos niños que no habían podido hacerlo[3]. (Hay simulaciones de su obra trascendental en YouTube, busca "test de los *marshmallows* o malvaviscos").

De manera similar, un ensayo más reciente con pasas de uva predijo cómo se comportarían bebés de veinte meses —algunos de los cuales habían nacido prematuros, lo cual los hacía más propensos a tener problemas en la CPF— cuando alcanzaran los ocho años[4]. Los preescolares fueron evaluados sobre cuánto podían esperar antes de tomar las pasas que estaban debajo de una taza de plástico. Recibían varias sesiones de entrenamiento, en las cuales les pedían esperar hasta que les dijeran que había pasado un minuto, y entonces podrían agarrar las pasas. Los niños nacidos prematuramente tendían más a tomar las pasas de uva antes de transcurrido el minuto y los que no pudieron controlar su conducta tendrían más probabilidad de tener problemas escolares siete años más tarde. A menos que aprendieran a dilatar la gratificación o alguien los ayudara a rehabilitar su cerebro, también tendrían más predisposición a continuar luchando por el resto de su vida.

La CPF es como un músculo: tienes que usarlo para que no pierda su poder de ayudarte a ejercitar la paciencia y tomar así buenas decisiones. Afortunadamente, puedes aprender a hacerlo (y hay prueba de ello en los estudios de seguimiento de Mischel). Mischel pidió a adultos que demostraran a los preescolares la gratificación dilatada, usando varias tácticas para aguantar el deseo de comerse solo un malvavisco. Cuando los niños fueron puestos a prueba nuevamente y tuvieron que resistir los impulsos, los que previamente habían tomado el malvavisco usaron las estrategias que acababan de ver en la práctica con los adultos y lograron, con éxito, "ganarse" los dos malvaviscos por medio de la paciencia. Más adelante, esos mismos niños tuvieron un desempeño similar a los que tenían una habilidad natural para demorar la gratificación.[5]

Los niños pueden aprender a desarrollar su CPF y tú puedes hacerlo también. En efecto, es durante la niñez que la mayoría de nosotros aprendemos a ejercitar nuestra CPF. Les preguntamos a nuestros padres si podemos hacer cosas que no son buenas, como andar en bicicleta sin utilizar el casco o comer muchas golosinas, y cuando la respuesta es no, aprendemos a decirnos no a nosotros mismos. Pero si creciste con padres ausentes, quizás no hayas aprendido el dominio propio para decir que no. O si uno o ambos de tus padres lucharon con drogas o alcohol, puedes haber aprendido en cambio a ceder a tus impulsos. Incluso, tal vez hayas perdido la habilidad de decir que no a causa de tu propia adicción.

Decirte que no equivale a ser un padre amoroso contigo mismo. Ceder ante tus malas conductas, ya sea comer demasiada comida chatarra o hacer *zapping* en vez de hacer ejercicio, puede arruinar tu salud y arrastrarte a una muerte prematura. Pero si practicas el decirte no, robusteciendo tu fuerza de voluntad y tu CPF, te resultará más fácil continuar haciéndolo con el correr del tiempo. Ejercitando tu CPF estás creando y fortaleciendo las neuronas en un proceso conocido como potenciación a largo plazo (PLP). Tu cerebro establece nuevas conexiones cuando aprendes algo nuevo. Inicialmente las conexiones son débiles, pero con práctica —diciendo que no a la marihuana, golosinas, alcohol, agresiones verbales, juegos de apuesta o usar tu teléfono inteligente sin parar— tu cerebro hace que resulte más sencillo continuar haciendo lo correcto. Por el contrario, si te riges por tus impulsos, tu fuerza de voluntad se debilita, lo que hace más probable que sigas siendo una persona impulsiva.

:03-05
MINUTOS Una estrategia que puede ayudarte a decir que no es usar distracciones cada vez que te sientas tentado a hacer algo que está fuera de tus objetivos en la vida. Elabora una lista de actividades que te distraigan de ceder a los antojos o a una cierta conducta, cosas tan simples como dar diez respiraciones profundas, tararear algún tema, salir a caminar, cerrar los ojos y visualizar tus objetivos o incluso jugar al Tetris en tu celular. Algunas investigaciones han demostrado que solo tres minutos de Tetris disminuían el deseo de comidas, drogas, cigarrillos, alcohol y café, así como también los juegos de apuestas y buscar sexo[6], y los beneficios duraban durante los siete días del estudio.

Estrategia #2: Practica el decir no a los demás

Tony Blair, el ex primer ministro de Gran Bretaña, dijo: "El arte del liderazgo es decir no, no decir sí. Es muy fácil decir sí". Warren Buffet una vez dijo: "La diferencia entre la gente exitosa y la gente verdaderamente exitosa es que son exitosos en decir que no a casi todo"[7]. Mi padre, que era director de la junta ejecutiva de una empresa multimillonaria de productos comestibles, solía decir no. A mí me molestaba mucho eso cuando era niño, pero más tarde comprendí la sabiduría que había en ello. Decir que no es como tener frenos efectivos. En nuestra sociedad acelerada, llena de distracciones, los frenos se vuelven cada vez más débiles y decimos que sí a un ritmo vertiginoso a los mensajes de texto, tuits, publicaciones y correos que nos distraen de nuestro propósito. Aprender a decir que no a lo rutinario es esencial para alcanzar la grandeza en la vida. Si quieres lograr resultados de alto rendimiento, debes tener cuidado en gastar tu tiempo sabiamente y solo ir tras las actividades más enriquecedoras, sin importar lo que otros quieran que hagas. Steve Jobs dijo: "La gente piensa que enfocarse significa decir que sí a aquello en lo que tienes que enfocarte. Pero no es así en lo absoluto. Enfoque significa decir no a las otras cien buenas ideas que hay".[8]

:01-30
MINUTOS Muchos de mis pacientes con TDAH, que tienen una baja actividad de la CPF, no piensan antes de actuar y a menudo se llenan de compromisos diciendo que sí a un montón de cosas. Yo los hago practicar

estas palabras delante del espejo: "Déjame pensarlo". Cada vez que un amigo o alguien en la iglesia te pida que hagas algo, dile: "Déjame pensarlo", luego ve a casa y pregúntate si la petición va de acuerdo con las metas que tienes para tu vida. Lo más probable es que los problemas que tienes no hayan sido por decir no, sino por decir sí a cosas que no habías pensado bien.

El tiempo es una mercancía muy valiosa hoy en día, con el bombardeo constante de las distracciones. Aprender a decir que no puede salvar tu cerebro y tu vida. Si la respuesta a un pedido que consumirá tiempo no es un sí entusiasta, entonces la respuesta probablemente deba ser un no.

Estrategia #3: Fortalece la toma de decisiones

La mejor forma de reducir el estrés en tu vida es dejar de meter la pata.

DR. ROY BAUMEISTER

Tomar buenas decisiones una y otra vez a lo largo de la vida a menudo es congruente con la buena salud y el éxito. Y cuando has tomado un montón de malas decisiones, el resultado final será batallar con tu salud y con el éxito en la vida. No tienes que ser perfecto y que cada decisión sea la correcta, pero cuanto más saludables sean estas, será más probable que te veas, sientas y actúes bien.

Usa las siguientes estrategias para mejorar el funcionamiento de tu CPF, que en el momento indicado impulsará las buenas decisiones en tu vida:

- *Sé claro con respecto a tus objetivos.* Defínelos (lee "El milagro de una página", en las páginas 236-238) y repásalos todos los días.
- *Decide de antemano seguir algunas reglas simples sobre tu salud cerebral.* Es más fácil mantenerse en rumbo cuando has trazado un plan. Cuando sales a comer, por ejemplo, puedes decidir de antemano no comer pan ni tomar alcohol (porque baja el rendimiento de la CPF y puede impactar de manera negativa en tus decisiones). Planear de antemano también puede ayudar a evitar meterte en situaciones de vulnerabilidad. Si estás pensando asistir a una fiesta en la que sabes que habrá mucho licor, pide un vino blanco y rebájalo con agua gasificada. Asegúrate de tener también una estrategia de salida.
- *PARA el mal criterio.* En la medicina relativa a adicciones, a menudo usamos un acrónimo como este: PARA. No llegues al punto de sentir punzadas de hambre (los bajos niveles de azúcar en sangre se asocian con la baja circulación sanguínea hacia la CPF y más malas decisiones),

airarte (la ira reduce la función de la CPF), **r**etraerte (desconectarte de los demás aumenta tus posibilidades de tomar malas decisiones) o **a**gotamiento (la falta de sueño está asociada a un bajo rendimiento de la CPF). Todos esos factores disminuyen las habilidades de toma de decisiones.

- *Suprime el azúcar y los endulzantes artificiales.* A menudo desencadenan en antojos y en malas decisiones (respecto de la comida).

- **05-:30** *Comienza a escribir un diario.* Escribir es una manera valiosa
  MINUTOS   de estar enfocado y en buen camino. Registrar lo que comes es una técnica bien conocida de fomentar la pérdida de peso. Un estudio del Kaiser Permanent Center for Health Research dice que se duplican las posibilidades[9]. Escribir un diario ayuda a reforzar los hábitos que quieres fortalecer hasta que se vuelvan naturales. En cuestión de meses puedes fortalecer los circuitos cerebrales que te ayudarán a mantenerte sano para toda la vida. ¿Cómo puede ser que escribir un diario logre todo esto? El secreto está en cómo lo uses. Si notas que estás luchando con fuertes deseos de comer o de ir a apostar, por ejemplo, un diario puede ayudarte a precisar en qué punto te puedes haber descarriado, si te saltaste una comida, si estabas bajo un estrés intenso o habías pasado tiempo con gente que no es sana. Ser capaz de reconocer tus momentos de vulnerabilidad te permitirá desarrollar estrategias para superarlos. Anota tus tentaciones y busca patrones en ellas (la hora del día, la cantidad de comida ingerida, las horas de sueño, el nivel de estrés y otras cosas). Tus errores son tus mejores maestros, en particular si los exploras sin juzgarte duramente. Conoce lo que dispara tus buenas decisiones, y las malas también, para ayudarte a estar más atento a ti mismo.

Estrategia #4: Protege la mielinización y deja de permitir que tus hijos se golpeen la cabeza

Hay muchos deportes saludables y divertidos que no comprometen la salud cerebral de tus hijos y su futuro. El tenis, tenis de mesa —mi preferido—, todas las formas de natación, atletismo, golf y baile son maravillosas formas de ejercitar un cuerpo en crecimiento. Anima a tus hijos a proteger su CPF y su futuro.

Estrategia #5: Para sentirte mejor de inmediato, tienes que ir lento

Baja la velocidad, vas muy rápido.

Simon and Garfunkel, "The 59th Street Bridge Song (Feelin' Groovy)"

En nuestra ajetreada sociedad, el que puede bajar la velocidad, pensar en sus metas y actuar coherentemente con ellas es el que puede acabar sintiéndose mejor de inmediato y para siempre. Cada vez que te sientes fuera de control, respira diez veces desde el vientre, lento y profundo, identifica tu meta en la situación presente y elige la mejor opción para ahora y para después. Esta estrategia simple pero meditada activa tu CPF para calmar tu cerebro emocional. Te ayuda a tomar mejores decisiones e incluso puede aliviar la ansiedad.[10]

Las conductas que deseas cambiar deben practicarse lenta, deliberada y repetidamente, para que cuando las precises, puedas implementarlas de inmediato. Es como cuando aprendes una nueva destreza; lleva un tiempo que el cerebro desarrolle nuevos circuitos. Ve despacio y con paciencia al aprender cosas nuevas.

Estrategia #6: Toma suplementos para agudizar tu enfoque y la CPF

Los suplementos pueden ayudarte a mantener el enfoque y la función ejecutiva. Estos incluyen la *rhodiola rosea*, extracto de té verde, L-teanina, ashwagandha, *panax ginseng*, *ginkgo biloba* y fosfatidilserina. Mira el capítulo 10 para más información sobre cada una, incluyendo las consideraciones respecto de las dosis.

NICK: UNA NUEVA CPF PARA UN PROFESIONAL DE LAS ARTES MARCIALES MIXTAS

Nick, de veinticinco años, es un profesional de las artes marciales mixtas y llegó a la clínica cuando su madre lo trajo debido a que había sido arrestado por una pelea en un bar y porque había empezado a tener pensamientos suicidas. Lo conocí cuando di una charla en la clínica. Durante el período de preguntas y respuestas, me dijo que seguramente no me agradaría su profesión de luchador. Sonreí y le respondí que me agradaba él, y por eso deseaba que no pusiera en riesgo su cerebro. Más tarde miré junto con Nick los resultados de sus neuroimágenes. Mostraban una baja actividad de la CPF y el lóbulo temporal. Le pregunté si estaba de acuerdo en hacer un experimento al día siguiente.

Yo acababa de terminar uno de nuestros estudios sobre futbolistas profesionales. Las Clínicas Amen han realizado el primer y más grande estudio de imágenes y rehabilitación cerebral con jugadores activos y retirados de la NFL [Liga Nacional de Fútbol Americano, por sus siglas en inglés]. Detectamos un alto nivel de daño cerebral a través de escaneos SPECT, principalmente en la CPF, los lóbulos temporales y el cerebelo (que controla la coordinación motriz y del pensamiento). Esto no fue una sorpresa, dado que todo aquel que haya llegado a estar en la NFL probablemente haya jugado fútbol americano entre ocho y doce años y haya recibido golpes en la cabeza miles de veces en los partidos y en los entrenamientos. La buena noticia de nuestros estudios es que cuando trabajamos para rehabilitar sus cerebros con dietas, ejercicios y los principios que señalamos en este libro, el 80% de nuestros jugadores presentaron mejorías, especialmente en la circulación sanguínea hacia la CPF, los lóbulos temporales y el cerebelo, y en la memoria, el estado anímico, la motivación y el sueño. Nuestro programa de rehabilitación también incluyó una combinación sofisticada de suplementos nutricionales (un multivitamínico de alto nivel, una buena dosis de ácidos grasos omega 3 y nutrientes que ayudan a la función cerebral mediante diferentes mecanismos, como el *ginkgo*, *rhodiola*, ashwagandha, *ginseng* y fosfatidilserina).

Le dije a Nick que sabía que los suplementos daban buen resultado, pero no sabía qué tan rápido lo hacían. "¿Puedes venir mañana a las ocho de la mañana? Yo te suministraré suplementos y dos horas y media más tarde te tomaré las imágenes del cerebro". Nick estaba emocionado por ver si los suplementos podían ayudarlo, y lo hicieron (mira el escaneo antes y después, que está más adelante). El segundo reveló que había un marcado aumento de circulación sanguínea en todo su cerebro, especialmente en la CPF y los lóbulos temporales. Eso no significa que estuviera curado después de

SPECT DE NICK, ANTES Y DESPUÉS
(DOS HORAS Y MEDIA LUEGO DE INGERIR LOS SUPLEMENTOS)

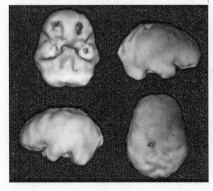
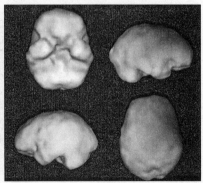

| Baja actividad en la CPF y el lóbulo temporal. | Mejoría de la actividad en la CPF y el lóbulo temporal. |

una sola dosis de suplementos; significa que su cerebro tenía el potencial de responder positivamente si lo sometía a un ambiente sano y si le daba el soporte nutricional que requería.

La historia de Nick me alienta mucho. Si un luchador de artes marciales mixtas con un historial de trauma cerebral puede ver una rápida mejoría en la actividad de la CPF, tú puedes ver cambios también. Fortalece tu CPF y tomarás mejores decisiones y te sentirás mejor de inmediato.

PEQUEÑOS HÁBITOS QUE PUEDEN AYUDARTE A SENTIRTE MEJOR DE INMEDIATO Y QUE CONDUCEN A GRANDES CAMBIOS

:02-20
MINUTOS
Cada uno de estos hábitos lleva apenas unos minutos. Están ligados a algo que haces (o piensas o sientes) para que sea más probable que puedan volverse automáticos. Una vez que realices las acciones que deseas, encuentra un modo de hacerte sentir bien al respecto (dibuja una carita feliz, haz un gesto de victoria con el puño u otro gesto espontáneo). Las emociones positivas ayudan al cerebro a recordar.

1. Cuando sea tentado a hacer algo que es nocivo para mi cerebro (como comer golosinas o fumar), tararearé una canción por unos minutos hasta que pase la tentación.
2. Al abrir el refrigerador, rechazaré un alimento que sea malo para mi cerebro.
3. Cuando alguien en mi trabajo, la iglesia o mi casa me pida que realice una nueva tarea, diré: "Déjame pensarlo".
4. Cuando vaya a una fiesta, pediré un vino blanco y lo rebajaré con agua gasificada para asegurarme de no beber demasiado.
5. Cuando me desvíe de mis metas, lo escribiré en mi diario.
6. Cuando mis hijos me pregunten si pueden practicar un deporte de contacto, como el fútbol americano, responderé: "No, quiero proteger tu cerebro de lesiones".
7. Cuando me sienta fuera de control, respiraré hondo diez veces y me enfocaré en mis metas.
8. En el desayuno, tomaré suplementos para ayudar a mi cerebro.

SEIS ESTRATEGIAS CLAVE PARA FORTALECER TU DIRECTOR EJECUTIVO INTERIOR

1. Aprende a decirte no a ti mismo.
2. Practica el decir no a los demás.
3. Fortalece la toma de decisiones:
    • Sé claro con respecto a tus objetivos.
    • Decide de antemano seguir algunas reglas simples sobre la salud de tu cerebro.
    • PARA con el mal criterio.
    • Suprime el azúcar y los endulzantes artificiales.
    • Comienza a escribir un diario.
4. Protege la mielinización y deja de permitir que tus hijos se golpeen la cabeza.
5. Para sentirte mejor de inmediato, tienes que ir lento.
6. Toma suplementos para agudizar tu enfoque y la CPF.

CAPÍTULO 4

EL CAMBIO ES SENCILLO SI SABES CÓMO HACERLO

CONVIERTE TUS ABURRIDAS RUTINAS EN AUTOPISTAS HACIA EL ÉXITO

La gente no cambia cuando ve la luz, solo cambia cuando siente el calor.

PASTOR RICK WARREN

El cambio es sencillo (si sabes cómo hacerlo). Pero ciertamente es difícil si sigues haciendo las mismas cosas que refuerzan los circuitos cerebrales del comportamiento negativo. Si fuiste un niño ansioso, por ejemplo, la ansiedad construyó carreteras de conexión específicas (redes neuronales) en tu cerebro. Es probable que todavía sientas ansiedad ya siendo adulto, a menos que hagas algo para reconfigurar esas conexiones. Si lidias con la presión bebiendo alcohol o agrediendo verbalmente a los que te rodean, es probable que continúes con ese comportamiento cada vez que te sientas estresado, a menos que desarrolles un nuevo modelo de hacer las cosas.

Una vez que el cerebro aprende a hacer algo, se configura para hacerlo de modo automático y por reflejo, a través de un proceso llamado neuroplasticidad. Un nuevo aprendizaje y cambio requieren estrategia, esfuerzo y recursos, y ese es el motivo por el cual muchas veces quedamos a mitad de camino. Yo lo veo en mi propia vida y apuesto a que tú también. Dependiendo de lo que le hayas enseñado a hacer a tu cerebro, esa neuroplasticidad puede ayudarte a desarrollar y mantener buenos hábitos o puede hacer que quedes atrapado en rutinas aburridas que roban parte de tu vida. Un ejemplo de lo primero: ahora, cuando un camarero trae el pan a mi mesa en un restaurante, de inmediato le pido que se lo lleve. Un ejemplo de lo segundo: durante años mis correos electrónicos y mi celular me han controlado.

Cuando las neuronas se disparan juntas, se conectan a través de un proceso llamado potenciación a largo plazo (PLP) y los hábitos y reacciones se convierten en una parte arraigada en tu vida. La PLP ocurre cuando el cerebro aprende algo nuevo, sea bueno o malo, y hace que las redes de neuronas hagan nuevas conexiones. Al principio del proceso de aprendizaje estas son débiles, pero con el tiempo, a medida que las conductas se repiten, las redes se fortalecen, haciendo que las conductas se vuelvan automáticas, por reflejo o habituales. En este punto se dice que las redes están "potenciadas".

En todo lo que atañe al cerebro, lo que practicas y refuerzas se convierte en tu realidad. Uno de mis pacientes, Hank, aprendió que el alcohol calmaba su ansiedad y no pudo romper las conexiones que había detrás de su adicción hasta que el dolor de perder a su familia hizo un cortocircuito en ellas. Después de repetidos estallidos en el hogar, los cerebros de los hijos de Hank aprendieron que no podían confiar que estarían a salvo en su casa y se volvieron hipervigilantes, siempre esperando a que la próxima tragedia ocurriera. El temor se potenció en sus cerebros. Cuanto más fuerte sea la emoción, más poderosa será la conexión con la conducta. Algunos temores o hábitos se desarrollan luego de varias exposiciones, de leves a moderadas, pero otras se desarrollan luego de solo una exposición si es lo bastante intensa, como luego de un abuso físico, un incendio, robo o violación.

El "efecto de encendido" [kindling, en inglés] es un importante proceso a entender porque se relaciona con el cerebro y el cambio. Cuando un científico pasa una corriente de bajo voltaje a través de una célula nerviosa, inicialmente no ocurre nada; pero cuando el voltaje se eleva hasta un cierto umbral, la célula comenzará a actuar. Si la intensidad eléctrica sigue siendo lo suficientemente alta por un período largo de tiempo, la célula se "activará", es decir, que será más sensible. El voltaje luego puede disminuirse y todavía ocasionará disparos en la célula nerviosa. Cada vez que ocurría una explosión emocional en casa, los hijos de Hank experimentaban un intenso disparo en las células nerviosas de los centros límbicos o emocionales de sus cerebros. Con el tiempo, como el trauma emocional continuaba, se precisaban cada vez menos episodios dramáticos para desencadenar sentimientos de ansiedad. Incluso años más tarde, pequeños actos, como una mirada rara del vendedor de un comercio, podían desatar enormes reacciones emocionales cuando ya eran adultos.

Tu cerebro posee aproximadamente 100 mil millones de células cerebrales o neuronas. A lo largo del día, descansan o se disparan para provocar tus pensamientos, conductas y emociones. La actividad se torna más intensa en situaciones de alto estrés, como las que describimos anteriormente. Si experimentas muchos momentos de ansiedad cuando niño, puede ser que tus neuronas se disparen más rápido, aun cuando estás descansando, haciéndote sentir en vilo. Ya de adulto, tus neuronas continúan en guardia, listas para dispararse a la menor provocación. A uno de tus hijos se le cae un plato y el ruido del estallido te pone como loco. Alguien levanta la voz para enfatizar lo que está diciendo y comienzas a sentir pánico. Ves a alguien borracho en una fiesta y te vas enseguida, aunque querrías quedarte. Como el estado de descanso de tu cerebro se ha elevado, como hemos visto en las neuroimágenes de personas con estrés postraumático, puedes estar más inclinado a beber alcohol, tomar analgésicos o comer en exceso para aquietar tu cerebro. Ahora tu cerebro ha quedado atrapado en una aburrida rutina, lo que el *Diccionario de Oxford* describe como un "hábito o patrón de comportamiento que se ha vuelto aburrido e improductivo, pero es difícil de cambiar".[1]

Las conductas que se formaron o que tú permitiste que se formaran en tu vida, productivas o no, es probable que continúen. *Por esa razón es crucial evaluar tus conductas automáticas y preguntarte si te están ayudando o te están lastimando.*

> *Sé muy cuidadoso con las conductas que permites en tu vida.*
> *Pueden acabar tomándote de rehén.*

La buena noticia es que tú puedes cambiar los comportamientos indeseables. Practicar buenos comportamientos, como tener de siete a ocho horas de sueño por las noches, hacer ejercicio físico y decir que no a mirar constantemente tus dispositivos, fortalecen los circuitos de la fuerza de voluntad en el cerebro. Por el contrario, ser arrastrados por comportamientos negativos como tener estallidos emocionales, comer galletas de manera desenfrenada en el trabajo, beber gaseosas abundantemente, consumir alcohol en exceso, dilatar las responsabilidades o ceder al impulso de mirar pornografía en internet, refuerzan esos circuitos en particular. Las conductas en las que te involucras son las que probablemente continúes practicando. Si te permites gritarles a tus hijos o ser grosero con tu cónyuge o compañeros de trabajo, es de esperar que lo hagas una y otra vez.

Nadie quiere ser controlado por las cosas que les hicieron o por las decisiones negativas de su pasado. Para sentirte bien de inmediato necesitas aprender a tomar decisiones de manera deliberada y estas crearán nuevos senderos en tu cerebro. En este capítulo veremos más acerca de cómo la rutina y las conductas negativas se arraigan en el cerebro y cómo rápidamente puedes desarrollar hábitos más positivos y a la vez ser más adaptable y flexible. Cuando, de manera sistemática, te involucras en acciones positivas, construyes las autopistas al éxito que te ayudarán a hacer instintivamente las cosas que deseas hacer. Te mostraré cómo puedes usar tu cerebro para cambiar tus hábitos.

POR QUÉ QUEDAMOS ATRAPADOS EN LAS RUTINAS: EL CEREBRO Y LOS HÁBITOS

Además de la potenciación a largo plazo y la activación prolongada, es importante conocer dos áreas del cerebro que participan en la flexibilidad mental y la formación de hábitos: *el giro cingulado*, que creo que es como la palanca de cambios del cerebro, y los *ganglios basales*, donde se forman y sostienen los hábitos.

LA PALANCA DE CAMBIOS DEL CEREBRO

Hay una zona en lo profundo del lóbulo frontal llamada giro cingulado (GC o circunvolución del giro anterior) que nos permite cambiar el foco de atención de un pensamiento a otro, pasar de una idea a la siguiente, ver opciones, dejarnos llevar y cooperar, lo que implica salir de nosotros mismos para ayudar a otros. El giro cingulado también participa en la detección de errores. Si llegas a tu casa y ves la puerta abierta, por ejemplo, aunque sabes que la cerraste, se activa una reacción de peligro en tu mente.

Cuando el GC está sano, tendemos a ser flexibles, adaptables y cooperativos, a aprender de nuestros errores y notar efectivamente cuando algo está mal. Cuando funciona por debajo del nivel de actividad, a menudo debido a algún trauma cerebral o exposición a toxinas dañinas, tendemos a ser reservados e introvertidos. Por el contrario, cuando el GC es hiperactivo, con frecuencia debido a bajos niveles de serotonina, el neurotransmisor calmante, tendemos a quedar atrapados en pensamientos negativos (obsesiones) o conductas negativas y reacias (compulsiones/adicciones). Las estrategias para estimular la serotonina, tales como tomar algún medicamento que aumente la disponibilidad de serotonina (ISRS, inhibidores selectivos de la recaptación de serotonina) se ha usado por décadas para tratar la ansiedad, depresión y el trastorno obsesivo compulsivo.

Hablando en términos prácticos, el quedar atascado tiene muchas manifestaciones potenciales diferentes, incluyendo preocupación, resentimiento y enojo cuando las cosas no salen del modo que deseas. A simple vista, la gente con alta actividad del GC puede parecer egocéntrica ("Aquí las cosas se hacen a mi modo o no se hacen"), pero desde un punto de vista neurológico no son egocéntricos, sino rígidos. La inflexibilidad les hace decir automáticamente que no, cuando decir que sí sería la mejor opción. Tienen problemas para ver las diferentes opciones y son propensos a discutir y ser poco colaboradores. Además de eso, tienen la tendencia a ver demasiados errores en ellos mismos, su pareja, hijos, colegas y organizaciones como escuelas, gobiernos e iglesias.

Al investigar en nuestro exhaustivo banco de imágenes clínicas, descubrimos que los pacientes que padecen de trastorno obsesivo compulsivo (TOC) o trastorno de estrés postraumático (TEPT) muestran actividad aumentada en el GC. En ambos trastornos, la gente se queda atrapada en sentimientos, pensamientos y comportamientos negativos (mira el recuadro "Cuando la palanca de cambios trabaja de más o de menos", en la siguiente página). Contar con esta información nos da el indicio de que las estrategias para estimular la serotonina podrían ayudar a incrementar la flexibilidad cognitiva que permite el cambio. La investigación sugiere que eso, en efecto, es verdad[2] y veremos más de esto luego (mira Estrategia #1, páginas 111-112).

EL FACILITADOR DEL CEREBRO

En lo profundo del cerebro hay dos grandes estructuras llamadas ganglios basales (GB). Entre otras, cumplen la función de integrar los pensamientos, emociones y el movimiento, y esa es la razón por la que saltamos cuando estamos emocionados o nos quedamos paralizados cuando estamos asustados. Los GB también ayudan a cambiar y atenuar la actividad motriz y pueden participar también en la formación de hábitos, según estudios. Cuando trabajan de más, nuestra investigación y la de otros científicos sugiere que la gente lucha con ansiedad generalizada, le desagrada la incertidumbre y evita el conflicto[3]. Con una actividad aumentada de los GB también vemos conductas repetitivas, como los tics, comerse las uñas, rechinar los dientes, así como compulsiones, como lavarse las manos y revisar si la puerta está cerrada con llave. Cuando los GB están por debajo del nivel de actividad, las personas tienden a experimentar baja motivación, escribir mal o tener problemas para sentir placer. También son más vulnerables a los problemas de atención y los trastornos del movimiento, como el mal de Parkinson.

VISTA INTERIOR DEL CEREBRO

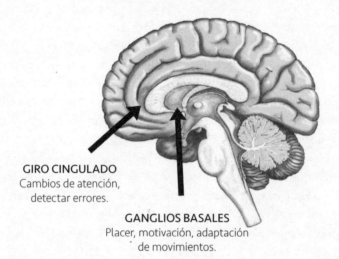

GIRO CINGULADO
Cambios de atención,
detectar errores.

GANGLIOS BASALES
Placer, motivación, adaptación
de movimientos.

Cuando la palanca de cambios trabaja de más o de menos

Zona del cerebro	**Zona del cerebro**
• Giro cingulado	• Ganglios basales

Función	**Función**
• Cambios de atención	• Integra sentimientos y movimiento
• Aumenta la flexibilidad cognitiva	• Cambia y afianza los movimientos de motricidad fina [como abotonarse una camisa]
• Estimula la adaptabilidad	• Suprime las conductas motrices no deseadas
• Pasa de una idea a otra	• Ayuda a fijar el nivel de ansiedad del cuerpo
• Ve opciones	• Participa en la formación de hábitos
• Se deja llevar	
• Coopera con los demás	
• Detecta errores	

Síntomas hipoactivos
- Baja motivación
- Poca energía
- Movimiento escaso
- Habla reducida

Síntomas hiperactivos
- Disgusto ante el cambio
- Problemas para cambiar la atención
- Dificultades para ver opciones
- Sostiene sus opiniones, no escucha a los demás
- Se encierra en un curso de acción aunque no sea beneficioso
- Dice que no automáticamente y sin pensar
- Quiere que las cosas se hagan de cierta manera
- Conductas impulsivas, como lavarse las manos demasiadas veces, revisar las puertas cerradas, contar, deletrear; se siente ansioso si eso no se hace
- Es poco colaborador
- Discute
- Se enoja cuando las cosas no salen como quiere
- Trastorno obsesivo compulsivo (TOC)
- Trastorno de estrés postraumático (TEPT)

- Genera motivación e impulso
- Media entre el placer y el éxtasis

Síntomas hipoactivos
- Baja motivación
- Mala escritura
- Temblor
- Mal de Parkinson
- Problemas con la motricidad fina

Síntomas hiperactivos
- Ansiedad generalizada
- Incertidumbre acerca del futuro o ambigüedad[4]
- Pronostica lo peor
- Evita el conflicto[5]

¿CÓMO SE VEN LAS RUTINAS EN TU VIDA?

Quedar atrapado en la zanja puede adoptar muchas formas, incluyendo adicciones, depresión, problemas para controlar los impulsos, malos hábitos, involucrarse en relaciones enfermizas o abusivas, o conservar métodos de trabajo obsoletos. Acciones como preocuparse excesivamente, albergar resentimientos, pensamientos obsesivos, conductas compulsivas, ira persistente, comportamiento agresivo y estar siempre en contra o pelear por todo, también pueden ser causadas por la rutina en el cerebro.

Fíjate si estas preguntas aplican a tu vida.

☐ ¿Te desagradan los cambios?
☐ ¿Tiendes a quedarte varado en círculos de pensamiento?
☐ ¿Luchas con pensamientos negativos repetitivos?
☐ ¿Encuentras difícil ver opciones en situaciones estresantes?
☐ ¿Tiendes a aferrarte a tu propia opinión y no escuchar a los demás?
☐ ¿Te encierras en un curso de acción, aunque no sea bueno para ti?
☐ ¿Tiendes a decir que no de manera automática, sin pensarlo?
☐ ¿Te enojas si algo te sorprende o no sale de la forma en que tú esperabas?
☐ ¿Lidias con comportamientos compulsivos, como lavarte las manos, chequear las puertas cerradas, contar o deletrear?
☐ ¿Tienes tendencia a oponerte o a pelear?
☐ ¿Te han diagnosticado TOC o TEPT?

Cuantas más preguntas respondas afirmativamente, más probable es que tengas un GC que está trabajando demasiado. ¿En dónde te sientes estancado en tu vida?

☐ Hábitos personales
☐ Relaciones
☐ Salud
☐ Trabajo
☐ Dinero

Piensa en tu cotidianidad y en las conductas automáticas que realizas sin pensar demasiado, como:

- Usar tu celular u otros dispositivos
- Lavarte los dientes
- Preparar té o café
- Tomar desayuno, sea saludable o no
- Ser amable o cortante con tus hijos o pareja
- Leer las noticias
- Responder correos electrónicos
- Hacer ejercicio
- Ducharte

- Conducir hasta el trabajo
- Mandar mensajes de texto a familiares o amigos
- Picotear comida
- Cenar

- Almorzar solo o con compañeros de trabajo
- Comer un postre
- Tener rituales a la hora de acostarse

Pregúntate si la forma en que realizas cada una de tus tareas te ayuda o te daña. ¿Almuerzas una ensalada y una sopa o devoras comida chatarra? ¿Tomas descansos regulares entre los correos y mensajes de texto o pasas interminables horas respondiendo ambos? ¿Escuchas música relajante mientras conduces o vas frenéticamente agarrado al volante?

¿Has intentado cambiar hábitos que no te ayudan, pero has fracasado miserablemente una y otra vez? Eso le sucede a la mayoría de las personas porque no entienden el cerebro. Como hemos visto, es en tu cerebro en donde te vuelves adaptable, flexible y capaz de efectuar cambios, o es en tu cerebro donde te quedas atrapado en la rutina.

NUEVE ESTRATEGIAS PARA CAMBIAR RÁPIDAMENTE LA RUTINA POR UNA AUTOPISTA AL ÉXITO

Los científicos han estudiado cómo el cerebro *puede* facilitar el cambio, ya sea perder peso, vencer una adicción, salir de la computadora, ser más exitoso en el trabajo, cambiar hábitos personales o revisar mecanismos de trabajo. Con base en esas investigaciones, junto a nuestra experiencia médica en las Clínicas Amen, presentamos nueve hábitos sencillos para promover el cambio desde el cerebro.

Estrategia #1: Estimula la serotonina de forma natural

:05-60 Cuando los niveles de serotonina están bajos, el giro cingulado
MINUTOS y los ganglios basales tienden a estar más activos, lo que puede inhibir el cambio y también contribuir a la inflexibilidad mental y a quedarse atascado en pensamientos o comportamientos negativos[6]. Esto puede lograrse por medio de cuatro estrategias sencillas:[7]

- El **ejercicio físico** incrementa la capacidad del triptófano, el aminoácido precursor de la serotonina, de ingresar al cerebro. Caminar, correr, nadar o jugar tenis de mesa te ayudará a sentirte más feliz y mentalmente más flexible. El ejercicio por sí solo ha demostrado ayudar a curar la depresión, con una efectividad similar a un antidepresivo ISRS[8]. Cuando te sientas estancado en la rutina, sigue en movimiento.

- Se ha demostrado que la **exposición a luz brillante** incrementa la serotonina y es un tratamiento natural para la depresión estacional y el síndrome premenstrual, así como también la depresión en mujeres embarazadas[9]. La depresión e inflexibilidad son más comunes en invierno y en lugares donde hay escasez de luz solar. Para mejorar tu estado de ánimo y aumentar la flexibilidad cognitiva y el aprendizaje, debes exponerte más a la luz solar o emplear la terapia de luz brillante LED[10], que es un tratamiento estándar para la depresión estacional.

- **Ingerir alimentos que contienen triptófano** puede aumentar los niveles de serotonina. Cuando te sientas atascado en la rutina, combina alimentos con triptófano, como huevos, pavo, mariscos, garbanzos, nueces y semillas con carbohidratos saludables (batatas o camotes y quinoa) para provocar una respuesta rápida de insulina que conduce el triptófano al cerebro. El chocolate amargo también aumenta la serotonina.[11]

- **Los suplementos nutricionales** también pueden elevar los niveles de serotonina en el cerebro. Mis favoritos son los de L-triptófano, 5-hidroxitriptófano (5-HTP) y azafrán[12]. Mira el capítulo 10 para más información sobre este tema.

Estrategia #2: Define lo que quieres y por qué lo quieres

:15-30 Para ayudarte en la elección de conductas, el giro cingulado y MINUTOS los ganglios basales necesitan que tu CPF tome el mando. Para que esto suceda, es útil saber cuáles son las conductas que deseas cambiar. Tu cerebro hace que suceda lo que él ve. ¿Qué patrones te hacen sentir peor y contribuyen a la ansiedad, enojo, estrés o preocupación? ¿Qué rutina en la que has estado estancado te gustaría cambiar por autopistas al éxito que te harán sentir mejor? Anótalas. Crea al detalle un "Futuro de éxito" vívido y creíble. ¿Cómo te sentirás en uno, cinco y diez años si sistemáticamente te entregas al nuevo comportamiento? Puedes escribir, por ejemplo: "Me sentiré fantástico, saludable, con energía, mejor de lo que me he sentido jamás en lo cognitivo". Después, imagina al detalle un "Futuro de fracaso" vívido y creíble. ¿Cómo te sentirás en uno, cinco y diez años si no cambias tu patrón negativo de conducta? Puedes escribir algo así como: "Me sentiré avergonzado, perderé a mi familia, tendré un cerebro más pequeño, sufriré de alguna enfermedad temprana ¡y moriré!".

Define lo que deseas, y luego pregúntate si tus conductas están llevándote adonde quieres llegar. De no ser así, sé claro contigo mismo de que cada vez que te involucras en un comportamiento incorrecto, estás fortaleciendo tu cerebro para hacer lo malo. Cada vez que haces lo correcto, en cambio, se están comenzando a reforzar esos circuitos. Con la práctica no se llega a la perfección, sencillamente hace que el cerebro haga aquello que practicas. Con la práctica perfecta se alcanza la perfección.

Estrategia #3: Evalúa tu disposición al cambio

¿Recuerdas esta broma? "¿Cuántos psiquiatras se necesitan para cambiar una lamparita? Uno, pero la lamparita tiene que querer cambiar".

Del mismo modo, tu consentimiento y motivación son elementos vitales de ese cambio. ¿Estás preparado para eliminar la rutina en tu vida? Una de mis técnicas favoritas para medir la motivación para el cambio se llama Entrevista Motivacional. Les ayuda a las personas a clarificar su convicción y confianza para hacer las cosas de manera diferente y se basa en preguntas para guiarlos a través de seis etapas de cambio.

La ambivalencia y la incertidumbre son enemigas del cambio.

Cuando te encuentras con un amigo que... bebe demasiado, fuma un paquete de cigarrillos por día, es obeso, no hace ejercicio físico, o tiene presión alta y aun así no está dispuesto a escuchar un consejo de tu parte, cambiar su estilo de vida u obedecer las recomendaciones del médico, ¿cómo te sientes?

Cuando tu hijo adolescente con ADHD... se niega a bajar la música y a hacer la tarea, huele a humo de cigarrillo, sale con amigos que beben y deja de participar en actividades saludables, ¿cómo te sientes?

Si eres como la mayoría de las personas, te sentirás triste, asustado, desesperanzado, frustrado e inseguro de cómo ayudarlo. Puedes reaccionar juzgando, dando un consejo no deseado o contando historias aterradoras sobre los riesgos que enfrenta, esperando ayudarlo a ver la luz. A aquellos que han intentado este método (yo lo hice), ¿les ha funcionado? Yo quiero enseñarte a ser más eficaz a la hora de facilitar un verdadero cambio de conducta en ti mismo, en tu familia y amigos. Entender las seis etapas del cambio te ayudará a evaluar tu propia disposición —o la de alguien más— para el cambio e incrementar tu convicción y confianza para llevarlo a la práctica.

SEIS ETAPAS DEL CAMBIO

La decisión de efectuar cambios en el estilo de vida es el resultado de un proceso natural que tiene lugar en etapas a lo largo del tiempo. Cada una de ellas es necesaria como fundamento para la siguiente. Hablemos acerca de cómo reconocer, reforzar y acelerar el proceso natural a través de todas ellas.

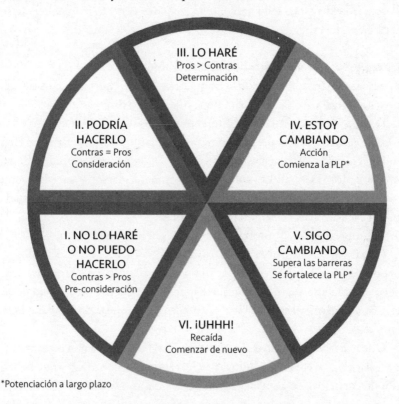

*Potenciación a largo plazo

El cambio empieza determinando la disposición de una persona para lograrlo. Primero, pregúntate (o pregúntale a un ser querido) un interrogante abierto sobre la conducta a cambiar: ¿Considerarías...

- bajar de peso?
- dejar de fumar?
- hacer más ejercicio?
- cambiar tus hábitos alimenticios?
- abstenerte de tomar alcohol?
- irte a dormir más temprano?
- limitar tus mensajes electrónicos?

Si tu respuesta es "no", estás en la Etapa I, que es la etapa de pre-consideración. No estás pensando en un cambio, no estás listo para él y no crees que puedas lograrlo.

Etapa I: No lo haré o No puedo hacerlo. A menudo se le llama negación, cuando los contras superan los pros. "No lo haré" significa que tienes poca o ninguna motivación para cambiar. "No puedo hacerlo" quiere decir que te falta la capacidad o confianza suficiente para el cambio. En esta etapa, ya sea lo negativo para cambiar la conducta (como fumar, comer en exceso o consumir pornografía en internet) parece pesar más que lo positivo, o estás negado, te falta conocimiento o convicción para cambiar, eres escéptico o te sientes impotente para lograrlo. Si tú o un ser querido se encuentra en esta etapa, puedes aumentar tu convicción preguntándote: "Si yo decido cambiar, ¿cómo me beneficiaría eso?". Concentrarse en las ventajas es una importante primera estrategia para ayudar a alguien a avanzar a la Etapa II.

Si respondes "puede ser", estás en la Etapa II, llamada etapa de consideración. Estás pensando en cambiar, pero aún no te has decidido.

Etapa II. Podría hacerlo. Los contras de cambiar igualan a los pros, pero la ambivalencia y la falta de confianza todavía son temas con los que tratar. Para impulsar la confianza, hazte estas tres preguntas:

1. Si de veras decido cambiar, ¿creo que puedo hacerlo?
2. ¿Qué me impediría cambiar; cuáles son los obstáculos?
3. ¿Cómo pienso que puedo comenzar a cambiar; cuáles serían las estrategias?

En esta etapa, te será útil enfocarte en los beneficios del cambio y recoger información que pueda ayudarte a buscar soluciones. Una vez estaba visitando a mi sobrina que acababa de comenzar el séptimo grado en una nueva escuela. Ella tenía problemas con el curso de música y me dijo que su maestra no era de mucha ayuda. Su instrumento era el xilófono, ¡y no tenía la menor idea de cómo se tocaba! Juntos miramos un tutorial en YouTube haciendo una búsqueda de "Cómo tocar el xilófono". ¡En veinte minutos estaba tocando una canción simple y su confianza se disparó!

Si tu respuesta es "sí", estás en la Etapa III, llamada etapa de la determinación. Estás tomando la decisión de cambiar.

Etapa III: Lo haré. Los beneficios del cambio ahora superan a los inconvenientes, y entonces puedes desarrollar un plan para hacer que suceda.

Si tu respuesta es "lo estoy haciendo", entonces estás en la Etapa IV, llamada etapa de la acción.

Etapa IV: Lo estoy haciendo. En esta etapa refuerzas la confianza y buscas si hay barreras que puedan hacerte descarrilar. La potenciación a largo plazo (PLP) está comenzando a ocurrir, lo que significa que estás haciendo nuevas conexiones en tu cerebro.

Si tu respuesta es "sigo haciéndolo", estás en la Etapa V, llamada etapa de mantenimiento.

Etapa V: Sigo haciéndolo. La PLP y la nueva conducta surgen de forma automática, pero todavía tienes que estar atento a barreras y trampas.

Si tu respuesta es "me caí del carro", estás en la Etapa VI, llamada etapa de la recaída.

Etapa VI: ¡Uhhh! La mayoría de las personas se descarrilan en algún punto. Esa es una parte natural del cambio. Cuando te caes del carro, es importante que te preguntes por qué sucedió, aprendas del error y vuelvas a comenzar. Algunas personas tienen que empezar en la Etapa I, aunque la mayoría saltan directo a la III o IV.

En general, el trabajo de las personas en la Etapas I y II es elevar su motivación y convicción, mientras que las Etapas III a V se enfocan en mantener la motivación y el compromiso, eliminar los obstáculos y superar las barreras. Si alguien está en la fase "No lo haré o No puedo hacerlo", el primer paso es trabajar en la convicción y confianza hasta que tome la decisión "Lo haré". Luego podrán concentrarse en las habilidades que les ayudarán a involucrarse con la nueva conducta.

Para cada conducta que deseas cambiar, pregúntate: "¿En qué etapa estoy?" y "¿Cómo me beneficiará el cambio?".

Al abrazar el cambio aprendemos un principio inspirado en las enseñanzas de Aristóteles: "Somos lo que hacemos repetidamente. La excelencia, entonces, no es un acto sino un hábito".[13]

Estrategia #4: Saber lo que tienes que hacer

¿Cuáles son las nuevas conductas que necesitas dominar para ser exitoso? Para cualquier desafío, tal como adelgazar, vencer una adicción, controlar tu temperamento o evitar distracciones, es de vital importancia saber cuáles son las conductas que te ayudarán a alcanzar el objetivo y luego practicarlas una y otra vez. A continuación hay algunos ejemplos, seguidos por sugerencias para temas específicos:

- Asegúrate de que tu nivel de azúcar en la sangre es estable para mantener la CPF sana.
- Duerme lo suficiente para mantener la CPF sana.
- Toma los suplementos nutricionales indicados.

ADELGAZAR
- Comienza a escribir un diario en el que registres todo lo que comes.
- Deja de ingerir calorías en lo que bebes; toma principalmente agua.
- Mejora la calidad de los alimentos.
- Elimina las comidas a las que eres intolerante o alérgico, como la leche o productos con trigo.
- Evita los lugares que despiertan antojos de ciertas comidas.
- Agrega más ejercicio.
- Aprende a controlar tus pensamientos, para no tener que medicarlos con comida o drogas.
- Hazte los análisis de sangre correspondientes para asegurarte de que no te falta ningún componente importante, como baja vitamina D, tiroides o testosterona.

ADICCIÓN
- Evita juntarte con amigos que usan sustancias.
- PARA: no llegues al punto de tener **p**unzadas de hambre, **a**irarte, **r**etraerte o **a**gotarte.
- Aprende a dominar los pensamientos para no tener que medicarlos con drogas.
- Asiste a grupos de doce pasos (para el alcoholismo) de manera regular si eso te ayuda.
- Trabaja en tu interior para mantener tu temperamento bajo control.
- Elimina los pensamientos negativos automáticos (capítulo 5).
- Aprende a realizar la respiración diafragmática.

- Considera hacerte un SPECT para ver si tienes alguna lesión cerebral que necesite ser tratada.
- Establece un grupo de apoyo.

ELIMINAR DISTRACCIONES
- Define períodos en los que apagarás todos tus dispositivos.
- Deja de enviar mensajes mientras conduces.
- Guarda la tableta, el celular y otros artículos tecnológicos al menos una hora antes de ir a dormir.

Así como en la anécdota de mi sobrina, puedes buscar en Google cómo cambiar casi cualquier conducta. Una vez que tengas el deseo y la motivación, aprende los pasos importantes que debes dar.

Estrategia #5: Identifica tus momentos más vulnerables y aprende de tus errores

Es importante saber cuándo eres más vulnerable. Sé curioso acerca de tus comportamientos, no furioso por tus deslices o errores. Investigar las caídas puede ser muy útil si tomas el tiempo para analizarlas.

Eloise, una agente inmobiliaria muy exitosa de cuarenta y dos años, vino a mi consultorio sintiéndose triste y avergonzada. Al principio la traté por temas de ataques de pánico y abuso de drogas. A los pocos meses había hecho un gran progreso y había dejado las drogas por completo. Pero luego de una gran pelea con su novio, recayó y se fue a un fin de semana de excesos.

"Nunca seré libre de esta conducta", confesó llorando. Después se detuvo repentinamente y dijo: "Sé que eso no es verdad". Habíamos trabajado en sus pensamientos. "Es solo porque estoy enojada conmigo misma".

Me dirigí a la pizarra que hay en mi consultorio y le dibujé el diagrama de cómo cambia la gente.

"Cuando la gente viene a verme como pacientes, tienen días buenos y días malos, pero generalmente no son buenos", le expliqué. "Cuando trabajamos juntos para cambiar las cosas, se sienten mejor. Pero no se sienten mejor y se quedan siempre aquí. Hay un trayecto de altos y bajos. Con el tiempo se sienten mucho mejor y en general siguen así. Pero hay momentos de bajón, de metidas de pata, de reveses que nos enseñan la mayor parte de las cosas que necesitamos saber, si es que los apreciamos y nos tomamos el tiempo para aprender de ellos. Tenemos que lograr cambiar esos días malos por medio de información útil".

DIAGRAMA DEL CAMBIO

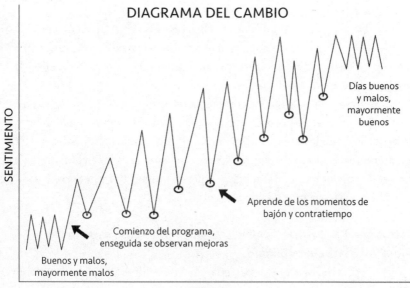

Buenos y malos,
mayormente malos

Comienzo del programa,
enseguida se observan mejoras

Aprende de los momentos de
bajón y contratiempo

Días buenos
y malos,
mayormente
buenos

SENTIMIENTO

TIEMPO

Cuando Rahm Emanuel era el jefe de Gabinete de la Casa Blanca, una vez dijo que no deseaba que una crisis seria fuera desperdiciada[14]. Lo mismo con las metidas de pata y las caídas. Estúdialas, aprende de ellas, sé curioso. En mi experiencia, la gente más exitosa abraza sus errores para aprender de ellos.

Eloise y yo investigamos su recaída desde la perspectiva de la ciencia del cerebro. La semana anterior a ese episodio, el trámite de venta de una casa había fracasado y producto de ello no había podido reconciliar el sueño. Además de eso, comenzó a comer de manera desordenada, no había tenido tiempo para hacer ejercicio y dejó de tomar sus suplementos. Poco sueño, alimentación inconsistente, falta de ejercicio, todo eso contribuyó a una baja actividad y baja circulación sanguínea a su cerebro. Combinar estos factores con una semana estresante y un conflicto relacional desataron más pensamientos negativos y tuvo una recaída. En vez de juzgarse como una mala persona, la animé a ser una buena estudiante y aprender algo del episodio. Precisaba ser más diligente con el sueño, ejercicio y buena comida, además de aprender a dominar su mente (mira la Estrategia #4).

—¿Tienes un sistema de GPS en el auto que te habla? —le pregunté.

—Sí —me respondió.

—Cuando tomas un camino incorrecto, ¿qué te dice la voz?

—Recalculando…, gira a la derecha, o algo así —dijo.

—¿Te grita o te insulta? —le pregunté.

Sonriendo, respondió:

—De ser así, no venderían muchos de esos GPS. Claro que no.

—¿Pero eso no es lo que te haces a ti misma cuando cometes un error? En vez de castigarte, cada vez que te equivoques, aprende de ello, da la vuelta y dirígete al camino correcto.

¡Sé tanto el investigador como el sujeto! El cambio es un proceso que ocurre en etapas. Si prestas atención, los malos tiempos pueden ser más instructivos que los buenos. Escribir un diario es una clave para ayudarte a mantener un registro de ambos. Conoce cuándo eres más vulnerable (falta de sueño, olvidarte de desayunar, esperar mucho tiempo entre comidas, asistir a muchas reuniones sociales, etc.).

Estrategia #6: Desarrolla planes "si-entonces" para superar tus momentos de vulnerabilidad

:20-30
MINUTOS

Una vez que sepas cuándo eres vulnerable, puedes elaborar planes de contingencia para superar esas conductas no deseadas. El profesor de Psicología Peter Gollwitzer, de la Universidad de Nueva York, ha publicado una investigación muy completa sobre el cambio de conductas. Él recomienda crear escenarios "si-entonces" que expliquen con lujo de detalle cómo romperán los hábitos no deseados[15]. Por ejemplo: Si x (situación) sucede, entonces haré y (acción premeditada).

El Dr. Gollwitzer escribió en la revista *Fortune*:

Los planes más eficaces son los que especifican cuándo, dónde y cómo quieres actuar sobre tus metas usando un formato "si-entonces". Toma, por ejemplo, el beber demasiado cuando estás en compañía de tus amigos. En la parte "si" del problema, identificas la situación crítica que generalmente desencadena el mal hábito. Quizás el desencadenante es que tus amigos te ofrezcan la bebida. En la parte "entonces", especifica una acción que frenará esa aceptación de la propuesta, como por ejemplo, responder diciendo que hoy prefieres tomar un vaso de agua. Y luego unes la parte "si" y la de "entonces" y compones un plan "si-entonces": "Si el viernes por la noche mis amigos me ofrecen tomar algo, les diré que prefiero tomar un vaso de agua"[16].

Tan increíblemente simple como suena, la investigación es impresionante. Las estrategias "si-entonces" han ayudado a la gente a alcanzar metas para bajar de peso y hacer deportes[17], fomentar la actividad física en mujeres por más de una hora a la semana comparado a un grupo de control[18], aumentar el consumo de frutas y verduras[19] y ayudar a regular las emociones, incluyendo el temor y la repulsión[20]. Usar esta técnica simple ha mostrado aumento en la actividad en la CPF[21], que puede ayudar a anular las conductas automáticas o de reflejo en el giro cingulado y los ganglios basales del cerebro. Se ha comprobado que ayuda a normalizar el cerebro en niños con TDAH[22]. Hacer saber a otros tus planes "si-entonces" también mejora tu capacidad de mantenerte en el camino[23].

De un modo similar, a menudo les digo a mis pacientes que cuando se trata de la salud del cerebro, las dos palabras más importantes son *entonces qué*. Si hago esto, ¿entonces qué sucede? Pensar de antemano nos ayuda a prevenir muchos problemas no deseados.

ELABORA REGLAS SIMPLES DE "SI-ENTONCES" PARA TIEMPOS DE VULNERABILIDAD, COMO:

1. *Si* me veo tentado a comer comidas no saludables, *entonces* al menos comeré las más saludables primero.
2. *Si* me siento irritado con alguien, *entonces* respiraré profundo desde el vientre tres veces antes de decir algo.
3. *Si* estoy ansioso por alguna reunión, *entonces* escribiré mis sentimientos de ansiedad, lo que me ayuda a dispersarlos.
4. *Si* puedo hacer trampa en mi dieta, *entonces* será solo después de leer "El milagro de una página" (páginas 236-238) y llamar a algún amigo/a que me apoye (introduce la dilatación y el apoyo social).
5. *Si* soy consciente del impulso de comer algo que no es sano, *entonces* me concentraré en otra cosa, como dar un paseo, recitar un poema o tomar un vaso de agua, hasta que el impulso se vaya.

Estrategia #7: Replantea tu dolor

Para lograr el cambio, debes desmantelar tus impulsos y tomar decisiones correctas de manera placentera.

*¡La única forma de sostener el cambio es cambiar
lo que te brinda placer!*

Aprende a averiguar por qué te gusta no estar ebrio o por qué te encanta identificar la comida nutritiva de bajas calorías y alto poder nutritivo.

Descubre lo bien que te sientes cuando no estás atado por la ansiedad. Una amiga me dijo que odiaba hacer ejercicio, pero que le encantaba caminar con sus hijos. La clave está en la mentalidad.

Conéctalo a quien estás llegando a ser ahora y piensa como una persona sana. ¿Cómo ordenaría su alimentación una persona sana o actuaría en una situación vulnerable? La fuerza de voluntad es una destreza que puedes desarrollar. Si puedes distraerte de la tentación por solo un minuto, seguro desparecerá.

Ten cuidado de no sucumbir a tus malas conductas. Tú puedes ser el causante de tu desorden conductual. Una vez me encontraba con una paciente que estaba luchando con su peso. Me dijo que a menudo se sentía como si tuviera que ceder a sus antojos. Tenía dos hijas adolescentes y a una de ellas yo la atendía a causa de sus berrinches cada vez que no conseguía lo que quería. Le pregunté a su madre cómo estaría su hija si su mamá siempre cedía a sus rabietas, si estaría mejor o peor. "Peor, por supuesto", respondió. Cuando tú sucumbes ante los caprichos o antojos, estás creando tu propio desorden interior, el cual puede arruinar tu salud y matarte antes de tiempo. Sé una madre amorosa y firme contigo misma.

Estrategia #8: Cambia los cómplices por amigos

Con quién pasas tu tiempo importa, y mucho. Cultivar malos hábitos —y buenos también— es un deporte de equipo y necesitas amigos, más que cómplices. Los cómplices alientan tu comportamiento negativo, mientras que los amigos, mentores o entrenadores son personas que apoyan tus conductas positivas. Pídeles ayuda. Tener más amigos incrementa tu posibilidad de éxito hasta en 40 %, y esto es especialmente cierto en el caso de perder peso y estar en forma.

Si quieres cambiar tus conductas o bien necesitas dejar de juntarte con tus cómplices o entonces los conviertes en tus amigos (o si no, cambia de amigos). Muchos cómplices pueden llegar a ser amigos si tienes una conversación seria con ellos. Explícales qué es lo que pueden comenzar a hacer, dejar de hacer y continuar haciendo para ayudarte.

EN TU VIDA, ¿ESTAS PERSONAS SON CÓMPLICES O AMIGOS?

- Pareja
- Hijos
- Padres
- Abuelos

- Hermanos
- Familia política
- Tías, tíos, sobrinos
- Amigos
- Vecinos
- Jefes
- Compañeros de trabajo
- Maestros

- Compañeros de clase
- Alumnos
- Administradores de la escuela
- Miembros o personal de la iglesia
- Participantes de AA
- Miembros del club
- Amigos del gimnasio

Identifica a los cinco amigos más fuertes que te apoyarán en lograr buenos hábitos, así como también a cinco cómplices que te dificultarán el cambio. Pasa más tiempo con las personas que te ayudarán.

Estrategia #9: Practica pequeñas acciones para crear grandes cambios

Como mencioné en la Introducción, las Clínicas Amen se asociaron con el profesor B. J. Fogg, director del Laboratorio de Tecnología Persuasiva de la Universidad de Stanford, y su hermana, Linda Fogg-Phillip, para ayudar a nuestros pacientes con el cambio de conducta. Una de sus sugerencias más importantes es la de dar pasos de bebé. Nosotros hemos estado diseminando esos "Pequeños hábitos" a lo largo de todo este libro, ya que creemos que desarrollar esos pequeños nuevos comportamientos o acciones es la mejor manera de hacer realidad el cambio en tu vida e ir creando poco a poco nuevos circuitos que luego se convertirán en autopistas en tu cerebro.

Basado en investigaciones, el Dr. Fogg ha descubierto que el cambio es sencillo cuando está bien diseñado. Él explica:

No tienes que ser perfecto. Nadie lo es. Solo necesitas seguir trabajando en ello.

El cambio se da mejor y más rápido si es divertido, flexible y repetitivo.

Pocas personas cambian de una sola vez; el cambio ocurre de una manera más efectiva cuando empieza pequeño y va creciendo con el tiempo. Descansar solamente en el poder de la fuerza de voluntad es en general la receta para el fracaso.

Debes conocer tu motivación; cuando la motivación es alta, puedes lograr cosas difíciles. Si te acaban de diagnosticar diabetes, por ejemplo, dejar el azúcar puede ser más sencillo que si solo quisieras dejarla para adelgazar unas libras. Cuando la motivación es baja, tienes que hacer que las cosas sean tan sencillas, simples y diminutas como sea posible. Si solo quieres bajar unas libras, podrías empezar preparando tu comida y llevándola a la oficina dos veces por semana, en vez de ir a comer fuera.

Cuando las cosas no avanzan, sé curioso y no furioso. Pregúntate por qué sucedió y reconsidera. Puedes precisar varios intentos para lograrlo.[24]

PEQUEÑOS HÁBITOS QUE PUEDEN AYUDARTE A SENTIRTE MEJOR DE INMEDIATO Y QUE CONDUCEN A GRANDES CAMBIOS

:02-15
MINUTOS
Cada uno de estos hábitos lleva apenas unos minutos. Están ligados a algo que haces (o piensas o sientes) para que sea más probable que puedan volverse automáticos. Una vez que realices las acciones que deseas, encuentra un modo de hacerte sentir bien al respecto (dibuja una carita feliz, haz un gesto de victoria con el puño u otro gesto espontáneo). Las emociones positivas ayudan al cerebro a recordar.

1. Cada vez que atienda el teléfono, me pondré de pie y caminaré mientras hablo.
2. Luego de comenzar a discutir me preguntaré: "¿Mis acciones me están llevando adonde quiero llegar?".
3. Cuando me levante por la mañana, abriré las cortinas para dejar entrar el sol.
4. Cuando me sienta ansioso comeré carbohidratos complejos, como una batata o camote, para estimular la serotonina.
5. Cuando recaiga o cometa un error con mi salud, me preguntaré: "¿Qué puedo aprender de este error?".
6. Cuando sea tentado a comer comida no sana, comeré primero las saludables que hay en el plato.
7. Cuando esté lidiando con alguien que está trabado en un pensamiento negativo o discutiendo, le pediré que salgamos a dar una vuelta y que no hablemos de ningún tema candente por al menos diez minutos.
8. Cuando vaya a comer afuera, le pediré a la persona más saludable que conozca que me acompañe.
9. Cuando sienta que los pensamientos dan vueltas en mi cabeza, los escribiré para ayudarme a quitármelos de encima.

Nuestro cerebro está configurado para seguir haciendo lo que siempre ha hecho, pero puede cambiar la rutina por autopistas al éxito. Efectuar pequeños cambios es el secreto para sentirte mejor de inmediato y eso te puede llevar a hacer grandes cambios que harán que esos sentimientos perduren.

NUEVE ESTRATEGIAS PARA ABRAZAR EL CAMBIO Y CAMBIAR LA RUTINA POR AUTOPISTAS AL ÉXITO

1. Estimula la serotonina de forma natural.
2. Define lo que quieres y por qué lo quieres.
3. Evalúa tu disposición al cambio.
4. Conoce lo que tienes que hacer.
5. Identifica tus momentos más vulnerables y aprende de tus errores.
6. Desarrolla planes "si-entonces" para superar tus momentos de vulnerabilidad.
7. Replantea tu dolor.
8. Cambia los cómplices por amigos.
9. Practica pequeñas acciones para crear grandes cambios.

PARTE 2

TU MENTE RACIONAL

Una vez que la parte física de tu cerebro esté sana, es vital saber cómo programar y fortalecer tu mente racional, que es un aspecto de tu salud psicológica. En donde pongas tu atención determinará la forma en que te sientas. Y puedes entrenar tu mente para que trabaje a tu favor, en vez de en contra tuyo. Este capítulo te mostrará cómo dirigir rápidamente tus pensamientos de un modo que eleve tu estado de ánimo, en vez de dañarlo.

CAPÍTULO 5

DOMINA TU MENTE RACIONAL

CÓMO SENTIRTE FELIZ Y PRESENTE, CONQUISTANDO
LA PREOCUPACIÓN Y LA NEGATIVIDAD

▬▬

*Un pensamiento es inofensivo a menos que yo lo crea. No son
nuestros pensamientos, sino nuestro apego a ellos, lo que nos hace
sufrir. Apegarse a un pensamiento significa creer que es cierto,
sin inquirir. Una creencia es un pensamiento al que nos hemos
apegado, incluso por años.*

BYRON KATIE, *Amar lo que es: Cuatro preguntas
que pueden cambiar tu vida*

*Los pensamientos oscuros en la mente no son "tú" sino falsos
mensajes del cerebro. Y como tú no eres tu cerebro, no tienes que
escucharlo a él.*

DR. JEFFREY M. SCHWARTZ, *You Are Not Your Brain*

Desarrollar el hábito del pensamiento acertado, honesto y disciplinado es
esencial para sentirnos mejor de inmediato y para toda la vida. Esto no es
pensamiento positivo, el cual en realidad inhibe sentirse mejor a largo plazo.
Como observé anteriormente, la gente que vive según la filosofía "Don't worry, be happy" [No te preocupes, sé feliz] mueren más temprano por causa
de accidentes y enfermedades prevenibles. Creer que el futuro será favorable sin seguir un plan y hacer un esfuerzo consistente lleva a las personas a
que no tomen la acción necesaria para hacer de esa creencia una realidad[1].
Este capítulo te ayudará a desarrollar la disciplina mental necesaria para el
éxito, incluyendo eliminar los pensamientos negativos automáticos, acallar
tu mente, poseer un nivel apropiado de ansiedad y enfocarte en la gratitud.

El período de atención en los seres humanos es de ocho segundos, según un estudio que realizó Microsoft en 2015[2]. Se estima que la atención de un pez dorado es de nueve segundos. El desarrollo humano parece ir en dirección contraria. Con la tecnología moderna robándonos la atención y dirigiendo nuestra mente a voluntad de las corporaciones, disciplinar los hábitos de nuestro minuto a minuto es una habilidad esencial para alcanzar la felicidad y el propósito. La adicción a los dispositivos está alimentando una vieja tendencia del cerebro humano de ser disperso, desenfocado y controlado por la negatividad y el temor. Además de eso, nos está haciendo sentir peor[3]. La gente que pasa más tiempo frente a las pantallas (TV, mensajes de texto, videojuegos) tienen mayor tendencia a sentirse infeliz.

"Mente de mono" es una expresión que describe una mente inquieta, impaciente, indecisa e incontrolable. La misma fue descrita por Siddhartha Gautama (Buda) en el siglo VI antes de Cristo, pero se aplica en la actualidad más que nunca. Él dijo: "Así como un mono que se balancea a través de los árboles, agarrando una rama y dejándola ir solo para apoderarse de otra, así también eso que se llama el pensamiento, la mente o la conciencia se levanta y desaparece continuamente noche y día".

Los pensamientos que dejas circular una y otra vez en tu mente forman rutinas o surcos en el cerebro, resultando más probable que puedan dominar y controlar tu vida. Afortunadamente, como hemos visto en los últimos capítulos, el cerebro puede cambiar. Puedes reconstruir esas redes neuronales de una forma más productiva a través del esfuerzo consciente.

MARCUS: DEMASIADOS PENSAMIENTOS NEGATIVOS

Hace aproximadamente diez años, los padres de Marcus, de catorce años, lo trajeron a verme porque estaba luchando con sus tareas escolares y con su mal genio. En su escuela anterior le iba muy bien y casi ni se esforzaba para sacar buenas notas, pero después de mudarse a una nueva escuela por el deporte, el programa académico le resultó muy riguroso y sus notas bajaron. Tenía problemas para concentrarse, se distraía con facilidad, dejaba todo para después y le llevaba más tiempo terminar las materias. Un psiquiatra anterior le diagnosticó trastorno de déficit de atención e hiperactividad (TDAH), pero los medicamentos estimulantes que le recetaron, Ritalin y Adderall, lo irritaban y deprimían más, y por primera vez comenzó a quejarse de que tenía pensamientos de suicidio. Su SPECT revelaba que su cerebro trabajaba en exceso, lo cual no es congruente con el patrón clásico de TDAH. En una investigación publicada por mi equipo, vimos que este patrón en realidad predice una respuesta negativa a la medicación estimulante.

Cuando conocí a Marcus, era claro que luchaba con muchos pensamientos negativos. En repetidas ocasiones se refirió a sí mismo como estúpido y durante nuestra primera sesión me dijo:

"Odio la escuela".
"Nunca podré ser tan bueno como los otros chicos".
"Soy una persona terrible".
"Debería esforzarme más".
"Soy un idiota".
"Soy un fracaso".
"Mis maestros me odian".
"Es culpa de mis padres por no dejarme abandonar la escuela".

Su pensamiento estaba atrapado en una rutina. Las autopistas en su cerebro conducían hacia la negatividad, fracaso y depresión. Cuando le mostré su escaneo cerebral y lo comparamos a un Ferrari, que tiene un motor más acelerado de lo normal, se rio y dijo que le agradaba la comparación. Para ayudarlo a tomar control de su mente, pasé los siguientes dos meses enseñándole los seis principios del pensamiento disciplinado que considero que todos deberíamos aprender en el colegio.

Principio de pensamiento disciplinado #1: Cada vez que tienes un pensamiento, tu cerebro segrega químicos

Así funciona tu cerebro. Tienes un pensamiento, el cerebro libera químicos, las transmisiones eléctricas viajan por él y te percatas de lo que has estado pensando. Los pensamientos son reales y tienen un impacto profundo en cómo te sientes y actúas. Así como un músculo que se ejercita se vuelve más fuerte, pensar de manera repetida los mismos pensamientos los fortalece también.

Cada vez que tienes un pensamiento airado, desagradable, pesimista, desesperado, mezquino, triste, irritante, como "soy un estúpido", tu cerebro libera químicos que te hacen sentir mal. De este modo, tu cuerpo reacciona a cada pensamiento negativo que tienes. Marcus estaba ejercitando su cerebro para sentir depresión, tristeza y sensación de fracaso. Le pedí que recordara la última vez que tuvo un pensamiento de felicidad. ¿Cómo se había sentido su cuerpo? Cuando la mayoría de la gente se enfurece, se le tensan los músculos, el corazón late más rápido, las manos le transpiran e incluso pueden sentirse un poco mareados. El joven me contó que, en una salida con su padre, fueron a pescar y pasaron un hermoso tiempo juntos. Dijo que cuando pensaba en eso sentía paz y felicidad, y no se sentía estúpido.

Principio de pensamiento disciplinado #2: Los pensamientos tienen poder y tu cuerpo reacciona a cada uno de ellos

Los pensamientos pueden hacer que tu cuerpo y tu mente se sientan bien o pueden hacerte sentir mal. Cada célula en tu cuerpo es afectada por cada pensamiento que tienes. Sabemos esto por las pruebas del polígrafo o detector de mentiras. En un polígrafo, la persona está conectada a instrumentos que miden:

- temperatura de las manos
- ritmo cardíaco
- presión sanguínea
- frecuencia respiratoria
- tensión muscular
- actividad de las glándulas sudoríparas

El evaluador luego le hace preguntas como: "¿Tú cometiste esa falta?". Casi de inmediato, el cuerpo de la persona evaluada reacciona a cada pensamiento que tiene, ya sea que diga algo o se quede callado. Si la persona lo hizo y le preocupa que lo sepan, es probable que su cuerpo tenga una respuesta de estrés y reaccione de las siguientes maneras:

- la temperatura de las manos baja
- el pulso cardíaco se acelera
- la presión sanguínea aumenta
- la frecuencia respiratoria se eleva, pero la respiración se hace más superficial
- aumenta la tensión muscular
- se incrementa la actividad de las glándulas sudoríparas

Lo contrario también es cierto. Si no hizo aquello de lo que se le acusa, su cuerpo experimentará una respuesta de relajación en los siguientes sentidos:

- la temperatura de las manos se eleva
- el pulso cardíaco disminuye
- la presión sanguínea baja
- la frecuencia respiratoria decrece y la respiración es más profunda
- baja la tensión muscular
- se reduce la actividad de las glándulas sudoríparas

Lo repito, tu cuerpo reacciona casi de inmediato a lo que piensas y no solo cuando te piden que digas la verdad. Este reacciona a cada pensamiento que tienes, sea acerca de tu trabajo, amigos, familia o cualquier otra cosa. Por ese motivo, cuando las personas se molestan, esto a menudo va acompañado de síntomas físicos como dolores de cabeza, de estómago o diarrea, o se vuelven más susceptibles a enfermedades. Imagina lo que estaba ocurriendo en el joven cuerpo de Marcus mientras su mente estaba inundada de malos pensamientos.

En las Clínicas Amen tenemos equipos de biorretroalimentación, que miden las mismas reacciones que los polígrafos: temperatura de manos, ritmo cardíaco, frecuencia respiratoria, tensión muscular y actividad de las glándulas sudoríparas (mira el capítulo 1, páginas 36-37). Entonces conecté a Marcus al equipo. Cuando le pregunté acerca del básquet (un deporte que yo sabía que le encantaba), su niñera y sus amigos, su cuerpo mostró una inmediata respuesta de relajación. Pero cuando lo interrogué sobre la escuela, sentirse estúpido o su profesora de Historia (con quien particularmente había tenido dificultades), sus manos enseguida se enfriaron, el corazón se aceleró y la tensión muscular aumentó, la frecuencia respiratoria se volvió irregular y las manos comenzaron a transpirar más. Marcus y su madre quedaron asombrados al ver la evidencia de cómo su cuerpo respondía a cada pensamiento que él tenía.

Le enseñé entonces a pensar en su cuerpo como en un "ecosistema" que contiene todo en el medioambiente, como por ejemplo agua, aire, tierra, autos, gente, animales, vegetación, casas, basurales y muchas otras cosas. Un pensamiento negativo era como la contaminación de todo el sistema. Así como la contaminación en Los Ángeles o Pekín afecta a cada uno de los que sale de su casa, así también los pensamientos negativos contaminan nuestro cuerpo y mente.

Principio de pensamiento disciplinado #3: Tus pensamientos están programados para ser negativos

En generaciones pasadas los pensamientos negativos nos protegían de la muerte prematura o de convertirnos en alimento de los animales más poderosos. Desde los tiempos primitivos, estar atentos al peligro para evitarlo era crucial para la supervivencia. Desafortunadamente, aun cuando el mundo se volvió un lugar más seguro, la tendencia a la negatividad quedó en nuestro cerebro. Las investigaciones han demostrado que las experiencias negativas tienen un impacto mayor en el cerebro que las positivas[4]. La gente presta más atención a las malas noticias que a las favorables. Por esa razón, los noticieros llenan sus programas con inundaciones, asesinatos, desastres policiales y todas las formas de caos posible. Según un estudio acerca del contenido del sitio Outbrain.com, en dos períodos de 2012 la tasa promedio de clics en los titulares con adjetivos negativos fue un asombroso 63% más alta que en los titulares con adjetivos positivos[5]. Una perspectiva negativa es más contagiosa que una positiva. Por eso las campañas políticas se suelen tornar negativas al final. Tampoco el lenguaje está exento: 62% de las palabras en el diccionario inglés connotan emociones negativas, mientras que solo 32% expresan las positivas.[6]

El psicólogo y autor Rick Hanson escribió que el cerebro está configurado hacia una tendencia negativa. Las malas noticias se almacenan rápidamente en nuestro cerebro para mantenernos a salvo, pero las experiencias positivas tienen que mantenerse conscientemente por más de doce segundos antes de quedarse con nosotros. "El cerebro es como el velcro para las experiencias negativas, pero como el teflón para las positivas", escribió Hanson[7]. El psicólogo Mihaly Csikszentmihalyi, autor de *Flow: The Psychology of Optimal Experience* [Fluye: la psicología de la experiencia óptima], sugirió que sin otros pensamientos que nos ocupen, nuestro cerebro regresará siempre a la preocupación. La única forma de escapar a esto es enfocarse en lo que nos hará "fluir", actividades que eleven nuestro sentido de propósito y realización.

Las emociones negativas "sobrepasan" a las positivas, por esa razón es vital que disciplinemos esa tendencia natural hacia lo negativo y amplifiquemos los pensamientos y emociones más provechosas. Le enseñé a Marcus que su patrón de pensamiento negativo era común pero no era provechoso.

Principio de pensamiento disciplinado #4: Los pensamientos son automáticos y muchas veces mienten

Los pensamientos están basados en complejas reacciones químicas en el cerebro, recuerdos del pasado, la calidad del sueño, hormonas, azúcar en la sangre y muchos otros factores. Son automáticos, reflejos, aleatorios y asombrosamente negativos. Además de eso, muchas veces son erróneos. A menos que sean disciplinados y refrenados, te mentirán y llevarán tu vida al caos. Marcus pensaba que era estúpido y se lo decía a sí mismo una enorme cantidad de veces al día, porque tenía problemas para concentrarse y no le estaba yendo bien en los exámenes. Pero cuando lo examinamos, su coeficiente intelectual era de 135 (alrededor de 1 % de la gente lo tiene). Yo le dije que era necesario cuestionar cada pensamiento estúpido que le viniera a la mente.

Es importante examinar tus pensamientos para ver si son ciertos y si te están ayudando o te están lastimando. Desafortunadamente, nunca desafías a tus pensamientos, simplemente los creerás, actuando en consecuencia de esa creencia errónea. Si, por ejemplo, yo pienso: "Mi esposa nunca me escucha", me sentiré solo, enojado y triste. Entonces me permitiré ser grosero con ella o ignorarla. Mi reacción a la mentira que me estoy diciendo puede provocar una espiral negativa en mi matrimonio, lo que literalmente puede arruinarme por el resto de mi vida.

Al permitir repetidamente que los pensamientos no disciplinados invadieran su mente, diciéndole que era un estúpido, fracasado y una mala persona que odiaba la escuela y a quien sus maestros odiaban también, era muy probable que Marcus se comportara de manera que esas cosas terribles llegaran a hacerse realidad. Le dije que su cerebro hace que suceda lo que ve y por ese motivo era crucial que tomara el control de sus pensamientos.

Principio de pensamiento disciplinado #5: Puedes aprender a eliminar los pensamientos negativos automáticos que te roban la felicidad

Yo inventé el término ANTs* a principios de los noventa, después de un día difícil en el consultorio. Ese día había atendido a cuatro pacientes suicidas, dos adolescentes que se habían escapado de su casa y dos matrimonios en los que los cónyuges se odiaban entre sí. Esa noche llegué a casa y, cuando me dirigí a la cocina, me recibió una plaga de hormigas. Había miles de esas molestas invasoras marchando en línea por el suelo y trepando por los muebles de la cocina. Las construcciones que se estaban llevando a cabo en nuestro vecindario habían removido la tierra y ellas estaban buscando una nueva residencia. Cuando humedecí toallas de papel

---

* [*N. de la T.*: ANT: *authomatic negative thoughts*, en inglés. Significa "pensamiento automático negativo". El autor hace un juego de palabras con *ant*, que significa "hormiga"].

y comencé a limpiar la horda de hormigas, me vino a la mente el acrónimo ANT, pensamiento negativo automático. Los acrónimos han sido parte de mi vida desde la Facultad de Medicina, porque me ayudaban a recordar los más de cincuenta mil nuevos términos que estaba aprendiendo. Al pensar en mis pacientes de ese día, me di cuenta de que, así como mi pequeña cocina, ellos también estaban infestados de hormigas que les robaban el gozo y la felicidad. Una imagen bizarra me vino a la mente: las hormigas trepando a sus cabezas, saliendo por sus ojos, narices y oídos. Las hormigas estaban sentando residencia en la mente de mis pacientes. Al día siguiente compré una lata de insecticida y lo puse sobre mi escritorio. Cuando comenzaba a hablar con ellos sobre ese concepto, lo entendían enseguida.

> *Los ANT son pensamientos que entran a tu mente sin ser invitados.*
> *Te hacen sentir enojado, triste, preocupado o amargado. Y la mayor*
> *parte del tiempo, ¡todo eso ni siquiera es verdad!*

Aprender a dirigir, cuestionar y corregir tus pensamientos negativos automáticos no es un concepto nuevo. Dos de mis versículos favoritos del Nuevo Testamento, del apóstol Pablo, son Filipenses 4:8 ("Por lo demás, hermanos, piensen en todo lo que es verdadero, en todo lo honesto, en todo lo justo, en todo lo puro, en todo lo amable, en todo lo que es digno de alabanza; si hay en ello alguna virtud, si hay algo que admirar, piensen en ello") y Romanos 12:2 ("... sean transformados mediante la renovación de su mente"). ¡Hace 2000 años atrás Pablo ya enseñaba los beneficios de llenar nuestra mente de todo lo bueno y positivo! Y más recientemente, el psiquiatra Aaron Beck, en la década de 1960, formalizaba una escuela de psicoterapia llamada terapia cognitiva conductual (TCC), que es una forma estructurada de enseñar a los pacientes a confrontar y eliminar pensamientos negativos.

Como las discusiones acerca de las hormigas en mi oficina continuaron, reemplacé la lata de insecticida con una marioneta adorable de una hormiga negra y otra de un oso hormiguero. Luego inventé un ejercicio sencillo para ayudar a mis pacientes a eliminar los pensamientos negativos: *Cada vez que te sientas triste, enojado, nervioso o fuera de control, escribe tus pensamientos negativos automáticos.* El acto de anotarlos te ayuda a sacar a los invasores de tu cabeza. A la gente le encantó la idea y la hallaron fácil de seguir. Más adelante, le enseñé la terapia de las hormigas a un niño de nueve años que sufría de ansiedad física debilitante y depresión. Al cabo de varias semanas, me dijo que se sentía mucho mejor. Expresó: "Hay un pueblo fantasma de hormigas en mi cabeza". En 2007 publiqué un libro para niños llamado *Captain Snout and the Super Power Questions: Don't Let the ANTs Steal Your Happiness* [El capitán Hocico y las preguntas súper poderosas: No dejes que las hormigas te roben la felicidad], explicando esa terapia a los niños.

Piensa en los pensamientos negativos como si fueran hormigas molestando a una pareja en un picnic romántico. Un pensamiento negativo, como una hormiga en un día así, se vuelve un poco más irritante. Veinte o treinta pensamientos negativos, como veinte o treinta hormigas en un picnic, pueden hacer que la pareja se levante y se vaya. Cuanto más permites que los ANT ronden tu cabeza, más se asociarán a otros ANT y tendrán crías que te conducirán al fracaso escolar, ansiedad, depresión, ira, conflictos laborales, problemas en las relaciones e incluso obesidad.

Tú puedes aprender a eliminar los pensamientos negativos automáticos y reemplazarlos por otros más beneficiosos que te darán una valoración más precisa y justa de cualquier situación. No es un pensamiento positivo que ignora la realidad; en cambio, yo propongo un pensamiento sincero y certero. Esta sola capacidad puede llegar a cambiar tu vida por completo si la adoptas y practicas.

Una vez que sepas cómo hacerlo, con un poquito de práctica podrás elegir tener pensamientos provechosos y sentirte bien o escoger pensamientos tóxicos y sentirte miserable. ¡Como tú quieras! Una manera de comenzar es percatándote de tus pensamientos cuando son negativos, escribirlos y hablarles a ellos. Si puedes corregir los pensamientos negativos, les quitas su poder. Cuando tienes un pensamiento negativo y no lo desafías, tu mente lo cree y tu cuerpo reacciona a él.

Cada vez que notes estos ANT, tienes que aplastarlos o arruinarán tus relaciones, tu autoestima y todo lo que hagas.

Principio de pensamiento disciplinado #6: Puedes pelear contra siete especies diferentes de ANT

1. Todo o nada
2. Solo lo malo
3. Culposos
4. Rotuladores
5. Predictores
6. Lectores de la mente
7. Reprochadores

1. **Todo o nada**. Estos tramposos te hacen sentir pena por ti mismo. No usan palabras como *a veces* o *quizás*. Los pensamientos todo o nada piensan en absolutos. Términos como *todo*, *siempre*, *nunca*, *nadie*, *nada*, *todos* y *cada vez*.

Una vez conocí a una mujer en una de mis presentaciones en la televisión que me dijo que odiaba tanto ir al gimnasio que nunca haría ejercicio. Yo le pregunté: "¿Le gusta bailar?". Ella respondió: "¡Oh, me encanta bailar!". "¿Y caminar por la playa?", interrogué. "También me gusta eso", me dijo. Cuando le expliqué que bailar y caminar en la playa eran excelentes formas de ejercitarse, me miró extrañada. Siempre había pensado que hacer ejercicio era equivalente a ir a un gimnasio. Al final, concluyó: "Tal vez no odie hacer ejercicio, sino que odio el gimnasio".

Este es un ejemplo de un pensamiento todo o nada, cuando crees que todo es o bueno o malo. Es lo mismo que el pensamiento blanco o negro. Cuando Marcus me dijo que nunca podría ser tan bueno como los otros chicos, ese era un ejemplo de pensamiento todo o nada. Al preguntarle si estaba cien por ciento seguro de que nunca podría serlo, me dio varios ejemplos de áreas en las que se distinguía. Cuestionar los ANT los manda a freír espárragos.

Aquí tienes algunos ejemplos de pensamientos todo o nada:

Tuvimos una pelea. Creo que todo se acabó.
A mi hijo no le está yendo bien en la escuela. He fracasado como padre.
Uno de mis empleados favoritos acaba de renunciar; soy un supervisor malísimo.
Siempre fui gordo, eso nunca cambiará.
Cada vez que hago ejercicio, me lesiono.
Ella siempre está de mal humor.
Nadie me escucha.
No me gusta ninguna de las comidas que son buenas para mí.

2. **Solo lo malo**. ¡Este pensamiento no puede ver nada bueno! Sus ojos maliciosos se enfocan en los errores y problemas y llena tu cabeza de fracaso, frustración, angustia y miedo. Como dijimos anteriormente, el cerebro está preparado para la negatividad y este pensamiento puede tomar prácticamente cada una de las experiencias

positivas y burlarse de ellas. Es el juez, el jurado y el verdugo de nuevas experiencias, nuevas relaciones y nuevos hábitos.

"Siempre odié el colegio", es un ejemplo de uno de los pensamientos de Marcus de la especie solo lo malo. Cuando le pregunté si de veras siempre había odiado la escuela, admitió que no. Le gustaban los deportes, el tiempo con los compañeros y las matemáticas.

Otros ejemplos de pensamiento que se enfocan en solo lo malo incluyen:

Deseaba bajar treinta libras en diez semanas, pero solo he bajado ocho. Soy un completo fracaso.

Fui al gimnasio e hice un montón de ejercicios, pero el tipo de la bicicleta de al lado estaba todo el tiempo hablando, así que no voy a volver a ir a ese lugar.

Tuve que hacer una presentación en el trabajo delante de treinta personas. Aunque me dijeron que les gustó, una persona se quedó dormida durante la charla, así que debió haber estado muy aburrida.

Como hemos visto, enfocarse en lo negativo libera químicos en el cerebro que te hacen sentir mal y reducen la actividad cerebral en la zona encargada del dominio propio, el buen juicio y la planificación. Eso aumenta la probabilidad de que tomes malas decisiones, como pedir un tercer trago, comer una porción entera de papas fritas o quedarte hasta tarde en la noche actualizando tus redes sociales, solo para levantarte al otro día exhausto y con necesidad de atiborrarte de cafeína para poder funcionar. Concentrarse solo en lo malo te prepara para el fracaso, mientras que ver lo positivo mejorará tu humor y estado de ánimo y te ayudará a sentirte mejor contigo mismo. Tener un sesgo positivo en tus pensamientos te conduce a cambios positivos en el cerebro, que te harán más feliz e inteligente. Así es como alguien podría pensar de manera diferente en las mismas situaciones de antes:

Ya bajé ocho libras y cambié mi estilo de vida, así que seguiré bajando de peso hasta alcanzar mi meta de las treinta libras.

Después de hacer ejercicio, me sentí con más energía para el resto del día.

La mayoría de las personas me dijeron que les gustó mi presentación. Me pregunto si el que se durmió se habrá quedado despierto hasta tarde anoche.

3. Culposos. Habiendo crecido en una familia católica romana y asistido a escuelas parroquiales hasta noveno grado, tuve que aprobar las materias Culpa 101 y Culpa Avanzada. (Estoy bromeando, pero *debería* y *no debería* eran palabras comunes en mi lenguaje cuando crecí). Por supuesto que había muchos pensamientos importantes de *debería* y *no debería*, pero en los treinta y cinco años que llevo como psiquiatra, he visto que la culpa no es en general un buen motivador del comportamiento. Muchas veces sale el tiro por la culata y resulta ser contraproducente para tus metas. Cuando Marcus me dijo que "debería intentarlo con más fuerza" en su desempeño escolar, eso en realidad no lo ayudaba a mejorar. De hecho, parecía que cuanto más lo intentaba, peor le iba. Pensar en palabras como *debería*, *tengo que*, *debo* es típico de los pensamientos culposos.

Estos son algunos ejemplos:

Debería visitar a mis padres.
Tengo que dejar el azúcar.
Debo empezar a contar las calorías.
Tengo que ir al gimnasio más seguido.
Debería ser más generoso.

¿Qué sucede cuando permites que estos pensamientos negativos automáticos circulen por tu cabeza? ¿Te hacen más propenso a visitar a tus padres, dejar el azúcar, contar las calorías, ir al gimnasio o ser más dadivoso? No lo creo. Está en la naturaleza humana el revelarse cuando sentimos que "tenemos" que hacer algo, incluso si ese algo redunda en nuestro beneficio. Es mejor reemplazar los pensamientos culposos con frases como *quiero hacer esto*, *encaja con mis metas el hacer aquello* o *sería útil que hiciera eso otro*. En los ejemplos anteriores, sería favorables cambiar las frases a:

Quiero visitar a mis padres porque son especiales para mí.

Mi meta es dejar de ingerir azúcar porque eso reducirá mis antojos, prevenir bajones de energía, diabetes e inflamación en mi cuerpo y bajarme de esta montaña rusa emocional.

Deseo contar las calorías que consumo porque eso me ayudará a tener control de lo que como.

Es para mi bien ir al gimnasio, porque eso me ayuda a sentirme con mayor energía.

Soy una persona generosa, y mi objetivo es poder dar más a causas de beneficencia que considero valiosas.

4. Rotuladores. Cada vez que te pones un rótulo o etiqueta con un término negativo a ti o a otra persona, inhibes tu capacidad de mirar objetivamente la situación. Cuando Marcus pensaba: "Soy un idiota", se agrupaba con todas las personas que alguna vez él pensó que eran idiotas, lo cual dañaba su autoestima y su habilidad para progresar en su vida. Los pensamientos rotuladores refuerzan los senderos negativos en los circuitos del cerebro, haciendo los surcos más profundos y los muros más anchos. Estos surcos habituales llevan a conductas problemáticas. Si, por ejemplo, te rotulas de "vago", ¿entonces por qué molestarte para hacer las cosas mejor en la escuela o en el trabajo? Los pensamientos rotuladores te harán desistir antes de intentarlo, y te mantendrán atascado en tus viejos caminos. Ejemplos del pensamiento rotulador incluyen:

Él es un tarado.
Soy un vago.
Soy un fracasado.
Ella es fría.
Soy un pésimo empresario.

Aun los rótulos positivos pueden ser peligrosos. Yo les digo a los padres, por ejemplo, que nunca elogien a un hijo por su inteligencia, sino más bien por su esfuerzo. Cuando le dices a un hijo que es inteligente, puede orientarse al desempeño y suponer que la inteligencia no puede mejorarse. Si comienza a luchar con una nueva tarea, puede sentir que "no es inteligente" y darse por vencido. Pero si felicitas a los niños por esforzarse, cuando se topen con alguna dificultad, persistirán porque "son esforzados".

5. Predictores. ¡No escuches a esos pensamientos mentirosos! Los pensamientos predictores creen que pueden ver lo que pasará en el futuro, pero en realidad lo que hacen es pensar cosas malas que te molestan. Se escurren en tu mente y predicen el futuro con temor. Por supuesto, esto es útil a la hora de prepararte para posibles problemas, pero si pasas todo tu tiempo concentrado en un futuro temible, te llenarás de ansiedad. La ansiedad de Marcus estaba impulsada por ANT agoreros del futuro, tales como: *Desaprobaré la escuela... Nunca llegaré a la universidad... Seré un fracasado*. Otros ejemplos de este engañador incluyen:

Si corro, me haré un esguince en el tobillo.
Si hago mi presentación, tendré un ataque de pánico.
Ninguna de mis inversiones dará buenas ganancias.
Si me voy a dormir más temprano, me quedaré despierto durante horas.
Después de mi divorcio, nunca encontraré otra pareja.

Predecir lo peor en una situación causa un inmediato aceleramiento del corazón y de la respiración, y puede causarte ansiedad. Puede desencadenar antojos de ingerir azúcar o carbohidratos refinados y hacerte sentir que tienes que comer para calmar la ansiedad. Lo que hace que los pensamientos predictores sean aún mucho peores es que tu mente es tan poderosa, que puede hacer que suceda lo que imaginas. Si piensas que te harás un esguince en el tobillo, por ejemplo, ese pensamiento puede desactivar el cerebelo, haciéndote andar más torpemente, como si estuvieras lesionado. Del mismo modo, si estás convencido de que no pasarás una buena noche o que no encontrarás una nueva pareja, tendrás menos posibilidades de desarrollar las conductas que te llevarían a relacionarte.

Le ayudé a Marcus a eliminar sus pensamientos negativos automáticos enseñándole cómo responderles: *Encontraré una manera de salir adelante... Asistiré a la universidad si de veras lo deseo... Tendré éxito si me esfuerzo.*

6. **Lectores de la mente**. Este pensamiento negativo automático está convencido de que puede ver dentro de la mente de los demás y saber lo que piensan y sienten sin que nadie se los diga. Dice cosas como: "Todos creen que yo soy estúpido" o "Se están riendo de mí". Cuando estás seguro de saber lo que los demás están pensando, aunque no te lo hayan dicho, estás dándole de comer a los ANT lectores de la mente. Cuando Marcus me dijo: "Mis maestros me odian", estaba permitiendo que esos pensamientos lo torturaran.

Llevo veinticinco años de estudios, y no puedo saber lo que alguien está pensando a menos que me lo diga. Una mirada en dirección a ti no significa que alguien esté hablando de ti o esté enojado contigo. Le digo a la gente que una mirada negativa de alguien quizá tan solo signifique que está sufriendo de estreñimiento. La verdad es que no es posible saberlo.

Les enseño a mis pacientes la "Regla 18-40-60", que dice que cuando tienes dieciocho años te preocupas por lo que todos piensan de ti; a los cuarenta no te importa lo que otros piensen de ti, y ya para los sesenta te das cuenta de que nadie ha estado pensando en ti en lo absoluto. La gente pasa su tiempo preocupándose por sus cosas, no por ti. Deja de intentar leer su mente. Mira estos ejemplos:

A mi jefe no le agrado.
Mi instructor de artes marciales no me respeta porque soy gordo.
Mis amigos piensan que no podré seguirles el ritmo en el senderismo.
Mi padre cree que nunca lograré grandes cosas.

No dejes que esos ANT borren tus buenos sentimientos. Cuando hay cosas que no entiendes, pregunta y pide que te clarifiquen. Los lectores de la mente son infecciosos y causan muchos problemas entre las personas.

7. **Reprochadores**. Cuando las cosas salen mal, los pensamientos acusadores siempre cantan la misma vieja canción: *¡Él lo hizo! ¡Ella lo hizo! ¡No es mi culpa! ¡Es la tuya!* Este ANT no quiere que tú admitas tus errores o aprendas a reparar las cosas y hacerlas bien; quiere que seas una víctima. De todos los pensamientos negativos automáticos este es el más tóxico. Yo los llamo hormigas rojas, porque no solo te roban la felicidad, sino que también te consumen el poder personal. Cuando le reprochas a algo o a alguien por un problema en tu vida, te conviertes en una víctima de las circunstancias que no puede hacer nada para cambiar la situación. Cuando Marcus dijo: "Es culpa de mis padres por no dejarme abandonar el colegio", estaba permitiendo que los pensamientos reprochadores se arraigaran en su cerebro. Sé sincero contigo mismo y pregúntate si tienes la tendencia a decir cosas como:

Si tan solo no hubiera hecho aquello, habría sido exitoso.

Es tu culpa que fracasé, porque no hiciste lo suficiente para ayudarme.

No es mi culpa que coma tanto, mi madre me enseñó a dejar el plato limpio.

Estoy teniendo problemas para cumplir con ese plazo porque los clientes cambian de opinión a cada rato. Me siento fatal, ¡y todo es por su culpa!

Mi novio no me llamó a la hora que habíamos acordado y ahora es demasiado tarde para ir a ver esa película que tanto quería ver. ¡Me arruinó la noche!

Comenzar una oración diciendo: "Es tu culpa que yo…" puede arruinar tu vida. Los pensamientos reprochadores te ponen en el lugar de víctima, y cuando eres víctima no tienes el poder de cambiar tu conducta. Para poder liberarte de la adicción a los pensamientos reprochadores tienes que cambiar tu forma de pensar y hacerte cargo de tu cambio. Es tu vida. Me encanta la frase que escribió el autor Vernon Howard: "Permitir que otra persona tome el mando de tu vida es como *dejar que el camarero se coma tu cena*".

Al mismo tiempo, autoculparse es igual de tóxico. Siempre esfuérzate por ser un buen entrenador de ti mismo, en vez de alguien tóxico y abusivo.

Siete clases diferentes de ANT (o cómo distorsionamos la realidad para hacerla ver peor de lo que es)

1. Todo o nada: pensar que las cosas son todas buenas o todas malas.
2. Solo lo malo: ver solo lo malo en una situación dada.
3. Culposos: pensar en términos de *debería, tengo que, debo*, etc.
4. Rotuladores: agregar una etiqueta o rótulo negativo a ti mismo o a otra persona.
5. Predictores: predecir el peor resultado posible para una situación, con poca o ninguna evidencia de ello.
6. Lectores de la mente: creer que sabes lo que otras personas están pensando, aunque no te lo hayan dicho.
7. Reprochadores: culpar a otros por tus problemas.

SIETE ESTRATEGIAS PARA DOMINAR TU MENTE

Es posible aprender a escuchar tus pensamientos y redirigirlos para sentirte más feliz y positivo. A continuación, te presento siete estrategias que te ayudarán a poner en práctica lo que acabamos de ver.

Estrategia #1: Elimina los ANT en el momento en que te atacan

:05-15 Lleva un diario o usa la aplicación de notas en tu celular y cada
MINUTOS vez que te sientas triste, enojado, nervioso o fuera de control:

1. Anota tus pensamientos negativos automáticos (ANT).
2. Identifica el tipo de pensamiento (puede ser más de uno).
3. Pregúntate si estás cien por ciento seguro de que ese pensamiento es verdad.

Arrojar luz sobre los pensamientos negativos hace que se desintegren. Estos son seis ejemplos tomados de mis pacientes:

1. De una mujer que fue violada, que vino a verme por ansiedad y depresión:
   ANT: *Estoy hecha pedazos.*
   Tipo: Ella lo identificó como "todo o nada" y "rotulador".
   ¿Es verdad?: "No es verdad", escribió. "Soy una buena persona que fue atacada. Puedo vencer esto, reunir las piezas y volver a sentirme entera otra vez". Responderle al pensamiento le quita su poder.

2. De un padre cuyo hijo adulto era un drogadicto:
   ANT: *No soy un buen padre.*
   Tipo: Lo ubicó en la categoría "todo o nada" y en "reprochador".
   ¿Es verdad?: "No es verdad", escribió. "Yo fui un padre presente y amoroso. La adicción forma parte de nuestra familia, pero en última instancia es decisión de mi hijo involucrarse en conductas en las que pierde el control. Yo estaré ahí para apoyarlo en todo lo que pueda, pero no puedo controlar su vida".

3. De una mujer a la que le asesinaron un hijo:
   ANT: *Soy mala porque deseo que su asesino sea castigado.*
   Tipo: Lo nombró como "rotulador".

¿Es verdad?: "No es verdad", puso. "Soy una buena persona, con un corazón amoroso. Extraño mucho a mi hijo y espero volverlo a ver un día en el cielo".

4. De una mujer que estaba teniendo problemas con su esposo y a causa de eso se sentía más aferrada a él y desesperada:
ANT: *Mi esposo me abandonará y me quedaré sola.*
Tipo: Ella lo identificó como "predictor".
¿Es verdad?: Ella escribió: "No sé si es verdad, pero si sigo estando ansiosa y desesperada, me dejará. Necesito ser fuerte, no importa lo que suceda".

5. De un hombre que fue despedido de su empleo a causa de su mal genio:
ANT: *Soy una mala persona y nunca encontraré otro trabajo. Mi familia quedará desamparada.*
Tipo: Lo consideró "rotulador" y "predictor".
¿Es verdad?: "Yo necesito entender y solucionar el tema de mi temperamento", me dijo. "Pero soy una buena persona y me pondré en marcha para encontrar otro empleo para sostenerme a mí y a mi familia".

6. De un joven adulto que tenía problemas en la universidad:
ANT: *Nunca seré tan bueno como mis amigos.*
Tipo: Lo ubicó bajo "todo o nada".
¿Es verdad?: Me dijo: "Yo soy mejor que mis amigos en algunas cosas y no en otras. Tengo que dejar de ser tan duro conmigo mismo".

Confrontar los pensamientos negativos automáticos es una herramienta muy poderosa. Varios meses después de que Marcus aprendió a eliminarlos, su ansiedad y depresión se redujeron de manera notable y mejoró su desempeño escolar. Siguió hasta graduarse de la secundaria y finalmente de la Facultad de Derecho. No le creas a cada pensamiento estúpido que tienes.

Estrategia #2: Abandona la mente de mono, pero préstale atención

:10
MINUTOS Todos lidiamos con pensamientos inconexos a veces, pero una de las mejores formas de impedir que los monos te arruinen la mente con todas sus distracciones es comenzar a prestarles atención. Cuando no tienes en cuenta tu vida interior, cual niños muertos de hambre, los monos

comienzan a portarse mal, torturarte, denigrarte y crear caos. Sin embargo, cuando comienzas a ser consciente de tus pensamientos, evaluarlos o incluso divertirte con ellos, pierden el control sobre tu vida emocional.

Dedicar tiempo para reflexionar y dirigir tu vida interior puede ayudarte a entrenar a los monos para que trabajen para ti, en vez de amenazar tu cordura. La meditación es una forma maravillosa de recuperar el control sobre tu mente (mira el capítulo 1, páginas 48-49). Varios estudios han demostrado que la meditación puede reducir la frecuencia cardíaca, disminuir la presión arterial, incrementar la circulación sanguínea, ayudar a la digestión, fortalecer tu sistema inmunológico, mejorar la cognición, concentración y memoria, y disminuir el envejecimiento cerebral, adicciones, ansiedad, depresión e irritabilidad[8]. Dedicar unos minutos cada día a esta práctica, sea meditando en un pasaje de las Escrituras o realizando la meditación de bondad amorosa, te ayudará a calmar tu mente.

Estrategia #3: Comienza cada día diciendo "Hoy va a ser un gran día"

10 SEGUNDOS Tan pronto como te despiertes o tus pies toquen el suelo cada mañana, di esas palabras en voz alta. Como tu mente es propensa a la negatividad, encontrará estrés en el hecho de empezar un nuevo día, a menos que tú la entrenes y disciplines. Cuando diriges tus pensamientos a "Hoy va a ser un gran día", tu cerebro te ayudará a descubrir las razones por las cuales será así. Cuando me encuentro haciendo un recorrido por la televisión pública, por ejemplo, y me despierto cada día en una ciudad distinta, mi cerebro puede anticipar todo lo que podría salir mal, incluyendo el fastidio de viajar, haciéndome sentir pésimo. En cambio, cuando declaro: "Hoy va a ser un gran día", pienso en toda la gente maravillosa que conoceré o las vidas que pueden ser tocadas por medio de mi trabajo, y entonces disfruto la jornada.

Estrategia #4: Registra tus estados de ánimo y busca formas de aumentar la gratitud

:15-30 MINUTOS Los empresarios profesionales suelen decir: "No puedes cambiar lo que no puedes medir". Por esa razón es sabio llevar un diario en el que registres y midas los sentimientos que deseas disminuir, como ansiedad, temor, tristeza o angustia, y los que anhelas aumentar, como por ejemplo el gozo, la felicidad o alguna otra emoción positiva. Escribe un sentimiento y evalúalo en una escala del 1 al 10, donde 1 es "terrible" y 10 es "genial". Una vez que hayas establecido esta línea de base, puedes ver cuáles de las intervenciones de *Siéntete mejor, de inmediato y para siempre* funcionan mejor para ti. Cada vez que tengas un día difícil —o varios—, puedes mirar tu diario y detectar tendencias, como ciertos días de la semana, horas del día, posición en tu ciclo menstrual, si has comido o no, y otras cosas más.

Una de las primeras lecciones que aprendí como psiquiatra fue que podía hacer que casi todos lloraran o se molestaran con las preguntas que les hacía. Si les pedía a mis pacientes que pensaran en sus peores recuerdos —las veces que fracasaron, los incidentes en los que fueron avergonzados o el día en que perdieron a alguien a quien amaban—, a los pocos segundos se sentían mal. Pero lo contrario también es cierto. Si les pedía que pensaran en sus momentos más felices —las veces que les fue bien en algo o el día en que se enamoraron—, en general comenzaban a sonreír. Estos son seis breves ejercicios que puedes escribir en tu diario y te ayudarán a cambiar el enfoque.

1. **Anota tres cosas por las que estás agradecido**. La gratitud te ayuda a dirigir la atención hacia los sentimientos positivos y a alejarte de los negativos. El Dr. Hans Selye, considerado uno de los pioneros de la investigación sobre el estrés, escribió: "Nada borra los pensamientos desagradables más eficazmente que concentrarse deliberadamente en los placenteros"[9]. Si pudiera embotellar la gratitud, lo haría. Sus beneficios superan abundantemente a la mayoría de los medicamentos que prescribo y no posee efectos colaterales. Una gran cantidad de estudios sugieren que la práctica diaria de la gratitud, que puede ser algo tan simple como anotar cada día varias cosas de las que estás agradecido, podría mejorar tus emociones, salud, relaciones, personalidad y carrera profesional. A partir de una maravillosa publicación de Amit Amin[10] en el blog *Happier Human* y de Courtney Ackerman en el *Programa de Psicología Positiva*[11], investigaciones sugieren que la gratitud puede mejorar los siguientes aspectos:

- Felicidad
- Bienestar
- Ánimo
- Autoestima
- Resiliencia
- Sentido de espiritualidad
- Generosidad
- Optimismo

- Reducción del materialismo
- Reducción del egocentrismo
- Recuperación de abuso de sustancias
- Resistencia al estrés
- Resistencia a la envidia
- Amistades
- Relaciones amorosas

- Carrera profesional
- Habilidad para armar redes
- Relaciones amorosas
- Productividad
- Alcanzar metas
- Reducción de ausencias del personal
- Toma de decisiones en los médicos

- La salud física, que incluye:
  - Apariencia física
  - Mejoría del sueño
  - Menos síntomas físicos
  - Menos dolores
  - Menor presión sanguínea en personas que eran hipertensas
  - Vitalidad y energía
  - Longevidad[12]

Se ha demostrado que concentrarse en la gratitud aumenta la actividad del sistema nervioso parasimpático y disminuye los marcadores de inflamación[13]; mejora los casos de depresión, estrés y felicidad[14]; reduce el estrés entre los que cuidan a otros; y, entre los ancianos, disminuye notablemente el estado de ansiedad y depresión, así como aumenta la memoria específica, la satisfacción de la vida y la felicidad subjetiva.[16]

Cuando practicas el hábito de llevar la atención a las cosas de las que estás agradecido, mejoras la forma en que tu cerebro funciona. En épocas de estrés, aparta un minuto para escribir tres cosas —pequeñas o grandes— por las que agradecer. Puede ser que te cueste parar en la tercera.

2. **Escribe una carta de agradecimiento**. El Dr. Martin Seligman, considerado el padre de la psicología positiva, desarrolló este poderoso ejercicio junto a su equipo en la Universidad de Pensilvania: Escribe un ensayo de trescientas palabras sobre alguien por quien estás agradecido. Puede ser un maestro, mentor, amigo, jefe o colega. Cuando hayas finalizado, si es posible, haz una cita con esa persona y léele el escrito en voz alta. Los estudios han demostrado que hacerlo aumentó en gran manera las tasas de satisfacción y felicidad y disminuyó los síntomas de depresión.[17]

3. **Expresa tu aprecio**. Para fortalecer la gratitud, agrégale aprecio, que es gratitud expresada. El aprecio construye puentes entre las personas. Expresar apoyo y valoración a los demás ha probado

disminuir la respuesta de estrés en el cerebro de una manera más poderosa que recibir apoyo[18]. *Es mejor para tu cerebro dar que recibir.* Para sobrealimentar el pensamiento alegre, hazte el hábito de escribir el nombre de la persona que aprecias y por qué; después díselo a esa persona en un mensaje de texto o una llamada. Hazlo una vez por semana y trata de no repetir a nadie durante dos meses. Este ejercicio te ayudará a tender puentes de bondad.

4. **Cuenta tus bendiciones**. Puedes fomentar los buenos sentimientos si cuentas tus bendiciones, en vez de ovejas al ir a dormir. En un estudio entre 221 adolescentes, el grupo que se enfocó en contar sus bendiciones reportó un aumento de gratitud, optimismo y satisfacción con la vida y una disminución de los sentimientos negativos[19]. En la noche, antes de dormir, escribe todas las cosas buenas de tu vida que se te ocurran en tres minutos.

5. **Anota lo que anduvo bien**. Otro ejercicio en el que se ha comprobado un rápido ascenso del nivel de bienestar se llama "Lo que anduvo bien". Varias investigaciones demostraron que las personas que realizaron este ejercicio estaban más felices y menos depresivas dentro del mes y los seis meses siguientes al inicio del estudio[20]. Justo antes de dormirte, escribe tres cosas que anduvieron bien ese día; luego, pregúntate: "¿Por qué sucedió esto?". Se probó que este simple ejercicio ayudó a las personas que tienen trabajos estresantes a desarrollar emociones más positivas.[21]

6. **Concéntrate en tus logros**. Una vez traté a una mujer empresaria muy exitosa que ganó un millón de dólares. Sufría ansiedad y depresión y sentía que era una fracasada y que su vida no tenía sentido. En repetidas ocasiones se enfocaba en un incidente en el que una reportera, que hasta donde sé no había logrado mucho en su vida excepto destrozar a la gente exitosa, la había criticado despiadadamente en un artículo de una revista. Ella repetía el artículo una y otra vez en su mente. Tenía un patrón obsesivo en su cerebro y tendía a quedar estancada en pensamientos y comportamientos negativos.

La primera tarea que le encomendé fue escribir sobre sus logros con tanto detalle como pudiera. En la próxima sesión trajo ocho páginas llenas de logros, incluyendo tener quinientos empleados, hacer obras de caridad y sostener relaciones duraderas. El simple hecho de hacer el ejercicio la hizo sentir muy bien y enseguida cambió el foco de atención.

Escribe los mejores y más positivos momentos de tu vida. Si puedes encontrar un solo momento, seguramente encontrarás dos. Si recuerdas dos, seguramente también recordarás cuatro, y así sucesivamente. Al llevar tu atención a tus logros, es muy probable que te sientas mejor de inmediato.

BENEFICIOS DE LA GRATITUD

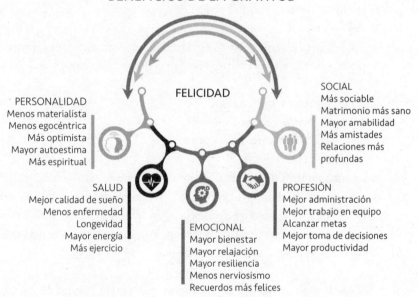

PERSONALIDAD
Menos materialista
Menos egocéntrica
Más optimista
Mayor autoestima
Más espiritual

FELICIDAD

SOCIAL
Más sociable
Matrimonio más sano
Mayor amabilidad
Más amistades
Relaciones más
profundas

SALUD
Mejor calidad de sueño
Menos enfermedad
Longevidad
Mayor energía
Más ejercicio

EMOCIONAL
Mayor bienestar
Mayor relajación
Mayor resiliencia
Menos nerviosismo
Recuerdos más felices

PROFESIÓN
Mejor administración
Mejor trabajo en equipo
Alcanzar metas
Mejor toma de decisiones
Mayor productividad

Estrategia #5: Genera optimismo con una dosis de realidad para aumentar la resiliencia más rápidamente

El Dr. Seligman desarrolló el concepto conocido como "desesperanza aprendida", que tuvo una influencia poderosa en mi carrera[22]. Él descubrió que cuando los perros, ratas, ratones e incluso las cucarachas experimentaban dolores agudos sobre los cuales no tenían control, al final simplemente aceptaban el dolor sin intentar escapar. También descubrió que los seres humanos hacemos lo mismo. En una serie de experimentos, su equipo de investigación dividió de forma aleatoria a los sujetos en tres grupos: los que eran expuestos a un ruido muy fuerte, pero podían detenerlo pulsando un botón; los que oían el ruido irritante, pero no podían apagarlo; y un grupo de control que no oía nada en absoluto. Al día siguiente, los sujetos tuvieron una nueva asignación que otra vez incluía ruidos dolorosos. Para apagar el sonido, todo lo que tenían que hacer era mover sus manos treinta centímetros. Las personas que estaban en el primer y tercer grupos enseguida lo dedujeron y pudieron detener el sonido. Pero la mayoría de las personas pertenecientes al segundo grupo no hicieron nada al respecto. Esperando no lograr nada, ni siquiera intentaron escapar del ruido irritante. Habían aprendido a estar desesperanzados.

Pero —y aquí es cuando se pone emocionante— alrededor de una tercera parte de las personas del grupo dos, que no habían sido capaces de escapar del dolor, nunca se desesperanzaron. ¿Por qué? La respuesta resultó ser el optimismo. El equipo médico del Dr. Seligman descubrió que las personas que no se dan por vencidas interpretan el dolor y la contrariedad como

- *temporal*, en vez de permanente;
- *limitado*, en vez de generalizado; y
- *variable*, en vez de fuera de su control.

Los optimistas dirían cosas como "Pasará enseguida; es solamente una situación y yo puedo hacer algo al respecto". El equipo del Dr. Seligman entendió que enseñar optimismo puede ayudar a vacunar a las personas contra la ansiedad, depresión, trastorno de estrés postraumático y problemas relacionales. Estas son algunas de las ideas principales.

1. *Escúchate a ti mismo y a los demás para ver cómo explican las cosas.* ¿La gente es victoriosa o es víctima? ¿Tienen control o no? ¿Las dificultades son permanentes o temporales? Los *pesimistas* describen las cosas malas como permanentes y generalizadas y las buenas como pasajeras, mientras que los *optimistas* describen las situaciones justo en el sentido opuesto: lo malo como temporal y lo bueno como permanente y general.

2. *Cambia tu lenguaje y sentimientos en torno a las situaciones que enfrentas.* Puedes dejar de ser víctima, tomar el control cada vez que sea posible y entender que las dificultades a menudo son temporales.

3. *Permite que los errores sean instancias de aprendizaje, en vez de un juicio final de valor.* Todos cometen errores y la forma en que reaccionas a ellos

es lo que determina lo rápido que te recuperas. Aceptar un error y buscar aprender la lección puede ayudarte a superarlo y avanzar.

Pesimismo y optimismo son hábitos de pensamiento

PESIMISTAS (DESESPERANZADOS)	OPTIMISTAS (ESPERANZADOS)
Ven los problemas como permanentes	Ven los problemas como pasajeros
Ven los problemas como generalizados	Ven los problemas como limitados
No creen que ellos puedan hacer algo	Pueden controlar o influir sobre lo que les sucede
Ven el fracaso como un dictamen sobre ellos	Ven el fracaso como una lección
Tienen baja autoconfianza	Se sienten confiados en sí mismos
Se concentran en los problemas	Piensan de cara al futuro
Tienden a sentirse inútiles	Tienden a tener esperanza
Tienden a darse por vencidos	Se apegan a las cosas difíciles
Albergan resentimiento	Son más proactivos con su salud
Son menos proactivos con la salud	Perdonan con más facilidad
Se enfocan en las preocupaciones y la negatividad	Son menos propensos a obsesionarse con lo negativo
Se sienten más estresados	Se sienten menos estresados
Más probabilidad de padecer insomnio	Probablemente duermen mejor
Ven el vaso medio vacío	Ven el vaso medio lleno
Son más retraídos	Son más altruistas

Esfuérzate para tomar el control de tu vida, sé innovador y busca nuevas posibilidades. Una enorme investigación que involucró a más de 97 000 participantes descubrió que los optimistas tenían mucha menos probabilidad de padecer enfermedades coronarias que los pesimistas[23]. Las mujeres que entraron en la categoría "hostilidad cínica" tuvieron mucha más oportunidad de presentar enfermedades coronarias. El optimismo también se asocia a una mejor calidad de vida[24], una menor incidencia de derrame cerebral[25], un sistema inmunológico más fuerte[26], mejor tolerancia al dolor[27] y mayor supervivencia en casos de pacientes de cáncer de pulmón.[28]

Como hemos visto, el optimismo ciego nos puede llevar a una muerte prematura. El Proyecto Longevidad, de la Universidad de Stanford, detectó que los optimistas despreocupados morían antes a causa de accidentes y enfermedades prevenibles[29]. La falta de sueño lleva a un mayor optimismo de esta clase y a peores decisiones[30]. Estudiantes universitarios que eran demasiado optimistas presentaron mayor tendencia a beber alcohol en exceso[31], y los jugadores compulsivos a menudo son catalogados como demasiado optimistas también[32]. ¿La moraleja? Siempre es mejor equilibrar el optimismo con planificación y prevención de futuros problemas. Ser optimistas acerca de comer un tercer bol de helado bañado con caramelo te llevará a una muerte más temprana, sin importar cuánto desees que no sea así.

Estrategia #6: Cambia la B.

No nos controlan los acontecimientos ni las personas,
sino nuestra percepción de ellos.

Una vez oí la siguiente historia: a principios del siglo pasado una compañía de zapatos envió un representante de ventas a África. Este envió un telegrama: "Estoy regresando. Aquí nadie usa zapatos". Otra compañía envió a su representante también, que vendió miles de zapatos. Este envió un telegrama a su empresa, diciendo: "El negocio marcha fantástico. Nadie ha oído jamás sobre zapatos". Los dos representantes percibieron la misma situación desde dos perspectivas completamente diferentes y obtuvieron resultados diametralmente opuestos.

La percepción es el modo en que, como individuos, nos interpretamos a nosotros mismos y al mundo que nos rodea. Nuestros cinco sentidos asimilan el mundo, pero la percepción ocurre cuando nuestro cerebro procesa la información entrante a través del "filtro de los sentimientos". Cuando el filtro se siente bien, traducimos esa información de una manera positiva. Cuando se siente enojado u hostil, percibimos el mundo que nos rodea como algo negativo. Nuestras percepciones del exterior están basadas en nuestro mundo interior. Cuando estamos cansados, por ejemplo, somos más propensos a irritarnos con el comportamiento de un niño, que generalmente no nos molestaría.

Nuestra mirada de la situación tiene un mayor impacto en nuestra vida que la situación en sí misma. El renombrado psiquiatra Richard Gardner dijo que el mundo es como un test de Rorschach, donde a la persona se le pide que describa lo que ve en diez manchas de tinta que no significan nada en absoluto. Lo que vemos en los manchones está relacionado con nuestra visión interior del mundo; nuestras percepciones atestiguan de nuestro estado mental. Así como pensamos, también percibimos. Por lo tanto, en realidad, no tenemos que intentar cambiar el mundo que nos rodea sino más bien nuestro propio mundo interior. Yo les enseño a mis pacientes el modelo A-B-C, que es así:

A *es el suceso real,*
B *es cómo lo interpretamos o percibimos el hecho y*
C *es cómo reaccionamos a él.*

Otras personas o hechos (*A*) no pueden hacer que hagamos nada. Es nuestra interpretación o percepción (*B*) lo que provoca nuestro comportamiento (*C*). Considera, por ejemplo, la vez que bostecé mientras atendía a un paciente. Me preguntó si yo estaba aburrido y le dije que era importante que me lo preguntara, porque la noche anterior había estado con una emergencia y estaba cansado, pero que me resultaba interesante lo que él me estaba contando. Mi bostezo fue *A*, su interpretación de que yo estaba aburrido fue *B* y su pregunta fue *C*. Yo me alegré de que él me preguntara eso, porque para algunos pacientes la reacción C hubiera sido irse de la terapia con un sentimiento negativo. Cuando nos permitimos mirar las alternativas y desafiar nuestra percepción inicial negativa, hemos transitado un largo camino hacia la salud emocional.

Cuestionar la *B* es muy importante. Puede marcar la diferencia entre una vida significativa o la muerte. Piensa en las historias del Nuevo Testamento de Judas y Pedro, dos de los discípulos de Jesús que lo traicionaron la noche que fue apresado (mira Mateo 26:69-27:10). Judas aceptó dinero para identificar a Jesús ante los guardias del templo que se lo llevaron. Más tarde, esa misma noche, Pedro negó tres veces conocer a Jesús. *A* fue la traición. *B* fue su interpretación de la traición: Judas sintió que había cometido un pecado imperdonable; Pedro se sintió avergonzado y lloró. *C* fue cada una de sus reacciones: Judas devolvió las treinta piezas de plata y luego se ahorcó, mientras que Pedro pidió perdón, fue perdonado y luego se convirtió en una figura central en el comienzo de la Iglesia cristiana. Si no cuestionamos nuestras percepciones, ellas nos pueden llevar a lugares adonde no deseamos ir.

Estrategia #7: Mira la película de Disney, Pollyanna

Una de mis películas preferidas de todos los tiempos es *Pollyanna*, de Disney, basada en el libro de 1913 que lleva el mismo nombre, de Eleanor Porter. Después de que sus padres misioneros fallecieron, ella se fue a vivir con su tía Polly y pudo ayudar a transformar una pequeña aldea con mucha gente negativa en una comunidad positiva. Ella les enseñó "el juego alegre", que consistía en buscar cosas que los hicieran felices en cualquier situación. Su padre le había enseñado este juego en una ocasión en la que estaba muy decepcionada. Ella siempre había deseado tener una muñeca, pero sus padres no tenían dinero suficiente para comprársela. Cuando su padre les pidió a quienes sostenían económicamente a su familia misionera que le enviaran una muñeca vieja, por error le mandaron un par de muletas. *¿Cómo puedo estar alegre con estas muletas?*, se preguntó. Entonces decidió que estaría feliz y

---

PEQUEÑOS HÁBITOS QUE PUEDEN AYUDARTE A SENTIRTE MEJOR DE INMEDIATO Y QUE CONDUCEN A GRANDES CAMBIOS

ID-: I5 Cada uno de estos hábitos lleva apenas unos minutos. Es-
SEGUNDOS MINUTOS   tán ligados a algo que haces (o piensas o sientes) para que sea más probable que puedan volverse automáticos. Una vez que realices las acciones que deseas, encuentra un modo de hacerte sentir bien al respecto (dibuja una carita feliz, haz un gesto de victoria con el puño u otro gesto espontáneo). Las emociones positivas ayudan al cerebro a recordar.

1. Cuando apoye un pie en el suelo al levantarme en la mañana, lo primero que diré será: "Hoy va a ser un gran día".
2. Cada vez que salte un pensamiento negativo automático, lo escribiré y a continuación preguntaré: "¿Es verdad?".
3. Enseguida que llegue a casa, luego de colgar las llaves, pondré un audio de meditación.
4. Antes de irme a dormir, contaré mis bendiciones, enumerando al menos tres.
5. Luego de tener un pensamiento negativo, pensaré en lo que salió bien ese día.
6. Cuando enfrente una situación difícil, me preguntaré: "¿Hay aquí, en esta situación, algo por lo que puedo ponerme contento?".
7. Después del desayuno, pensaré en una persona a la que aprecio y se lo diré en un mensaje de texto o una nota rápida.

---

contenta porque no las necesitaba. Este simple juego cambió las actitudes y la vida de muchas personas en la película. Pollyanna incluso le contó al pastor lo que su padre le había enseñado: la Biblia tenía ochocientos "textos alegres", y si Dios mencionaba el estar alegres todas esas veces, sería porque Él quería que pensáramos de esa manera.

Enfocarnos en las situaciones negativas nos hace sentir mal. Jugar el juego alegre, o mirar lo positivo de las cosas, nos ayuda a sentirnos mejor. Esta película hace que valga la pena invertir los ciento treinta y cuatro minutos que dura.

No exagero cuando digo que desarrollar un pensamiento acertado, honesto y disciplinado puede cambiar tu vida. Si te deshaces de esos ANT, practicas la gratitud, dominas tus percepciones y sigues estas otras estrategias, verás cómo disminuye la preocupación, ansiedad, ira y negatividad y lograrás sentirte mejor de inmediato.

SIETE ESTRATEGIAS PARA DOMINAR TU MENTE

Desarrollar estrategias para tener un pensamiento acertado, honesto y disciplinado es vital para alcanzar el éxito.

1. Elimina los pensamientos negativos automáticos en el mismo momento en que atacan.
2. Combate la mente de mono prestándole atención.
3. Comienza cada día con la frase: "Hoy va a ser un gran día".
4. Empieza a escribir un diario para registrar tus estados de ánimo y los ejercicios de emociones positivas.
5. Genera optimismo con una dosis de realidad para edificar la resiliencia rápidamente.
6. Cambia la *B*.
7. Mira la película *Pollyanna*.

PARTE 3

TUS VÍNCULOS

Tal como hablamos en la Introducción, la conexión social es uno de los cuatros aspectos claves de la salud, junto con los componentes biológico, psicológico y espiritual. Nuestros vínculos sociales nos dan las mayores alegrías y las tristezas más grandes. Cuando las relaciones se tensan o se rompen, la gente se siente desdichada y es vulnerable a actuar de maneras contraproducentes. Para usar la analogía de una computadora, los vínculos sociales son como las conexiones de red que nos unen a otros de manera significativa. La salud del cerebro es a menudo la pieza faltante para entender las relaciones saludables o difíciles, los traumas emocionales y las aflicciones. Los próximos dos capítulos te brindarán herramientas poderosas para mejorar todas las relaciones y ayudar a eliminar las heridas que te persiguen. En el capítulo 6 veremos algunos hábitos que pueden elevar todas tus relaciones y en el 7 te mostraré algunas formas prácticas de tratar con el dolor y el trauma emocional que pueden venir de una pérdida, relación rota u otras circunstancias difíciles de la vida.

CAPÍTULO 6

CONEXIONES QUE SANAN

CÓMO MEJORAR TODAS TUS RELACIONES

▬▬

> *La proporción mágica es 5:1. Hemos descubierto que siempre y cuando haya cinco interacciones positivas por cada interacción negativa, una pareja puede tener una relación estable y feliz a lo largo del tiempo.*
>
> Dr. John Gottman

> *La verdad es que todos van a lastimarte; tú solo tienes que encontrar a aquellos por los que vale la pena sufrir.*
>
> Atribuido a Bob Marley

Las buenas relaciones nos mantienen felices y sanos, según un estudio realizado a lo largo de setenta y cinco años por la Universidad de Harvard. Las conexiones sociales positivas nos ayudan a vivir más, mientras que la soledad nos mata más temprano. Tristemente, uno de cada cinco estadounidenses se siente solo, lo que significa que también hay un problema de salud pública. Otra lección que extraemos de ese estudio es que estar involucrados en relaciones positivas, amorosas y satisfactorias mantiene saludable nuestro cerebro y nuestro cuerpo aun en la edad adulta, mientras que permanecer en relaciones llenas de conflicto está asociado con la enfermedad y muerte temprana.[1]

Las crisis emocionales, ataques de pánico, depresión y conductas obsesivas a menudo se desencadenan tras la pérdida o amenaza de pérdida de una relación. Los problemas matrimoniales, infidelidades, violencia doméstica y separación impulsan a la gente a acudir a las Clínicas Amen. Es común para nosotros oír frases como: "Mi matrimonio se está desmoronando", "Todas mis relaciones están fracasando" o "Quiero ser un mejor esposo y dejar de dañar a mi familia". Mejorar tus conexiones sociales es una de las mejores maneras de comenzar a sentirte mejor de inmediato y para siempre.

A diferencia de los osos polares, los seres humanos requieren interacción social para estar saludables. Todos tenemos una necesidad fundamental de pertenecer, tan esencial como la necesidad de agua y alimento. La gente socialmente conectada es más feliz y más sana, y viven mayor tiempo[2]. Las personas casadas son menos propensas a padecer demencia que los que nunca se han casado (su riesgo es 20% más alto), de acuerdo con una investigación reciente[3]. La soledad o el aislamiento se asocian también con una mayor tasa de depresión, declinación cognitiva y demencia[4]. Mantener relaciones afectivas es tanto o más importante que dormir bien, llevar una dieta sana y hacer ejercicio.

La Dra. Naomi Eisenberger, profesora de Psicología Social en la Universidad de California, ha demostrado en una fascinante serie de estudios que la pérdida, o quedar socialmente excluido o rechazado, activa los centros de dolor físico en el cerebro, y que los que son más sensibles al dolor físico también lo son al rechazo social. Además de eso, Eisenberger ha probado que tomar medicación analgésica, como el acetaminofeno (paracetamol), puede ayudar a aliviar el dolor del rechazo social[5]. Cuando se trata del cerebro, un corazón roto no es muy diferente de una pierna rota.

El rechazo también desencadena la agresión. Los animales que están físicamente adoloridos a menudo reaccionan contra otros con agresividad. Los investigadores que analizaron a quince tiradores en las escuelas en 2003, descubrieron que todos ellos, excepto dos, habían sufrido rechazo social[6]. El suicidio, homicidio y asesinato seguido de suicidio son a menudo las consecuencias de lazos sociales rotos.

Relacionarse con otros de una manera sana y efectiva es, en última instancia, una habilidad que tiene base en el cerebro, pero los consejeros matrimoniales no tienen nada de entrenamiento sobre este órgano. Cuando este goza de buena salud, puedes percibir a los demás de una manera más acertada, tener mayor dominio de tus emociones y actuar de una forma saludable con la gente que te rodea. Tu cerebro te permite leer las señales sociales, escuchar, responder de manera apropiada, lidiar con los conflictos, establecer límites, actuar de manera inclusiva y estar atento en momentos de interacción. Un cerebro con cortocircuitos, sean tuyos o de otra persona, a menudo interrumpe las relaciones efectivas. Detente un momento y piensa: el cerebro nutre, influencia, estimula, irrita, calma e incita a uno contra otro. Ser criado por un padre con un cerebro conflictivo, tener un cónyuge o jefe con problemas cerebrales, o hasta tratar con un amigo, maestro o compañero de trabajo que necesita ayuda con su afección cerebral, son situaciones que causan un estrés inconmensurable. Entender la neurociencia de las relaciones te dará una ventaja excepcional. Si te ocupas del cuidado de tu cerebro, todas tus relaciones pueden mejorar.

OCHO HÁBITOS BASADOS EN EL ESTUDIO DEL CEREBRO PARA MEJORAR TUS RELACIONES

El profesor Howard Markman, director del Centro de Estudios sobre el Matrimonio y la Familia de la Universidad de Denver, puede predecir con 90% de precisión si una pareja se divorciará o seguirá casada. Puede hacer esta predicción después de observar una conversación de quince minutos entre cónyuges sobre un tema en el que no concuerdan. Si la discusión incluye los hábitos de culpar, menospreciar, escalar, descalificar o evitar al otro, es probable que su futuro no sea feliz. Sin embargo, si la pareja se comunica con respeto y tiene un propósito compartido, detiene la escalada de una manera civilizada, el futuro se ve mucho más positivo. Markman también descubrió que podía reducir el divorcio en un tercio entre parejas a las que él les enseñó varias habilidades primordiales[7]. Los hábitos para las buenas relaciones pueden aprenderse y mejorarse con un cerebro saludable que puede recordarlos e implementarlos.

Este capítulo te proporcionará ocho hábitos basados en el estudio del cerebro que han demostrado clínicamente que pueden mejorar tus habilidades relacionales. En parte, estas técnicas son el fruto de investigaciones en el campo de la terapia interpersonal (TIP). El fortalecimiento de las habilidades interpersonales ha demostrado ser eficaz en reducir la ansiedad, depresión y estrés, y mejorar tanto el éxito en los negocios como la satisfacción matrimonial. Existen más de ciento veinticinco estudios que prueban la eficacia de la TIP[8]. Incluso los estudios de neuroimágenes han demostrado que mejorar las relaciones puede normalizar el cerebro en personas deprimidas[9]. El acrónimo *RELATING* [relacionarse, en inglés] te ayudará a recordar los hábitos relacionales esenciales.

R de responsabilidad
E de empatía
L de *listening* [escuchar, en inglés] y buenas habilidades comunicacionales

A de asertividad apropiada
T de tiempo físico
I de inquirir y corregir pensamientos negativos
N de notar lo que te gusta más que lo que no
G de gracia y perdón

R DE RESPONSABILIDAD

La responsabilidad no es cuestión de culpa. Es cuestión de habilidad para responder en cualquier situación en la que te encuentres, como en estos ejemplos:

"Es mi tarea hacer que esta relación mejore".

"Tengo el poder de mejorar la forma en que nos comunicamos y actuamos entre nosotros".

"Tengo influencia en mis relaciones y la ejerzo de una manera positiva".

"Soy responsable por mi conducta en nuestras interacciones".

A la gente que asume la responsabilidad por sus actos les va mejor en sus relaciones. Los que constantemente están culpando a los demás se preparan para una vida llena de problemas. Pero culpar es lo más rápido y sencillo, y hasta parece estar preestablecido en el cerebro. En un estudio de la Universidad de Duke, los investigadores escanearon el cerebro de voluntarios mientras se les pedía que juzgaran las intenciones de otros en múltiples situaciones. Uno de los escenarios era: "El gerente sabía que el plan dañaría el medioambiente, pero no le importó en absoluto el efecto que tuviera, inició el plan solamente para aumentar las ganancias. ¿Crees que él pensó en dañar el medioambiente de manera intencional?". El 82 % de los voluntarios dijo que la acción fue deliberada. Cuando los investigadores reemplazaron la palabra *dañar* por *ayudar*, solo 23 % dijo que había sido intencional. Los científicos descubrieron que cuando los voluntarios "acusaban" al gerente, su cerebro reaccionaba de manera más rápida y potente, activando la amígdala, que está involucrada en los sentimientos de temor y amenaza. Los que vieron una intención positiva en la conducta del gerente reaccionaron de manera más lenta, con menos actividad en la amígdala y más en la corteza prefrontal (CPF), la región del cerebro que vimos en el capítulo 3 y que está asociada con la función ejecutiva y la reflexión.[10]

Culpar es una manera rápida, común y posible de autoprotegernos contra la agresión, pero también es la primera y más devastadora marca de una conducta contraproducente para las relaciones. Cuando culpas a alguien y no asumes la responsabilidad de tus acciones, te conviertes en víctima de otros y eres más impotente para cambiar las cosas. Si luchas con la acusación, típicamente te escucharás diciendo cosas como estas:

"No fue mi culpa que interpretaras mal las cosas".

"Eso no hubiera sucedido si me hubieras escuchado".

"Es tu culpa que estemos teniendo problemas".

La conclusión sería algo así: "Si tan solo hubieras hecho las cosas de manera diferente, yo no me encontraría en este apuro. Es tu culpa y yo no soy responsable de ello".

Desviar la responsabilidad por los problemas en las relaciones o poner excusas cuando las cosas no salen como te gustaría, es el primer paso en la cuesta abajo. La cuesta abajo es algo así como:

Desviar la responsabilidad
"Es tu culpa"

Ver la vida como si estuviera fuera de mi control
"Mi vida sería mejor si tú no hubieras hecho..."

Ponerse en papel de víctima
"Si tú fueras diferente, entonces..."

Darse por vencido
"Esto nunca va a funcionar. ¿Por qué intentarlo siquiera?"

Desviar la responsabilidad te hace sentir mejor de manera temporal, pero a la vez refuerza la idea de que tu vida está fuera de tu control y que otros pueden determinar cómo serán las cosas para ti. Esto provoca malestar interior, lleva a la ansiedad y sentimientos de impotencia.

Sarah vino a verme a causa de un estrés conyugal. Había estado bajo terapia con otro psiquiatra durante más de tres años, pero sentía que no estaba avanzando. Se quejaba de que su esposo era un alcohólico que la maltrataba. Muchas veces lloraba y se deprimía, y tenía problemas para concentrarse. En nuestra entrevista inicial se hizo claro que ella no asumía la responsabilidad por lo que estaba pasando en su vida. Culpaba a su primer esposo por haberla dejado embarazada a los diecinueve años y por haberse sentido "obligada" a casarse con él, pero se quejaba de que él no tenía motivación y por eso se habían divorciado. Luego, a continuación, se había casado impulsivamente con dos hombres distintos, ambos alcohólicos y físicamente abusivos. Con lágrimas en los ojos, expresó haber sido continuamente victimizada por los hombres, incluyendo su esposo actual.

Al final de la sesión, le pregunté qué había hecho ella para contribuir a sus problemas y se quedó boquiabierta. Su psiquiatra anterior había sido un oyente bien pagado, pero nunca había desafiado su noción de la impotencia. Al comienzo de la siguiente sesión me confesó que por poco no venía a verme. Me dijo: "Usted cree que es mi culpa, ¿verdad?". Yo le respondí: "No creo que sea su culpa enteramente, pero sí que usted ha contribuido a sus problemas más de lo que es capaz de reconocer; y si esto es verdad, entonces puede hacer algo para cambiar las cosas. Mientras siga siendo una víctima inocente de los demás, entonces no hay nada que pueda hacer para salir adelante".

En el trascurso de varias sesiones, captó el mensaje de la responsabilidad personal y dio un giro dramático. Había crecido en un hogar severamente abusivo y con problemas de alcoholismo, en el que realmente era víctima de las circunstancias, haciendo que su amígdala se volviera hiperactiva y que ella se sintiera constantemente amenazada. Lamentablemente, ella sostuvo ese rol en sus relaciones adultas, incluyendo el trabajo. La continuación consciente de su niñez abusiva estaba arruinando su capacidad de controlar su vida.

De forma invariable, en las clases en las que enseño este concepto, algunas personas me dicen que su problema no es desviar la responsabilidad sino tomársela muy a pecho. Estos dos conceptos, desviar la responsabilidad o tomársela demasiado para sí mismos, no son mutuamente excluyentes. Una buena declaración de "responsabilidad personal" sería algo así: "Las cosas malas siempre han ocurrido en mi vida; con algunas de ellas tengo algo que ver, pero con otras no. De todos modos, necesito aprender a reaccionar de manera efectiva ante cualquier situación en la que me encuentre". *Responsabilidad significa que tienes la habilidad de responder de manera positiva y provechosa.*

Asumir la responsabilidad en las relaciones significa preguntarte continuamente qué puedes hacer para mejorar la relación. Cuando mis pacientes se evalúan a conciencia y cambian su comportamiento, sus relaciones suelen mejorar notablemente. En mi experiencia, la idea de que no tenemos control o influencia sobre las acciones de los demás no es cierta. A menudo les pregunto a mis pacientes qué hacen ellos para mejorar sus relaciones y usualmente surge un montón de ideas positivas. Después les pregunto qué hacen para empeorar sus relaciones. Al principio suelen dudar, no queriendo admitir sus propias acciones negativas, pero con un poco de tiempo empiezan a hacerse cargo de un montón de conductas en las que deberían trabajar. Aquí hay un ejemplo:

Carlos, de ocho años, fue a mi consulta porque tenía problemas de conducta, especialmente en casa. Empezó diciéndome que odiaba mucho a su hermana menor.

—Ella me irrita todo el tiempo —se quejó—. No tengo otra opción más que gritarle y pegarle.

Cuando dijo que no tenía otra opción, yo levanté las cejas.

Viendo mi reacción, siguió justificándose.

—No tengo otra opción; ella me irrita todo el tiempo.

—¿Y tú qué haces para irritarla a ella? —le pregunté suavemente.

—Nada —dijo, haciendo una pausa—. Absolutamente nada.

Me quedé en silencio.

—Bueno —dijo lentamente, y luego esbozó una sonrisa burlona—. A veces le agarro algunas de sus cosas.

—¿Algo más?

Carlos pareció pensarlo bien y luego dijo:

—Le grito, le digo que no puede jugar conmigo y la ignoro cuando me habla.

—Está bien —le dije—. Tú la irritas. Algo de eso lo sospechaba. ¿Pero qué otra cosa haces que la haga sentir feliz?

El niño luego enumeró varias cosas que le ayudaban a llevarse mejor con su hermana, incluyendo jugar con ella, ayudarla con los deberes, decirle gracias y sonreírle. Él tenía mucho más poder del que creía. Ayudar a Carlos a encontrar esta fuente de poder hizo que su relación con su hermana mejorara, así como también reconocer su capacidad de empeorar las cosas le ayudó a cambiar su mentalidad de víctima y, en definitiva, su conducta.

¿Qué puedes hacer hoy para mejorar tus relaciones? Ganas más en las relaciones cuando te haces esta pregunta y te alejas de la actitud de culpar a los demás.

E DE EMPATÍA

Si por leer este libro gana usted una sola cosa: una creciente tendencia a pensar siempre según el punto de vista de la otra persona, y ver las cosas desde ese ángulo; si usted

consigue tan solo eso de este libro, bien podrá decir que habrá subido un peldaño más en
su carrera.

DALE CARNEGIE, *CÓMO GANAR AMIGOS E INFLUIR SOBRE LAS PERSONAS.*

▬▬▬

Una vez, cuando mi familia y yo estábamos de vacaciones en Hawái, le estaba leyendo un libro a nuestra hija Chloe, de entonces cuatro años, cuando su madre entró a la habitación y por accidente se golpeó contra el mueble del televisor. Viendo que esto ocurría, la niña gritó de inmediato: "¡Ayyy!", como si ella misma hubiera sentido el dolor. Conmovida por su cuidado, Tana le dio un abrazo a Chloe y le dijo que estaba bien. Esa simple interacción se quedó en mi mente durante todo el viaje. Era la esencia de la empatía, la habilidad humana de sentir lo que otros sienten. Las neuronas espejo de Chloe estaban en acción.

A fines de la década de 1990, los neurocientíficos italianos Giacomo Rizzolatti, Leonardo Fogassi y Vittorio Gallese estaban registrando la actividad de los lóbulos frontales de los macacos cuando llegaron a un hallazgo. Al mapear la actividad eléctrica de las acciones de los monos, el Dr. Fogassi eligió una banana de un bol de frutas cercano. Cuando extendió su mano para alcanzar la banana, el cerebro del mono reaccionó como si él también estuviera agarrando la fruta, aunque en realidad no se había movido. Estaba reproduciendo en su cabeza lo que estaba haciendo el científico. Los investigadores llamaron a estas células responsables "neuronas espejo" [o "neuronas especulares"] y más adelante las descubrieron también en los seres

EL SISTEMA NEURONAL ESPEJO

EL MONO REALIZA LA ACCIÓN   EL MONO VE LA ACCIÓN

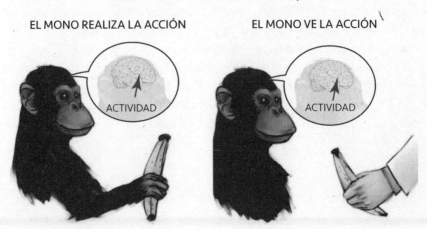

humanos[11]. Esas neuronas "nos permiten comprender la mente de otros", subrayaron los doctores[12], que es la razón por la cual abrimos la boca cuando alimentamos a un bebé o bostezamos cuando vemos bostezar a alguien. "Reproducimos" o actuamos su mente en nuestro cerebro.

Los científicos han descubierto que los niños con autismo, que a menudo poseen un déficit de las capacidades sociales, tienen problemas en su sistema neuronal espejo. Este sistema es importante para la empatía. Cuando está sano, podemos experimentar los sentimientos de los otros. Cuando el sistema trabaja excesivamente, nos volvemos hipersensibles, lo cual nos haría pésimos doctores o enfermeros, ya que estaríamos todo el tiempo llorando por el dolor de los demás. Cuando no funciona lo suficiente, podemos lastimar a otros sin que se nos mueva un pelo. Como también es cierto respecto de otras partes del cerebro, un sistema sano nos ayuda mucho más.

La empatía nos permite navegar en el entorno social y responder preguntas como estas: ¿Esta persona me va a alimentar? ¿Me va a amar? ¿Me atacará? ¿Me hará desmayar? ¿Me hará salir corriendo? ¿Me hará llorar? Cuanto mejor y más precisamente podamos predecir las acciones y necesidades de los otros, mejor preparados estaremos. La capacidad de "sintonizar" y empatizar es un prerrequisito para la comprensión, el apego, el afecto y amor, los cuales son importantes para nuestra supervivencia.

En varios estudios sobre por qué fracasan los ejecutivos, la "insensibilidad a los demás" o la falta de empatía es citada más que ningún otro defecto como una razón para el descarrilamiento. Frases como las que siguen son las que se usan para describir a quienes no alcanzan el éxito:

Él nunca negociaba; no había lugar para una visión contraria a la suya.
Ella podía seguir a un elefante dentro de un bazar y romper toda la cristalería.
Hacía que los demás se sintieran estúpidos.
Ella siempre menospreciaba a sus empleados.
Cuando algo iba bien, él se llevaba todo el crédito. Cuando salía mal, rodaban cabezas.
Todo era a su manera o ninguna. Si estabas en desacuerdo con ella, estabas despedido.

La falta de empatía puede hacer fracasar cualquier intento. La carencia de habilidades interpersonales no solo hace que los demás te eviten, sino que los hace enojar y sentir mala disposición hacia ti. Los colegas o compañeros de trabajo pueden darte la espalda si estás cometiendo serios errores; los cónyuges pueden empezar a encontrar defectos en todo para vengarse por su herida; los conocidos pueden empezar a poner excusas para no pasar tiempo contigo. La falta de empatía también tiene un serio efecto de aislamiento que no solo conduce a la soledad, sino que disminuye la interacción sincera de parte de los demás y te impide disfrutar de la creatividad y el conocimiento de tus compañeros de trabajo y amigos. Un ejemplo de mi práctica médica fue un supervisor que regresaba a su oficina después de haber sido amonestado por el dueño de una compañía. Estando muy enojado, se la agarró con su asistente porque no tuvo listo un reporte que le había pedido. Ella acababa de regresar de llevar a su hijo a la sala de emergencias porque se había hecho un corte en la cabeza al caer contra la punta de la mesa en la guardería. La asistente comenzó a llorar y corrió a meterse en el baño. El supervisor y la asistente no se hablaron por una semana, y ella finalmente dejó el empleo que tanto necesitaba. Si en vez de pensar solo en su día difícil, cada uno hubiera tomado un minuto para pensar en lo que le estaba sucediendo al otro (empatía), esta pelea se hubiera evitado y se hubiera salvado su puesto de trabajo.

¿Cómo está tu empatía? ¿Puedes sentir lo que otros sienten? ¿Saboteas tus relaciones siendo insensible? ¿Tomas las acciones de otros de manera muy personal? O en cambio, cuando alguien te habla mal de otra persona, te preguntas qué puede estar ocurriendo que le haga actuar de esa manera. Por supuesto que puedes llevar esta última pregunta al extremo y atribuir toda crítica negativa como si estuviera dirigida a ti por el problema de otro. La clave es el equilibrio. *Cuando te topas con un mal comportamiento, hazte estas dos preguntas: 1) ¿Yo hice algo para ocasionarlo? y 2) ¿Qué le está pasando a la otra persona?* Estas dos preguntas te ayudarán a ser más sensible a los demás y mejorar tus relaciones, lo que te ayudará a sentirte mejor de inmediato y para siempre.

Desarrollar la empatía requiere una cantidad de habilidades importantes, incluyendo el ser espejo, tratar a los demás del modo en que te gusta que te traten a ti y ser capaz de salir de ti mismo. Los tres ejercicios siguientes fueron diseñados para ayudarte a incrementar tus habilidades de empatía.

Ejercicio #1: El espejo

Tu habilidad para comprender y comunicarte con otros se fortalecerá al aprender lo que los terapeutas llaman "la técnica del espejo". Puedes usar esta técnica en toda instancia de interacción personal para aumentar el entendimiento. Cuando reflejas a alguien, imitas su lenguaje corporal —postura, contacto visual y expresión facial— y utilizas las mismas palabras y frases que la otra persona usa en la conversación. Si, por ejemplo, alguien está reclinado hacia adelante en su silla, mirándote fijo, haces lo mismo sin que sea de manera exagerada y acapare la atención. Si notas que emplea la misma frase varias veces, como: "Creo que tenemos un ganador aquí", tómala y hazla parte de tu vocabulario en esa conversación. Esto no es imitación, lo cual ridiculiza la acción, sino más bien una técnica que permite a la otra persona identificarse contigo, aunque de manera inconsciente.

Tomarse de la mano puede calmar el dolor

En un ejemplo de la técnica del espejo en acción, los investigadores de la Universidad de Colorado Boulder y de la Universidad de Haifa recientemente descubrieron que agarrar la mano de un ser querido que está con dolor puede quitar el malestar. Los experimentos probaron que cuando tu pareja se siente mal y le tomas la mano, su ritmo respiratorio, frecuencia cardíaca y hasta los patrones de ondas cerebrales se sincronizan entre sí. Además de eso, cuanta más empatía sientas por alguien que se siente mal, más armonizan las ondas cerebrales y mayor es el efecto analgésico.[13]

:01 MINUTOS Pruébalo: la próxima vez que a tu pareja le duela algo, tómala de la mano mientras te concentras de una forma sincera en sentir empatía por su dolor.

Nota adicional: ten cuidado a quién le permites tomar tu mano. Si las ondas cerebrales son el resultado del enojo o la ansiedad, puedes incorporar esos patrones y sentimientos también. La gente es contagiosa.

Ejercicio #2: La regla de oro

Otro ejercicio que te ayudará a mirar por encima de ti mismo y captar los sentimientos de los demás se encuentra en el Libro de Lucas, en el Nuevo Testamento: "Traten a los demás tal y como quieren que ellos los traten a ustedes" (6:31). En al menos una interacción por día, elige conscientemente tratar a alguien como quisieras que te trataran en una situación similar. Si tu cónyuge tiene dolor de cabeza cuando estás romántico, por ejemplo, en vez de sentirte rechazado, haz el esfuerzo de entenderla. Puedes decir algo como: "Debe ser horrible tener ese dolor de cabeza justo antes de ir a dormir. ¿Puedo ayudarte en algo?". Esta frase que muestra empatía les dará más pasión que la acusación: "¡Siempre tienes dolor de cabeza!".

Ejercicio #3: Sal de ti mismo

La próxima vez que entres en desacuerdo con alguien, trata de ponerte del lado del otro. Al menos verbalmente, comienza a coincidir con su punto de vista. Argumenta a favor de él, entiéndelo, fíjate de dónde proviene. Aunque este puede ser un ejercicio difícil de realizar, rendirá sus frutos si lo utilizas para entender mejor a los demás. Para poder hacerlo con eficacia, primero debes escuchar el otro punto de vista sin interrumpir. Cuando hagas este ejercicio, la gente difícil será menos difícil. Al estar de acuerdo con ellos tomarás el viento de sus velas y disminuirá su enfado.

L DE LISTENING [ESCUCHAR, EN INGLÉS] Y BUENAS HABILIDADES COMUNICACIONALES

Una mala comunicación es el núcleo de muchos problemas relacionales. Precipitarse a la conclusión, leer la mente del otro y precisar tener la razón siempre son solo algunos rasgos que arruinan la comunicación. Cuando la gente no se conecta entre sí de una manera significativa, su mente sabotea la relación y surgen muchos problemas imaginarios. Esto puede suceder en el hogar, con amigos y en el trabajo.

Donna se enojaba seguido con su esposo. Durante el día, se imaginaba su noche juntos, en las que pasarían tiempo hablando y prestando atención a las necesidades del otro. Cuando su esposo llegó a casa cansado y preocupado por haber tenido un día difícil en el trabajo, se sintió desilusionada y reaccionó con enojo hacia él. El esposo, por su parte, se sintió desconcertado. Él no sabía nada de los pensamientos de su esposa durante el día y no entendía que estaba decepcionándola. Después de algunas sesiones de terapia, Donna aprendió a expresar sus necesidades en voz alta y encontró un esposo muy receptivo.

A menudo en las relaciones tenemos expectativas y esperanzas que nunca comunicamos explícitamente a nuestra pareja o colegas. Suponemos que ellos saben lo que necesitamos y nos desilusionamos cuando no pueden leer nuestra mente con precisión. La comunicación clara es esencial si mutuamente queremos que las relaciones sean satisfactorias.

10 maneras en que saboteamos la comunicación en las relaciones

1. *Mala actitud*. Tú crees que la conversación no llegará a ninguna parte. Por consiguiente, ni siquiera tratas de dirigirla en una manera positiva. Las suposiciones negativas acerca de los demás alimentan esta mala actitud. Como no confías en el otro desde el comienzo, cuando están juntos estás tenso y a la defensiva.

2. *Expectativas y necesidades no claras*. ¿Esperas que la gente adivine lo que deseas o necesitas? Es fantástico cuando otros pueden anticipar nuestras necesidades, pero la mayoría de las personas están demasiado ocupadas para poder hacerlo con efectividad. Eso no los convierte en buenos o malos; simplemente significa que es importante verbalizar lo que necesitas.

3. *No reforzar lo que dices con el lenguaje corporal*. El lenguaje del cuerpo es crítico porque envía mensajes conscientes e inconscientes. Cuando tus ojos no hacen contacto visual o reconoces al otro con una expresión facial o con gestos corporales, él o ella se siente perdido, solo, y pierde el entusiasmo de continuar con la conversación. El contacto visual y el reconocimiento físico son esenciales para una buena comunicación.

4. *Competir con distracciones*. Las distracciones a menudo entorpecen la comunicación. No es una buena idea, por ejemplo, que mi hija me hable de algo importante cuando estoy viendo el último cuarto del partido de desempate de los Lakers. Reduce las distracciones para tener una comunicación clara.

5. *Nunca pedir opiniones de lo que estás diciendo*. Podrías suponer que estás enviando mensajes claros a la otra persona cuando, en efecto, lo que él o ella entiende difiere completamente de lo que quisiste decir. Preguntar si te haces entender es bueno para lograr una comunicación clara.

6. *"Irse por las ramas"*. Cuando las personas se sienten arrinconadas, empiezan a sacar a luz temas del pasado que nada tienen que ver con lo que se está hablando. Lo hacen para defenderse o para intensificar el desacuerdo. No dejes que la conversación se desvíe del punto central.

7. *Leer la mente*. Cuando predices de manera arbitraria lo que otra persona está pensando y luego reaccionas a esa información imaginada. La lectura de la mente no es otra cosa que la proyección de lo que tú piensas. Incluso en parejas que han estado casadas por más de treinta años, es imposible siempre tener la razón respecto de lo que está pasando por la mente del otro. Pedir clarificación es esencial para una buena comunicación.

8. *Tener siempre la razón*. Cuando alguien tiene que tener la razón en una conversación no hay comunicación, solo un debate. Necesitar estar en lo correcto es una actitud que destruye la comunicación eficaz.

9. *Discutir*. Hacer comentarios despectivos, usar el sarcasmo, menospreciar las ideas del otro, son cosas que erosionan el diálogo y ponen distancia en las relaciones.

10. *Falta de monitoreo y seguimiento*. A menudo se precisan muchos esfuerzos para obtener lo que necesitas, pero es importante no darse por vencidos en la comunicación. Cuando dejas de pedirle al otro lo que necesitas, muchas veces te resientes y eso socaba la relación. La persistencia te ayudará a obtener lo que quieres.

Como consultor de empresas y organizaciones, he descubierto que el problema subyacente en las disputas entre empleador-empleado a menudo es la falta de una comunicación clara. En la mayoría de los casos, cuando la comunicación mejora, los otros problemas se resuelven enseguida.

Tengo un breve ejemplo: Billie Jo era una asistente administrativa que se enojaba con frecuencia con su jefe. Este le daba los lineamientos generales para los proyectos y luego se irritaba con ella cuando algo no se hacía como él quería. Por causa de sus modales toscos, la asistente tenía miedo de hacerle algunas preguntas específicas sobre el trabajo. Comenzó a odiar su empleo. Le empezaba a doler la cabeza y se le ponía rígido el cuello cada vez más seguido, de manera que estaba constantemente buscando otro empleo. Una amiga la persuadió de que le contara al jefe sus frustraciones y le dijo: "Si de todos modos vas a renunciar, no tienes nada que perder". Para sorpresa de Billie Jo, su jefe fue receptivo hacia su comunicación directa y la alentó a hacerle más preguntas sobre los proyectos que él le asignaba.

A continuación, te presento seis claves para una comunicación eficaz en las relaciones:

1. Mantén una buena actitud y da por sentado que la otra persona desea que la relación funcione tanto como tú. Hacerlo puede crear el ambiente propicio para un resultado positivo. Yo le llamo a esto "suposiciones básicas positivas".

2. Expresa con claridad y de una forma positiva lo que necesitas. En la mayoría de las situaciones ser directos es el mejor acercamiento, pero la forma en que lo dices es importante. Puedes exigir rudamente y recibir hostilidad a cambio o puedes pedir de una forma sumisa y que no te tomen en serio o puedes ser firme y a la vez amable

y obtener lo que necesitas. La forma en que abordas a la otra persona tiene mucho que ver con la probabilidad de éxito.

3. Reduce las distracciones y asegúrate de tener toda la atención de la otra persona antes de iniciar la conversación. Encuentra el tiempo preciso, en que el otro no esté ocupado ni apurado para ir a alguna parte.

4. Pregunta si se entiende lo que estás diciendo. La comunicación clara es una calle de dos vías y es importante saber si lograste comunicar tu mensaje. Un simple: "Dime lo que entendiste de lo que acabo de decir" es todo lo que se necesita.

5. Sé un buen oyente. Antes de responderles a los demás, repite lo que crees que han dicho para asegurarte de que entendiste correctamente lo que oíste. Frases como: "Escuché que dijiste…" o "Lo que quieres decir es…" son las reglas de oro de la buena comunicación. Hacerlo te permitirá chequear lo que crees que oíste antes de responder.

6. Haz un monitoreo y seguimiento de tu comunicación. Es muy importante no darse por vencido.

APRENDE Y PRACTICA LA ESCUCHA ACTIVA

"Te escuché decir…" o la escucha activa es una técnica que los terapeutas aprenden para aumentar la buena comunicación. Esta técnica comprende la repetición de lo que entendiste que el otro dijo, lo que te da la oportunidad de comprobar si el mensaje que recibiste era el que el hablante quiso transmitir. La comunicación a menudo se daña por distorsiones entre la intención y el entendimiento, especialmente en encuentros cargados emocionalmente.

:01-02
MINUTOS Simplemente decir: "Escuché que dijiste… ¿eso es lo que quisiste decir?" puede ayudarte a evitar malentendidos. Esta técnica es especialmente útil cuando sospechas que hay alguna ruptura en la comunicación.

Otras frases que podrías usar con esta técnica pueden ser:

1. "Escuché que dijiste… ¿estoy en lo cierto?"
2. "¿Quisiste decir que…?"
3. "No estoy seguro si entendí lo que dijiste. ¿Fue que…?"
4. "¿Te entendí bien? ¿Estás diciendo que…?"
5. "Déjame ver si te entendí correctamente. ¿Dijiste que…?"

Las ventajas de la escucha activa incluyen:

1. Recibes mensajes más precisos.
2. Los malentendidos se aclaran de inmediato.
3. Te ves obligado a darle plena atención a la otra persona.
4. Las dos partes son ahora responsables por la buena comunicación.
5. El emisor tiende a volverse más cuidadoso de lo que dice.
6. Aumenta tu capacidad de escuchar de veras al otro y, por ende, aprender de él.
7. Impide que estés pensando lo que vas a decir a continuación, para poder entender bien lo que él o ella está diciendo ahora.
8. Incrementa la comunicación.
9. Tiende a aplacar los conflictos.

Cuando enseño la escucha activa en clases para padres y madres, a menudo utilizo este ejemplo: si mi hijo adolescente llegara a casa y dijera que quiere teñirse el cabello de color azul, ¿cómo le respondería *sin* la técnica de escucha activa y cómo *con* ella?

PASO 1: REACCIONAR O REPETIR LO QUE ESCUCHASTE

Sin escucha activa: simplemente reaccionar. Mi padre, por ejemplo, habría dicho: "¡De ninguna manera! ¡Mientras vivas bajo este techo no tendrás el cabello azul!".

Con escucha activa: repites lo que oíste. Yo diría algo como: "¿Quieres tener el cabello azul?" y luego me quedaría en silencio para darle la oportunidad de explicarme.

PASO 2: MANTENERTE IMPLACABLE O ESCUCHAR LOS SENTIMIENTOS DETRÁS DE LAS PALABRAS

Mi hijo podría decirme: "Todos los chicos usan el pelo de esa forma" (como si tuviera los resultados de una encuesta científica).

Sin escucha activa: mi padre probablemente diría: "A mí no me importa lo que hagan todos los chicos; tú no vas a tener el pelo azul. Si ellos saltan de un puente, ¿vas a saltar con ellos?". Nuevamente, esto inicia una discusión con el adolescente o hace que se vaya enojado.

Con escucha activa: yo escucharía los sentimientos que hay detrás de sus palabras y le diría: "Eso suena como que tú quieres ser igual a los otros chicos". Esto fomenta el entendimiento y hace continuar la comunicación.

PASO 3: NEGAR LOS SENTIMIENTOS DE TU HIJO O REFLEJAR LO QUE HAS OÍDO QUE TU HIJO DICE Y SIENTE

Quizás mi hijo diría: "A veces siento que no encajo con el resto. Quizás cambiar mi apariencia ayude".

Sin escucha activa: "¡No seas ridículo! Por supuesto que encajas. Tu apariencia no tiene nada que ver con eso".

Con escucha activa: "¿Crees que tu apariencia actual te impide sentirte parte del grupo?".

Como puedes apreciar, son dos clases de conversación completamente distintas. Una es humillante y limita la comunicación, mientras que la otra promueve la comunicación y comprensión. Al final de esa media hora, si mi hijo todavía desea tener el cabello azul, le diré: "De ninguna manera mientras vivas en mi casa". Pero al menos ahora sé por qué lo desea y es mucho más probable que él acepte la respuesta.

La escucha activa en las relaciones incrementan su nivel de entendimiento y comunicación. Y cuando la gente se siente entendida por ti, se siente más cerca de ti. Comienza a practicar esta técnica en al menos dos personas cada día de la semana. Fíjate si no aumentan tus habilidades comunicativas y, por lo tanto, tu capacidad para aprender de los demás.

LOS BENEFICIOS DE LA COMUNICACIÓN ACTIVA Y CONSTRUCTIVA

Cuando tu hija te lee el discurso que tiene que dar en la escuela al día siguiente y te pide tu opinión, ¿cómo le respondes? ¿Y si es tu cónyuge queriendo contarte sobre su día en el trabajo? Como hemos visto, la forma en que te comunicas con los demás puede ayudar o dañar tus comunicaciones. Hay estudios que han demostrado que una técnica llamada *comunicación activa y constructiva* puede fortalecer rápidamente tus relaciones y mejorar tu estado de ánimo.[14]

Marty Seligman y sus colegas de la Universidad de Pensilvania han escrito sobre cuatro estilos típicos de comunicación:

- Activo y destructivo: señalar los aspectos negativos de una situación.
- Pasivo y destructivo: ignorar por completo a la persona.
- Pasivo y constructivo: apoyar a alguien pero en una manera sutil.
- Activo y constructivo: dar apoyo auténtico y entusiasta.[15]

Si quieres mejorar tus relaciones, las investigaciones muestran que el estilo activo constructivo da resultados, mientras que los otros no. Digamos que tu hija obtuvo su primera audición para actuar. Aquí hay algunos ejemplos de cómo podrías responder:

- Activo y destructivo: "¡Esa es una profesión muy difícil! ¿Por qué quieres hacer eso?".
- Pasivo y destructivo: poca o ninguna respuesta.
- Pasivo y constructivo: "¡Qué bien!".
- Activo y constructivo: "¡Guau! Eso es increíble. ¡Felicitaciones! Cuéntame más".

15 SEGUNDOS Usa la comunicación activa constructiva cuando le respondas a alguien.

Comunicar activa, positiva y constructivamente te ayuda a edificar relaciones positivas y afianzar la autoestima.[16]

CUATRO ESTILOS TÍPICOS DE COMUNICACIÓN

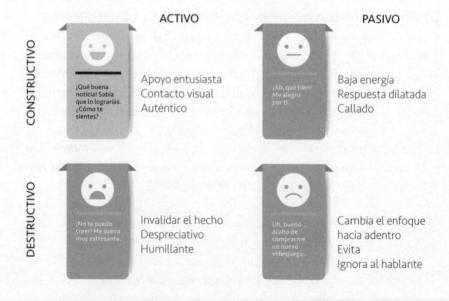

	ACTIVO	PASIVO
CONSTRUCTIVO	¡Qué buena noticia! Sabía que lo lograrías. ¿Cómo te sientes? — Apoyo entusiasta / Contacto visual / Auténtico	¡Ah, qué bien! Me alegro por ti. — Baja energía / Respuesta dilatada / Callado
DESTRUCTIVO	¡No te puedo creer! Me suena muy estresante. — Invalidar el hecho / Despreciativo / Humillante	Uh, bueno, acabo de comprarme un nuevo videojuego. — Cambia el enfoque hacia adentro / Evita / Ignora al hablante

A DE ASERTIVIDAD

La asertividad implica defender los derechos de uno sin infringir los del prójimo, mientras que la agresión incluye el uso de estímulos nocivos, verbales y no verbales, para mantener los derechos.

DRES. MARSHA RICHINS Y BRONISLAW VERHAGE

En las relaciones sanas es importante decir lo que quieres decir. De ese modo, la asertividad y la comunicación van de la mano. Ser asertivo significa expresar tus pensamientos y sentimientos de una manera firme pero razonable, no dejando que los demás te atropellen emocionalmente y no diciendo sí cuando no es lo que quieres decir. La asertividad nunca equivale a ser maleducado o agresivo.

A continuación, verás cinco reglas sencillas que te ayudarán a mantenerte firme de una manera sana.

1. *No cedas ante el enojo de otros solo porque te hace sentir incómodo.* Las personas ansiosas se comportan así con frecuencia. Son tan ansiosas que ceden con tal de evitar la tensión. Desafortunadamente, actuar así muestra a los demás que pueden obtener lo que quieren si tan solo te intimidan. *Les enseñamos a los demás cómo tratarnos por aquello que permitimos en nuestra vida.* Ser asertivos a pesar del enojo de otros no significa que tienes que enfadarte tú también, pero sí quiere decir que no estás de acuerdo con alguien simplemente por el hecho de no estar incómodo. Cuando te sientes ansioso por el enfado de otra persona, es un buen momento para practicar las técnicas de respiración que te enseñé antes (mira el capítulo 1, página 44). Respira bien profundo tres veces, con respiración lenta, y piensa verdaderamente en cuál es tu opinión; luego exprésala con claridad y sin mucha emoción.

2. *Di lo que quieres decir y mantente firme en lo que crees que es correcto.* Las personas te respetarán más porque caen mejor quienes son transparentes y dicen exactamente lo que piensan.

3. *Mantén el dominio propio.* Ser iracundo, maleducado o agresivo no es ser asertivo. Puedes serlo de manera calmada y con claridad.

4. *Sé firme y amable, si es posible.* Por encima de todo, mantente firme en tu postura. Lo repito: les enseñamos a las personas cómo tratarnos por aquello que permitimos en nuestra vida. De manera que cuando cedemos a sus caprichos y explosiones temperamentales, en realidad les estamos mostrando la manera de controlarnos. Cuando

nos mantenemos firmes de una manera amable, los demás nos tienen mayor respeto y nos tratarán en consecuencia. Ahora bien, si les has permitido a otras personas atropellarte emocionalmente por un largo tiempo, ellos se van a resistir al cambio. Si te mantienes firme, los ayudarás a aprender una nueva forma de relacionarse contigo y la relación mejorará. En definitiva, tú también te respetarás más.

5. *Sé asertivo solo cuando sea necesario*. Si todo el tiempo estás en una postura de extrema firmeza para cosas sin importancia, otros te percibirán como controlador, lo cual provoca una actitud de oposición.

T DE TIEMPO

Las relaciones requieren tiempo real. En esta era de desplazarse a grandes distancias, de tráfico, de ambos padres trabajando y compartiendo las tareas del hogar, correos electrónicos, internet, televisión y videojuegos hemos subestimado seriamente el valor del tiempo que pasamos con las personas importantes en nuestra vida. Pasar tiempo real con las personas que nos importan marcará una gran diferencia en nuestras relaciones. Cuando enseño el curso para padres que damos en las Clínicas Amen (unas de las cosas más efectivas que hice para ayudar a los niños), les digo que las relaciones requieren dos cosas en realidad: tiempo y disposición para escuchar. El tiempo enfocado —aun si no hay mucho— es de vital importancia para las relaciones.

:05 **Tiempo especial**: en mi curso para padres enseño un ejercicio MINUTOS que se llama "tiempo especial", que incluye pasar veinte minutos al día haciendo algo con sus hijos que ellos quieran hacer. Veinte minutos no es demasiado tiempo, pero este ejercicio marca una gran diferencia en la calidad de tus relaciones. Tengo una regla para este ejercicio: no hay órdenes, no hay preguntas y no hay directrices. No es un tiempo para tratar de resolver temas; simplemente es un momento para estar juntos y hacer algo que tu hijo quiera hacer, sea jugar a un juego o dar un paseo. La diferencia que marcó en las relaciones padre-hijo fue mucho más notable que cualquier otra cosa que yo haya hecho por ellos, incluyendo prescribirles medicamentos. Busca maneras de pasar el tiempo con la gente que es importante para ti. Piensa en estos minutos como una inversión en la salud de la relación.

Además, debes estar presente cuando estás pasando tiempo con otros en el trabajo o en casa. Encontramos tantas distracciones que raramente estamos presentes en el lugar donde estamos. En el revolucionario libro *Influencia positiva: El poder de cambiar cualquier cosa*, los autores cuentan una anécdota acerca de una compañía nacional de servicios médicos que pasó de tener un nivel muy bajo de atención al cliente a ser una de las mejores organizaciones de la región. Cuando se analizó a los empleados que recibieron un puntaje de "excelente" contra aquellos que recibieron "deficiente", se hallaron solo cinco diferencias sencillas. Los empleados que cumplían su labor eficazmente.

1. Sonreían.
2. Miraban a los ojos.
3. Se identificaban por su nombre.
4. Le comunicaban a la gente lo que estaban haciendo y por qué.
5. Terminaban cada contacto preguntando: "¿Necesita algo más?"[17].

Estas son cosas sencillas de realizar e indicaban que los proveedores de servicios estaban presentes y concentrados en la interacción que estaba ocurriendo. Estar presente en el momento con tu pareja, amigo o colega puede contribuir a que la otra persona se sienta apreciada y segura.

I DE INQUIRIR

Antes hablamos acerca de eliminar los ANT (pensamientos negativos automáticos) que invaden nuestra mente. Cuando sufres en una relación, es importante inquirir o averiguar los pensamientos que te están haciendo sufrir. Pregúntate qué pensamientos circulan por tu mente repetidamente, y luego considera qué tan exactos pueden ser. Si estás peleando con tu esposo, por ejemplo, y te encuentras pensando *Él nunca me escucha*, anótalo. Luego pregúntate si en realidad eso es cierto. ¿De veras él "nunca" te escucha? Con frecuencia, cuando nos decimos pequeñas mentiras acerca de las personas, eso siembra discordia innecesariamente. Las relaciones, para poder prosperar, requieren que pensemos de manera precisa. Cada vez que te sientes triste, furioso o nervioso en las relaciones, verifica tus pensamientos. Si hay ANT o mentiras, aplástalas.

N DE NOTAR LO QUE TE GUSTA MÁS QUE LO QUE NO

Notar lo que te gusta mucho más de lo que no te gusta es uno de los secretos para tener buenas relaciones. Prestar atención a las cosas que te gustan estimula a que haya más de ese comportamiento. Aprendí este concepto por primera vez cuando mi hijo tenía siete años y estábamos viviendo en Hawái. Yo me encontraba en mi programa de entrenamiento de psiquiatría infantil.

Un día quise tener un tiempo especial con mi hijo, así que lo llevé a un lugar llamado Sea Life Park, que es como un acuario. Pasamos un día espectacular juntos. Vimos el show de la orca y el del delfín, miramos las piruetas que hacía el león marino en escena. Hacia el final del día, mi hijo me agarró de la camiseta y me dijo: "Papi, llévame a ver a Fat Freddie". Yo le pregunté quién era Fat Freddie. "Es el pingüino, papá", me respondió. Fat Freddie era un pingüino emperador que realizaba un show en el estadio abierto del acuario. Busqué el horario de la presentación en el programa y vi que solo quedaba una función ese día. Cuando llegamos a nuestros asientos, el estadio estaba repleto.

Freddie era increíble. Al comenzar el show, escalaba una ladera hasta llegar a un trampolín. Caminó hasta el fin del mismo, rebotó una y otra vez y luego se arrojó al agua. Al salir, cuando le dieron la orden, lanzó una pelota con su hocico, aplaudió con sus aletas y saltó a través de un aro de fuego. Yo estaba pensando para mis adentros: *¿Qué tan divertido es esto?* Mi hijo aplaudía, muy feliz por estar viendo el espectáculo. Al final, la entrenadora le pidió a Freddie que le alcanzara algo y él se lo trajo de inmediato. Cuando lo vi, pensé: *Yo le pido a este muchachito que me alcance algo y él quiere tener una discusión por veinte minutos y al final no lo hace.* A menudo me enojaba y me frustraba con mi hijo, pero sabía que él era más listo que el pingüino.

Al finalizar el show, me dirigí a la entrenadora y le pregunté cómo hacía para que el pingüino le hiciera caso. Ella pareció comprender por qué se lo preguntaba, porque miró a mi hijo y luego me miró a mí y dijo: "A diferencia de los padres con sus hijos, yo observo a Freddie cada vez que hace algo como lo que yo quiero que haga; entonces le doy un abrazo y un pescado". Se me prendió una lucecita en mi cabeza: cada vez que mi hijo hizo algo que yo quería que hiciera, no le presté atención porque soy un hombre ocupado. Pero cuando no hacía lo que yo quería que hiciera, le di plena atención porque no quería criar niños caprichosos. Sin darme cuenta, le estaba enseñando a ser un pequeño monstruo para ganar mi atención.

Empecé a coleccionar pingüinos para recordarme que debía notar lo que me gusta acerca de los demás, más que lo que no me gusta. A la fecha tengo más de 2000 pingüinos.

¿Qué crees que habría hecho Fat Freddie si hubiera tenido un mal día y no quería hacer lo que su entrenadora le pedía? Imagina si, de repente, ella comenzaba a gritarle: "Pingüino estúpido, no puedo creer que haya un pingüino tan estúpido como tú en este acuario. Deberíamos ponerte en un barco, enviarte de nuevo a la Antártida y conseguir un reemplazo". Dependiendo de su temperamento, si entendiera lo que ella le dijera, podría haberla mordido o se hubiera ido a un rincón a llorar.

¿Qué haces tú cuando las personas que te importan no hacen lo que tú quieres que hagan? ¿Los criticas y los haces sentir infelices? ¿O haces una pausa y decides prestar atención más a lo que te gusta, que a lo que no te gusta? Este es un punto crítico para el cambio de conducta: enfocarse en las acciones que más te gustan y no tanto en las que no.

Resulta ser que hay una dosis de ciencia detrás de este concepto:

- Un matrimonio con comentarios *cinco veces* más positivos que negativos es *considerablemente menos propenso a terminar en divorcio*.
- Un equipo de trabajo con comentarios *cinco veces* más positivos que negativos es *considerablemente más propenso a ganar dinero*.
- Los estudiantes que reciben comentarios *tres veces* más positivos que negativos son *considerablemente más propensos a tener una salud mental exitosa*[18].

La cantidad de positivismo en un sistema dividido por la cantidad de negatividad se denomina índice Gottman debido al terapeuta matrimonial John Gottman, que descubrió que el número de comentarios positivos frente a los negativos predecía la satisfacción matrimonial y la probabilidad de que siguieran juntos o se divorciaran. También se le llama índice Losada, por Marcial Losada, que aplicó el índice Gottman en el trabajo. Ten en cuenta que también el equilibrio es importante. Cuando los comentarios son demasiado positivos, pierden impacto, especialmente si el índice es superior a nueve.

G DE GRACIA Y PERDÓN

Sublime gracia del Señor
Que a un infeliz salvó
Fui ciego mas hoy veo yo
Perdido y él me halló
John Newton, "Sublime gracia"

"... y perdónanos nuestros pecados, así como hemos perdonado a los que pecan contra nosotros".

MATEO 6:12, EL PADRENUESTRO

La primera definición de *gracia* en el diccionario Merriam-Webster dice: "asistencia divina inmerecida otorgada a los seres humanos para su regeneración o santificación"[19]. Es un regalo de Dios que nosotros no merecemos. La gracia y el perdón van de la mano. Una de las oraciones más famosas de la historia nos ordena perdonar a los demás si queremos ser perdonados. El perdón es una medicina poderosa. Albergar resentimiento y amargura, incluso si es pequeños, aumenta las hormonas del estrés que impactan negativamente en nuestro estado de ánimo, sistema inmune y salud generalizada. Otorgar gracia y perdón puede ser difícil, pero cuando se hace de manera adecuada puede convertirse en un acto notable de salud. Las investigaciones vinculan el perdón a resultados en la salud mental, como la reducción de la ansiedad, la depresión y los grandes desórdenes psiquiátricos, y tener menos síntomas físicos y una menor tasa de mortalidad[20]. A menudo les digo a mis pacientes que la persona que perdona también, por lo general, es la que acaba el pleito.

La gracia y el perdón no significan dejar a la persona libre de culpa y cargo o aprobar el mal comportamiento. No es lo mismo que la justicia civil y no requiere reconciliarse con la persona que hizo el daño o efectuó la ofensa. En la mayoría de los casos, una ex víctima de abuso no tiene que reconciliarse con el abusador, en especial si este no ha buscado ayuda en serio. La gracia y el perdón son actos de fortaleza, no de debilidad.

El psicólogo Everett Worthington, de la Universidad de Virginia, ha estudiado el perdón durante años y ha elaborado un modelo llamado *REACH Forgiveness* [Alcanza el perdón].

Recordar la herida. Esta vez recuérdala de manera diferente, sin sentirte victimizado y sin resentimiento. Esto te lleva a relacionarte con la ofensa desde el punto de vista del ofensor.

Empatía. Reemplaza las emociones negativas por positivas y orientadas al otro. Esto incluye empatizar: estar en el pellejo del que te hirió e imaginar lo que esa persona puede haber sentido.

Altruismo. Regala el don de tu perdón a la persona que te lastimó. Piensa en un tiempo en el pasado en que tú mismo hayas lastimado a otro y esa persona te perdonó. Recuerda lo libre que te sentiste después de todo. Esa libertad es tu regalo altruista para tu ofensor.

Compromiso. Comprométete con el perdón que experimentas. Cuando hayas perdonado, escribe una nota para ti. Puedes cimentar tus decisiones practicando un ritual, como por ejemplo completar un certificado de perdón o escribir con tinta una palabra que simbolice la ofensa en la palma de tu mano y luego lavarla.

Has perdonado. Si te encuentras con el ofensor o cuando suceda, quizá sientas ira y temor, y quizá te preocupes pensando que no lo has perdonado de verdad. Pero eso es tan solo tu respuesta corporal como una advertencia de que seas cuidadoso. Relee tus notas para recordarte que has dejado de lado la ofensa.

En 1996, el estudio del Dr. Worthington fue puesto a la más dura prueba: su madre fue asesinada cuando irrumpieron en su casa para robarle. Aunque la policía creía que habían encontrado al asesino, nunca lo llevaron a juicio. A pesar de esta horrible tragedia, el Dr. Worthington expresó: "Yo había aplicado el modelo del perdón muchas veces, pero nunca en un acontecimiento de esa magnitud. Resulta que fui capaz de perdonar al joven con bastante rapidez". Este es un testimonio asombroso del poder del perdón.

¿Hay alguien en tu vida que necesite de tu gracia a quien puedas perdonar? Puede ayudarte a sentirte mejor. Solo recuerda que el perdón no suele ser un proceso instantáneo. El modelo del perdón *REACH Forgiveness*, por ejemplo, se enfoca en cambiar desde el interior, lo cual lleva tiempo. (Para ver una presentación de este tema por el Dr. Worthington, busca en YouTube "Helping People Reach Forgiveness" [Ayudar a la gente a alcanzar el perdón], de Everett Worthington).

Mi esposa, Tana, cuenta una anécdota acerca de su participación en un programa de salud mental en el que nos pidieron que desarrolláramos para el Ejército de Salvación un programa de tratamiento contra la drogadicción. Ayudó a ajustar la porción de comida de nuestro plan para los participantes. Luego de su primera visita al campus, de pronto le vinieron pensamientos horribles y de condena hacia los adictos del programa. Es claro que comer comida sana ayuda a los individuos con adicciones a tomar mejores decisiones, entonces Tana quería ayudar. ¿Pero cómo podía ayudar a personas que hacían aflorar pensamientos de temor y repulsión en su interior? La mayoría de los beneficiarios habían sido obligados por la Corte a estar en ese programa y muchos acudían allí después de haber estado varias veces en la cárcel por algunos delitos serios.

Cuando crecía, Tana experimentó de manera directa las consecuencias que las drogas tienen sobre las vidas de la gente. Su tío había sido asesinado en una venta de drogas que salió mal. Ella odiaba las drogas y no tenía tolerancia con quienes las usaban. Cuando me comentó que creía que no podría seguir ayudando al Ejército de Salvación y que Dios había elegido a la persona incorrecta esta vez, sonreí y le dije: "Dios eligió a la persona perfecta para esto". Y tenía razón. Trabajar con esa población le dio a Tana una nueva empatía por las historias personales de los pacientes, que no diferían mucho de la suya. Y cayó en la cuenta de que, por cada persona que ayudaba que era padre o madre, habría menos niños que sufrieran de temor en el mundo.

Las ocho claves que hemos visto en este capítulo pueden mejorar casi todas las relaciones. Ser responsables y empatizar, escuchar, ser asertivos, compartir el tiempo, inquirir en los pensamientos negativos, notar lo que te gusta más que lo que no te gusta y ofrecer gracia y perdón son herramientas que puedes usar hoy mismo para acercar aún más a las personas que forman parte de tu vida.

EL CEREBRO Y LAS RELACIONES

Además de desarrollar grandes hábitos para ayudar a las personas a conectarse, nuestro trabajo con neuroimágenes nos ha mostrado que el funcionamiento físico del cerebro es un componente que a menudo pasamos por alto y que nos explica por qué las relaciones interpersonales fracasan o son exitosas. Durante las tres últimas décadas me dediqué a hacer escaneos de cientos de parejas que tuvieron serios problemas matrimoniales. En mi preparación como terapeuta de familia, y en el entrenamiento de casi todos los terapeutas del planeta, no hubo ni una sola clase sobre cómo el funcionamiento físico de tu cerebro impacta en la relación. Pero, dado que tu cerebro está presente en casi todo lo que haces y lo que eres, si él no funciona correctamente, es probable que tú tengas serios problemas de relaciones con la gente que te interesa. En las Clínicas Amen vemos las relaciones y los conflictos relacionales de una manera completamente nueva: involucrando los patrones compatibles e incompatibles del cerebro. Llegué a entender, entonces, que muchas de las relaciones no funcionan debido a fallas que no tienen nada que ver con el carácter, la voluntad propia o el deseo. Muchas relaciones se ven saboteadas por factores que están fuera de su control consciente o incluso inconsciente. A veces una pequeña intervención cerebral dirigida puede marcar toda la diferencia entre el amor y el odio, seguir juntos y divorciarse, una resolución eficaz del conflicto y un litigio prolongado. Lee mi libro *Cambia tu mente, cambia tu vida* para obtener una mirada en detalle sobre este tema.

PEQUEÑOS HÁBITOS QUE PUEDEN AYUDARTE A SENTIRTE MEJOR DE INMEDIATO Y QUE CONDUCEN A GRANDES CAMBIOS

:03-20 MINUTOS Cada uno de estos hábitos lleva apenas unos minutos. Están ligados a algo que haces (o piensas o sientes) para que sea más probable que puedan volverse automáticos. Una vez que realices las acciones que deseas, encuentra un modo de hacerte sentir bien al respecto (dibuja una carita feliz, haz un gesto de victoria con el puño u otro gesto espontáneo). Las emociones positivas ayudan al cerebro a recordar.

1. Después de haber tenido una pelea con alguien a quien amo, asumiré la responsabilidad de la parte que me atañe y me disculparé (responsabilidad).
2. Cuando alguien reaccione en forma negativa hacia mí, me preguntaré: "¿Hice algo para ocasionarlo? ¿Qué puede estar pasándole a esta persona?" (empatía).
3. Cuando esté conversando con alguien, antes de emitir mi opinión, repetiré lo que yo escuché que dijo (escucha activa).
4. Cuando me desafíen o intimiden, verbalizaré el caso y lo que yo creo, de manera serena y clara (asertividad).
5. Cuando separe un tiempo para estar con mis hijos, pasaré veinte minutos haciendo lo que él o ella desee hacer, sin un plan establecido (tiempo).
6. Cuando tenga un pensamiento negativo sobre mi cónyuge, como "él nunca me escucha", lo anotaré y me preguntaré si es verdad. Si no lo es, lo anularé (inquirir).
7. Cuando un amigo haga algo que me enoje, dirigiré mi atención hacia las cosas que me gustan de él o de ella, en vez de quedarme varado en el enojo (notar).
8. Cuando alguien es insolente o hiriente conmigo, trataré de fomentar la gracia en mi corazón para poder perdonarlo (gracia y perdón).

OCHO ESTRATEGIAS PARA REALZAR TU HABILIDAD DE *RELATING* [RELACIONARTE]

1. Pregúntate si estás asumiendo la **R**ESPONSABILIDAD en tus relaciones: "¿Cómo puedo responder de una forma positiva y favorable?".
2. Practica la **E**MPATÍA: trata a otros como te gustaría que te trataran a ti.
3. En conversaciones, *LISTEN* [escucha] y practica las habilidades comunicacionales.
4. Sé **A**SERTIVO: expresa lo que quieres decir y mantente firme en lo que crees que es correcto, de una forma calmada, clara y amable.
5. Pasa **T**IEMPO: recuerda que el tiempo real y físico con las personas es vital para sostener buenas relaciones.
6. **I**NQUIERE en los pensamientos negativos que te hacen sufrir en una relación y determina si son verdaderos.
7. **N**OTA lo que te gusta en la conducta de los que te rodean, más de lo que notas lo que no te gusta (y te quejas de ello).
8. Da un regalo altruista de **G**RACIA y perdón cada vez que puedas.

CAPÍTULO 7

SUPERA LOS TRAUMAS EMOCIONALES Y EL DOLOR

SANA LAS HERIDAS QUE TE PERSIGUEN

A veces las cosas malas que ocurren en nuestras vidas nos colocan directamente en el camino de lo más maravilloso que nos ocurrirá jamás.

NICOLE REED, *Ruining You*

La forma en que el cerebro procese el trauma muchas veces determinará la clase de vida que fluya de él.

DANIEL AMEN

El 16 de julio de 2003, Steven, un mecánico de bicicletas de treinta y tres años que trabajaba en Santa Mónica, California, insistió en cenar temprano. No sabía bien por qué, pero se sintió impulsado a ir al mercado y se dirigió al lugar a pie. Al llegar, George Russell Weller, de ochenta y seis años, perdió el control de su Buick LeSabre modelo 1992 y arrasó con los puestos a lo largo de tres cuadras. Los cuerpos volaban por el aire y la gente gritaba aterrorizada mientras el auto de Weller iba directo hacia Steven, que supo que sería arrollado. Steven declaró luego: "Pensé que iba a pasar por arriba de mis piernas… pensé que las perdería". En el último instante posible, se las arregló para saltar fuera del camino. El infierno se desató. Murieron diez personas y hubo más de cincuenta heridos. Steven, que había sido comandante de un tanque militar en la primera guerra del Golfo, usó sus conocimientos médicos para salvar a otros. Pese a ello, una mujer falleció en sus brazos.

Traumatizado, Steven regresó a trabajar ese mismo día. Pero en los meses que siguieron no pudo dormir y no podía detener el temblor de sus manos. Por casualidad —o por suerte, si crees en tales cosas—, Linda Alvarez, una presentadora de Los Ángeles CBS News, llevó su bicicleta a reparar al local de Steven a los pocos días del desastre y entabló una breve conversación con él. Mientras hablaban, Linda observó que él temblaba. "El temblor comenzó ese día", le contó exhibiendo sus manos temblorosas, "y no ha parado". La imagen de las manos de Steven quedó rondando en la cabeza de Linda. Un mes más tarde, mientras trabajaba en otra historia, Linda supo del trabajo que yo estaba haciendo con una técnica de tratamiento llamada desensibilización y reprocesamiento por movimientos oculares [EMDR, por sus siglas en inglés], plantando la semilla para un nuevo capítulo en el tratamiento y trauma emocional de Steven.

EMDR: UNA HERRAMIENTA PODEROSA PARA SENTIRSE MEJOR DE INMEDIATO

El EMDR es un eficaz tratamiento psicológico desarrollado por mi amiga, la psicóloga Francine Shapiro. En 1987, durante un paseo alrededor de un lago, notó que un pensamiento perturbador desaparecía cuando sus ojos espontáneamente comenzaban a moverse hacia un lado y hacia otro, desde el campo visual inferior izquierdo hacia el superior derecho. Intentó hacer los movimientos oculares otra vez, cuando un pensamiento desencadenó ansiedad en ella, y descubrió que ese sentimiento desaparecía. En los días siguientes, Francine probó la técnica con amigos, conocidos y estudiantes interesados, y descubrieron que era bueno para el alivio de la ansiedad. Siguió trabajando con pacientes y desarrolló una técnica que ahora se utiliza en todo el mundo.

Esta forma de terapia está basada en una investigación que sugiere que los sucesos traumáticos pueden impedir que el cerebro procese la información de manera regular, lo cual resulta en que ellos se queden "atascados" en el centro de procesamiento del cerebro. Entonces, cuando alguien que ha sufrido un trauma lo recuerda, la memoria dispara una intensa reexperimentación del hecho original, con todo lo que vio, oyó, los olores, los pensamientos que vinieron a la mente y lo que sintió. Los nuevos incidentes pueden tener el mismo efecto. Durante el EMDR, para "destrabar" el centro de procesamiento del cerebro, un paciente saca a la superficie recuerdos emocionalmente angustiantes mientras que su vista sigue la mano del terapeuta entrenado, que se mueve en sentido horizontal, de izquierda a derecha. Empleando un protocolo específico, el médico ayuda al paciente a identificar las imágenes, las creencias negativas, las emociones y sensaciones corporales asociadas con un recuerdo o suceso específico. Las declaraciones y creencias positivas reemplazan a las negativas y el paciente evalúa la credibilidad de un nuevo pensamiento mientras piensa en el hecho perturbador.

El objetivo del tratamiento EMDR es ayudar a los pacientes a procesar rápidamente la información acerca de una experiencia negativa y avanzar hacia una resolución adaptable. Cuando el EMDR es eficaz, la gente que lo recibe llega a entender, de manera consciente en su mente e inconsciente en el funcionamiento físico de su cerebro, que el suceso en cuestión está en el pasado y ya no resulta una amenaza. Eso significa una reducción de la angustia, un cambio de una creencia negativa por una más positiva, con la posibilidad de una conducta más óptima en las relaciones y el trabajo. A menudo se emplea con personas que sufren de estrés postraumático, una respuesta emocional prolongada ante el trauma emocional severo que afecta al sistema nervioso.

LA CURACIÓN DE LAS MÚLTIPLES CAPAS DE UN TRAUMA EMOCIONAL

Cuando Angeline Chew, la productora de CBS, me llamó para preguntarme si estaría interesado en hacer un segmento acerca del EMDR y utilizar la historia de Steven como ejemplo, me sentí feliz de poder ayudar. Acababa de finalizar mi estudio con la terapeuta Karen Lansing sobre los agentes de policía involucrados en los tiroteos y que padecían estrés postraumático luego de eso[1]. El EMDR fue muy eficaz en brindar un alivio instantáneo de los síntomas de los agentes, así como también para normalizar su funcionamiento cerebral, lo que se vio reflejado en los escaneos SPECT. Mis colegas y yo hemos publicado varios estudios de imágenes SPECT en pacientes con estrés postraumático que muestran un considerable aumento de la actividad en la zona límbica o emocional en un patrón que parece un diamante. Las zonas afectadas del cerebro son el giro cingulado anterior, que indica una fijación en pensamientos o conductas negativas; los ganglios basales y la amígdala, relacionados con la ansiedad; y el tálamo, que muestra una percepción sensorial elevada. Además, vemos una actividad aumentada en el lóbulo temporal derecho, en una zona del cerebro involucrada en leer las intenciones de los demás.

SPECT DE UN CEREBRO NORMAL "ACTIVO"

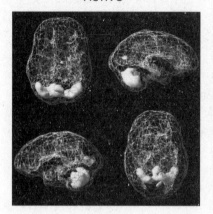

Las zonas más activas están en el cerebelo, en la parte trasera del cerebro.

SPECT DE UN ESTRÉS POSTRAUMÁTICO CLÁSICO

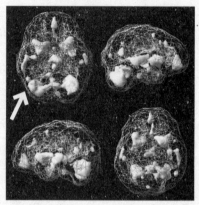

El patrón "diamante plus" muestra un aumento de la actividad en el giro cingulado (arriba en el diamante), los ganglios basales/amígdala (medio) y el tálamo (abajo), así como también en el lóbulo temporal lateral derecho (indicado por la flecha).

Después de hablar con Steven y saber que estaba dispuesto a participar, sentimos que podía ser un buen candidato para el EMDR y que su historia de cura podía servir de inspiración a otros. Como suele ser el caso de los que padecen estrés postraumático, Steven había experimentado otros traumas además del accidente en el mercado de Santa Mónica. Creció en un hogar donde hubo alcoholismo severo. Uno de sus recuerdos más tempranos era su padre incendiando el hogar familiar, y también que, en otra ocasión, su padre lo sostuvo colgando de un puente a más de cuatrocientos pies de altura. Cuando tenía once años su tío preferido, que era bombero, murió en un incendio provocado por un pirómano. Steven mismo se enfrentó cara a cara con la muerte cuando fue comandante de un tanque de combate en la guerra del Golfo. Este hombre sufría de varias capas de trauma emocional.

Como parte de su evaluación, escaneamos su cerebro tres veces: antes del tratamiento, durante su primera sesión de EMDR y luego de ocho horas de tratamiento. Al principio el cerebro de Steven mostraba al clásico patrón de estrés postraumático (TEPT), con su cerebro límbico o emocional extremadamente hiperactivo. Al usar EMDR con él, fuimos despejando los traumas uno por uno. Su cerebro, de hecho, mostró avances durante el primer tratamiento y mejoró notablemente después de ocho horas de tratamiento (mira las imágenes que aparecen a continuación). El temblor en las manos remitió y se sintió más calmado y menos estresado. Uno de los pensamientos más sanadores que Steven me contó que tuvo fue que durante el proceso él comenzó a perdonar a su padre y se preguntaba cómo habría sido su cerebro. Había albergado un profundo resentimiento hacia su padre, que era comprensible, pero la ciencia del cerebro le había dado una nueva perspectiva sobre sí mismo y sobre su padre. Cuando pudimos ayudarlo a calmarse y equilibrar su cerebro, se sintió más feliz y pudo dormir mejor.

SPECT DEL CEREBRO "ACTIVO" DE STEVE AL COMIENZO

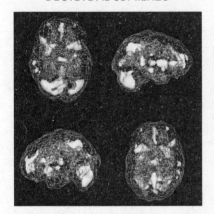

Fuerte patrón "diamante plus".

DURANTE LA PRIMERA SESIÓN DE EMDR

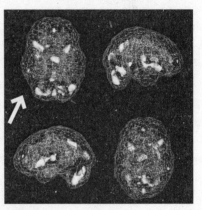

Comienza a calmarse.

DESPUÉS DE OCHO HORAS DE TRATAMIENTO

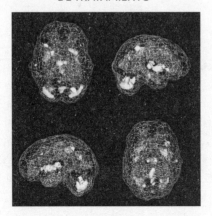

La mayoría de las zonas activas están en el cerebelo, en la parte posterior del cerebro.

TENER EL DIAGNÓSTICO ACERTADO ES VITAL PARA SENTIRSE MEJOR DE INMEDIATO

Atravesar un trauma emocional o un duelo puede dejar una huella permanente en el cerebro. Para poder sanarlo correctamente es vital tener el diagnóstico preciso. En 2015 publicamos dos estudios realizados sobre más de 21 000 pacientes, incluyendo veteranos de guerra, que nos demostraron que podíamos distinguir entre el estrés postraumático (emocional) y lesiones cerebrales traumáticas (físicas) con altos niveles de precisión basados en las imágenes SPECT[2]. En enero de 2016, la revista *Discover* otorgó a esta investigación el puesto 19 entre las mejores cien historias de 2015 en todos los ámbitos de la ciencia, entre la entrada de Tesla al mercado de la energía (número 18) y el descubrimiento de una nueva especie de dinosaurios veganos (número 20). Fue de crítica importancia, ya que los síntomas del trastorno de estrés postraumático (TEPT) y la lesión cerebral traumática (LCT) a menudo coinciden (ansiedad, depresión, irritabilidad, dolores de cabeza e insomnio), pero los tratamientos son muy diferentes. De hecho, tratar un TEPT como si fuera un LCT o viceversa, puede en realidad empeorar el cuadro, razón por la cual creo que los estudios de neuroimágenes son tan importantes cuando luchas y sientes que los tratamientos simples son ineficaces.

El duelo es a menudo mal diagnosticado como depresión, TDAH, TEPT, ataques de pánico y otras condiciones psiquiátricas. Si experimentas esos síntomas luego de una pérdida, considera primero hacer un trabajo de duelo antes de tomar medicación. Si la angustia está mal diagnosticada, los medicamentos psicotrópicos pueden entorpecer las cosas o incluso prolongar la recuperación.

SIETE ESTRATEGIAS PARA SANAR LAS HERIDAS QUE TE PERSIGUEN

Los estudios por imágenes del cerebro han mostrado que el TEPT está asociado con hiperactividad en la amígdala y otras partes emocionales del cerebro, pero también conduce a una disminución de la actividad en zonas de la corteza prefrontal (CPF). Eso significa que las personas que sufren un trauma han intensificado las respuestas de temor (alta actividad en la amígdala) y disminuido las de dominio propio (baja actividad en la CPF). La combinación de un elevado temor y un bajo dominio personal es la receta para el desastre. Las formas comunes de automedicación, como el alcohol, opiáceos, marihuana o una dieta recargada de azúcar y alimentos que se transforman en azúcar, pueden ayudar a calmar la amígdala y la ansiedad a corto plazo, pero también reducen aún más la actividad en la CPF, haciendo que la persona tenga menos control sobre esas conductas. Eso lleva a más problemas, incluyendo adicciones y obesidad.

Las investigaciones han demostrado que el cerebro de quienes experimentan un duelo tiende a presentar mayor actividad en el sistema límbico y algunas partes de la CPF. La tristeza del duelo es a menudo tan brutal que las personas harían cualquier cosa para escapar de ella. Y al hacerlo —así como en el TEPT— a menudo eligen estrategias que los dañan más de lo que los ayudan. El alcohol, la marihuana o la comida chatarra pueden anestesiar el dolor por un breve lapso, pero desafortunadamente regresa con más intensidad. De igual manera, tomar opiáceos o benzodiacepinas, como por ejemplo el Valium o Xanax, pueden calmar el dolor brevemente, pero en realidad lo empeoran a la larga[3].

Al integrar mi experiencia clínica con los pacientes, con un exhaustivo trabajo de estudios por imágenes del cerebro y la ciencia de la curación del trauma y el duelo (ver "Recuperación del duelo: Sugerencias adicionales", en la página 210), pude elaborar siete estrategias que te ayudarán a sentirte mejor de inmediato. Ya sea que padezcas TEPT a causa de un trauma del pasado, estés lamentando la pérdida de un miembro de la familia o un amigo, o estés lidiando con un estrés considerable en tu vida, el alivio será perdurable.

Estrategia #1: Considera la técnica EMDR (desensibilización y reprocesamiento por el movimiento de ojos).

Como vimos anteriormente, el EMDR es especialmente útil para tratar con los recuerdos entrometidos y la ansiedad que interfieren con el gozo. También ayuda a controlar los detonantes que te hacen sentir alterado. Al principio se utilizó con personas que padecían TEPT[4], pero probó su eficacia también en el duelo[5], ansiedad[6], ataques de pánico[7], depresión[8], dolor crónico[9], dolor de miembro fantasma[10], adicciones[11] y aumento del rendimiento[12]. También se ha descubierto que fue de utilidad en grupos de adolescentes luego del terremoto en Italia en 2016[13]. El EMDR es uno de los tratamientos más rápidos y eficaces que personalmente he visto. Yo les hago llevar un registro a mis pacientes de los tiempos difíciles en su vida, y luego trabajo con un terapeuta en EMDR para eliminar las reacciones de ansiedad. Es importante que esta técnica la conduzca un terapeuta certificado en EMDR. Puedes encontrar uno en el sitio web de la Asociación Internacional de EMDR (www.EMDRIA.org, en inglés).

Una reflexión personal sobre el EMDR

Tengo una historia personal con el EMDR, de la cual hablé en mi libro *Healing the Hardware of the Soul* [Sanando el hardware del alma] y en otras partes. A fines de 1996, me invitaron a dar un discurso acerca de los últimos avances médicos sobre las imágenes de cerebro SPECT en la Sociedad de Desarrollo de la Pediatría. El discurso generó una discusión acalorada. Un pediatra del área de la Bahía se puso de pie y criticó mi trabajo, diciendo que la gente me citaba a mí y a mis investigaciones sobre las neuroimágenes como una justificación para prescribir medicación a niños con TDAH. "Les entregamos anteojos a los niños que no pueden ver", respondí. "Si puedes detectar a través de un SPECT los problemas físicos en el cerebro de una persona que tiene TDAH, ¿no tiene sentido tratarla?". Enseguida que finalizó la reunión, alguien (sospecho que este pediatra) anónimamente me denunció ante la Junta Médica de California.

En ese estado, si haces algo en la práctica médica que esté fuera del "protocolo de tratamiento" te pueden revocar la licencia. La ley está diseñada para proteger al público, pero también puede reprimir la innovación. Lo que yo estaba haciendo con el trabajo de estudios por imágenes SPECT ciertamente era diferente de lo que hacían mis colegas. Durante un año respondí preguntas, entregué copias de los artículos de mis investigaciones a la Junta Médica, contraté un abogado y concedí entrevistas. Muchas veces sentí deseos de salir corriendo y estaba más ansioso de lo que nunca había estado en toda mi vida. Tuve problemas para dormir, experimenté pesadillas por primera vez y constantemente tenía dolor de estómago. Cuando le conté de mi estrés a mi colega y amiga la Dra. Jennifer Lendl, una capacitadora en EMDR, me sugirió que hiciera el tratamiento. "Estamos estudiando el EMDR en otros; parece ser que tú lo precisas también", me dijo. Mi estudio SPECT antes del EMDR presentaba el patrón "diamante plus", que era distinto a mi escaneo previo, un par de años antes del incidente.

El proceso de EMDR me resultó fascinante. Cuando la Dra. Lendl movía sus dedos de forma horizontal a la izquierda y a la derecha, yo sentía como si estuviera en un tren mirando todos los hechos relacionados con la investigación. Pensé en el temor al fracaso, en perder mi licencia médica, en no poder llevar a cabo nunca más la ciencia del cerebro que tanto quiero y en quedar avergonzado delante de mi familia y amigos. Cuando la doctora continuaba moviendo sus dedos, sentí que la ansiedad disminuía y espontáneamente comencé a reemplazar las imágenes negativas con unas más saludables. "Tengo un abogado maravilloso ayudándome; lo que hago ayuda a un montón de personas; incluso si pierdo, habré ayudado a muchas personas; mi familia y amigos me amarán siempre, sea un doctor o trabaje de almacenero, todo estará bien con ellos; Dios siempre estará conmigo". Cuatro sesiones de EMDR bastaron para eliminar la ansiedad. Pude dormir mejor y me dejó de doler la panza. Mi escaneo de seguimiento mostró una calma generalizada en mi cerebro emocional.

Después de un año, la Junta Médica decidió que no había violado el protocolo y desestimó la denuncia, permitiéndome continuar con el trabajo que amo.[14]

Estrategia #2: Prueba con la terapia cognitiva conductual centrada en el trauma (TCC-CT)

La TCC-CT fue desarrollada en la década de 1990 por la psiquiatra Judith Cohen y los psicólogos Esther Deblinger y Anthony Mannarino. Según lo que observaron, el trauma puede llevar a la culpa, ira, sentimientos de indefensión, autoagresión, conductas reactivas y problemas de salud mental, tales como depresión y ansiedad. Es común que el TEPT se manifieste con pensamientos recurrentes molestos acerca de la experiencia traumática. De manera similar a la eliminación de pensamientos negativos automáticos (ANT) que vimos en el capítulo 5 (páginas 145-146), la idea de la TCC-CT es que aprender a corregir esos pensamientos es vital para estar bien. La TCC-CT ha demostrado ser particularmente eficaz con niños y adolescentes[15] y en terapias grupales[16], y sus resultados perduran con el tiempo[17]. Puedes encontrar terapeutas especializados en TCC-CT en www.tfcbt.org (en inglés).

Estrategia #3: Escribe la historia de lo que sucedió en el contexto de tu vida

La terapia de exposición narrativa (NET, por sus siglas en inglés) es una breve psicoterapia para el trauma creada por los Dres. Maggie Schauer, Frank Neuner y Thomas Elbert que, en estudios, ha demostrado ser eficaz[18]. Se ha empleado mayormente con individuos, grupos y comunidades que han experimentado múltiples traumas como resultado de fuerzas políticas o culturales (como grupos de refugiados o gente afectada por un desastre natural). Se probó que la NET reduce los síntomas del TEPT luego de cuatro a diez sesiones con un terapeuta.

Las historias que las personas se cuentan a sí mismas acerca del trauma y su vida en general influencian su salud y su bienestar. Verte a ti mismo solamente en torno a experiencias traumáticas lleva a prolongar los sentimientos de trauma y estrés. La terapia NET consiste en escribir una historia completa cronológica de tu vida, incluyendo el relato detallado de los traumas que has atravesado, y aliviar los sentimientos sin perder la conexión con el momento actual. Incorporas momentos positivos en tu historia, lo que ayuda a balancear y agregar contexto a lo que crees acerca de tu vida. Una de mis pacientes, por ejemplo, creció con una madre alcohólica, pero ella solo recordaba los momentos en que su madre ponía las toallas en la secadora para calentarlas y recibirla a ella y sus hermanos al salir de la ducha. Cuando el tratamiento finaliza, el terapeuta elabora una autobiografía documentada para el paciente.

La NET es diferente de otros tratamientos por el hecho de que se enfoca en crear un relato de lo que sucedió, de una manera equilibrada que ayuda a recuperar el respeto personal del paciente. Para más información visita el canal de Terapia de Exposición Narrativa en el sitio web Vivo Internacional (www.vivo.org, en inglés y alemán). NET es similar a la terapia de exposición escrita (WET, por sus siglas en inglés), que también probó ser eficaz en el tratamiento del estrés postraumático.[19]

Estrategia #4: No bloquees tus sentimientos dolorosos

Permite que los sentimientos dolorosos te inunden; llora o grita (¡pero no a los demás!) y luego confronta los pensamientos para ver si son verdad. Evitar los pensamientos, sentimientos y recuerdos angustiantes hace más daño a largo plazo. Muchos estudios e investigaciones han demostrado que la evasión aumenta la probabilidad de padecer una multitud de problemas psicológicos, como por ejemplo el TEPT[20], depresión[21], trastornos de ansiedad[22] comer compulsivamente[23], dolor crónico[24], bajo rendimiento académico[25], y otros más. Cuando te encuentres sufriendo un trauma o duelo, escribe tus sentimientos o busca un amigo o terapeuta con quien puedas hablar. Esto puede ayudarte a recobrar la perspectiva, la que muchas veces se pierde durante una crisis emocional. Bloquear tus sentimientos te lleva a involucrarte en conductas negativas para lidiar con el exceso de energía emocional negativa.

Uno de mis poemas favoritos acerca de este tema es el de Rumi, un poeta persa del siglo XIII. En *The Guest House* [La casa de huéspedes], describe a un ser humano semejante al anfitrión de una casa de huéspedes que recibe nuevos "huéspedes" —nuevas emociones— cada día. Aunque algunos de esos visitantes son positivos, otros son negativos, y podemos darles la bienvenida a todos ellos, sabiendo que experimentarlos nos ayudará a crecer. Rumi escribió:

Trata a cada huésped honorablemente
pues podría estar haciendo espacio
para un nuevo placer.[26]

Estrategia #5: Rompe las ataduras del pasado

Una de las técnicas más poderosas para sentirse mejor de inmediato que he utilizado con mis pacientes es lo que denomino "romper las ataduras del pasado". Surge de la creencia de que los sentimientos y comportamientos negativos a menudo se basan en recuerdos del pasado que son tóxicos o se han mal interpretado, y evaluar la verdad de esos recuerdos nos puede ayudar a sentirnos mejor. Esta técnica requiere solo de cinco pasos sencillos. Cada vez que tengas un sentimiento o recuerdo triste o perturbador, anota las respuestas a las siguientes preguntas:

1. ¿Cuándo fue la última vez que luchaste con el sentimiento o recuerdo triste o perturbador, lo experimentaste o sufriste a causa de él?
2. ¿Qué estabas sintiendo en ese momento? Describe el sentimiento predominante.
3. ¿Cuándo fue la primera vez que tuviste ese sentimiento? Imagínate un tren que se dirige hacia atrás en el tiempo. Regresa adonde lo experimentaste por primera vez y relata el incidente en detalle.
4. ¿Puedes retroceder un poco más, a un tiempo en que hayas tenido ese sentimiento original? Escribe los detalles del incidente original.
5. Si tienes una clara idea del origen del sentimiento, ¿puedes desconectarlo del pasado reprocesándolo a través de la mentalidad de un adulto o padre, o reformulándolo a la luz de la nueva información? Desconecta de manera consciente el puente emocional al pasado con la idea de que lo que sucedió pertenece al pasado, y lo que sucede ahora es lo que verdaderamente importa.

A continuación, presento tres ejemplos de cómo funciona.

NATE: ENFRENTAR LOS ATAQUES DE PÁNICO

Nate, de quince años, vino a verme porque tenía ataques de pánico. Tenía varios episodios al día en los que sentía que se ahogaba o se estaba hundiendo. La respiración se tornaba superficial, rápida y trabajosa. El corazón se agitaba, transpiraba mucho y sentía como si se estuviera muriendo. El chico odiaba esos episodios. El temor a que se presentaran los ataques de pánico en cualquier lugar era tan abrumador que dejó de ir a la escuela. Yo fui paso a paso con él durante su segunda visita.

1. *Cuéntame acerca de la última vez que tuviste un ataque de pánico.* Nate me dijo que había sido el día anterior. Estaba cenando cuando de repente sintió que comenzaba a ahogarse y tuvo todos esos síntomas conocidos y horribles: la sensación de sofocarse, palpitaciones, sudor y sensaciones de muerte.

2. *Dime qué estabas sintiendo en ese momento. Describe la sensación predominante.* Afirmó sentir que se iba a morir.

3. *Imagina que estás en un tren que se dirige hacia atrás en el tiempo. Regresa adonde lo experimentaste por primera vez.* Le pedí que volviera a un tiempo en el que recordara la primera vez que sintió que iba a morir. Se quedó en silencio por un momento y luego comenzó a atragantarse. Pensé que iba a tener un ataque ahí mismo, delante de mí. Le pedí que respirara lento y me dijera qué estaba sintiendo. Disminuyó la velocidad de su respiración, se secó la frente y me contó acerca de una vez cuando tenía seis años. Estaba sentado a la mesa en el almuerzo de la escuela y, por accidente, se tragó un envoltorio plástico de una golosina y se atragantó con el mismo. Al principio, nadie lo vio. No podía respirar, pero nadie se daba cuenta. Pensó que se iba a morir. Después de lo que pareció ser una eternidad, un maestro lo vio y le practicó la maniobra Heimlich, logrando sacar el envoltorio. Nate dijo que se había olvidado de ese hecho hasta ahora.

4. *Después de que se calmó y compuso un poco, le pedí que retrocediera un poco más en su mente para ver si hubo un tiempo anterior cuando sintió que se iba a morir.* Cerró los ojos y dijo que se acordaba de un tiempo en que era muy chico. Estaba saliendo de algún lugar oscuro y entrando a uno lleno de luces brillantes y las luces daban calor. La gente se movía por todos lados y él sintió miedo. No podía respirar y algo horrible le cubrió la cara. Pensó que se iba a morir. Para mi asombro, Nate estaba describiendo la experiencia del nacimiento. Cuando

abrió los ojos, le pregunté si sabía algo acerca de su nacimiento. Me dijo que había sido un bebé meconial (eso significa que las heces del bebé se derraman en el líquido amniótico, algo muy peligroso para el recién nacido). Había nacido morado y el doctor tuvo que hacerle resucitación. Su madre dijo que nunca había hablado de eso con Nate para no preocuparlo.

5. *Rompe las ataduras con el pasado a través de la mentalidad de un adulto o padre, o reformúlalo a la luz de la nueva información.* Con la madre de Nate presente en el consultorio, lo llevé de regreso a esos tiempos. Primero, a la experiencia del nacimiento; hice que el adolescente Nate regresara y le explicara al bebé lo que había sucedido. Que el bebé había estado en problemas por un tiempo corto, pero los médicos habían venido para limpiarlo y ayudarlo a respirar con normalidad. Luego, lo llevé hacia el incidente con el envoltorio de golosina e hice que el adolescente Nate le dijera al niño de seis años que estaba agradecido con el maestro que lo había ayudado y que, gracias a él, estaba con vida, sano y salvo (y que tenía que dejar de comerse los envoltorios de las golosinas).

Después de esa sesión, los ataques de pánico desaparecieron. Lo vi algunas veces más, pero esencialmente desconectar los síntomas presentes del hecho sensibilizador del pasado acabó con ellos.

CHUCK: LIBERARSE DE LA IMPOTENCIA

Chuck, de treinta y cinco años, vino a verme por problemas de impotencia sexual. Sentía que iba a perder a la mujer que amaba, quien se encontraba un tanto frustrada por el tema.

1. *Cuéntame acerca de la última vez que tuviste impotencia.* Hace dos noches atrás.

2. *Dime qué estabas sintiendo en ese momento. Describe la sensación predominante.* Chuck dijo: "Sentí que era un fracaso".

3. *Imagina que estás en un tren que se dirige hacia atrás en el tiempo. Regresa adonde lo experimentaste por primera vez.* Le pedí a Chuck que volviera al pasado, a la primera vez que sintió que era un fracaso. Después de dos minutos comenzó a sollozar. Cuando recuperó el control, me contó de una vez en que tenía siete años y había tenido problemas con sus tareas escolares, especialmente con la lectura. Su padre lo

golpeó varias veces, lo llamó estúpido y le dijo que nunca lograría nada en la vida, que sería un fracaso. Chuck dijo que había bloqueado por completo ese recuerdo hasta el día de hoy.

4. *Luego le pedí que retrocediera un poco más en su mente para ver si hubo un tiempo anterior en el que se sintió un fracasado.* Después de varios minutos respondió que no.

5. *Rompe las ligaduras con el pasado a través de la mentalidad de un adulto o padre, o reformúlalo a la luz de la nueva información.* Llevé a Chuck al incidente traumatizante y le dije que el adulto Chuck le hablara al niño de siete años, que era él mismo. Su padre no entendía que él tenía dislexia, que se la diagnosticaron a los nueve años. Cuando tuvieron el diagnóstico médico, su padre se volvió más comprensivo y alentador.

Después de esa sesión, el tema de la impotencia de Chuck se resolvió, lo cual afianzó su relación.

JENNY: VENCER EL ENOJO Y EL ALCOHOLISMO

Jenny, de cuarenta y dos años, luchaba con el alcoholismo y había perdido su matrimonio en el proceso. Durante su rehabilitación se unió al programa cristiano Celebra la Recuperación. Descubrió que cuando iba, solía llegar treinta minutos más tarde para evitar el tiempo musical de alabanza. Yo le pregunté por qué.

1. *Cuéntame acerca de la última vez que llegaste tarde.* Hace una semana.

2. *Dime qué estabas sintiendo en ese momento. Describe la sensación predominante.* Jenny dijo: "Estaba 'enojada'".

3. *Imagina que estás en un tren que se dirige hacia atrás en el tiempo. Regresa adonde lo experimentaste por primera vez.* Le pedí a Jenny que regresara al momento en que sintió enojo por primera vez. Después de unos treinta segundos, me contó: "Aproximadamente a los siete años, cuando mi madre quería que entrara en un concurso de piano. Había practicado durante muchas horas. Al principio me encantaba, pero la presión era enfermiza. Todo lo que hacía era ir a la escuela, practicar música e ir a la iglesia. Mi papá era el predicador y mi mamá tocaba el piano. Esto seguía y seguía durante unas veinte horas. Había veces en las que me quedaba dormida en la iglesia y luego me pegaban con el cinturón cuando llegaba a casa". "No es de extrañar que estés enojada con la música en la iglesia", le respondí. Jenny se rio.

4. *Luego le pedí que retrocediera un poco más en su mente para ver si hubo un tiempo anterior en el que se sintió enojada.* Después de algunos minutos, dijo que una vez, cuando tenía tres años, su padre golpeó a su madre y le partió el labio, salpicando sangre encima de la ropa nueva de Jenny. Eso la hizo sentir muy enojada.

5. *Rompe las ligaduras con el pasado a través de la mentalidad de un adulto o padre, o reformúlalo a la luz de la nueva información.* La Jenny adulta le habló a la niña de tres años y a la de siete. Les dijo que su mamá y su papá no estaban sanos y no sabían cómo criar niños bajo ese nivel de estrés. Pero ella no iba a ser como sus padres y podía empezar a disfrutar la música en la iglesia. Lo que sucedió en el pasado pertenece al pasado, y lo que sucede ahora es lo que cuenta.

La recuperación de Jenny anduvo mucho mejor y Celebra la Recuperación ahora es parte integral de su programa.

Nota: si este proceso saca a luz recuerdos muy dolorosos que no se van en un breve período, busca ayuda profesional de parte de un psicoterapeuta licenciado.

Estrategia #6: Lucha por el "crecimiento postraumático"

Una de las áreas más emocionantes de la investigación sobre el trauma se halla en el crecimiento postraumático (CPT). El término fue acuñado a mediados de la década de 1990 por los psicólogos Richard Tedeschi y Lawrence Calhoun, de la Universidad de Carolina del Norte en Charlotte[27].

CURVA DE CRECIMIENTO POSTRAUMÁTICO

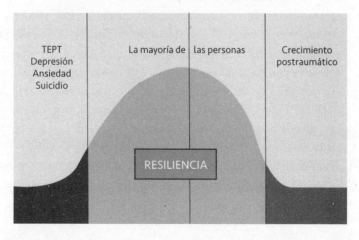

De acuerdo con el Dr. Tedeschi, aproximadamente 90 % de los sobrevivientes con un trauma emocional reportan al menos un aspecto del crecimiento postraumático, como por ejemplo un nuevo aprecio por la vida. Cuando es un grupo de personas el que sufre el trauma, alrededor de 10 % desarrollará TEPT, mientras que 80 % regresará a su vida normal anterior en el plazo de unos meses. Otro 10 % saldrá más fuerte de lo que era antes de que ocurriera el trauma. Esos son los que experimentan el CPT.

Las investigaciones sugieren que el CPT está basado en cinco factores que pueden mejorar los síntomas del sufrimiento.[28]

1. Una profundización de la **vida espiritual**, incluyendo un cambio significativo en el sistema de creencias o un nuevo o mayor sentido de significado y propósito. Martin Lutero entregó su vida a Dios y a una orden religiosa luego de haber superado una tempestad que amenazó su vida.

2. Ver nuevas **posibilidades** por causa del trauma o el duelo. Nuevas oportunidades han surgido de la situación, se abrieron posibilidades que antes no estaban. Uno de mis amigos, por ejemplo, perdió a su hija cuando un conductor ebrio la atropelló y ahora viaja por todo el país ayudando a otras familias que pasaron por experiencias similares.

3. Un renovado **aprecio por la vida** en general; apreciar cada momento con más facilidad. Después de una experiencia de haber estado cara a cara con la muerte, una de mis pacientes perdió su temor a la muerte, pero además dejó de trabajar tantas horas para disfrutar más tiempo con su familia.

4. Un cambio en las **relaciones** o en la forma de **relacionarse con otros** en maneras más significativas que antes de que el trauma ocurriera. Se incrementa el sentido de conexión y la gente aprecia más a su familia y amigos. Una de mis amigas, que ha tenido muchos desafíos criando a un niño con autismo, comenzó Talk About Curing Autism [Hablando de curar el autismo], un grupo de apoyo con más de 50 000 afiliados. Ella tiene un enorme grupo de nuevos amigos y amigas que le dan sentido y propósito a su vida.

5. **Despertar la excelencia** a través de una nueva fuerza personal. Esto se hace patente en expresiones como: "Si pude superar esto, ¡puedo superar cualquier cosa!".

COMPONENTES DEL CRECIMIENTO POSTRAUMÁTICO

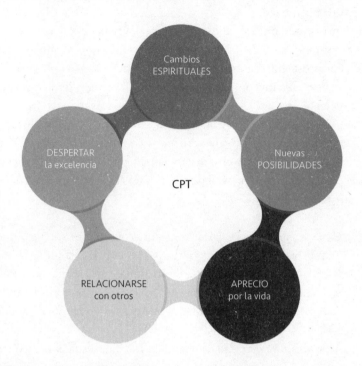

Ocho sesiones de EMDR ayudaron a promover el CPT en sobrevivientes del desastre del ferry que ocurrió en el mar Amarillo, al sur de Corea, en abril de 2014[29]. Para fomentar el CPT en ti mismo mira hacia atrás, a tus propios traumas y, usando los cinco criterios, pregúntate en qué sentido puede haber cambiado tu vida de manera positiva como resultado de uno de esos sucesos.

CHARLEY: LA PERSONA MÁS SANA QUE JAMÁS CONOCÍ

Charley tenía ansiedad y problemas para respirar cuando me vino a ver por primera vez. El muchacho de dieciséis años padecía una condición llamada "síndrome de Goldenhar", una deformidad que generalmente afecta solo uno de los lados del rostro. Nació sin su mandíbula izquierda y tuvo que pasar por veintiún cirugías para reparar la deformidad, dejando su rostro con tantas cicatrices que parecía un viejo andén del ferrocarril. El pánico se inició cuando el médico le colocó la máscara de anestesia sobre la cara en la cirugía número veinte. Entonces su madre lo trajo a verme. Siempre había sido un muchacho resiliente, pero ella estaba preocupada porque todavía le faltaban dos operaciones más. Unas pocas sesiones de hipnosis enseguida despejaron su ansiedad.

Mientras me familiaricé más con Charley, llegué a la conclusión de que, a pesar de su ansiedad, era la persona más sana que yo jamás había conocido. Fue presidente de su clase de décimo grado, sacaba notas excelentes en la escuela y tenía una novia a la que adoraba. Además, tenía metas claras y una excelente actitud. Después de que logró aplacar un poco la ansiedad, continué viéndolo sin cobrarle la consulta. Mayormente los doctores estudian la enfermedad, no la resiliencia, pero yo quería saber por qué él era tan saludable a pesar de sus circunstancias. Llegué a creer que había cinco razones para la fuerza emocional de Charley, las cuales van en paralelo con la investigación del CPT.

1. *Cambios espirituales*: Charley tenía un profundo sentido de propósito y creía que estaba en esta tierra para hacer de ella un lugar mejor.
2. *Posibilidades*: a consecuencia de su experiencia, había desarrollado una gran empatía por otros que sufrían y estaba considerando estudiar Medicina para ayudar a los demás al igual que lo ayudaron a él.
3. *Aprecio por la vida*: Charley amaba la vida. Cada año se veía más competente en la escuela y las relaciones, y más entusiasmado con su futuro.
4. *Relaciones*: pudo forjar relaciones cercanas, especialmente con su madre, aunque ella nunca permitía que su enfermedad fuera una excusa. Sufría por su hijo, pero muy temprano en la vida del niño ella descubrió que criarlo de una forma aniñada solo lo haría más discapacitado. Hacía sus tareas hogareñas, esperaba que le fuera bien en la escuela y participaba junto a otros niños a pesar de que ellos se burlaban. Ella le ayudaba a ensayar lo que tenía que decirles a los demás niños cuando eran crueles, ¡y vaya que lo eran! Cuando no se molestaba por las bromas que le gastaban, los otros niños se hacían amigos suyos y lo protegían contra una futura provocación.
5. *Despertar la excelencia a través del crecimiento personal*: Charley era un optimista. Al escucharlo hablar, descubrí que casi siempre veía el lado positivo de las cosas. No veía su condición como discapacitado. Cuando hablábamos sobre ello, él decía que todos tienen algo. "Este es mi problema. Pero al menos no tengo cáncer".

LA IMPORTANCIA DE LA RESERVA DEL CEREBRO

Otra explicación más sobre el concepto de CPT es lo que yo llamo "reserva del cerebro", que no es otra cosa que una amortiguación extra de la función cerebral que te ayuda a lidiar con cualquier clase de estrés que venga a tu vida. Cuanta más reserva posees, más resiliente eres y menos impacto tendrán el trauma y el duelo. Para explicarle la reserva del cerebro a mis pacientes, a menudo me dirijo a la pizarra de mi oficina y dibujo una imagen como la siguiente.

EL CONCEPTO DE LA RESERVA DEL CEREBRO

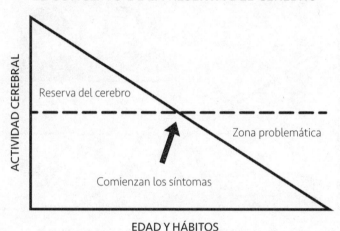

Cuando fuiste concebido, tu cerebro tenía un montón de potencial de reserva, pero si tu madre fumaba, comía alimentos nocivos, padecía estrés crónico o tuvo infecciones, tu reserva comenzó a mermar aun antes de nacer. Sin embargo, si ella era saludable, comía bien, tomaba vitaminas y no estaba terriblemente estresada, estaba ayudando a incrementar tu reserva. En el curso del resto de tu vida tú aumentas o disminuyes tu reserva cerebral. Si, por ejemplo, caes rodando de la escalera a los tres años y te golpeas la cabeza, incluso si no tienes síntomas, vas agotando tus reservas. Si comenzaste a fumar marihuana en la adolescencia, mermas más aún ese depósito, y si practicaste fútbol americano y te golpeaste la cabeza con un montón de pelotas, posees todavía menos (aunque todavía no experimentes síntomas).

Piénsalo de este modo: toma dos soldados que estén en una guerra, en el mismo tanque, y ambos expuestos a las mismas lesiones por detonación en los mismos ángulos. Uno de ellos sale psicológicamente ileso, mientras que el otro queda discapacitado de forma permanente debido al trauma.

¿Por qué? Depende del nivel de reserva del cerebro que cada uno tenía antes del accidente. Un soldado tenía más porque había cuidado bien su cerebro, sus padres lo alimentaron bien, tuvo muchas oportunidades educativas y no jugó al fútbol americano. El otro comenzó desde más abajo en la línea, con menos reserva. Ambos eran efectivos en su trabajo, pero partieron desde diferentes puntos. Aunque la detonación disminuyó la reserva de los dos, el que tenía mayor reserva siguió siendo funcional.

EL CONCEPTO DE LA RESERVA DEL CEREBRO

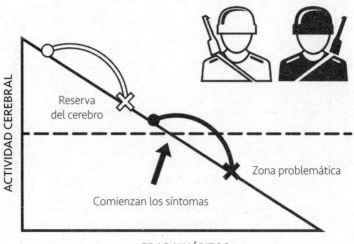

La mayor parte de las personas que vemos en las Clínicas Amen comienzan debajo de la línea punteada y son sintomáticos. Recuperarse no es solo librarse de los síntomas, también es recuperar tu reserva y llevarla nuevamente por encima de la línea. Eso requiere de las tres simples estrategias que hablamos en el capítulo 2 (páginas 58-75): perfeccionar la envidia cerebral (tienes que cuidar de veras tu cerebro), evitar todo lo que daña tu cerebro e involucrarte en hábitos saludables de manera regular. Cada día tú incrementas o robas de la reserva de tu cerebro; estás envejeciéndolo o rejuveneciéndolo. Cuando verdaderamente entiendas este concepto, tendrás mucha más influencia sobre la forma en que lidias con el trauma emocional y el duelo.

Estrategia #7: Considera la hormona oxitocina, ya que se ha demostrado que es de utilidad en el duelo y el trauma emocional

Tanto hombres como mujeres producen oxitocina. Aunque a menudo se asocia con la reproducción femenina, más recientemente se dio a conocer como "la hormona del amor", debido a que impulsa sentimientos de confianza, seguridad, conexión, calma y contentamiento. Me percaté por primera vez de la capacidad singular de la oxitocina para tratar con el trauma emocional y el duelo luego de leer el libro del Dr. Ken Stoller, quien trabajó con nosotros en las Clínicas Amen durante muchos años. En *Oxytocin: The Hormone of Healing and Hope* [Oxitocina: La hormona de la sanidad y la esperanza], Ken escribió sobre su propia experiencia con la oxitocina y el duelo. Su hijo de dieciséis años, Galen, murió en un accidente de tren y Ken quedó abrumado con lo que él calificó como un duelo patológico, una mezcla de temor debilitante, ansiedad y pánico. Lo consumían los pensamientos obsesivos sobre la forma en la que había muerto Galen y lo que debe haber sentido en sus últimos instantes de vida.

Ken había prescrito oxitocina varias veces para tratar el temor y la ansiedad en niños con trastorno del espectro autista, pero pasaron varias semanas antes de que se diera cuenta que eso podía ayudarlo a él mismo. Su mayor miedo y pánico sucedían durante las horas previas al amanecer, cuando experimentaba terribles pesadillas. Él escribe:

> Una noche puse la alarma del reloj para despertarme antes de este período y me suministré oxitocina, y el resultado de lo que sentí fue casi milagroso. La severidad de los pensamientos negativos obsesivos durante esta etapa de duelo agudo se alteró en minutos luego de la aplicación de un spray nasal de oxitocina. Mientras que antes tenía que respirar en esta hora emocionalmente difícil como si estuviera en una clase de preparto, esa estrategia de supervivencia se volvió innecesaria luego del uso de oxitocina. Esta vez, pude escuchar música hasta la salida del sol.
>
> Me llevó aproximadamente diez minutos experimentar el efecto pleno y, con cada minuto que pasaba, una inmensa sensación de calma emocional se apoderaba de mí. El pánico y el temor se alejaron, como si me hubiera mudado de ropa. Si quería pensar en el accidente de tren de mi hijo, podía hacerlo. Pero en el momento en que ya no quería pensar más en eso, el accidente se desvanecía en el fondo de mi mente. No estaba allí martillándome como si tuviera vida propia. Pude desviar exitosamente los sentimientos negativos desde cualquier parte donde me asaltaran. Fui capaz de

procesar mi duelo sin la interferencia de obsesiones negativas. Esto no tenía precio, era de incalculable valor, y me guardó de desarrollar un severo trastorno de estrés postraumático (TEPT)…, porque ciertamente hacia ahí me dirigía[30].

La oxitocina ayudó a Ken a atravesar el peor de sus dolores emocionales y pudo dejar de utilizarla al cabo de unas semanas. Desde entonces prescribe oxitocina a otros pacientes que pasan un duelo y ha visto beneficios en cada uno de ellos.

Otros investigadores han demostrado recientemente los beneficios de la oxitocina en relación con el trauma emocional[31]. El Dr. J. L. Frijling y sus colegas, de Holanda, hallaron que la aplicación de oxitocina intranasal calmaba el circuito de temor del cerebro (amígdala) y disminuía los síntomas de TEPT agudo[32]. La oxitocina también ha probado aumentar la compasión en personas que sufren de trauma emocional[33]. Cualquier médico puede prescribirla y la mayoría de las farmacias pueden recetar la forma intranasal o sublingual. La dosis típica para adultos es de 10-40 IU dos o tres veces al día. El Dr. Stoller y otros recomiendan su uso solo por un tiempo limitado, ya que el uso a largo plazo tiene el potencial de cambiar los receptores de oxitocina en el cerebro.

RECUPERACIÓN DEL DUELO: SUGERENCIAS ADICIONALES

La emoción del duelo nos toca a casi todos en algún momento de nuestra vida. Ocho millones de personas se convierten en nuevos dolientes cada año debido a la muerte de alguien que aman. Casi 50 % de los matrimonios terminan en divorcio, dejando una pareja rota, sus hijos y sus familias en duelo.

El duelo es la respuesta normal a una pérdida importante. A menudo viene acompañado de remordimiento y del dolor de ser incapaz de conectarse con alguien (o algo) que ha estado allí contigo por un período de tiempo. Otros síntomas comunes del duelo incluyen tristeza, problemas para concentrarse, pérdida de memoria, insomnio, irritabilidad, diarrea, dolores de cabeza, pérdida de apetito y sentirse anestesiado. El duelo complicado, que se caracteriza por un intenso y permanente anhelo por lo que ha partido, a menudo se asocia con sentimientos en conflicto; por ejemplo, alegría porque el ser amado ya no sufre, pero tristeza porque lo extrañas terriblemente.

Pero el duelo no se trata solamente de perder a un ser querido por causa de la muerte, divorcio, nido vacío u otro caso. También puede suceder en el caso de la pérdida de la salud de uno, la libertad, la estabilidad económica, un hogar, un trabajo o la profesión (por ejemplo, al jubilarse), o incluso ocurre a continuación de la pérdida de confianza o seguridad. Cuando los padres tienen un hijo discapacitado, dado el caso, a menudo experimentan un duelo intenso por la pérdida de lo que soñaron para su hijo o hija. Perder mascotas es extremadamente doloroso para algunas personas. Una de las pocas veces que vi llorar a mi padre, que era un hombre muy fuerte, fue cuando perdió a Vinnie, su perro y amigo durante nueve años.

Los síntomas del duelo irresuelto pueden incluir:

- Incapacidad para aceptar la pérdida
- Adormecimiento emocional
- Incapacidad de pensar o hablar de alguien que partió o de una pérdida que experimentó
- Recuerdos felices que frecuentemente se vuelven tristes
- Hablar solo de los aspectos positivos de la relación y pasar por alto los negativos
- Hablar solo de los aspectos negativos de la relación y pasar por alto los positivos
- Sentir que la vida carece de sentido
- Pérdida de identidad o propósito
- Incapacidad de llevar a cabo tareas cotidianas
- Delirios o alucinaciones

TEN DETERMINACIÓN PARA SUPERAR EL DUELO

Superar el duelo lleva tiempo, porque los seres humanos fuimos creados para tener conexión. Nos ligamos a los demás porque eso nos ayuda a sobrevivir y a luchar. Cuando alguien a quien estamos ligados se va, ya sea porque muere o porque decide irse, nuestro cerebro emocional se vuelve hiperactivo al buscar a esa persona, dejándonos vulnerables a la depresión. Por lo tanto, para superarlo, debemos tener el propósito de hacerlo. La salud se hará más fácil si nuestro cerebro está más saludable, así que hay que asegurarse de afianzar las conductas que nos ayudan a curarlo o prevenirlo. Estos son algunos pasos adicionales:

- *Comienza lo más pronto posible.* La gente te dirá que esperes, pero si te caíste y te quebraste un brazo, ¿cuándo querrías comenzar a sanar? ¡De inmediato! No hay ningún beneficio en posponer el proceso de recuperación.

- *Mantén una rutina para mantener el cerebro sano.* Es de especial importancia ingerir alimentos saludables, tomar suplementos, hacer ejercicio y dormir bien.

- *Descubre lo que quedó sin decir o hacer y escríbelo.* De esta manera no rondará por tu cabeza perpetuamente. Habla con otras personas sobre lo que te hubiera gustado que fuera diferente, para poder aprender de ello.

- *Mantente alerta a una posible invasión de ANT* (pensamientos negativos automáticos), especialmente las especies Reprochadores y Culposos (mira el capítulo 5, páginas 138-144).

- **:15** **MINUTOS** (15 minutos al día, durante cuatro días) *Escribe la historia de lo sucedido.* Pasa este tiempo sacando a luz la historia, asegurándote de incluir tanto lo positivo como lo negativo. Escribir ha servido de ayuda a niños y refugiados para lidiar con el duelo[34], y se ha demostrado que disminuye los sentimientos de soledad y ayuda a mejorar el ánimo[35]. En un estudio, se les pidió a los dolientes que habían perdido a un ser querido en un accidente u homicidio que escribieran durante quince minutos cada día, por cuatro días seguidos, ya sea acerca de la pérdida o de algún asunto sin importancia. Después de eso, los que habían escrito sobre la pérdida reportaron tener menos ansiedad y depresión y una mayor recuperación del duelo que los que habían escrito acerca de cuestiones sin importancia.[36]

- *Busca apoyo social.* La terapia y los grupos de apoyo pueden ayudarte a desarrollar habilidades para superar el duelo.

- *Respira desde el estómago.* Cuando sufras de ansiedad o te falte aire, la respiración desde el vientre puede ayudar a calmarte o a recuperar el aliento (ver el capítulo 1, páginas 42-45).

- *Considera tomar suplementos.* Como tratamos en el capítulo anterior, la pérdida y el rechazo se sienten en la misma zona del cerebro que el dolor físico. Los suplementos como S-adenosil metionina (SAMe), curcumina, magnesio y ácidos grasos omega 3 alivian el dolor físico y también pueden ayudar con el emocional.

- *Contrólate si tienes algún dolor en el pecho.* El dolor en el pecho es particularmente frecuente en el duelo[37]. Las hormonas del estrés pueden hacer que nuestro corazón lata en un ritmo anormal[38], lo que puede provocar dolor en el pecho. Cuando yo pasé por un período de duelo, me dolía tanto el pecho que pensé que tenía una cardiopatía. Pero no fue así. Después que mi asistente Kim perdió a su novio por un ataque cardíaco, comentó también tener dolores en el pecho. Cuando consultó al médico, los doctores descubrieron que sus arterias coronarias estaban obstruidas en más de 90 %. Ella sí que tenía una enfermedad coronaria, que respondió muy bien al tratamiento. Es probable que el fallecimiento de su novio le terminara salvando la vida a ella. Si sientes dolor en el pecho, ve a ver al médico. Si tu corazón está bien, practicar la respiración profunda, el calentamiento de manos, la visualización guiada y la hipnosis puede calmar tu cerebro, como también lo puede hacer tomar 250-400 mg de glicinato de magnesio dos o tres veces al día.

- *Trata los desencadenantes en cuanto aparezcan.* Estar sensible es algo muy común en el duelo, en especial cuando la persona o mascota que perdiste puede ocupar cada lugar de diversión en tu cerebro. Cada vez que estés sensible por un aniversario, cumpleaños, vacaciones, lugar, canción o aroma, no trates de reprimir ese sentimiento. Permite que te inunde, llora si las lágrimas quieren salir y siéntete agradecido por ese recuerdo. Pero asegúrate de corregir todo pensamiento negativo que pueda asomar junto con el sentimiento de tristeza.

- *Sé paciente.* Nadie hace un duelo perfecto. Yo perdí a alguien muy importante para mí hace unos doce años. Conocía muchas de las prácticas saludables que realizar, pero aun así sufrí durante varios meses y no podía sacar a esa persona de mi cabeza. Por último, me resultó muy útil leer el libro de Byron Katie, *Amar lo que es*, el cual te enseña con elegancia a no creerle a cada pensamiento estúpido que tengas.

¿QUÉ QUERRÍA PARA TI LA OTRA PERSONA?

Hace poco, mi esposa Tana y yo llevamos a nuestra hija de catorce años, Chloe, a ver la película *La cabaña*. Es una película hermosa, pero difícil de ver porque trata sobre una niña pequeña que es secuestrada y asesinada por un violador. El mayor temor de un padre es perder a un hijo y esto fue particularmente perturbador para Tana. Durante un episodio de nuestro *podcast The Brain Warrior's Way* [El camino del guerrero del cerebro] que grabamos juntos, ella dijo: "Perder a Chloe fue siempre mi mayor miedo. ¿Por qué? Porque no solo la amo, sino que soy protectora por naturaleza. Es mi responsabilidad protegerla. *La cabaña* trata sobre el perdón y, mientras la veía, luchaba conmigo misma [acerca de lo que yo haría si esto le sucediera a Chloe]. *No, yo no sería capaz de hacerlo.* Luego, la película tomaba un giro impactante y yo vacilaba… *Sí, perdonaría a esta persona.* Después, de repente, volvía al *No, no podría perdonarlo…* Estoy viendo esto con mi hija y ella me ve llorar y me mira. Fue como si pudiera leer mi mente, y dijo algo que fue muy poderoso para mí".

Lo que Chloe le dijo a Tana fue esto: "Yo sé que estás pensando que, si fueras tú, irías a buscar a ese tipo y le harías algo horrible. No puedes hacer eso; te lo digo: nunca harás eso".

Tana quedó pasmada y respondió: "Tú no puedes decir que…, tú no puedes decir que… Retira lo dicho".

Chloe le explicó: "No, no puedes hacerlo, porque yo estaría muy decepcionada de ti, me enojaría tanto…".

Tana respondió: "Retira lo dicho ahora mismo".

Chloe le dijo: "No lo haré, porque si yo tuviera alguna manera de enterarme, me desilusionaría mucho de ti, porque eso arruinaría tu vida. Lo único que me haría feliz sería saber que tú encontraste una manera de verle un sentido a todo aquello y de algún modo ser feliz de nuevo".

Cuando mis pacientes experimentan un duelo, a menudo les pregunto qué hubiera deseado su ser querido para él o ella. "¿Habría querido que tú pasaras el resto de tu vida enojado, infeliz y buscando vengarte; o habría querido que tú encontraras la paz? ¿Habría querido que encontraras el gozo y el amor?". El mensaje de Chloe a su madre me dejó alucinado.

---

19 cosas que no tienes que decirle a una persona en duelo

- "¿Cómo estás?" (Esto puede interpretarse como que no tomas en serio lo que está atravesando).
- "Estarás bien enseguida".
- "Entiendo cómo te sientes".
- "No deberías sentirte de ese modo".
- "Deja de llorar".
- "Al menos él está ahora en un lugar mejor; su sufrimiento se acabó".
- "Por lo menos él (o ella) vivió una larga vida; hay gente que muere joven".
- "Ella lo provocó".
- "¿Todavía no lo has superado? Ya ha pasado un buen tiempo".
- "Hay una razón para todo en la vida".

- "Dios está en control".
- "Ella era tan buena persona que Dios quiso llevársela con Él".
- "Solo dale tiempo. El tiempo cura las heridas". (El tiempo por sí solo no cura; dar los pasos adecuados sí).
- "Tú eres joven; todavía puedes tener otros hijos".
- "Te irá mejor la próxima vez en el amor".
- "Era solo un perro (o un gato). Puedes conseguirte otro".
- "Mantente ocupado y no pienses en ello".
- "Tienes que ser fuerte por tu esposa, hijos, madre, etc". (Eso desestima la necesidad de la persona de tomar un tiempo para sanarse).
- "Sigue adelante, avanza".

El duelo y el trauma emocional, en sus distintos niveles de intensidad, son una parte ineludible de la experiencia de ser humanos. Pero no tenemos por qué soportar pasivamente el sufrimiento que traen aparejado. Las estrategias sobre las cuales hablé en este capítulo te ayudarán a tener un sostén en medio de tu dolor y a comenzar a sentirte mejor.

13 cosas que decir a (o hacer por) una persona en duelo

- "Estoy apenado por tu pérdida".
- "Desearía tener las palabras correctas. Por favor, recuerda que me importa y que puedes contar conmigo para lo que necesites".
- "Tú y tus seres queridos están en mis oraciones".
- "No puedo imaginar cómo te sientes". Luego permanece en silencio y deja que te cuente lo que siente.
- "No puedo imaginar cómo te sientes. Cuando yo perdí a mi padre sentía que...". Luego escucha sin juzgar ni criticar. Usa la técnica de escucha activa que vimos en el capítulo 6 (páginas 175-177).
- "Puedes contar conmigo". Mejor aún, si hay algo específico que él o ella necesite, pregúntale si puedes hacerlo. Pregunta, por ejemplo, si desea que hagas alguna llamada o mandes un *e-mail*.
- "Me gustaría ir al funeral". Ir al servicio religioso es a menudo una señal importante de apoyo.
- "¿Quieres hablar sobre eso?". Muchas personas evitan hacer esta pregunta, pero a las personas dolientes les ayuda el hecho de expresar sus sentimientos si así lo desean. Encontrar un oído compasivo puede ayudarlos a procesar la pérdida más adecuadamente.
- Solo está presente.

- Cuenta algún recuerdo.
- Empatiza. Está bien mostrar tus sentimientos.
- Continúa en contacto, incluso después de algunos meses. A muchas personas las inundan con cartas, llamadas o visitas en las primeras semanas, pero ellos necesitan apoyo mucho después de que el funeral se haya terminado.
- Escucha los sentimientos de culpa. El que está en duelo a menudo se siente culpable y desea haber hecho las cosas de manera diferente. El libro *Superando las pérdidas emocionales*, de John James y Russell Friedman, que contiene una amplia información de ayuda para el doliente, incluye un maravilloso ejemplo de ayuda para alguien que siente culpa. Es un diálogo entre un padre que atraviesa un duelo y un especialista en duelo con los autores del Instituto de Recuperación del Duelo:

PADRE: Mi hijo cometió suicidio. Yo me siento muy culpable por ello.

INSTITUTO: ¿Alguna vez usted hizo algo con la intención de dañar a su hijo?

PADRE: No. (Esta es casi una respuesta universal).

INSTITUTO: La definición del diccionario de "culpa" implica un intento de dañar. Como usted no hizo tal cosa, ¿puede devolver la palabra de la "c" al diccionario? Usted probablemente está devastado por la muerte de su hijo, pero no necesita agregarle nada a ella lastimándose a usted mismo con una palabra incorrecta que distorsiona sus sentimientos.

PADRE: ¿En serio? Nunca lo había visto de ese modo.

INSTITUTO: ¿Hay alguna cosa que usted desearía que hubiera terminado de manera *diferente, mejor* o *más*?

PADRE: Ah, sí.[39]

SIETE ESTRATEGIAS PARA SANAR LAS HERIDAS QUE TE PERSIGUEN

1. Considera la técnica EMDR (resensibilización y reprocesamiento por el movimiento de ojos).
2. Prueba con la terapia cognitiva conductual centrada en el trauma (TCC-CT).
3. Escribe la historia de lo que sucedió en el contexto de tu vida.
4. No bloquees tus sentimientos dolorosos.
5. Rompe las ligaduras del pasado.

6. Lucha por el "crecimiento postraumático" (CPT).

7. Considera la hormona oxitocina, ya que se ha demostrado que es de utilidad en el duelo y el trauma emocional.

PEQUEÑOS HÁBITOS QUE PUEDEN AYUDARTE A SENTIRTE MEJOR DE INMEDIATO Y QUE CONDUCEN A GRANDES CAMBIOS

:03-45
MINUTOS

Cada uno de estos hábitos lleva apenas unos minutos. Están ligados a algo que haces (o piensas o sientes) para que sea más probable que puedan volverse automáticos. Una vez que realices las acciones que deseas, encuentra un modo de hacerte sentir bien al respecto (dibuja una carita feliz, haz un gesto de victoria con el puño u otro gesto espontáneo). Las emociones positivas ayudan al cerebro a recordar.

1. Cuando me sienta molesto, me cruzaré de brazos y me frotaré hacia abajo desde los hombros a los antebrazos. (Esto estimula ambos lados del cerebro y tiene un efecto calmante sobre la mente).

2. Cuando sienta venir una ola de recuerdos traumáticos o de duelo, me observaré a mí mismo y escribiré todo pensamiento negativo que me venga a la mente y luego lo confrontaré.

3. Cuando recuerdos tristes del pasado se atasquen en mi cerebro, los escribiré desde una perspectiva adulta, lo cual hará que los pensamientos dejen de rondar mi cabeza.

4. Cuando luche con el duelo o un recuerdo traumático, leeré el poema de Rumi *La casa de huéspedes*.

5. Cuando me sienta ansioso, practicaré la respiración diafragmática para tranquilizarme.

6. Cuando los recuerdos de un hecho traumático salgan a la superficie, me preguntaré qué es lo que estoy sintiendo o pensando. Luego, en mi mente, iré al pasado, a la primera vez en mi vida en que recuerdo haber tenido esos sentimientos o pensamientos para ver si mi pasado está infectando el presente. De ser así, me diré: "Eso fue antes y esto es ahora".

7. Cuando sea el cumpleaños de un ser querido que ya no está conmigo (o algún otro aniversario), pasaré tiempo recordando momentos felices y estaré agradecido por el tiempo que pasamos juntos.

8. Cuando me sienta enojado o solo, llamaré a un amigo y le pediré apoyo.

PARTE 4

TU INSPIRACIÓN

La verdadera inspiración alcanza el aspecto espiritual de la salud. Se trata de saber por qué estás en este planeta, y el significado y propósito subyacente de todo lo que eres y lo que haces. Saber tus "cuestionamientos" y actuar sobre ellos es crucial para vivir cada día con gozo. Este capítulo te brindará el trasfondo de la neurociencia de la pasión y te mostrará cómo conocer tu propósito en tan solo unos minutos.

CAPÍTULO 8

GENERA UN GOZO PERMANENTE Y DURADERO

PROTEGE LOS CENTROS DE PLACER DE TU CEREBRO PARA VIVIR CON PASIÓN Y PROPÓSITO Y EVITAR LAS ADICCIONES Y LA DEPRESIÓN

No hay nada tan importante como la pasión. No importa lo que quieras hacer con tu vida, sé apasionado.

JON BON JOVI

El 15 de octubre de 1988 Kirk Gibson llegó a la base como bateador emergente en la novena entrada de la Serie Mundial de las Grandes Ligas del Béisbol, entre Los Angeles Dodgers y Oakland Athletics. Gibson, que era el jugador estrella de los Dodgers ese año, se había lesionado ambas piernas y no jugó en las entradas iniciales del partido. Ahora se enfrentaba a Dennis Eckersley, uno de los mejores cerradores de la Liga Americana, que había salvado cuarenta y cinco partidos. Los Dodgers iban perdiendo cuatro a tres y había dos bateadores fuera y un corredor en primera base.

Cuando Gibson llegó a la base, el legendario anunciador Vin Scully dijo: "Han esperado por él todo el año, esperando que encendiera el fuego… y todo el año ha cumplido con sus demandas, hasta que estuvo físicamente imposibilitado de jugar esta noche con dos piernas lesionadas (un estiramiento del tendón izquierdo y una rodilla derecha hinchada). Y con dos fuera, es cuestión de suerte… ¡eso es todo!".

La cuenta estaba en tres bolas y dos *strikes* y luego el mundo entero oyó la increíble voz de Scully gritar: "Volante vuela alto por el jardín derecho. ¡Se va…, se FUE!". Luego Scully se quedó en silencio por más de un minuto, mientras las cámaras contaban la historia de la victoria de los Dodgers: un

caos en el estadio Chavez Ravine de Los Ángeles, la muchedumbre enloque-
cida y los jugadores corriendo al banquillo, saltando por el aire y abrazán-
dose unos a otros[1]. Una y otra vez los fanáticos del béisbol miraban el video
de Kirk Gibson alzando ambos puños en alto, como un gesto de victoria,
dando vuelta por la segunda base con una expresión de puro gozo en su
rostro. Una jugada emblemática que quedará para siempre en el recuerdo
de la historia del deporte. He pensado en ese momento muchas veces en los
últimos treinta años.

En 1991, cuando comenzamos a hacer los estudios de cerebro por imágenes en las Clínicas Amen, todos estábamos muy emocionados. Las neuroimágenes nos proporcionaban una visión que nos permitió ayudar a muchos
pacientes resistentes a los tratamientos para mejorar más rápido que antes.
En un caso, tratamos a un niño con episodios de violencia que lo habían llevado a tres hospitalizaciones psiquiátricas. Sus imágenes mostraron que era
probable que tuviera actividad convulsiva en el lado izquierdo de su cerebro. Una vez recetada la medicación anticonvulsiva, se tranquilizó bastante,
se volvió más dulce y tuvo más control de sus emociones. El tratamiento
literalmente cambió la trayectoria de su vida. Eso nos dio un sentimiento
de "jonrón". También tratamos a una mujer que le habían diagnosticado
alzhéimer, cuyos hijos estaban a punto de internarla en un geriátrico para
que ella estuviera más cuidada. La señora había dejado algo cocinando en
el horno y casi se le incendia toda la casa. Su escaneo reveló que no tenía
alzhéimer, sino que era probable que estuviera sufriendo de una depresión
severa enmascarada bajo la forma del alzhéimer. Con el tratamiento para la
depresión, recuperó su memoria y también su independencia. Pusimos los
dos puños en alto en señal de victoria; un gozo para nosotros, la paciente
y su familia. Hubo otro paciente con diagnóstico de alzhéimer, esta vez un
hombre, que se iba deteriorando mes tras mes, pero sus imágenes mostraban que había espacios agrandados y llenos de líquido en su cerebro. Cuando
la presión disminuyó por medio de la desviación del exceso de fluidos, su
memoria y sus funciones cognitivas regresaron y él tuvo otra década más de
vida de buena calidad. Puro gozo, para él y para nosotros.

Hubo muchos momentos en que nos sentimos como Gibson llegando
a segunda base. Por supuesto, no siempre ha sido así. Pero las historias de
cambio impartieron una felicidad perdurable en los cerebros de los miembros de nuestro equipo, lo cual nos hizo prestar mucha atención a lo que
estábamos aprendiendo. Esos sentimientos increíbles nos ayudaron a desarrollar una pasión y un propósito en nuestro trabajo, a pesar de las críticas

brutales por parte de algunos colegas cuando recién comenzábamos. La palabra "pasión" proviene del término latino *passio*, que significa sufrimiento o resistencia. Perseguir una pasión requiere resistencia y puede contener sufrimiento, gracias a la forma en que nuestro cerebro trabaja.

La pasión y el amor que les tenía a nuestros pacientes y al trabajo que yo realizaba me mantuvo en pie frente a las críticas, como también una cita del Dr. Viktor Frankl, psiquiatra sobreviviente de un campo de concentración nazi y autor de *El hombre en busca de sentido*: "La vida nunca es insoportable por las circunstancias en sí, sino por la falta de sentido y propósito".[2]

Vivir con pasión y propósito es una estrategia crítica para "sentirse mejor de inmediato". Este capítulo observará lo que la neurociencia dice acerca del propósito, significado, pasión y amor (incluyendo nuevo amor) y el impacto que estos tienen sobre la salud de tu cerebro. También veremos lo que refuerza y lo que daña tus centros de placer, para que puedas evitar adicciones y depresión, y lo que sucede cuando el amor, la pasión o el propósito se desvirtúan. Esto te ayudará a descubrir cómo conocer tu propósito y plasmarlo en tu vida.

EL PROPÓSITO PUEDE AYUDARTE A SENTIRTE MEJOR DE INMEDIATO

¿Es cierto que tener un significado y propósito pueden ayudarte a sentirte mejor de inmediato y para siempre? En su investigación, la psicóloga Carol Ryff, de la Universidad de Wisconsin, descubrió que aquellos que tienen un alto sentido de propósito en la vida —definido como "la tendencia psicológica a extraer el significado de las experiencias de vida y poseer un sentido de intencionalidad y dirección a la meta que guían su comportamiento"— tenían:

- Mejor salud mental
- Menos depresión
- Mayor felicidad
- Más satisfacción
- Más crecimiento personal y autoaceptación
- Mejor calidad de sueño
- Longevidad

Con el tiempo, la investigadora Patricia Boyle y sus colegas de la Universidad Rush en Chicago estudiaron a más de novecientas personas y descubrieron que los mayores puntajes de esta escala de "propósito" estaban asociados con:

- Una reducción en el riesgo de padecer alzhéimer
- Menos discapacidades intelectuales leves
- Menor tasa de deterioro cognitivo en la ancianidad[3]

Otros investigadores también han asociado el propósito con una mayor expectativa de vida. Un grupo midió el "bienestar eudemónico", un tipo de bienestar que se relaciona con tu sentido de control y propósito y con el sentimiento de que lo que haces es valioso. Los científicos hicieron un seguimiento de 9050 personas por más de ocho años y medio y descubrieron que aquellos que tenían mayores índices de bienestar *eudaimónico* eran 30% menos propensos a morir durante el período del seguimiento comparados con aquellos con índices más bajos. Ellos, además, caminaban más rápido y tenían mayor fuerza de agarre, dos señales de vigor[4]. Cuando aumenta la fuerza del propósito, también lo hace la fuerza física y la resistencia. El propósito en la vida se ha asociado con menores riesgos de enfermedades cardiovasculares[5] y derrame cerebral, mayores niveles de inmunidad y mejor calidad del sueño, con menos apnea del sueño y menores síntomas de síndrome de las piernas inquietas[6]. Tener un mayor indicativo de "propósito en la vida" también hace menos probable que los aspectos negativos de los medios sociales afecten tu autoestima (como por ejemplo no alcanzar el número de "me gusta" [*likes*] que desearías tener en una publicación)[7]. La falta de propósito está asociada a indicadores negativos de salud, incluyendo altos niveles de la hormona del estrés —el cortisol—, mayores marcadores de inflamación, menores niveles de colesterol HDL (lipoproteínas de alta densidad, por sus siglas en inglés) y mayor cantidad de grasa abdominal.

¿EN DÓNDE SE ALOJA LA PASIÓN EN EL CEREBRO?

El propósito nos ayuda a encontrarle un significado a la vida, el cual, a su vez, enciende nuestra pasión por las cosas que consideramos significativas. Pasión, propósito y significado, todos trabajan en los centros de motivación y placer, en lo profundo del cerebro. Esas zonas incluyen el área tegmental ventral (ATV), el núcleo accumbens y el núcleo caudado (ambos forman parte de los ganglios basales) y la sustancia negra (ver la figura de la página 226). Esas regiones son impulsadas por el neurotransmisor dopamina. Cuando Gibson hizo su jonrón en la novena entrada, la dopamina inundó sus centros de placer, impulsándolo a alzar los dos puños en alto. Los ganglios basales integran la emoción y el movimiento, y esa es la razón por la que saltamos cuando estamos emocionados y nos quedamos petrificados cuando tenemos miedo. Cuando la dopamina fluye por los ganglios basales, los jugadores levantan los brazos, gritan con júbilo o corren dentro del diamante como equipo. Del mismo modo, cuando un actor recibe una ovación de pie, un abogado gana un caso importante, un niño lleva a su casa un boletín de calificaciones excelentes o un pastor da un sermón apasionado, la dopamina se libera activando los centros de placer y desatando buenos sentimientos.

Junto con la dopamina, el neurotransmisor llamado serotonina también juega un rol importante en el amor, la pasión y el placer. La serotonina, liberada por los núcleos del rafé en lo profundo del cerebro, actúa en el estado de ánimo, el sueño, los cambios de atención, el apetito, la función intestinal y las relaciones sociales. También ayuda a regular la ansiedad y la felicidad.

CÓMO AFECTAN EL ÁNIMO Y LA CONDUCTA LOS DISTINTOS NIVELES DE DOPAMINA Y SEROTONINA

NIVEL DE NEUROTRANSMISOR	EFECTOS DE LA DOPAMINA*	EFECTOS DE LA SEROTONINA+
Saludable	Sensaciones de placer; sentirse motivado y enfocado.	Sentirse feliz y optimista; el sueño y la función intestinal son saludables.
Muy bajo	Mayor incidencia de depresión y apatía; bajos niveles son comunes en mal de Parkinson debido a la muerte de células productoras de dopamina en la sustancia negra del cerebro.	Depresión, ansiedad, obsesión, insomnio, colon irritable, antojos de dulces, que aumentan la serotonina en el cerebro, pero también producen aumento de peso.
Muy alto	Se siente ansioso, agitado, agresivo. Hay confusión, pensamientos desenfrenados, sueño agitado, malas decisiones.	Se siente pasivo, apático. Baja motivación, disminución del deseo sexual.
Suplementos	S-adenosil metionina (SAMe), L-tirosina, Bacopa, Mucuna.	5-hidroxitriptófano (5-HTP), azafrán, L-triptófano.

*El abuso de metanfetaminas libera enormes cantidades de dopamina que pueden volver a alguien paranoico o agresivo. De los cien asesinos a los que les escaneé el cerebro, cuarenta de ellos cometieron el crimen bajo la influencia de metanfetaminas.

+El uso de Éxtasis libera grandes cantidades de serotonina y puede aumentar la empatía, disminuir la ansiedad, realzar las experiencias sensoriales y hacer a la persona sentirse feliz, pero cuando los efectos se desvanecen, deja a los consumidores sintiéndose muy deprimidos, aturdidos o confundidos.

La dopamina y la serotonina tienden a compensarse una a otra en el cerebro. Cuando una sube, la otra generalmente baja. Los antidepresivos que aumentan la serotonina, como Lexapro (escitalopram), Prozac (fluoxetina) y Zoloft (sertralina), pueden mejorar el ánimo general y disminuir la ansiedad, pero también pueden aplacar el deseo sexual y la motivación. Los antidepresivos que aumentan la dopamina, como Wellbutrin (bupropión), estimulan la atracción sexual y pueden fomentar el enfoque y la motivación, pero también pueden desencadenar la ansiedad. Los medicamentos estimulantes que aumentan la dopamina, como el Adderall (sales anfetamínicas) o el Ritalin (metilfenidato), pueden aumentar el enfoque y la motivación, pero también disminuir el apetito y causar problemas de obsesión.

LA VÍA DE LA DOPAMINA Y LA SEROTONINA

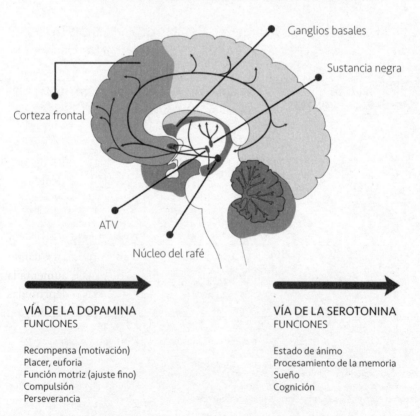

VÍA DE LA DOPAMINA
FUNCIONES

Recompensa (motivación)
Placer, euforia
Función motriz (ajuste fino)
Compulsión
Perseverancia

VÍA DE LA SEROTONINA
FUNCIONES

Estado de ánimo
Procesamiento de la memoria
Sueño
Cognición

SEXO, DROGAS, *ROCK 'N' ROLL, SMARTPHONES,* VIDEOJUEGOS... Y EL CEREBRO

Al vivir en el sur de California tuve la oportunidad de tratar a muchos artistas famosos, incluyendo estrellas de rock, cantantes, compositores, actores, atletas y pastores. Muchos han alcanzado fama internacional, lo que libera enormes cantidades de dopamina, estimulando sus centros de placer una y otra vez cuando los extraños los reconocen en todas partes adonde van, les piden autógrafos y gritan frenéticamente su nombre. De forma repetida, la activación intensa de los centros de placer los desgasta, al igual que un pico de cocaína que disminuye con el uso frecuente de la droga. Con el tiempo, si esas estrellas no se cuidan, necesitarán actividades más y más productoras de dopamina —más fama, enamorarse, relaciones casuales con múltiples parejas, drogas, autos de carrera e incluso robar— solo para sentirse normal o no sentirse deprimidos. Tantos actores de Hollywood, cantantes, figuras del mundo del deporte y pastores famosos de TV han seguido este trágico patrón que me hacen orar por las jóvenes estrellas que se están formando: "Dios, por favor, no los dejes ser famosos hasta que sus cerebros se desarrollen", lo que, como ya hemos visto, sucede alrededor de los veinticinco años.

Si los centros de placer se dañan por el excesivo uso, toxinas o traumatismo de cráneo, o si la dopamina está excesivamente alta por períodos prolongados, el área tegmental ventral, el núcleo accumbens y los ganglios basales se volverán cada vez menos receptivos. La dopamina alta deja de ser tan intensa como lo fue una vez. Esto aumenta el riesgo de depresión, o adicción a sustancias que la gente busca para reparar los malos sentimientos causados por el adormecimiento de esas regiones cerebrales. Estas sustancias adictivas incluyen nicotina, alcohol, metanfetaminas, cocaína, pornografía y comida (especialmente las altas en azúcares y grasas). Cuando una fuerte liberación de dopamina golpea los centros de placer, aumenta la euforia y luego se desvanece, las personas se sienten decaídas o deprimidas y comienzan a anhelar una manera de escapar de esos malos sentimientos. Con el correr del tiempo, se necesita más y más de la sustancia para obtener la misma respuesta. Este es el ciclo de la adicción.

EL CICLO DE LA ADICCIÓN

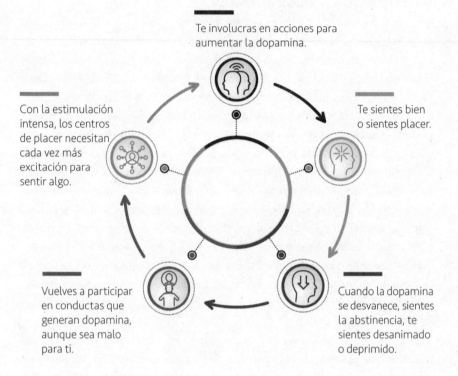

Te involucras en acciones para aumentar la dopamina.

Con la estimulación intensa, los centros de placer necesitan cada vez más excitación para sentir algo.

Te sientes bien o sientes placer.

Vuelves a participar en conductas que generan dopamina, aunque sea malo para ti.

Cuando la dopamina se desvanece, sientes la abstinencia, te sientes desanimado o deprimido.

Muchas fuerzas en nuestra sociedad cambiante, aparte de la fama, exigen demasiado de nuestros centros de placer. Los mensajes de texto, los *e-mails*, videojuegos, redes sociales, televisión y usar aparatos electrónicos pueden sobreestimular nuestros centros de placer del mismo modo que la cocaína, advierte el psicólogo Archibald Hart en *Thrilled to Death: How the Endless Pursuit of Pleasure is Leaving us Numb* [Entusiasmados hasta la muerte: Cómo la eterna búsqueda del placer nos está adormeciendo][8]. Todos conocemos personas que están absortas en sus celulares mientras están hablando con otras. Para ellas, cada vez que su dispositivo muestra una notificación de un nuevo mensaje, les provoca una pequeña emisión de dopamina. En la televisión, todo es "noticia de último momento" y acción de alta intensidad (piensa en *Juego de tronos*). La dopamina está constantemente siendo liberada cuando jugamos a un videojuego, y los juegos están específicamente diseñados para enganchar nuestra atención, según *Hooked* [Enganchados], de Nir Eyal. A medida que aumenta el uso de los videojuegos y la tecnología, también lo hacen la depresión y la obesidad[9]. Ian Bogost, el afamado diseñador de videojuegos (*Cow Clicker* y *Cruel 2B Kind*), de la Cátedra de Ciencias de la Comunicación y profesor de Computación Interactiva en el Instituto de Tecnología de Georgia, llama a estas nuevas tecnologías formadoras de hábitos "el cigarrillo de este siglo", y advierte de sus "igualmente adictivos y potencialmente destructivos efectos colaterales".[10]

Y eso no es todo. ¿Alguna vez te preguntaste por qué hay tantas películas de terror? ¿Por qué, además de la película *Juego macabro*, también están *Juego macabro I, II, III, IV, V, VI, 3D (VII)* y *El juego continúa (VIII)*? Una vez le pregunté a un productor por qué hizo *Piraña 3D*, un filme de terror sobre una horda de pirañas prehistóricas asesinas, liberadas por un temblor debajo de un lago, que siembra el caos entre las chicas en bikini en plenas vacaciones de primavera. Me respondió: "La gente las quiere, van a verlas y producen dinero". Incluso ver el avance de la película te da un golpe de dopamina.

En síntesis, nuestros artefactos[11], comunidades en línea, juegos, hábitos de mirar TV y películas de terror están agotando nuestros centros de placer y cambiando nuestro cerebro. Nuestro estilo de vida acelerado y enfocado en la búsqueda del placer nos está robando la habilidad de experimentar el gozo de las cosas simples de la vida. Cosas que una vez nos hicieron felices —la sonrisa de un amigo, un glorioso atardecer o un gran partido de tenis— han perdido el poder de movilizarnos. Archibald Hart sugiere que nuestra búsqueda excesiva de aventura constante puede contribuir a problemas emocionales, como depresión y ansiedad, así como a adicciones a las drogas, alcohol, juegos de apuestas en internet, pornografía y compras compulsivas.[12]

Incluso el nuevo amor, al menos para los *milenials*, se ha convertido en un videojuego. Las Clínicas Amen colaboraron con *The Dr. Oz Show* con imágenes de cerebro en un experimento de Tinder con varios hombres treintañeros para determinar el efecto de la aplicación de citas en el estado de ánimo y el enfoque. Si tenían bastante suerte como para "deslizar a la derecha" —que quiere decir que a algún usuario de la aplicación le gustaron sus fotos y su bio— eso incrementaba su actividad cerebral en los centros de placer y de ánimo. No obstante, si había menos "deslizar a la derecha" y más "deslizar a la izquierda", indicando rechazo, sus cerebros eran más vulnerables al dolor y la depresión.

En 2015, la antropóloga Helen Fischer, de la Universidad Rutgers, publicó una investigación innovadora usando las imágenes por resonancia magnética funcional (fMRI, por sus siglas en inglés) de estudiantes universitarios que veían fotografías de alguien que era especial para ellos, entremezcladas con otras de sus conocidos. Las fotos de las personas queridas activaban los centros de placer en sus cerebros, ricos en dopamina, el "neurotransmisor del bienestar" que tiene parte en la atención y motivación para perseguir y alcanzar recompensas[13]. Por esa razón, cuando encuentras una pareja en un sitio de citas o en el trabajo o la iglesia, la sensación del nuevo amor puede percibirse como una adicción por la euforia, antojos, abstinencia y la necesidad de más y más de ello para sentirse bien[14]. El nuevo amor trabaja en las mismas áreas del cerebro que la cocaína y puede hacer que las personas se sientan atolondradas, ansiosas, inseguras u obsesionadas; que noten de manera irracional lo positivo y pasen por alto completamente lo negativo; tomen malas decisiones, tengan problemas para dormir y sientan como si estuvieran en una montaña rusa.

Cuando el nuevo amor es rechazado, los centros de dolor del cerebro se activan, causando que la persona sea más propensa a tomar alcohol o usar drogas para contrarrestar los sentimientos negativos. Alternativamente, si la sensación placentera del nuevo amor simplemente se va desgastando, las faltas del otro se ven más fácilmente y las parejas pueden decidir racionalmente si seguir juntos o separarse. Por esta razón, uno debe ser muy cauto al casarse con alguien que ha conocido hace tan solo unos meses. No puede estar seguro si se está casando con la persona real o con una ilusión inducida por la dopamina.

Nuevas investigaciones muestran que el amor perdurable, incluso luego de veinte años o más, todavía puede activar los centros de placer del cerebro, pero en formas diferentes al nuevo amor. El amor duradero brinda un más profundo sentido de vínculo y conexión, paz, felicidad e intensidad (más parecida a la intensidad de la heroína que al golpe de la cocaína). El sentimiento de estar drogado con heroína una vez fue descrito anónimamente como "ser acunado para dormir con Dios, arropado en una manta tibia y suntuosa que te protege de todos tus temores mundanos, enojos y penas". Mientras que el dolor de la ruptura del nuevo amor se siente terrible, abandonar una relación de largo plazo es típicamente mucho peor, algo similar a la abstinencia de la heroína. Muchas personas la describen como si les arrancaran la piel mientras están despiertos. A menudo, se asocia con síntomas similares a la abstinencia de la heroína: diarrea, náuseas, depresión y un sentido de desesperanza que puede continuar por meses, junto con ansiedad, pánico e insomnio. Claramente, la conexión del amor con nuestros centros de placer es poderosa.

Dichos estudios también han demostrado que tener pasión por tu trabajo[15] e incluso ser un fanático de los deportes[16] puede activar el circuito de recompensa o placer en lo profundo del cerebro y, al igual que el amor, esas experiencias pueden ser extremadamente positivas (o negativas). Pueden hacernos sentir equilibrados o desequilibrados. Como mencionamos en el capítulo 3, en las Clínicas Amen hicimos el primer y más grande estudio por imágenes de cerebro en algunos jugadores retirados y en actividad de la NFL [Liga Nacional de Fútbol Americano]. Como podrás imaginar, observamos altos niveles de lesión cerebral en los jugadores, pero también vimos una posibilidad de recuperación en 80% de ellos[17]. Además, la depresión era muy alta en estos deportistas: cuatro veces más que el promedio nacional. El traumatismo cerebral —por golpes y conmociones— es ciertamente una de las causas de depresión, pero era evidente también que muchos de los jugadores extrañaban el juego. Extrañaban la camaradería, el juego en sí, la competición, el dinero, la adulación de la multitud y la fama. Cuando el juego se había ido de sus vidas, la dosis de dopamina del placer positivo por el juego también se había disipado, lo que contribuía aún más a su depresión.

Cada vez que se cierra una puerta al amor, la pasión o el propósito, es vital encontrar otras para reemplazarlo, con el fin de mantener los centros de placer funcionando y liberando dopamina de un modo saludable. De no ser así, eres más propenso a los sentimientos sombríos y depresivos. Por esa razón, la depresión es más común durante la jubilación, especialmente cuando el que se jubila no encuentra una nueva fuente de pasión y propósito. De hecho, aunque la jubilación al principio pueda propiciar la buena salud, más adelante incrementa el riesgo de depresión clínica en 40%, mientras que aumenta la posibilidad de padecer una enfermedad física en 60%.[18]

CÓMO PROTEGER TUS CENTROS DE PLACER PARA SENTIRTE MEJOR DE INMEDIATO Y GENERAR UN GOZO PERDURABLE

Con tantas diversiones que tienen el potencial de afectar de manera negativa nuestros centros de placer e impedirnos disfrutar el propósito y la pasión por las cosas que más valoramos, necesitamos actuar enérgicamente. Estos son algunos pasos sencillos que puedes dar para proteger tus centros de placer y mantenerlos sanos:

- Limita o elimina por completo las actividades o el uso de dispositivos que constantemente te están estimulando, como los teléfonos inteligentes, los juegos de azar, las compras compulsivas, la pornografía, películas de terror y las actividades de alto riesgo (mira en la siguiente página para una lista más completa).
- Comprométete con el ejercicio físico regular, especialmente haz algo que te guste y no ponga en riesgo tu cerebro, como por ejemplo bailar, hacer natación o jugar tenis.
- Medita. La meditación protege el cerebro y a la vez realza la sensación de bienestar.
- Dedica tiempo a reír. El humor estimula los centros de placer sin desgastarlos.
- Conecta las actividades significativas con el placer, como ofrecerte de voluntario para algo que amas.
- Un ejemplo personal: me encanta el tenis de mesa y me gusta llevar el conteo cuando otros juegan en un torneo.

:02
MINUTOS Inicia cada día pensando en tres cosas por las que estás agradecido (una pequeña dosis de dopamina) y en una persona a la que aprecias (otra pequeña dosis de dopamina), luego conéctate a través de un mensaje de texto o un *e-mail* para decirle a esa persona cuánto la aprecias. (Mira el capítulo 5, páginas 148-149). Estás construyendo un puente de gratitud. Si la persona responde, será otra —tal vez mayor— dosis de dopamina.

Busca el placer en las pequeñas cosas de tu vida, como una caminata con un amigo, darle la mano a tu cónyuge, salir a comer o disfrutar de un buen servicio religioso.

Ingiere alimentos ricos en dopamina como pollo, pavo, mariscos, almendras, semillas de calabaza y ajonjolí, cúrcuma, orégano[19], verduras (por el ácido fólico y el magnesio), aceite de oliva y té verde.

Toma suplementos que contengan propiedades que impulsen la dopamina: ácidos grasos omega 3, S-adenosil metionina (SAMe) y extracto de té verde. No los pruebes todos de una vez, sino de a uno para ir viendo cuáles te funcionan mejor a ti. Para más información, mira el capítulo 10.

COSAS POSITIVAS QUE ACTIVAN LA DOPAMINA	COSAS POTENCIALMENTE NEGATIVAS QUE ACTIVAN LA DOPAMINA
Tener significado y propósito	Saltar desde avionetas
Amor perdurable.	Enamorarse a cada rato
Voluntariado	Deportes extremos (ej.: esquí con descenso en helicóptero)
Relaciones	Relaciones extramatrimoniales
Aprender cosas nuevas	Uso excesivo de videojuegos
Viajar	Pornografía
Experiencias espirituales	Cocaína
Gratitud/apreciación	Fama
Ganar esforzándote por lograr el triunfo	Ganar lastimando a otros
Perder (cuando motiva la práctica)	Perder (cuando causa tristeza)
Disciplina con aparatos digitales	Abuso de aparatos digitales
Semillas de calabaza	Metanfetaminas
Té verde	Alcohol
SAMe	Películas de terror
L-tirosina	Chismear
Bacopa	
Ácidos grasos omega 3	

ENCONTRAR EL PROPÓSITO Y SIGNIFICADO: LA CONTRIBUCIÓN DEL DR. VIKTOR FRANKL

Aquel que tiene un porqué para vivir se puede enfrentar a todos los "cómos".
FRIEDRICH NIETZSCHE

Tener un propósito en la vida te brindará una constante e interminable fuente de dopamina. Esa ha sido mi experiencia personal durante las últimas tres décadas. Comienza cuando conoces lo que le da a tu vida un profundo sentido de significado. Como ya hemos mencionado, el Dr. Viktor Frankl era un psiquiatra y sobreviviente de un campo de concentración de la Segunda Guerra Mundial. Además, fue el padre de la logoterapia, una forma de psicoterapia basada en la idea de que los seres humanos son fuertemente motivados a vivir con un propósito. Él creía que podemos encontrar significado como resultado de responder genuina y compasivamente a los desafíos

233

de la vida. Mi amigo, el Dr. Jeff Zeig, que conoció personalmente al Dr. Frankl, me dijo que lo oyó decir:

"Si es algo que merece la pena, lo hago.
Si no, no tengo tiempo para ello".[20]
—Dr. Viktor Frankl

En un mundo de constantes distracciones sin sentido, este es un consejo de increíble importancia. Pregúntate: "¿Lo que estoy haciendo es tan importante que podría hacer más de eso, o es tan insignificante que podría hacerlo menos?".

Antes de la Segunda Guerra Mundial, Frankl, que estaba viviendo en Austria, solicitó y recibió una visa para ir a los Estados Unidos. Su hermana también obtuvo la visa y emigró a Australia, justo cuando el poder de Hitler estaba creciendo y el barbarismo en Austria iba en aumento. Con su visa en mano, Frankl estaba en un dilema sobre quedarse o irse. Un día, estaba meditando sobre su decisión: quedarse para proteger a sus padres o irse para escapar de los campos de concentración y continuar con su trabajo. En la casa de sus padres, vio una pieza de mármol grabada con una de las letras hebreas de los Diez Mandamientos. Su padre la había encontrado en donde hubo una de las mayores sinagogas de Viena, que había sido incendiada[21]. Viktor le preguntó a su padre: "¿Qué letra es esa?". Él le respondió: "Bueno, solo podría llegar a ser uno de los mandamientos: 'Honra a tu padre y a tu madre'". En ese momento, Frankl decidió abandonar su visa. Como le explicó al Dr. Zeig: "Tú podías mirarlo [al mármol] simplemente como un pedazo de carbonato de calcio: no era nada". Pero, por cuanto pudo atribuirle significado en ese momento, cambió la dirección y el destino de su vida.[22]

Cuando Frankl fue llevado a su primer campo de concentración, llevaba un manuscrito, que ocultó dentro del forro de su abrigo en un intento por salvarlo. Por supuesto, en cuanto llegó al campo, los guardias le quitaron su ropa y perdió todo el trabajo de años. Esta experiencia lo condujo a apartarse de las entonces populares teorías del Dr. Abraham Maslow. Si recuerdas el Curso Introductorio de Psicología en la universidad, recordarás también que Maslow creó la "jerarquía de las necesidades". Él propuso la teoría que, a menos que tus necesidades básicas estuvieran satisfechas, no podías hacer nada trascendente. Frankl creía que Maslow estaba equivocado, que incluso en las circunstancias más horrorosas y terribles, todavía existía la posibilidad de hacer contribuciones heroicas si podías crear un significado. En el campo de concentración, Frankl vio gente que no estaba a salvo, que ni siquiera vestía la ropa adecuada, tenía muy poca comida y le habían quitado hasta la dignidad, pero podrían realizar contribuciones heroicas si tan solo pudieran encontrar un propósito para esa situación. Él creía que las personas en todas las circunstancias pueden elegir cómo responder, incluso al sufrimiento. También estaba en desacuerdo con los conductistas de ese tiempo, que creían que los seres humanos respondían a estímulos con una respuesta predecible. Stephen Covey escribió acerca de encontrar palabras que él creía que cristalizaban las enseñanzas de Frankl sobre el sufrimiento: "Entre el estímulo y la respuesta hay un espacio. Es ese espacio yace nuestra libertad y nuestro poder de elegir nuestra reacción. En esa respuesta radica nuestro crecimiento y felicidad".[23]

La resiliencia, creía Frankl, nace del amor. Cuando estaba luchando con el congelamiento y las piernas entumecidas, no tenía ropa con que calentarse y tenía que trabajar en el hielo, Frankl dijo que sobrevivió levantando su mirada al cielo y pensando en su esposa, Tilly. Enfocaba sus pensamientos en el amor y reconocía que esa era la virtud más profunda y significativa de la vida. Fue el punto central que lo ayudó a sobrevivir a los horrores que estaba atravesando. Cuando te enfrentas a una situación difícil, tener un propósito en el cual enfocarte, particularmente el amor, materializa la resiliencia. Para recuperarse del horror de haber estado en el campo, Frankl sabía que el significado y propósito eran una parte crítica del proceso de cura.

Él creía que había tres formas de crear sentido:

- *Trabajar con un propósito* o ser productivo. Hacer preguntas como: "¿En qué manera es el mundo un mejor lugar solo porque yo estoy en él?" o "¿Cuál es mi contribución?".
- *El amor.* Amar a las personas que son esenciales en nuestra vida.
- *Coraje ante la dificultad.* Ponerse al hombro la dificultad que nos haya tocado en suerte y ayudar a otros a cargar con las suyas.[24]

En medio de la dificultad, Frankl dijo: "Todo puede serle arrebatado a un hombre, menos la última de las libertades humanas: el elegir su actitud en una serie dada de circunstancias, de elegir su propio camino"[25]. Alentaba a sus pacientes a ver un significado en los momentos de la vida y a dirigir su enfoque fuera de los dolorosos y llevarlo a las circunstancias más atractivas.

"El amor es la meta final y más alta a que puede aspirar el hombre", afirmó[26]. "La autotrascendencia proporciona una senda para el significado final".[27]

También ayudó a la gente a encontrar sentido por medio de:

- Valores creativos: lo que creamos, alcanzamos y logramos.
- Valores empíricos: experimentar lo bueno, verdadero y hermoso o conocer plenamente a otro ser humano.
- Valores actitudinales: buscar significado en situaciones, incluso las que parecen no tener sentido alguno.[28]

Hay una historia, a modo de ejemplo, sobre Frankl atendiendo a un médico anciano que no podía dejar de llorar la pérdida de su esposa. Él le pregunta al hombre:

—¿Qué hubiera sucedido, doctor, si usted hubiera fallecido primero y su esposa hubiera tenido que vivir sin usted?

—Ah —replicó el hombre—. Para ella hubiera sido terrible, ¡cómo habría sufrido!

—¿Lo ve, doctor? —le contestó Frankl—, usted le ha ahorrado todo ese dolor a su amada y ahora usted tiene que pagar por ello sobreviviendo y llorando su muerte.

El médico anciano no le dijo nada, pero estrechó su mano y abandonó el consultorio. Frankl dijo: "Cuando no podemos cambiar una situación, nos encontramos ante el desafío de cambiarnos a nosotros mismos. En cierta medida, el sufrimiento cesa de ser sufrimiento en el momento en el que adquiere sentido, así como el sentido del sacrificio"[29]. Aunque no podemos evitar el sufrimiento, podemos elegir cómo responder a él. Cuando descubrimos algún significado en él, podemos avanzar.

EL MILAGRO DE UNA PÁGINA: CÓMO ENFOCARSE EN EL AMOR, EL SIGNIFICADO Y EL PROPÓSITO

En el trabajo con mis pacientes, les pido a todos ellos que tengan claridad de propósito completando un ejercicio llamado "El milagro de una página". Hacer este ejercicio te permite definir lo que deseas y enfocarte como un láser en el significado y propósito de tu vida.

Cuando le dices a tu cerebro qué es lo que tú quieres, como es equilibrado te ayudará a alinear tu conducta para obtenerlo. Lo que tu cerebro vea, eso hará que suceda. Si te enfocas en la negatividad, te sentirás deprimido. Si te centras en el temor, es probable que te sientas ansioso. Si te concentras en alcanzar tus metas con pasión y propósito, hay muchas más posibilidades de que las alcances. Muchas personas viven manejadas por el capricho del día, en vez de usar su cerebro para dirigir su camino.

"El milagro de una página" te ayudará a dirigir tus pensamientos, palabras y acciones. Yo lo llamo milagro de una sola página porque he visto cómo rápidamente este ejercicio enfoca y cambia las prioridades de las personas.

Para alcanzar tu milagro, pregúntate qué deseas verdaderamente en las siguientes áreas, incluyendo cómo es que ellas te brindan amor, significado y propósito.

¿Qué es lo que quiero en mis relaciones con mi...

Pareja _____

Hijos _____

Padres _____

Hermanos _____

Parientes _____

Amigos _____

¿Qué deseo en mi trabajo? _____
_____
_____

¿Qué deseo en mi economía? _____
_____
_____

¿Qué deseo para mí mismo en las siguientes áreas?

Física _____
_____

Emocional _____

_____

Espiritual _____

_____

Creativa _____

_____

Empírica _____

_____

Actitudinal _____

_____

Además pregúntate:

¿Qué me hace feliz? _____

_____

¿A qué cosa le presto atención naturalmente? _____

_____

¿Qué clase de libros leo? _____

_____

¿De qué me encanta hablar o aprender? _____

_____

¿Qué trabajo haría de forma gratuita? _____

_____

¿Qué impulsa en mí la dopamina y me da una dosis de gozo y placer?

_____

_____

¿Cuáles son mis fortalezas? _____

_____

¿En dónde puedo agregar valor o marcar una diferencia? _____

_____

_____

¿Cómo creo que será medida mi vida, por parte de mis amigos, mi familia y mi Dios? _____

_____

CONOCE TU PROPÓSITO EN CINCO MINUTOS

:05
MINUTOS Una de mis charlas TED favoritas es la de cómo encontrar el propósito de tu vida en cinco minutos, de Adam Leipzig, gerente de Entertainment Media Partners, que tiene más de diez millones de vistas[30]. Leipzig comienza relatando una historia sobre el vigésimo quinto aniversario de reencuentro de compañeros de la Universidad de Yale. Dijo que hizo un asombroso descubrimiento: 80% de sus amigos privilegiados, poderosos y adinerados, no se sentían felices con su vida, a pesar de estar en segundas nupcias y segundos hogares. La diferencia entre ellos y el restante 20% que eran felices era "conocer su propósito", lo cual tiene sentido dadas las investigaciones que hemos visto. Para conocer tu propósito —dijo Leipzig— tienes que saber las respuestas a estas simples preguntas:

1. ¿Quién eres? ¿Cómo te llamas?
2. ¿Qué te encanta hacer? Por ejemplo, escribir, cocinar, diseñar, crear, hablar, enseñar, analizar fórmulas, etc. Para agregar claridad de propósito, pregúntate: "¿Qué cosa hago yo en la que me siento extremadamente apto como para enseñar a los demás?".
3. ¿Para quién lo haces? O, ¿cómo te conecta tu trabajo con los demás?
4. ¿Qué necesitan o quieren de ti esas personas?
5. ¿De qué manera ellos cambian como resultado de lo que tú haces?

Cuando yo respondí a estas preguntas, el resultado fue algo así como:

1. Me llamo Daniel.
2. Me encanta optimizar el cerebro de las personas e inspirarlos a cuidar su cerebro. Me encanta hacerlo dentro del contexto de nuestro equipo en las Clínicas Amen.
3. Lo hacemos para nuestra familia y también para todo aquel que viene a nuestras clínicas, lee nuestros libros o mira nuestras presentaciones.
4. La gente a la que alcanzamos desea sufrir menos, sentirse mejor, ser más inteligente y tener un mayor dominio sobre su vida. Quieren tener mejores cerebros y mejores vidas.
5. Como resultado de lo que hacemos, la gente cambia al tener mejores cerebros y mejores vidas. Sufren menos, son más felices y saludables y lo trasmiten a otros.

Observa que solo dos de estas preguntas se tratan de ti; las otras tres se tratan de los demás.

Hay un refrán chino que dice: "Si quieres felicidad por una hora, duerme una siesta. Si quieres felicidad por un día, ve a pescar. Si quieres felicidad por un año, hereda una fortuna. Pero si quieres felicidad para una vida entera, ayuda a alguien". Durante siglos, los grandes pensadores sugirieron algo similar: la felicidad se encuentra en ayudar a los demás.

Leipzig cerró su charla enseñándonos una técnica muy provechosa. Dijo: "Cuando estés en una reunión y alguien te pregunte: '¿A qué te dedicas?', dile la respuesta a la pregunta número cinco". En mi ejemplo, cuando la gente me pregunte qué hago, les diré: "Como resultado de lo que hacemos, la gente cambia al tener mejores cerebros y mejores vidas. Sufren menos, son más felices y saludables y lo trasmiten a otros". Respondiendo a esa simple pregunta, comparto el propósito de mi vida con cada uno de los que conozco, lo cual, ciertamente, produce un montón de dopamina para presionar mis centros de placer. ¿Cómo responderías tú a esa pregunta?

CINCO ESTRATEGIAS PARA TENER UN GOZO PERDURABLE Y SENTIRSE MEJOR DE INMEDIATO

Hay un verdadero gozo en la vida: ser utilizado por un propósito que tú mismo reconozcas como el más poderoso; el ser totalmente desgastado antes de ser aventado al montón de restos; el ser una fuerza de la naturaleza en vez de un ferviente egoísta, lleno de achaques y protestas, porque el mundo no se dedica a hacerte feliz.

GEORGE BERNARD SHAW

▬▬

:02 **1. Enfócate en lo que deseas, en lo que te brinda una pa-**
MINUTOS **sión y un propósito.** Lee diariamente tu milagro de una página y pregúntate: *¿Mi comportamiento me está llevando adonde quiero llegar?*. Con mi esposa Tana, por ejemplo, deseo profundamente tener una relación de por vida que sea amable, bondadosa, amorosa, de apoyo mutuo y apasionada. No siempre lo siento así en el momento, pero eso es lo que siempre anhelo. Tener una relación íntima con ella me ayuda a sentirme feliz y estable, y es de suma importancia para mi sentido de significado y propósito. Analiza lo que quieres, escríbelo y míralo cada día. Alentará a tu cerebro a hacer que sea una realidad.

2. Limita completamente o elimina las actividades o sustancias que tienen un bajo valor en producción de dopamina y que desgastan tus centros de placer. Estas incluyen:

- Cafeína
- Nicotina
- Excesiva televisión
- Excesivos videojuegos
- Pornografía

3. Participa en actividades de alto valor que aumentan la dopamina y fortalecen tu cerebro. Aquí hay algunos ejemplos[31]:

- Luz solar (vitamina D)
- Ejercicio físico
- Meditación
- Yoga
- Toque físico
- Masoterapia
- Música placentera
- Ácido docosahexaenoico (DHA) de aceite de pescado
- Aceite de oliva
- Té verde
- Dieta rica en proteínas
- Cúrcuma
- Orégano
- Magnesio
- Resveratrol

4. Enfócate cada momento en vivir con significado y propósito. Pregúntate: *¿Las comidas que estoy consumiendo, los ejercicios que estoy haciendo, las conversaciones que estoy teniendo y las actividades que estoy realizando tienen un significado?.* Hacia el final de su vida, Viktor Frankl solo hacía aquellas cosas que fueran más importantes para él. Tenía miedo de volar, así que empezó a volar en pequeños aviones para vencer su temor. Una vez dijo: "Hay algunas cosas de mí mismo que no debo tolerar"[32]. El suyo es un modelo de vida transformador. Mira tu día: ¿En qué estás gastando tu tiempo? ¿Te ayuda a alcanzar las metas descritas en tu milagro de una página? Deshazte de las cosas que no encajen con los objetivos de tu vida.

Uno de mis amigos, Larry, un abogado de Nueva York, se quejaba de que su hija de tres años, Lara, no quería hacer nada con él cuando llegaba a casa. Pensó que era cosa de niñas, que a esa edad las niñas solo querían estar con su madre.

"¡Tonterías!", le respondí. "No estás pasando tiempo suficiente con ella". Yo sabía que él estaba trabajando hasta tarde y simplemente estaba utilizando eso de "es cosa de niñas" como una racionalización.

Se quejaba de que había demasiados problemas en su trabajo que no lo dejaban salir antes. Le hice realizar el ejercicio de "El milagro de una página" y después de eso estaba claro que su esposa y su hija eran lo más importante para él. Luego le pedí que analizara todas sus actividades semana a semana. Tomando nota de manera detallada acerca de sus actividades cada día, se dio cuenta de que estaba desperdiciando mucho tiempo: iba a la cafetería dos veces al día a tomar algo; tres o cuatro veces por semana salía a almorzar con amigos; constantemente recibía llamadas telefónicas de sus colegas que le hacían preguntas laborales. Le dije que definiera sus metas laborales y averiguara cuáles eran las cosas más importantes que debía hacer respecto de su trabajo. ¿Cuáles eran las tareas y actividades que edificaban y sostenían su empresa? Escribió lo siguiente:

1. Cuidar bien a mis clientes actuales.
2. Atraer nuevos clientes.
3. Pasar 10% de mi tiempo en trabajo *ad honorem*.

Le sugerí que dejara cualquier cosa que no tuviera que ver con estas tres metas. Luego le conté de uno de los ejercicios más provechosos que jamás les haya dado a los padres para hacer, "tiempo especial", en el que pasas veinte minutos al día con tu hijo, haciendo lo que él o ella elija hacer (lo explico en el capítulo 6, página 180). Larry lo hizo fielmente cada día con Lara y en el trabajo se enfocó en lo que de verdad era importante para él. Se llevó el café a la oficina, limitó los almuerzos con amigos a una vez por semana y filtró las llamadas. Al cabo de un mes, estaba llegando a casa más temprano y, cada vez que atravesaba la puerta de entrada, Lara corría hacia él, se abrazaba a sus piernas y le daba un cariñoso abrazo de recibimiento. Él estaba más feliz que nunca. Asegúrate de estar invirtiendo el tiempo en las cosas que valen.

5. Vive con el final en mente. La psiquiatra Elisabeth Kübler-Ross, una pionera en estudios de los que están próximos a morir y autora del innovador libro *On Death and Dying* [Sobre la muerte y el morir], dijo: "La negación de la muerte es parcialmente responsable de que la gente viva vacía, sin propósito; porque si vives como si fueses a vivir para siempre, es muy fácil posponer lo que sabes que tienes que hacer"[33]. Si de veras quieres vivir una vida con propósito, vive con el final en mente. Ninguno de nosotros sabe cuándo va a llegar la muerte, pero si supieras que vas a morir en una semana, un mes, un año o cinco años, ¿qué te importaría más? ¿Dónde y con quién pasarías tu tiempo? En la facultad tomé una materia sobre la muerte, en la cual estudiamos la obra de la Dra. Kübler-Ross. Nuestro trabajo final consistía en escribir nuestro propio funeral, lo que ha tenido un gran impacto en mí desde entonces. Elegí la canción de Louis Armstrong *Cuando los santos marchen ya* como una de las piezas musicales de mi funeral.

¿Qué cosas importan en el final de tu vida? ¿Qué quisieras estar haciendo? ¿Con quién querrías estar? ¿Qué cosas habrán sido importantes en tu existencia? Si vives de ese modo, a lo largo del camino descubrirás una vida llena de propósito, significado y amor.

CINCO ESTRATEGIAS PARA TENER UN GOZO PERDURABLE Y SENTIRSE MEJOR DE INMEDIATO

Para vivir con amor, pasión, significado y propósito a largo plazo.

1. Enfócate en lo que deseas, en lo que te brinda pasión y propósito.
2. Limita completamente o elimina las actividades o sustancias que tienen un bajo valor en producción de dopamina y que desgastan tus centros de placer.
3. Enrólate en actividades de alto valor que aumentan la dopamina y fortalecen tu cerebro.
4. Enfócate cada momento en vivir con significado y propósito.
5. Vive con el final en mente.

PEQUEÑOS HÁBITOS QUE PUEDEN AYUDARTE A SENTIRTE MEJOR DE INMEDIATO Y QUE CONDUCEN A GRANDES CAMBIOS

:02
MINUTOS
Cada uno de estos hábitos lleva apenas unos minutos. Están ligados a algo que haces (o piensas o sientes) para que sea más probable que puedan volverse automáticos. Una vez que realices las acciones que deseas, encuentra un modo de hacerte sentir bien al respecto (dibuja una carita feliz, haz un gesto de victoria con el puño u otro gesto espontáneo). Las emociones positivas ayudan al cerebro a recordar.

1. Cuando tenga que hacer un trabajo, pondré mi celular en modo "No molestar" como una disciplina para estar más enfocado y detener las constantes notificaciones o emisiones de dopamina que intentan hacerme adicto.
2. Cuando vaya en el tren o en el bus al trabajo, leeré mi milagro de una página y me preguntaré: "¿Mi conducta hoy me está llevando adonde quiero ir?".
3. Cuando empiece a enojarme por algo que ocurra en mi día, me preguntaré: "¿Esto tiene valor eterno?".
4. Cuando haga un día soleado, daré un paseo o me tenderé al sol para aumentar mi nivel de vitamina D.
5. Cuando comience a preparar el té o café de la mañana, pensaré en tres cosas por las que estoy agradecido.
6. Una vez por semana miraré una comedia, para aumentar mi nivel de dopamina. [*Whose Line is it Anyway?* (A fin de cuentas, ¿de quién es la próxima línea?) es un fantástico show para comenzar].
7. Antes de ir a dormir, escribiré una cosa con propósito que hice ese día.

PARTE 5

TU NUTRICIÓN

Tu cerebro y tu mente necesitan una fuente de energía constante para vivir. Piensa en la nutrición como la batería que mantiene funcionando tu cuerpo. Ciertas comidas pueden hacerte sentir genial ahora pero no después, mientras que otras te ayudarán a sentirte mejor ahora y después. En el capítulo 9 veremos La dieta para sentirte mejor de inmediato y hablaremos sobre aprender a querer las comidas que te quieren a ti. En el capítulo 10 dirigiremos la atención a los nutracéuticos (suplementos con beneficios para la salud) y veremos aquellos que te ayudarán a mejorar el enfoque, la memoria y el estado de ánimo, de inmediato y para toda la vida.

CAPÍTULO 9

LA DIETA PARA SENTIRTE MEJOR DE INMEDIATO

ALIMENTOS QUE TE AYUDARÁN A SENTIRTE MEJOR AHORA Y DESPUÉS

———

> *Las verdaderas "armas de destrucción masiva" son sustancias que parecen alimentos en envases de plástico con altos niveles de glucemia, muy procesadas, rociadas con pesticidas y bajas en fibras.*
>
> DR. DANIEL G. AMEN, *MEMORY RESCUE* [RESCATE A LA MEMORIA]

> *Con la ayuda de mi esposa y colega, he cambiado la comida rápida por opciones más nutritivas. Al principio tenía miedo de no quedar satisfecho o de que mi ansiedad me hiciera regresar a la alimentación de antes y a las porciones gigantes. Pero pasó algo asombroso, DURANTE LA NOCHE mi ansiedad prácticamente desaparecía. ¡No tenía idea de que la comida nutritiva podía ser tan satisfactoria! ¡Es como si alguien hubiera apretado un interruptor en mi cerebro!*
>
> RICK, QUIEN PERDIÓ MÁS DE 100 LIBRAS EN UN AÑO Y MANTIENE SU PESO HACE CINCO AÑOS.

Durante décadas, Víctor, de 53 años, había sufrido de ansiedad, depresión e insomnio. Había consultado, sin éxito, a endocrinólogos, psiquiatras, cardiólogos y expertos en medicina del sueño. Había tomado distintos medicamentos luego de un intento de suicidio, pero ninguno había sido de ayuda.

Una de las estrategias que utilizamos en Clínicas Amen es cambiar la dieta de nuestros pacientes, ayudarlos a consumir alimentos que nutran sus cerebros y sus cuerpos (como frutas o verduras coloridas, proteínas y grasas saludables) y a eliminar, al menos por un tiempo, todos los alimentos que podrían generar problemas al causar reacciones negativas en sus cuerpos (como gluten, lácteos, maíz, soya, endulzantes artificiales y comidas con conservantes). Hace veinticinco años supe de esto por primera vez gracias a mi amiga la Dra. Doris Rapp, quien había observado importantes mejoras al eliminar estos alimentos en niños con TDAH, agresión y hasta con autismo.

Posteriormente, he leído muchos estudios en publicaciones como *Lancet* que muestran grandes beneficios con las intervenciones dietéticas[1]. Algunos de nuestros pacientes se resisten —recordemos que el cerebro odia los cambios—, pero les aseguramos que cuando se emplea esta estrategia con esmero, puede ser más efectiva que cualquier otra cosa que hagan por su salud.

En la Escuela de Medicina, al igual que muchos de mis colegas, recibí una educación básica en nutrición equivalente a dos días de las ciento cuarenta semanas que lleva obtener un título médico. Esta situación es absurda, ya que 75 % del gasto en salud de los Estados Unidos se emplea en enfermedades crónicas y prevenibles,[2] que radican en la elección del estilo de vida y la dieta. La investigación dice que estas elecciones son responsables de 90 % de la diabetes tipo 2, de 80 % de la enfermedad coronaria, de 70 % de los ACV y de 70 % del cáncer de colon[3]. Las dietas pobres también están relacionadas con la depresión[4], ansiedad[5], TDAH[6], demencia[7] e incluso suicidio[8]. Pero también hay buenas noticias: las dietas sanas para el cerebro demostraron ser tratamientos efectivos para la depresión[9], el TDAH[10] y el deterioro cognitivo[11].

La primera vez que fui a Alcohólicos Anónimos (AA) como parte de mi entrenamiento en psiquiatría quedé conmocionado al ver que muchos alcohólicos recuperados aún fumaban, tomaban mucho café lleno de crema y azúcar y comían donas y otros alimentos poco saludables. En su intento por mejorar, aumentaban la inflamación y empeoraban su situación. Incluso hoy, cuando hablo en iglesias, escuelas, hospitales, centros de adicciones y empresas (lugares que deberían servir a la salud de otros) me horroriza la comida que sirven, que es tóxica para la salud del cerebro.

Víctor, a quien mencioné anteriormente, era vegetariano, por eso tenía un gran riesgo de sufrir depresión[12], y su dieta consistía mayormente de frijoles, arroz, maíz y queso. Le dijo a nuestro nutricionista que estaba dispuesto a probar una dieta más saludable y dejar el gluten, los lácteos, el maíz y todos los otros alimentos perjudiciales que se mencionaron antes. Como menciono en mi libro *Memory Rescue* [Rescate a la memoria], luego de una semana con el nuevo plan de alimentación, por primera vez en años estaba más animado. Luego volvió a agregar de a uno a la vez los alimentos a su dieta. Agregó el gluten y no pasó nada; lo mismo sucedió con los lácteos —aunque tenía más gases y descomposturas— y con la soya; pero cuando agregó el maíz, luego de unos bocados se dio cuenta de que ese era el problema, tuvo ganas de ponerse un arma en la boca y disparar, algo que no sucedía desde antes de empezar la dieta. Aunque a Víctor le encantaban las frituras de maíz y las palomitas, obviamente ellos no correspondían su amor. Decidió eliminar el maíz de su vida, ya que esa mala relación no valía la pena. Le sorprendía que después de tanto tiempo de sufrimiento pudiera sentirse normal sin tanto esfuerzo. Tú también puedes hacerlo si eliminas los alimentos que pueden ser dañinos para ti y solo comes aquellos que benefician tu salud.

La comida puede ser medicina o veneno. Instintivamente, la mayoría de las personas sabe que ciertos alimentos afectan su energía y su ánimo. Comer un gran plato de pasta en el almuerzo, por ejemplo, provoca un pico de azúcar en la sangre que te hace sentir bien por un momento, pero también estimula al páncreas a producir mucha insulina, por eso luego el azúcar baja y sientes cansancio y letargo, como si tu mente nadara en lodo.

Este capítulo contiene un plan alimentario con cinco estrategias directas que ayudan a sentirse mejor rápido.

LA DIETA PARA SENTIRTE MEJOR DE INMEDIATO: CINCO ESTRATEGIAS SIMPLES

1. Cambia la actitud.
2. Aprende las normas de alimentación para sentirte mejor de inmediato.
3. Regula el tiempo de las comidas para estar saludable.
4. Elige veinte alimentos que te encanten y que te caigan bien.
5. Descubre qué comidas dejar y cuáles elegir para mejorar la atención, la energía, el ánimo, la memoria, la ansiedad, el dolor y el sueño.

Estrategia #1: Cambia la actitud

La actitud, o mentalidad, puede ser el factor más importante para sentirte mejor rápido. Cuando te concentras en lo que careces o no puedes tener, es más común que quedes atrapado en la enfermedad y anulado. Tal vez debas dejar la comida rápida y las bebidas dulces que te gustan, que muchas veces contienen pesticidas, ya que son las que más te hinchan y provocan enfermedades cardíacas, diabetes, cáncer, depresión, demencia y muerte prematura. Para sentirte mejor rápidamente y que dure toda la vida es muy importante desarrollar una mentalidad fuerte, que se enfoque en comidas de alta calidad, nutritivas y deliciosas que puedes comer para construir y mantener tu cerebro. Si cambias tu actitud, todo lo demás será más fácil.

Piensa por un momento en los eslóganes de la publicidad que hay en radio o internet o en los envases de comida, dirigidos a ti y a tus hijos:

- "Me encanta"
- "¡Para chuparse los dedos!"
- "Como a ti te gusta"
- "Destapa la felicidad"
- "Hoy mereces un descanso"
- "Oh, desearía ser una salchicha Oscar Mayer..."
- "¡Rrriquísimas!"
- "¡Mágicamente deliciosos!"
- "El desayuno de los campeones"
- "Se derriten en tu boca, no en tus manos"
- "A que no puedes comer solo una"

Las grandes empresas diseñaron estas canciones y frases pegadizas a propósito para dirigirse a tu mente y disparar este "punto de felicidad" en tu cerebro. Sí, te lavan el cerebro. En la década de 1970, Howard Moskowitz, un matemático, descubrió la combinación perfecta de azúcar, sal y grasas que optimizan la experiencia de placer en el cerebro humano y la apodó el "punto de felicidad". Esto no solo aumenta la experiencia sensorial del gusto y la textura, sino que activa el núcleo accumbens y otros centros del cerebro relacionados con la motivación y el placer. Como se mencionó en el capítulo 8 (ver la página 227), el núcleo accumbens es la misma parte del cerebro que se activa durante el consumo de ciertas drogas como cocaína, metanfetaminas, nicotina y morfina. En otras palabras, el trabajo de los creadores de alimentos es embaucar a tu cerebro, como lo hacen las drogas adictivas. "A que no puedes comer solo una", no estaban bromeando...

Algunas armas que los científicos descubrieron o manipularon para engañar al cerebro son:

- Desaparición de la densidad calórica o "capacidad de derretirse": las comidas que se deshacen rápidamente hacen creer al cerebro que tienen menos calorías, por lo tanto, comes más cantidad.
- Saciedad sensorial específica: es la tendencia a aburrirnos por comer lo mismo varias veces. Los investigadores descubrieron que se puede ignorar esta señal que da el cerebro si no se incluye un sabor *marcado y fuerte*. (Cocinar con distintas hierbas y especias tiene el mismo efecto, solo que de una forma más saludable).
- El crocante perfecto: el punto de quiebre perfecto para esta señal de placer son cuatro libras de presión.
- Textura: quitar la fibra ayuda a que la comida se deslice mejor en la garganta y aumenta la sensación de placer. También hace que comas más rápido y permanezcas en un lugar de comida rápida por menos tiempo, dando lugar a que estos emporios puedan atender a más gente en un mismo día.
- Aroma: el aroma acentúa el sabor. De hecho, los humanos solo tienen cinco sensaciones de gusto: dulce, ácido, amargo, salado y umami, o sabroso, como en el caldo de carne o la salsa de tomate. Otros matices se crean por el olfato. Por eso Cinnabon, por ejemplo, ubica los hornos al frente de sus tiendas y hornea los rollos frescos exactamente cada treinta minutos. En los intervalos, la cadena hornea azúcar morena y canela solo para crear ese aroma tentador que los clientes no pueden resistir.
- Azúcar: en estudios en humanos y animales se encontró que el azúcar es una sustancia adictiva que provoca atracones, búsqueda de recompensa, antojo y tolerancia (cada vez se necesita más para obtener el mismo resultado).[13]

Las organizaciones y compañías te culpan *a ti* de ser obeso o estar enfermo por tu falta de control en lo que comes o porque tu nivel de ejercicio no es suficiente. Pero ¿cómo puedes controlarte cuando los científicos de alimentos están usando neurociencias sofisticadas y conspirando en contra de tu cerebro desde hace décadas?

El primer paso para reorientar tus hábitos es dejar de ser una víctima de las compañías de alimentos y comenzar a tomar el control de lo que comes. Primero debes cambiar de actitud. Yo, personalmente, compro únicamente comida sana para mi familia y mi equipo de Clínicas Amen; este es un hábito que ayuda a alimentar el éxito en cada área de nuestra vida. Además, amo a mi familia, a las personas con las que trabajo y a mí mismo, por eso hacer lo correcto por nuestra salud nunca es una privación y siempre es la abundancia de lo que realmente queremos: felicidad, claridad mental, energía, efectividad y longevidad. Deberíamos tomar en serio la calidad de los nutrientes que ingresan en nuestro cuerpo y el de nuestros seres queridos, ya que eso les da más posibilidades de sentirse bien, ahora y en el futuro, y como los amamos, queremos lo mejor. Es así de simple. Tomar buenas decisiones a la hora de comer es un acto de amor y dañar tus posesiones más valiosas (mente y cuerpo) con alimentos de baja calidad es un acto de puro sabotaje hacia ti y hacia los demás.

A lo largo de los años, muchas personas me han dicho que mi posición es un tanto extrema y debería relajarme al respecto. Sus planteamientos eran algo así:

- "Es mejor ser moderado". Creo que muchas veces esta es una excusa o un razonamiento para tomar malas decisiones.
- "¡Relájate! Todos nos vamos a morir, ¿por qué no divertirnos un poco en el camino?". Sí, todos nos vamos a morir, pero ¿por qué acelerarlo? ¿Acaso no importa tu calidad de vida hoy y en el futuro? Esta respuesta también revela la falta de conocimiento de que la comida de calidad también sabe increíble.
- "No puedo darme el lujo de la comida sana". En realidad, no puedes darte el lujo de no comer sano. Consumir comida barata y de baja calidad termina siendo mucho más costoso a la larga, teniendo en cuenta los costos elevados de los cuidados médicos y las malas decisiones. Según la Escuela de Salud Pública de Harvard, comer saludable cuesta alrededor de $1,50 extra por día[14]. Es lo mismo que cuesta una taza de café.
- "No tengo tiempo". Sin dudas, elegir una dona, pedir pan con chorizo para llevar o alitas fritas es una comida rápida, pero es tan rápida como agarrar una manzana o una naranja o pedir una ensalada para llevar (y ayudan a sentirse mejor rápido y a mantenerse saludable). Comer sano requiere cierta planificación, pero los kits de comida de AmazonFresh, Walmart (Takeout Kit y Home Chef), entre otros pueden ser de utilidad sin exceder tu presupuesto ni precisar mucho tiempo.
- "Es muy difícil". Ser disciplinado con la alimentación no es el hábito más fácil de incorporar en un mundo de elecciones tóxicas, pero el esfuerzo vale la pena. Piénsalo así: lo que sea que estés haciendo ahora

es un hábito y puedes desarrollar nuevos hábitos que beneficien tu salud, y no que la afecten.

- "¿Por qué ser tan drástico?". Estoy convencido de que, ahora más que nunca, necesitamos ponernos serios. Las dietas de baja calidad generan bajo rendimiento escolar en la infancia y demencia en la tercera edad, y casi todas las enfermedades en edades medianas, como depresión, diabetes, problemas del corazón, cáncer, enfermedades autoinmunes y obesidad. Mi esposa Tana y yo escribimos sobre esto en *The Brain Warrior's Way* [El camino del guerrero del cerebro] y mencionamos que estamos literalmente en guerra por la salud de nuestro cerebro. Adonde sea que vayas, alguien intenta persuadirte para que comas cosas dañinas que pueden llevarte a una muerte prematura.

Algunas investigaciones revelan aún más razones de urgencia. En un estudio reciente en ratones en la Universidad de Bonn, los científicos descubrieron que la dieta estándar de los occidentales, alta en grasas y calorías, hace que el sistema inmunológico reaccione como si fuera una infección bacteriana. Esta dieta hizo más agresivo al sistema inmune de los ratones e, incluso después de haber cambiado su dieta por una más saludable, sus cuerpos respondían con gran inflamación (esta respuesta puede estar vinculada con el desarrollo de la diabetes tipo 2 y la arteriosclerosis)[15]. Esta investigación nos motiva a cambiar de actitud y desarrollar una mentalidad positiva sobre la alimentación saludable.

Estrategia #2: Aprende las reglas de alimentación para sentirte mejor de inmediato

Existen nueve reglas, o principios, que ayudan a empezar a comer saludable. Tal vez ya sigues alguna (si es así, ¡bien por ti!). Cuantas más incorpores, mejor estarán tu cuerpo y tu cerebro.

CONCÉNTRATE EN CONSUMIR CALORÍAS QUE AYUDEN AL CEREBRO

Las calorías importan, si consumes más de las que quemas, sin duda aumentarás de peso y, como se menciona en la Introducción (mira la página 23), mientras que el peso aumenta, el tamaño y las funciones del cerebro disminuyen. Además, *la calidad de las calorías importa más que la cantidad.* Hay mucha diferencia entre las 582 calorías de una porción de pizza y una bebida gaseosa grande, que provocan inflamación, confusión mental y enfermedad, y las 540 calorías de un salmón natural, acelga suiza, camote y un chocolate amargo, que ayudan a la buena salud. Tu cerebro estará enfermo con la primera opción, y saludable con la segunda. Cuando hay problemas de peso, el hecho de enfocarse en la calidad y no en la cantidad, puede llevarte a consumir menos calorías y perder algunas libras. Un estudio reciente entre seiscientas personas, realizado por el Centro de Investigaciones en Prevención de Stanford, descubrió que aquellos que se enfocaban en una alimentación saludable, sin preocuparse por la cantidad de calorías, perdían gran cantidad de peso y mejoraban sus cifras de salud, como el tamaño de la cintura y los niveles de azúcar en sangre y presión arterial.[16]

Soy un consumidor inteligente, incluso aunque tenga dinero suficiente, odio malgastarlo. Pienso en las calorías como el dinero y también odio malgastarlas. Enfócate en la comida que es nutritiva, deliciosa y rica en calorías.

OPTA POR EL AGUA (TIENE CERO CALORÍAS)

Tu cerebro es 80% agua. Si se deshidrata solo 2% afecta tu capacidad de realizar tareas que requieren atención, memoria y rendimiento físico[17]. Recomiendo tomar ocho vasos de 10 oz de agua por día. Si tomas un vaso de agua treinta minutos antes de una comida o merienda, es probable que comas menos pero te sientas satisfecho. Sin embargo, hay que evitar tomar agua junto con la comida, ya que hace más lenta la digestión al diluir el ácido estomacal y limitar el consumo de todo lo que cause deshidratación (como la cafeína, el alcohol y otros diuréticos).

Es muy importante evitar ingerir calorías en la bebida. Las sodas o bebidas gaseosas (así sean dietéticas, ver la sección de endulzantes artificiales en las páginas 259 y 260), los jugos frutales y otras bebidas dulces deben ser reemplazadas por agua. *Beber solo una lata de soda dulce o jugo de frutas por día puede aumentar el peso hasta cinco libras en un año. No es de sorprenderse que tantas personas siempre estén a dieta.*

COME PEQUEÑAS CANTIDADES DE PROTEÍNA VARIAS VECES AL DÍA

Piensa en las proteínas como una medicina (que debe tomarse en pequeñas dosis con cada comida y colación). La proteína ayuda a balancear el nivel de azúcar en la sangre, disminuir los antojos y quemar más calorías que la comida con mucha azúcar y carbohidratos. Además, le brinda al cuerpo los aminoácidos necesarios. Las nueces, semillas, legumbres, algunos granos y las verduras contienen algunos de los veinte aminoácidos esenciales, mientras que casi todas las carnes los tienen todos. Si el presupuesto te lo permite, compra proteína animal libre de hormonas y antibióticos, de campo y alimentados a base de pasto. Es más costosa que la industrial criada en cámaras, pero es una buena inversión para tu salud. Hay que ser cuidadoso de no excederse en las proteínas, ya que puede poner más esfuerzo en tus riñones y causar inflamación. La cantidad ideal es entre 15 % y 25 % del consumo diario total de calorías.

HAZTE AMIGO DE LAS GRASAS

El contenido graso sigue teniendo mala reputación, a pesar de que las grasas buenas son necesarias para la salud del cerebro y no aumentan el colesterol. De hecho, las dietas bajas en grasas son malas para el cerebro. Un estudio de la Clínica Mayo descubrió que las personas que consumen dietas basadas en grasas o en proteínas tienen 42 % y 21 % menos riesgo, respectivamente, de desarrollar deterioros cognitivos y demencia, pero los que consumen muchos carbohidratos simples (pan, pasta, papas, arroz y azúcar) tienen 400 % más de riegos de desarrollar estas condiciones[18]. Las grasas no son el problema, sino el azúcar.

En un nuevo estudio de varias instituciones muy reconocidas en todo el mundo, los investigadores siguieron a más de 135 000 personas de 18 países durante un promedio de 7.4 años. Encontraron que aquellos que consumían más cantidad de grasas en su dieta, incluso grasas saturadas, tenían 23 % menos riesgo de muerte, mientras que los que consumían más cantidades de carbohidratos tenían 28 % más. Sorprendentemente, el mayor consumo de grasas saturadas disminuía el riesgo de ACV. Los investigadores llegaron a esta conclusión: "Consumir más carbohidratos genera más riesgos de mortalidad total, mientras que consumir grasas totales e individuales presenta menos riesgos y no genera enfermedades cardiovasculares, infartos de miocardio ni muerte por estos motivos".[19]

- **Grasas insaturadas**. Son grasas buenas que contribuyen a la salud del corazón y el cerebro. Hay dos tipos de grasas insaturadas: las poliinsaturadas y las monoinsaturadas. Dos poliinsaturadas importantes son:

  - Ácidos grasos **omega 3**. El EPA y el DHA son dos omega 3 muy importantes para la salud óptima del cerebro y se encuentran en pescados de agua fría como el salmón, el atún y la sardina. La falta de estos ácidos grasos puede causar deterioro cognitivo, depresión y muchas otras enfermedades. Los niveles altos de omega 3, EPA y

DHA disminuyen la incidencia de alzhéimer y desaceleran el deterioro cognitivo.[20]

- Ácidos grasos **omega 6**. Son necesarios para la buena salud, pero pueden ser dañinos si se consumen en exceso. Se encuentran en muchos aceites vegetales (de soya, de girasol, de cártamo, de maíz y de colza) y en frituras, cereales, panes integrales y comida procesada (muy comunes en lo que llamamos la dieta estadounidense estándar). Muchas personas que comen este régimen no tienen un índice saludable de ácidos grasos omega 6/omega 3 (20 a 1 o más), lo que produce inflamación y aumenta el riesgo de enfermedades del corazón, cáncer, diabetes y otros problemas de salud. El índice ideal de omega 6/omega 3 en la sangre es de 4 a 1.

La mejor forma de equilibrar este índice es consumir menos alimentos que contengan omega 6 y más que contengan omega 3, EPA y DHA. Ciertos alimentos vegetales, incluso los de hoja verde y las semillas de lino, contienen ácido alfa-linolénico (ALA), un ácido graso omega 3 que en algunos se puede convertir en pequeñas cantidades de EPA/DHA. Sin embargo, no se debe considerar como única fuente de omega 3; los suplementos de aceite de pescado también pueden asegurar estos niveles de salud.

- **Grasas saturadas**. Suelen ser menos saludables que las insaturadas, pero varían según su composición química. Según el cardiólogo Mark Houston, de la Universidad de Vanderbilt, las grasas saturadas de cadena corta o media (entre 4 y 12 átomos de carbono) son más saludables que las de cadena larga[21]. Estos son ejemplos de grasas saturadas, algunas saludables y otras no, y debes leer las etiquetas de los alimentos para encontrarlas:

  - **El ácido butírico** (4 átomos de carbono) se encuentra en los alimentos ricos en fibra (camote, verduras, frijoles, nueces y frutas), en la manteca y en el ghee [mantequilla clarificada].
  - **Los ácidos caprílicos** (8 átomos de carbono), **cáprico** (carbono-10) **y láurico** (carbono-12) son ácidos de cadena media que se encuentran en el coco.
  - **El ácido mirístico** (14 átomos de carbono) se encuentra en casi todas las grasas animales y en algunos aceites vegetales. Hay

evidencia de que este ácido graso puede ser perjudicial para la salud del corazón y debe consumirse solo en pequeñas cantidades.

- **El ácido palmítico** (16 átomos de carbono) es de cadena larga y crea el jaspeado en la res alimentada de maíz. Tiene un impacto negativo en el colesterol y la salud del corazón.
- **El ácido esteárico** (18 átomos de carbono) es de cadena larga y se encuentra en carnes alimentadas de granos, embutidos, maní y mantequilla de este, margarinas, papas fritas, leche entera, quesos y aceites vegetales (especialmente en el de girasol). El chocolate también contiene gran cantidad de ácido esteárico, pero también de antioxidantes y flavonoides que equiparan sus beneficios saludables.

La estrategia de alimentación más saludable es eliminar ciertos tipos de grasas saturadas (especialmente los ácidos mirístico, palmítico y esteárico) y aumentar el consumo de las grasas poliinsaturadas que se encuentran en el aceite de pescado, las nueces y las semillas.

- **Grasas trans**. Son grasas sintéticas que se encuentran en aceites vegetales parcialmente hidrogenados y no deberían estar en la dieta de nadie[22]. Estas disminuyen el flujo sanguíneo y aumentan la probabilidad de coágulos, que pueden causar un ACV o enfermedades cardíacas. Se encuentran en grasas y alimentos muy procesados como margarinas, frituras preparadas y artículos de panadería envasados (donas, galletas y tentempiés). Cuando la etiqueta de un alimento dice "0 % de grasas trans" puede que sea mentira, ya que las normas indican que no es necesario agregarlas en las etiquetas si su nivel es por debajo del límite legal de 0.5 gr por porción. En muchos artículos de panadería y pastelería que exceden las 5 oz, un solo pastel a menudo se rotula como varias porciones, aunque la mayoría lo coma como una sola porción, que puede traducirse como 2 o 3 gr de grasas trans. Debes evitar consumir así sea pequeñas cantidades de esta grasa tan poco saludable. Afortunadamente, la Administración de Alimentos y Medicamentos, a partir de junio de 2018, ha prohibido las grasas trans en la gran mayoría de los alimentos procesados.

ESCOGE LOS CARBOHIDRATOS SALUDABLES (ALTOS EN FIBRA Y REGULADORES DEL AZÚCAR EN LA SANGRE)

También se los llama carbohidratos "buenos" y son muy importantes para la vida porque están cargados de nutrientes, ayudan a balancear el azúcar en la sangre y a disminuir la ansiedad. Muchas verduras, legumbres y frutas, como las manzanas, peras y bayas, que son bajas en glucemia (es decir que no aumentan el azúcar en la sangre) son carbohidratos buenos. Los carbohidratos altos en glucemia y bajos en fibras te quitan la salud, ya que provocan inflamación, diabetes y depresión[23]. Algunos ejemplos son el azúcar y los alimentos que se convierten rápido en azúcar, como el pan, el arroz, la pasta y la papa.

La fibra es un tipo especial de carbohidrato que mejora la digestión, reduce el riesgo de cáncer de colon y estabiliza la presión sanguínea y el azúcar en la sangre. Un estadounidense promedio consume muy poco, menos de 15 gr. de fibra por día. Las mujeres suelen consumir entre 25 y 30 gr de fibra por día, mientras que los hombres, entre 30 y 38 gr. Los alimentos altos en fibra, como brócoli, bayas, cebolla, semilla de lino, nuez, frijoles verdes, coliflor, apio y camote (la cáscara del camote tiene más fibra que un bol de avena) tienen el beneficio adicional de hacerte sentir lleno más rápido y por más tiempo.

LLENA TU PLATO DE FRUTAS Y VERDURAS COLORIDAS

Las frutas y verduras coloridas son muy beneficiosas para la salud. Proveen una gran variedad de nutrientes, vitaminas, minerales y antioxidantes de las plantas que son necesarios para estar saludable. Los alimentos vegetales también ayudan a prevenir el cáncer y reducir la inflamación, que puede causar alzhéimer, cáncer, enfermedades cardíacas, artritis, problemas gastrointestinales, presión arterial alta y muchas otras enfermedades. En 2016, un estudio descubrió una relación directa entre el número de frutas y verduras que comes y tu nivel de felicidad[24]. *Cuanto más frutas y verduras coloridas comas (hasta ocho porciones al día) más feliz serás, es un efecto casi inmediato.* ¡Ningún antidepresivo funciona tan rápido! Consume una verdura o dos por cada fruta que comas para controlar el azúcar.

AGREGA UN SABOR SALUDABLE CON HIERBAS Y ESPECIAS

Los condimentos contienen tantas sustancias buenas para la salud que deberíamos comenzar a guardarlos en el cajón de los medicamentos, y no en la alacena. Estas son algunas de las hierbas y especias que más potencian al cerebro.

- Albahaca
- Pimienta negra
- Pimienta roja
- Canela
- Nuez moscada
- Orégano
- Perejil
- Romero

- Clavos de olor
- Ajo
- Jengibre
- Mejorana
- Menta

- Azafrán
- Salvia
- Tomillo
- Cúrcuma

EVITA O ELIMINA LAS COMIDAS QUE PUEDAN SER DAÑINAS

Algunos alimentos traen tantas desventajas, que no vale la pena probarlos. Estos son algunos para evitar o eliminar directamente si se quiere mantener un cerebro sano. Si tienes dificultades con los cambios de humor, ansiedad, problemas de temperamento o de aprendizaje, elimina todos los alimentos mencionados a continuación por al menos un mes y luego, cuando estén fuera de tu sistema, agrégalos de a uno por semana y observa cuál —si es que hay alguno— puede estar causando los problemas. Este proceso puede marcar una gran diferencia en tu salud. Si bien yo creo que todos nos beneficiaríamos eliminando estos alimentos de forma permanente, sé que no todos deciden hacerlo. Muchas personas están dispuestas a comenzar con esta dieta de eliminación y, cuando vean lo bien que se sienten sin comer eso, muchos harán cambios permanentes.

- **Azúcar**. En Estados Unidos una persona consume cerca de 140 libras de azúcar al año. El azúcar refinada es entre 99.4 % y 99.7 % de puras calorías y no tiene vitaminas ni minerales, solo carbohidratos. Es adictiva, interfiere con la función del calcio y el magnesio, aumenta la inflamación y el lanzamiento de neuronas erráticas, además de estar relacionada con la agresividad. El consumo de azúcar puede provocar confusión mental, depresión, TDAH, aumento de los triglicéridos y del colesterol malo LDL, y disminución del colesterol bueno HDL. En estudios por imágenes del cerebro, el azúcar aumenta las ondas cerebrales lentas (que provocan problemas en la memoria) y un estudio en la UCLA mostró cómo el azúcar altera negativamente al aprendizaje y la memoria[25]. En lo posible, también evita el jarabe de agave, ya que tiene alto contenido de fructosa.
- **Endulzantes artificiales.** Consumir azúcares alternativos puede generar niveles altos de insulina crónicos, lo cual incrementa el riego de alzhéimer, enfermedades cardíacas, diabetes, síndrome metabólico y otros problemas de salud. Estos endulzantes no ayudan a bajar de peso; de hecho, pueden desacelerar el metabolismo y hacer que el

peso aumente. Evita el aspartamo (NutraSweet, Equal), la sacarina (Sweet'N Low) y la sucralosa (Splenda). Si quieres algo dulce, usa pequeñas cantidades de eritritol o estevia.

- **Gluten**. Esta sustancia pegajosa se encuentra en el trigo, cebada, centeno, bulgur, espelta y en los panes, tortas, galletas, cereales y pastas más comercializados. También está presente en todo, desde salsas y condimentos para ensalada hasta comida procesada y cosméticos. Los problemas de salud relacionados con el gluten van en aumento, como la celiaquía, la diabetes tipo 1 y la tiroiditis de Hashimoto (todas son enfermedades autoinmunes). También puede generar desordenes psicológicos, sarpullidos, acné, inflamación, alopecia (calvicie), artritis y adicción a la comida. En un estudio, se sometió a pacientes celíacos a una dieta libre de gluten y esta disminuyó notoriamente la ansiedad[26]. El gluten también puede reducir el flujo sanguíneo en el cerebro[27], por lo tanto, no hay ninguna buena razón para consumirlo.

- **Soya**. La soya (que se encuentra en el tofu, edamame, salsa de soya y que se agrega a muchas comidas) contiene gran cantidad de ácidos grasos omega 6, fitoestrógeno (que puede colaborar con el desarrollo de cáncer, pubertad temprana en niñas e impotencia en hombres) y ácido fítico, que se cree que reduce la absorción de minerales esenciales.

- **Maíz**. Los granjeros alimentan a los animales con maíz, soya y papas para hacerlos engordar. El maíz contiene mucho omega 6 y muy poco omega 3, lo que hace que sea inflamatorio. Se ha demostrado que es dañino para el revestimiento intestinal y que crea un intestino permeable. La mayor parte del maíz en los Estados Unidos se rocía con el pesticida de glifosato Roundup, que puede causar cáncer, depresión, mal de Parkinson, esclerosis múltiple, hipotiroidismo y enfermedades del hígado.[28]

- **Lácteos**. La leche de vaca es perfecta para los terneros, pero innecesaria para los humanos. Después de los dos años, menos de 35 % de los humanos producen la enzima lactasa, que se necesita para descomponer la lactosa (azúcar de la leche) y digerir la leche. La lactosa se convierte en galactosa y glucosa, que elevan el azúcar en sangre y pueden causar inflamación. La caseína, una proteína que se encuentra en los lácteos, es una excitotoxina y, si no se controla, puede generar inflamación en el cerebro y enfermedades neurodegenerativas. En varios estudios se ha encontrado un vínculo entre la leche y el mal de Parkinson[29]. A la mayoría del ganado para lácteos se lo alimenta con antibióticos y hormonas que pueden llegar a terminar en el cuerpo humano. La leche de vaca puede ser sustituida por la leche de almendras sin endulzar.

ESCOGE ALIMENTOS ORGÁNICOS Y LIBRES DE TOXINAS SIEMPRE QUE SE PUEDA

La comida rápida, el azúcar, los carbohidratos simples, los lácteos, las grasas trans, el exceso de omega 6 y los alimentos procesados, manipulados o refinados, fomentan la inflamación crónica. En estos alimentos se basa la dieta estadounidense estándar. Por eso es muy importante, siempre que se pueda, comprar comida cultivada de forma orgánica, libre de hormonas, antibióticos y químicos. Intenta eliminar los aderezos y conservantes artificiales, los colorantes y endulzantes también, y buscar carne que haya sido alimentada con pasto.

El pescado es una buena fuente de grasas y proteínas buenas, pero algunas variedades suelen tener más toxinas que otras. Si el pescado es muy grande puede llegar a contener más mercurio, por eso es mejor comer mayormente los pequeños y con menos frecuencia los más grandes (como el atún). Intenta probar distintas variedades de pescado, preferiblemente los que tienen mucho omega 3, como el salmón salvaje de Alaska, sardinas, anchoas, merluza y eglefino. Aprende más en www.seafoodwatch.org, en inglés.

Entiendo que muchas personas no tienen condiciones económicas para comprar solo comida orgánica y sustentable, por eso recomiendo consultar la lista anual del Grupo de Trabajo Ambiental [Environmental Working Group], que incluye los niveles de residuos pesticidas en los productos, para ayudar a tomar buenas decisiones (infórmate en www.ewg.org, en inglés).

Estrategia #3: Regula el tiempo de las comidas para estar saludable

Si tienes síntomas de baja azúcar en la sangre, tomar tu dieta de la forma correcta puede generar diferencias positivas de inmediato. Tenía un paciente que había sido arrestado varias veces por arrebatos de ira, pero en mi oficina era una de las personas más encantadoras. Un día que vino a verme sudaba mucho, estaba enojado y fue grosero con el personal de la oficina. Sospechando que su nivel de azúcar era bajo, le realizamos una prueba de tolerancia a la glucosa, medimos su nivel de glucosa en la sangre como referencia y volvimos a medirlo a la media hora y luego a las dos horas de haber tomado la bebida azucarada. El nivel de glucosa, pasadas las dos horas, era tan bajo que ya era peligroso. Cuando el cerebro no tiene suficiente glucosa, puede desatarse un infierno.

Síntomas de hipoglucemia (nivel bajo de glucosa)

- Sentirse cansado/drogado
- Confusión mental
- Incapacidad de concentración
- Mareos/vértigo
- Nervios
- Depresión
- Irritabilidad
- Visión borrosa
- Fatiga agotadora
- Ansiedad/ataques de pánico
- Palpitaciones
- Manos temblorosas
- "Mariposas" en el estómago
- Sonrojo/sudor
- Debilidad/desmayo
- Presión en la cabeza
- Dolor de cabeza frontal
- Insomnio
- Dolor abdominal/diarrea

Si sospechas que tienes niveles bajos de azúcar, intenta comer cuatro o cinco comidas al día que combinen proteínas, grasas y carbohidratos buenos para ayudar a regular la glucosa.

Si no tienes hipoglucemia, el ayuno intermitente o la alimentación con tiempo restringido puede ser de gran utilidad para mejorar la memoria[30], el humor[31], la pérdida de grasas[32], el peso, la presión sanguínea y la inflamación[33]. Los ayunos nocturnos de doce a dieciséis horas resultan en un proceso que se llama "autofagia", que ayuda a tu cerebro a desechar la basura que acumula durante el día[34]. Esto puede ayudar a pensar con más claridad y sentir más energía. Es simple, si cenas a las seis de la tarde, no comas nada hasta las seis o diez de la mañana del día siguiente, así el cerebro tendrá el tiempo necesario para limpiarse a sí mismo.

No comer nada dos o tres horas antes de acostarse también reduce el riego de ataques cardíacos y ACV[35]. En gente sana, la presión sanguínea baja al menos 10% cuando duermen, pero en aquellos que comen tarde se mantiene alta, aumentando también el riesgo de problemas vasculares. Además, nuevas investigaciones sugieren que si ingieres más calorías en el almuerzo y, comes una cena ligera, es más probable que pierdas peso, y no que aumentes.[36]

Estrategia #4: Elige veinte alimentos que te encanten y que no te caigan mal

Para tener éxito en optimizar la dieta debes encontrar comidas que te encanten y que no te caigan mal. Como dijimos en el capítulo 4 (mira la página 103), somos criaturas de costumbres y puede ser difícil cambiar los hábitos, por eso debes buscar tu trampa para ganar. Puedes hacerlo eligiendo veinte alimentos y bebidas ricos y de alta calidad, que cumplan las reglas mencionadas antes. Si encuentras veinte, tienes posibilidades de encontrar cuarenta, ochenta, cien y más. Para darte una ventaja, aquí te dejo una lista acorde a las reglas de mis 162 alimentos y bebidas favoritos para sentirte mejor de inmediato y tener un cerebro sano. Algunas de ellas pueden ser nuevas para ti, pero puedes investigarlas más en línea o preguntar a tu comerciante de verduras dónde encontrarlas.

ALIMENTOS Y BEBIDAS PARA SENTIRSE MEJOR DE INMEDIATO Y TENER UN CEREBRO SANO

Bebidas

1. Agua
2. Jugo de remolacha (para aumentar el flujo sanguíneo)
3. Jugo de cereza (para dormir)
4. Agua de coco
5. Té de hierbas
6. Aguas levemente saborizadas, como las Hint
7. Agua saborizada (agua gasificada con frutos del bosque, una hojita de menta, o una rodaja de limón, naranja, durazno o melón)
8. Agua gasificada (agrega un poco de chocolate o estevia de naranja SweetLeaf para una "soda" refrescante y libre de calorías y toxinas)
9. Leche de almendras sin azúcar (agrega algunas gotas de estevia saborizado para obtener un sabor increíble)
10. Jugo de verduras o bebidas verdes (sin agregar jugo de frutas)
11. Agua con pimienta roja para estimular el metabolismo

Frutos secos, semillas, mantequilla de frutos secos y semillas y granos

12. Almendras, crudas
13. Cacao, crudo
14. Cajú o anacardo
15. Coco
16. Harina de almendras
17. Lino molido
18. Mantequilla de almendras
19. Mantequilla de cajú (anacardo)

20. Nueces
21. Nuez de Brasil
22. Pistachos
23. Quinoa
24. Semillas de calabaza
25. Semillas de cáñamo
26. Semillas de chía
27. Semillas de lino
28. Semillas de sésamo

Legumbres (pequeñas cantidades, todas tienen mucha fibra y proteínas, ayudan a equilibrar el azúcar en la sangre[37])

29. Arvejas
30. Frijoles blancos
31. Frijoles negros
32. Frijoles rojos
33. Garbanzos
34. Hummus
35. Judías verdes
36. Lentejas

Frutas (escoge las de bajo contenido glucémico y ricas en fibra)

37. Aceitunas
38. Aguacates
39. Aguaymantos
40. Arándanos
41. Arándanos rojos
42. Bayas de goji
43. Calabazas
44. Cerezas
45. Ciruelas
46. Damascos o albaricoques
47. Frambuesas
48. Fresas
49. Frutos de açaí
50. Granadas
51. Higos
52. Kiwis
53. Lichis
54. Limones
55. Mandarinas
56. Mangostán
57. Manzanas
58. Maracuyás (fruta de la pasión, parcha)
59. Melocotones
60. Melones cantalupo
61. Melones verdes
62. Moras
63. Naranjas
64. Nectarinas
65. Peras
66. Quinotos
67. Tomates
68. Toronjas
69. Uvas (rojas y verdes)

Verduras

70. Acelga
71. Achicoria
72. Alcachofas
73. Alga marina

74. Apio
75. Apio nabo
76. Berro de agua
77. Berza o col (*collard greens*)
78. Brócoli
79. Calabacín (amarillo)
80. Calabacín (verde)
81. Calabaza almizclera
82. Camotes
83. Cebollas
84. Cebollino
85. Chirivías
86. Col o Repollo
87. Col rizada
88. Coles de Bruselas
89. Coliflor
90. Espárragos
91. Espinaca

92. Frijoles verdes
93. Jícama
94. Jugo de hierba de trigo
95. Lechuga
96. Lechuga roja y verde
97. Lechuga romana
98. Macas
99. Mostaza roja
100. Nabos
101. Ocra o quimbombó
102. Pepino
103. Pimientos
104. Puerros
105. Rábano rusticano
106. Remolachas
107. Rúculas
108. Zanahorias

Alimentos prebióticos (sustancias no digeribles que ayudan al crecimiento de bacterias sanas en el intestino).

109. Hojas de diente de león   110. Psilio

(Muchos alimentos nombrados antes también son prebióticos: alcachofas, espárragos, semillas de chía, frijoles, col, ajo crudo, cebolla, puerros y vegetales de raíz, como remolachas, zanahorias, jícama, calabacín, camotes, nabos y ñames).

Alimentos probióticos

111. Chucrut
112. Clorela
113. Espirulina
114. Kéfir
115. Kimchi
116. Kombucha
117. Pepinillos

118. Sopa de miso
119. Verduras al escabeche (sin vinagre, ya que algunos generan reacciones negativas)

Hongos[38]

120. Chaga
121. Champiñón
122. Gírgola
123. Maitake
124. Porcini

125. Rebozuelos
126. Reishi
127. Shiitake
128. Shimeji
129. Trufas negras

Aceites

130. Aceite de aguacate
131. Aceite de coco (bueno para cocinar en temperaturas altas)
132. Aceite de nueces macadamia
133. Aceite de oliva (evitar cocinar en temperaturas altas)

Huevos/Carnes/Aves/Pescados

134. Camarones
135. Cordero
136. Crustáceos litódidos
137. Huevos
138. Pavo

139. Pollo
140. Sardinas, capturadas en el medio silvestre
141. Trucha
142. Trucha arcoíris
143. Vieiras

Hierbas y especias para un cerebro sano

144. Ajo
145. Albahaca
146. Azafrán
147. Canela
148. Clavos de olor
149. Cúrcuma
150. Jengibre
151. Mejorana
152. Menta

153. Menta piperita
154. Nuez moscada
155. Orégano
156. Perejil
157. Pimienta negra
158. Pimienta roja
159. Romero
160. Salvia
161. Tomillo

Categoría especial

162. Fideos *shirataki* ("Miracle Noodles", hechos con la raíz de ñame salvaje, para reemplazar los fideos comunes)

Yo no conozco tu vida, pero he tenido malas relaciones en el pasado y hoy estoy muy agradecido de poder tener una esposa y compañera que es buena conmigo y me ama como yo la amo. Tomar buenas decisiones a la hora de comer es mucho más fácil que encontrar la pareja perfecta. He tomado el compromiso de comer y querer únicamente los alimentos que son buenos para mí y que no me hagan daño.

Estrategia #5: Descubre qué comidas dejar y cuáles elegir para mejorar la atención, la energía, el ánimo, la memoria, la ansiedad, el dolor y el sueño

Cuando te sientes mal, hay nutrientes que deberías dejar y otros que debes tomar que te ayudarán a sentirte mejor de inmediato. La siguiente lista general de "Alimentos para dejar" son diagramas y listas de elecciones que mejorarán la atención, la energía, el humor, la memoria y el sueño, y también reducirán la ansiedad y el dolor.

ALIMENTOS PARA DEJAR: ESTOS TE HACEN SENTIR BIEN AHORA PERO DESPUÉS *NO* LO HARÁN

- Alimentos proinflamatorios, como la comida rápida (pizza, donas, papas fritas, helado), el azúcar, los carbohidratos simples, los granos refinados, la harina de trigo, los lácteos, el omega 6 (que se encuentra en carnes alimentadas de granos, maíz, soya y aceites vegetales, como de maíz, cártamo, girasol, soya, canola y algodón)
- Grasas trans (evita todo lo que diga "parcialmente hidrogenado" o "grasa vegetal")
- Carnes procesadas (el nitrito de sodio puede combinarse con las aminas para formar las nitrosaminas, que son cancerígenas)
- Aditivos alimentarios como el glutamato de sodio y el aspartamo
- Todo lo que afecte al revestimiento intestinal, como el gluten
- Alcohol[39]
- Aspartamo[40]
- Cafeína[41]

¿Por qué los restaurantes ofrecen pan y alcohol antes de las comidas?

Es una gran pregunta. En lugar de eso, podrían ofrecerte queso, almendras o verduras cortados con un poco de aguacate machacado. La respuesta es que el pan y el alcohol reducen la función de la corteza prefrontal (CPF) y provocan hambre, por eso es más probable que ordenes más comida y bebida. Como la CPF no está supervisando tus decisiones, seguramente gastes más dinero en alcohol y postre.

El pan, especialmente el blanco, que se hace con harina blanqueada y procesada, aumenta el azúcar en la sangre, que impulsa al triptófano, el aminoácido que compone el neurotransmisor serotonina, en el cerebro. La serotonina ayuda a que te sientas más feliz y menos ansioso, por lo que a muchas personas, especialmente mujeres, les encanta el pan, los *cupcakes*, las galletas y similares. Un estudio demostró que los hombres producían cerca de 52 % más serotonina que las mujeres, por esto las mujeres son más susceptibles a la depresión[42]. En imágenes SPECT pude observar cómo los antidepresivos llamados ISRS (inhibidores selectivos de la recaptación de serotonina, que aumentan sus niveles) disminuyen la actividad de la CPF. Muchos de mis pacientes que han tomado ISRS presentan menos depresión, ansiedad o preocupación, pero también tienden a ser más impulsivos y a mostrar menos motivación. Uno de mis pacientes, que tenía varios restaurantes, me dijo que debía suspender el uso de Zoloft, un ISRS muy común, porque aunque se sentía mejor, no podía concentrarse para realizar su papeleo. No tenía motivación ni se podía enfocar, y esto es un problema cuando uno maneja su propio negocio. Todo lo que disminuya la actividad de la CPF te hace más impulsivo y más despreocupado por las consecuencias a largo plazo. Comenzar una comida con pan o carbohidratos simples te ayudará a sentirte mejor, pero también te harán más impulsivo cuando llegue el plato del postre al final de la comida.

El alcohol también reduce las funciones de la CPF haciendo más probable que pidas comida adicional, que hagas un comentario estúpido o hagas algo que luego lamentes. Hemos escuchado por años que el alcohol con moderación puede ser bueno, pero luego de observar miles de cerebros de bebedores moderados y compulsivos, nunca creí que fuera así. Un estudio en la Universidad Johns Hopkins descubrió que aquellos que beben diariamente tienen cerebros más pequeños[43] y, cuando se trata del cerebro, el tamaño sí importa. Además, el alcohol tiene relación con siete tipos de cáncer diferentes, como el de boca, de garganta, de esófago, de hígado, de colon, de recto y de mamas[44]. El alcohol se utiliza para limpiar las bacterias de la piel antes de recibir una inyección y como conservante de muestras científicas. Es difícil imaginar que puede ser bueno para los

100 billones de bacterias que viven en tus intestinos y que son indispensables para tu vida.

Eso no es todo, el alcohol también disminuye el buen juicio y las habilidades para tomar decisiones, lo que incrementa los antojos y quita la coordinación. El alcohol en exceso puede aumentar la presión sanguínea, causar ACV, arritmia, enfermedades cardíacas y debilitar el sistema inmunológico. Según estudios recientes, el abuso de alcohol y los trastornos que genera son los principales riesgos prevenibles de demencia, en especial de demencia precoz, que comienza antes de los sesenta y cinco años[45]. Para la desintoxicación de alcohol el hígado utiliza glutatión y otros antioxidantes esenciales. Esto lo puede hacer más vulnerable a desarrollar toxinas. El consumo de alcohol provoca hígado graso, daño neuronal y menor flujo de sangre al cerebelo, una parte asombrosa del cerebro asociada a la coordinación física y los pensamientos. El alcohol interfiere con la absorción de la vitamina B1 y es una causa común de dolor neurálgico. Está considerado una de las siete causas principales de muertes prevenibles y su abuso puede causar un gran sufrimiento, divorcio, encarcelación y problemas financieros. Para las personas que pretenden tener un cerebro mejor, pero que también quieren beber, no les recomiendo más de dos o cuatro bebidas de tamaño estándar por semana (no por día).

Resiste al pan y al alcohol, espera tu comida y estarás más feliz con el resultado final.

ALIMENTOS PARA ELEGIR: ESTOS TE HACEN SENTIR BIEN AHORA Y DESPUÉS

Para mejorar la atención/energía: una dieta rica en proteínas y baja en carbohidratos, en especial si se consume dentro de los horarios en los que se necesita la atención, puede ser de mucha ayuda. Observa el diagrama de la página 270:

- Alimentos ricos en dopamina (para la concentración y la motivación): cúrcuma[46], té verde (por la teanina)[47], lentejas, pescado, cordero, pollo, pavo, res, huevos, frutos secos y semillas (de calabaza y sésamo), verduras ricas en proteínas (como el brócoli y la espinaca) y proteínas en polvo.
- Remolacha (aumenta el fluido sanguíneo al cerebro)
- Apio[48]
- Alimentos que contienen flavonoide: arándanos, fresas, frambuesas, cacao[49]
- Té verde[50]
- Verduras de hoja verde

- Alimentos ricos en omega 3: semillas de lino, nueces, salmón, sardina, carne de res, camarones, aceite de nuez, semillas de chía, aguacates y aceite de aguacate
- Especias: menta[51], canela[52] y romero[53]
- Agua

ALIMENTOS RICOS EN PROTEÍNAS

Consumo de alimentos ricos en proteínas
(como el filete o los mariscos)

Eleva los niveles en la
sangre de todos los
aminoácidos

La persona se siente más
enérgica y enfocada, pero a la vez
más preocupada y rígida

Los aminoácidos compiten
para entrar al cerebro

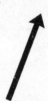

Pierde el triptófano (componente de la serotonina),
gana la tirosina (componente de la dopamina)

Para mejorar el humor: alimentos que aumenten la serotonina pueden ser de mucha ayuda. Observa el diagrama de la página 271:

- Alimentos ricos en serotonina: combinar los alimentos que contengan triptófano (como huevos, pavo, mariscos, garbanzos, frutos secos y semillas, componentes de la serotonina) con carbohidratos buenos (como camotes y quinoa) para obtener una respuesta de insulina en corto plazo que lleve triptófano al cerebro. El chocolate amargo[53] también aumenta la serotonina.
- Restringe los carbohidratos simples, como pan, pasta, papas y arroz, porque si bien te ayudan a sentirte bien en el momento, aumentan la inflamación y las enfermedades en el futuro.

- Alimentos prebióticos (ver "Alimentos y bebidas para sentirse mejor de inmediato y tener un cerebro sano" en la página 265).
- Alimentos probióticos[54] (ver "Alimentos y bebidas para sentirse mejor de inmediato y tener un cerebro sano" en la página 265).
- Especias: azafrán[55], cúrcuma[56] y azafrán con cúrcuma[57]
- Frutas y vegetales: hasta ocho raciones al día[58] para sentirse más feliz.
- Maca: esta raíz y planta medicinal, nativa de Perú, ha demostrado reducir la depresión.[59]
- Alimentos ricos en omega 3 (ver "Para mejorar la atención/energía" en la página 270).

ALIMENTOS RICOS EN CARBOHIDRATOS

Consumo de alimentos ricos en carbohidratos (por ej.: pera, camote, quinoa, calabacín, frijoles negros)

El páncreas libera insulina

La persona se siente más feliz y menos preocupada, pero a la vez desenfocada y sin motivación

Baja el nivel de los aminoácidos en la sangre cuando ingresan en los músculos, excepto el triptófano

El triptófano entra al cerebro y se convierte en serotonina, bajan los niveles de dopamina

Para mejorar la memoria: la dieta estándar estadounidense proinflamatoria está relacionada con el deterioro del hipocampo y el deterioro cognitivo[60]. Es muy importante cambiar nuestra alimentación si queremos mantener sanos nuestros cerebros. Observa el diagrama de la página 272:

- Alimentos ricos en antioxidantes (fruta açaí, perejil, cacao en polvo, frambuesas, nueces, arándanos, alcachofas, arándanos rojos, frijoles rojos, moras, granadas, chocolate, aceite de oliva y aceite de cáñamo

—evitar cocinar en temperaturas altas—, hojas de diente de león y té verde).

- Chocolate (flavanoles del cacao[61])
- Alimentos ricos en colina (para ayudar a la acetilcolina y la memoria[62]): camarones, huevos, tofu, vieiras, pollo, pavo, res, bacalao, salmón, hongos *shiitake*, garbanzos, lentejas y coles.
- Alimentos ricos en omega 3 (ver "Para mejorar la atención/energía" en la página 269).

ALIMENTOS RICOS EN COLINA

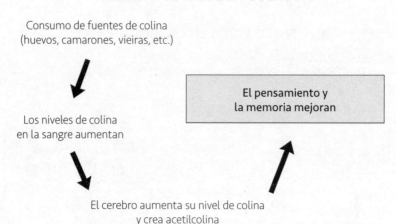

Consumo de fuentes de colina
(huevos, camarones, vieiras, etc.)

Los niveles de colina
en la sangre aumentan

El pensamiento y
la memoria mejoran

El cerebro aumenta su nivel de colina
y crea acetilcolina

Para reducir la ansiedad: los estados bajos de azúcar en la sangre suelen producir ansiedad. Estar irritable cuando se pasa mucho tiempo sin comer y la ansiedad muchas veces van de la mano.

- Alimentos ricos en ácido gamma-aminobutírico (para calmar la ansiedad): brócoli, almendras, nueces, lentejas, bananas, hígado de res, arroz integral, pescado fletán, avena libre de gluten, naranjas, salvado y espinaca.
- Té verde, que contiene L-teanina, un ingrediente que ayuda a sentirse más feliz, relajado y enfocado.[63]
- Alimentos ricos en magnesio: calabaza y semillas de girasol, almendras, espinaca, acelga, semillas de sésamo, hojas de remolacha, calabacín, quinoa, frijoles negros y cajú.

- Alimentos ricos en omega 3 [64] (ver "Para mejorar la atención/energía" en la página 269).
- Alimentos probióticos (ver "Alimentos y bebidas para sentirse mejor de inmediato y tener un cerebro sano" en la página 263).

Para reducir el dolor:

- Alimentos ricos en omega 3 (ver "Para mejorar la atención/energía" en la página 269).

PEQUEÑOS HÁBITOS QUE PUEDEN AYUDARTE A SENTIRTE MEJOR DE INMEDIATO Y QUE CONDUCEN A GRANDES CAMBIOS

10-:15
SEGUNDOS   MINUTOS   Cada uno de estos hábitos lleva apenas unos minutos. Están ligados a algo que haces (o piensas o sientes) para que sea más probable que puedan volverse automáticos. Una vez que realices las acciones que deseas, encuentra un modo de hacerte sentir bien al respecto (dibuja una carita feliz, haz un gesto de victoria con el puño u otro gesto espontáneo). Las emociones positivas ayudan al cerebro a recordar.

1. Cuando me tienten las papas fritas, las golosinas o los refrescos azucarados, resistiré y diré: "Solo me encantan las comidas que no me caigan mal".
2. Antes de salir de casa, pondré una botella llena de agua en mi bolso o mochila.
3. Cuando prepare mi lista de compras, incluiré pescados y verduras.
4. Cuando termine de cenar, anotaré la hora y planearé mi próxima comida para al menos doce horas después, así le doy tiempo a mi cerebro para limpiar los desechos.
5. Cuando escoja algo nuevo en el almacén, leeré la etiqueta.
6. Cuando esté decaído, comeré un trozo de chocolate amargo o con poca azúcar para mejorar mi nivel de serotonina.
7. Cuando coma un alimento que me encanta y que no me caiga mal, lo anotaré en mi lista de "alimentos sanos favoritos".
8. Cuando el camarero tome mi orden en un restaurante, diré: "Por favor, no traiga pan a la mesa". Eso me ayudará a tomar decisiones más sanas durante toda la comida.
9. Cuando vaya a comprar alimentos, buscaré primero las frutas orgánicas y las verduras.

- Alimentos ricos en serotonina (ver "Para mejorar el humor" en la página 270).

Para mejorar el sueño:

- Alimentos ricos en magnesio (ver "Para reducir la ansiedad" en la página 272).
- Alimentos ricos en serotonina (ver "Para mejorar el humor" en la página 270).

LA DIETA PARA SENTIRSE MEJOR DE INMEDIATO: CINCO ESTRATEGIAS SIMPLES

1. Cambia la actitud.

2. Aprende las normas de alimentación para sentirse mejor rápido.
   - Concéntrate en consumir calorías que ayuden al cerebro.
   - Opta por el agua (tiene cero calorías).
   - Come pocas cantidades de proteína varias veces al día.
   - Hazte amigo de las grasas.
   - Escoge los carbohidratos saludables (altos en fibra y reguladores del azúcar en la sangre).
   - Llena tu plato de frutas y verduras coloridas.
   - Agrega un sabor saludable con hierbas y especias.
   - Evita o elimina las comidas que puedan ser dañinas: azúcar, endulzantes artificiales, gluten, soya, maíz y lácteos.
   - Escoge alimentos orgánicos y libres de toxinas siempre que se pueda.

3. Regula el tiempo de las comidas para estar saludable.

4. Elige veinte alimentos que te encanten y que no te caigan mal.

5. Descubre qué comidas dejar y cuáles elegir para mejorar la atención, la energía, el ánimo, la memoria, la ansiedad, el dolor y el sueño.

CAPÍTULO 10

NUTRACÉUTICOS AVANZADOS Y LAS CLASES DE CEREBROS

UN ABORDAJE PERSONALIZADO Y DIRIGIDO PARA OBTENER LOS NUTRIENTES QUE NECESITAS

▬

> *Si las personas "comieran alimentos naturales, frescos, orgánicos, locales, sin modificaciones genéticas, crecidos en suelos vírgenes ricos en minerales y nutrientes, que no transitaron enormes distancias, ni fueron almacenados durante meses... y además trabajaran y vivieran más al aire libre, respirando aire fresco y sin contaminación, si bebieran únicamente agua limpia y pura, si durmieran nueve horas al día, si ejercitaran su cuerpo todos los días y no tuvieran contacto con nada que cause estrés o con toxinas ambientales", solo así sería posible que no necesitaran suplementos. Sin embargo, como la gente vive en una sociedad acelerada donde compra comida al paso, se salta comidas, consume cantidades de azúcar y compra comida procesada o alterada químicamente, la ayuda de un suplemento multivitamínico o mineral puede ser muy provechosa.*
>
> DR. MARK HYMAN, CITADO EN *THE BRAIN WARRIOR'S WAY*
> [EL CAMINO DEL GUERRERO DEL CEREBRO]

Cuando realizo algún tratamiento, siempre me hago esta pregunta: "¿Qué le recetaría si fuera mi madre, mi esposa o mi hijo?". Luego de treinta y cinco años como psiquiatra, cada vez recomiendo más tratamientos naturales. No estoy en contra de los medicamentos y los receté por mucho tiempo, pero quiero que mis pacientes utilicen todas las herramientas disponibles, especialmente si son más efectivas, más económicas y tienen menos efectos secundarios que los medicamentos.

Comencé a interesarme en los nutracéuticos cuando empecé a utilizar las imágenes SPECT para ayudar a entender y tratar a mis pacientes. Una de las primeras lecciones que me enseñó el SPECT cerebral fue que algunos medicamentos, en especial los que se recetan para la ansiedad y el dolor, tienen un efecto negativo, que pudimos verlo en los escaneos. Luego aprendí de algunas investigaciones que se cree que estos medicamentos aumentan el riego de demencia y ACV[1]. En la Escuela de Medicina aprendí esto: "En primer lugar, no causes ningún daño, trata de utilizar los tratamientos menos tóxicos y más efectivos". Mientras buscaba alternativas en tratamientos para ayudar a los niños y adultos que atendía, descubrí que muchos suplementos naturales han sido probados científicamente y tienen menos efectos secundarios que los remedios bajo receta.

JENNIFER: LOS MEDICAMENTOS LA EMPEORARON

Uno de los casos que me hicieron interesarme en los tratamientos naturales fue el de mi propia sobrina. Cuando Jennifer tenía siete años, mi hermana la trajo a verme por problemas con el humor y el temperamento. Intentamos con varios medicamentos, pero ninguno dio buen resultado. Mi hermana me llamaba enojada tres veces por semana y yo cada vez utilizaba medicamentos más fuertes, pero los riesgos y efectos colaterales fueron apareciendo y, cuando mi sobrina comenzó a aumentar de peso, le quité todas las medicinas y decidí comenzar un tratamiento con algunos suplementos naturales de los que había oído por medio de un colega.

Un día, después de cuatro meses, me di cuenta de que hacía bastante tiempo que mi hermana no me llamaba, por eso la llamé yo y le dije: "Hola, ¿acaso ya no me quieres? ¿Cómo está mi sobrina?".

Me dijo: "Danny, no vas a creer lo que ha cambiado. Está mucho mejor, más calmada, más obediente y obtiene sobresalientes en el colegio. Por supuesto que te quiero". Los suplementos la habían beneficiado a largo plazo y sin efectos secundarios. El año pasado Jennifer se graduó de la Facultad de Derecho.

LO QUE NECESITAS SABER DE LOS NUTRACÉUTICOS

Los nutracéuticos simplemente son suplementos con beneficios similares a los de los medicamentos. El término es una combinación de las palabras *nutrientes* y *farmacéuticos*. Muchos de estos productos naturales se han estudiado exhaustivamente y su efectividad ha quedado demostrada. También poseen otras ventajas: suelen ser más económicos que las drogas y no es necesario informar de su consumo a las compañías de seguros. Este último punto es clave, ya que tomar medicamentos recetados puede afectar tu seguro médico. Sé que a muchos se les ha negado la cobertura o, por consumir ciertos medicamentos, se les han cobrado tarifas más altas por seguros de salud, de vida, de discapacidad y de cuidado. Si existen alternativas naturales efectivas, vale la pena tenerlas en cuenta.

En las Clínicas Amen hemos tenido éxito al utilizar combinaciones de nutracéuticos en pacientes con grandes daños cerebrales. En 2009 comenzamos el primer estudio de neuroimágenes en jugadores de fútbol americano (activos y retirados). Muchos de ellos sufrían de problemas de memoria, humor y concentración, y obtuvieron un resultado bastante pobre en los exámenes cognitivos que realizaron. En forma general, sus escaneos SPECT se veían bastante mal. Para el estudio, en esta sección del tratamiento, utilizamos educación de la salud cerebral y suplementos precisos, que incluían complejos multivitamínicos minerales, altas dosis de ácidos grasos omega 3, *ginkgo* y vinpocetina para ayudar al flujo sanguíneo, acetilcarnitina para ayudar a la energía, ácido alfa lipoico como antioxidante y para la glucosa, N-acetilcisteína como antioxidante, huperzina A para mejorar la acetilcolina y la memoria, y fosfatidilserina para ayudar a la memoria. Nuestro protocolo demostró un aumento en el flujo sanguíneo en múltiples áreas del cerebro, como la corteza prefrontal y el hipocampo, y una mejoría en la memoria, en la atención y en la velocidad de procesamientos.[2]

ANTES: DOCE AÑOS EN LA NFL

LUEGO DE SEIS MESES DE NUTRACÉUTICOS

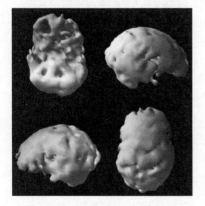

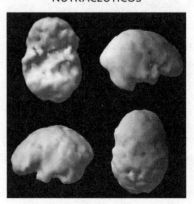

Gran disminución del flujo sanguíneo.

Mejoras notorias en general.

Los nutracéuticos también tienen algunas desventajas. Aunque tienden a ser más económicos que los medicamentos, tal vez debas pagar más por ellos ya que generalmente los seguros no los cubre. Además, no están libres de efectos secundarios y pueden ser similares a los de los medicamentos. "Natural" no es sinónimo de "inofensivo"; el mercurio y el asbesto son naturales, pero ambos son peligrosos para tu salud. La hierba de San Juan es uno de mis antidepresivos naturales favoritos, pero puede causar sensibilidad al sol y disminuir el efecto de ciertos medicamentos como los anticonceptivos. (Imagínate, la hierba de San Juan acaba con tu depresión, pero a la vez descubres que estás embarazada y puede que no sea la noticia que estabas esperando).

El control de calidad es un problema. Los estudios mostraron que los suplementos no siempre contienen lo que dicen las etiquetas, por eso pueden no funcionar o, alternativamente, pueden ser perjudiciales. No te fíes del conocimiento en suplementos que pueda tener el vendedor de una dietética, más bien, busca en internet marcas y ponte en contacto con algunas para resolver las dudas o problemas que tengas con los especialistas técnicos y de control de calidad.

A pesar de estas cuestiones, vale la pena tener en cuenta los nutracéuticos por sus beneficios (y sus riesgos menores a los de los medicamentos), especialmente si puedes conseguir información de análisis e investigaciones. He visto cómo los nutracéuticos con recetas específicas marcan una diferencia positiva en la vida de mis pacientes, de mi familia y también en la mía, por eso personalmente los tomo todos los días y los recomiendo.

TRES NUTRACÉUTICOS QUE TODOS DEBERÍAN TOMAR

A menudo recomiendo a todos mis pacientes tres nutracéuticos que son muy importantes para el funcionamiento óptimo del cerebro: un multivitamínico mineral, ácidos grasos omega 3 y vitamina D.

1. Multivitamínico mineral

Para sentirse mejor de inmediato y para siempre, necesitas darle a tu cerebro la nutrición que precisa. Pero hay evidencia de que muchas personas no lo entienden: más de 90% de los estadounidenses no comen un mínimo de cinco raciones de frutas y verduras al día, que es lo recomendado para obtener los nutrientes necesarios según los Centros para el Control de Enfermedades y Prevención [CDC, por sus siglas en inglés][3]. Un artículo en la revista de la Asociación Médica Estadounidense también afirma que la mayoría de los adultos no siguen un régimen con todas las vitaminas que el cuerpo necesita, por eso se recomienda un suplemento vitamínico diario para ayudar a prevenir enfermedades crónicas.[4]

En los últimos quince años ha habido más de veinticinco reportes acerca de los beneficios mentales que traen las fórmulas multivitamínicas minerales compuestas por más de veinte minerales y vitaminas[5]. Además, hay estudios que prueban que estos complejos ayudan a los problemas de atención[6], de ánimo[7] e incluso de agresividad[8]. Se realizaron dos pruebas de control aleatorias: una en Christchurch, Nueva Zelanda, luego de un terremoto de 6.3 en febrero de 2011[9], y una en el sur de Alberta, Canadá, luego de la inundación devastadora en junio de 2013[10]. Ambas pruebas mostraron bajos niveles de estrés agudo y de ansiedad en quienes tomaban multivitamínicos minerales. En el terremoto de Nueva Zelanda, la incidencia de TEPT disminuyó de 65 % a 19 % luego de un mes de tratamiento, mientras que el otro grupo presentó pequeñas mejorías. Estos dos exámenes sugieren que los complejos pueden ser una intervención económica para la salud pública de la población luego de desastres naturales.

En 2010, se hicieron pruebas en 215 hombres de entre 30 y 55 años. A un grupo se le dio un multivitamínico y al otro, un placebo. Luego de un mes, el grupo que consumía multivitamínicos mostró mejoras en el ánimo y un mejor desempeño mental, mayores niveles de energía, menos estrés y menor fatiga mental al terminar actividades mentales (básicamente, los hacía más felices e inteligentes)[11]. Otro estudio similar probó los efectos de multivitamínicos en 81 niños sanos y descubrió que los que los consumían se desempeñaban mejor en dos de tres actividades de atención.[12]

2. Ácidos grasos omega 3

Los ácidos grasos omega 3 son fundamentales para el bienestar, como vimos en el capítulo 9. Si los niveles son bajos, pueden resultar ser una causa de muerte, aunque se puede prevenir, según investigadores de la Facultad de Salud Pública de Harvard[13]. Las investigaciones han mostrado que 95 % de los estadounidenses no consume el omega 3 necesario en una dieta. Los niveles bajos de EPA y DHA, dos de los omega 3 más importantes, causan:

- Inflamación[14]
- Enfermedades cardíacas[15]
- Depresión y trastorno bipolar[16]

- Comportamiento suicida[17]
- TDAH[18]
- Deficiencia cognitiva y demencia[19]
- Obesidad[20]

Desafortunadamente, la mayoría de las personas tienen EPA y DHA bajos a menos que coman mucho pescado (lo que puede aumentar el mercurio y otras toxinas) o tomen suplementos de omega 3. En las Clínicas Amen hemos evaluado los niveles de este ácido en cincuenta pacientes consecutivos que no consumían aceite de pescado (la fuente más utilizada para obtener EPA y DHA) y descubrimos que cuarenta y nueve de ellos tenían niveles por debajo de lo ideal. En otro estudio, nuestro equipo de investigación relacionó los escaneos SPECT de ciento sesenta y seis pacientes y sus niveles de EPA y DHA, y observó que los que tenían niveles más bajos poseían un menor flujo sanguíneo, que es el primer indicador de futuros problemas cerebrales, en el hipocampo derecho y el giro cingulado posterior (una de las primeras zonas que muere en la enfermedad de Alzheimer), entre otras áreas[21]. En los exámenes cognitivos, también hallamos bajo el omega 3, y esto puede estar relacionado con el desánimo. Casi todos los adultos deberían tomar entre 1 000 y 2 000 mg por día de aceite de pescado de buena calidad para balancear los niveles de EPA y DHA.

3. Vitamina D: optimiza tu nivel

Sus funciones más conocidas son la formación de los huesos y el fortalecimiento del sistema inmunológico, pero también es esencial para la salud del cerebro, el ánimo y la memoria. Los bajos niveles de esta vitamina pueden estar relacionados con depresión, autismo, psicosis, alzhéimer, esclerosis múltiple, enfermedades cardíacas, diabetes, cáncer y obesidad. El 70 % de la población tiene baja la vitamina D porque pasa más tiempo adentro y usa mucho protector solar, y esta vitamina se absorbe a través de la piel. Es fácil acomodar sus niveles; hazte un análisis de sangre para comprobarlos y, si son bajos (menos de 30 ng/ml), toma entre 2 000 y 10 000 UI al día. Vuelve a comprobarlos luego de dos meses para asegurarte de haberlos nivelado.

30 SEGUNDOS Toma un complejo vitamínico mineral por día, 1 000-2 000 mg de aceite de pescado balanceado entre EPA y DHA y, si es necesario, vitamina D.

Los medicamentos que tomas, ¿están disminuyendo los nutrientes?

Muchos medicamentos pueden disminuir los nutrientes y, aunque no deberías interrumpir tu tratamiento sin consultarlo con el doctor, es importante estar atento a posibles inconvenientes nutricionales para poder reemplazar los nutrientes vitales. Algunos de los siguientes medicamentos, o todos ellos, pueden causar problemas:

- Antiácidos: disminuyen el ácido estomacal, el calcio, el fósforo, el ácido fólico y el potasio. También ayudan a la disbiosis o al crecimiento de una bacteria insalubre en el intestino delgado, que puede causar deficiencia de vitamina K y baja absorción de minerales.
- Antibióticos: disminuyen las vitaminas B y K.
- Antidiabéticos: disminuyen la coenzima Q10 (CoQ10) y la vitamina B12.
- Antihipertensivos: disminuyen las vitaminas B6 y K, la CoQ10, el magnesio y el zinc.
- Antiinflamatorios (AINE): disminuyen las vitaminas B6, C, D y K, el ácido fólico, el calcio, el zinc y el hierro.
- Medicamentos para reducir el colesterol (especialmente estatinas): disminuyen la CoQ10, los ácidos grasos omega 3 y la carnitina.
- Hormonas femeninas: disminuyen el ácido fólico, el magnesio, las vitaminas B y C, el zinc, el selenio y la CoQ10.
- Anticonceptivos orales: disminuyen la vitamina B, el magnesio, el ácido fólico, el selenio, el zinc, la tirosina y la serotonina. Aproximadamente entre 16 % y 52 % de las mujeres que consumen anticonceptivos orales tienen períodos de depresión. En la mayoría de los casos el primer tratamiento son los antidepresivos y normalmente no se toman en cuenta las deficiencias nutricionales. Un estudio reciente descubrió que los anticonceptivos pueden duplicar el riesgo de suicidio en adolescentes y aumentarlo significativamente en mujeres adultas.[22]

AYUDA PARA TU MEMORIA

El capítulo 2 contiene un debate de once factores de riesgo que matan las neuronas y contribuyen a la pérdida de memoria. Escribí sobre esto en mi reciente libro *Memory Rescue* [Rescate a la memoria], en el que hablo de Mentes Brillantes. El libro ofrece decenas de estrategias para cada factor de riesgo y así poder prevenir la deficiencia cognitiva o recuperar la memoria (para más información, mira las páginas 67-74). Una de las estrategias es tomar nutracéuticos específicos que aborden tus problemas. Aquí hay algunas recomendaciones a tal efecto.

- Flujo sanguíneo: *ginkgo biloba*, vinpocetina, catequinas de té verde, flavonoides del cacao, resveratrol
- Envejecimiento: fosfatidilserina, acetilcarnitina, huperzina A
- Inflamación: ácidos grasos omega 3, curcuminas[23], alimentos probióticos
- Genética: curcuminas, resveratrol, extracto de arándano, extracto de té verde, vitamina D
- Traumatismo cerebral: ácidos grasos omega 3
- Toxinas: N-acetilcisteína, vitamina C, magnesio, alimentos prebióticos y probióticos
- Salud mental: ácidos grasos omega 3, ver también más adelante los tipos de cerebro.
- Inmunidad/infecciones: vitaminas C y D, ajo añejado, hongos melena de león, zinc
- Deficiencias neurohormonales: zinc (testosterona), tirosina (tiroides), dehidroepiandrosterona, alimentos probióticos, ashwagandha (cortisol)
- Diabesidad: picolinato de cromo, berberina, canela, ácido alfa lipoico
- Sueño: melatonina, magnesio, ácido gamma-aminobutírico (GABA), 5-HTP (si es una persona que se preocupa mucho)

CONOCE TU TIPO DE CEREBRO Y AYÚDALO CON SUPLEMENTOS

No todos los cerebros —ni siquiera los sanos— son iguales. Esta lección la aprendimos de nuestro trabajo en neuroimágenes en las Clínicas Amen. La primera vez que hicimos un SPECT cerebral en 1991, buscábamos el patrón para la ansiedad, depresión, adicciones, trastorno bipolar, trastorno obsesivo-compulsivo, autismo o TDAH. Pero pronto descubrimos que ningún patrón cerebral se asociaba con estas enfermedades, cada uno tenía distintos aspectos que requerían sus propios tratamientos. Esto nos hizo darnos cuenta de que nunca habría un solo patrón para la depresión, por ejemplo, ya que no todas las personas deprimidas son iguales. Algunos son tímidos, otros son coléricos y otros son ansiosos u obsesivos. Creer que una misma talla les cabe a todos traería fracaso y frustración. Otra lección que aprendimos es que los tratamientos guiados solo por los síntomas a menudo resultan poco efectivos y hasta dañinos.

Las imágenes nos ayudaron a entender el tipo de ansiedad, depresión, TDAH, obesidad o adicción que tenía la persona, para poder desarrollar el tratamiento más adecuado para cada cerebro. Esta idea supuso un gran avance en la efectividad personal con los pacientes y abrió un nuevo mundo de entendimiento y esperanza para esos miles que nos vienen a ver o esos millones que leen nuestros libros o ven nuestros programas. En libros publicados anteriormente, hablé sobre los siete tipos de TDAH, siete tipos de ansiedad y depresión, seis tipos de adicciones y seis tipos de excesos de comida. Entender al cerebro es fundamental para conseguir la ayuda correcta. A continuación, les daré un resumen de los cinco tipos de cerebro más comunes, junto con los suplementos recomendados para cada uno de ellos.

Cerebro tipo 1: equilibrado
Los cerebros en este tipo de personas suelen ser saludables en general y son personas:

- Centradas
- Flexibles
- Positivas
- Relajadas

Las imágenes de los cerebros equilibrados muestran una actividad total, uniforme y simétrica, sin huecos. Los suplementos básicos mencionados anteriormente son el fundamento de este tipo.

SPECT DE UN CEREBRO SANO

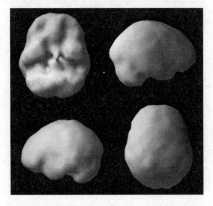

Actividad total, uniforme y simétrica.

Cerebro tipo 2: espontáneo

Las personas con este tipo de cerebro suelen ser:

- Espontáneas
- Arriesgadas
- Creativas, con pensamientos innovadores
- Inquietas
- Se distraen fácilmente
- No se concentran a menos que estén realmente interesados

La imagen SPECT de este cerebro normalmente muestra menor actividad en la corteza prefrontal; esta funciona como el freno del cerebro (mira el capítulo 3, páginas 84-85), es la pequeña voz en nuestra cabeza que nos ayuda a decidir entre una banana y la banana *split*. La corteza prefrontal nos frena de decir o hacer cosas poco beneficiosas para nosotros, pero también puede frenar la creatividad y los pensamientos innovadores. A menudo este tipo de cerebro tiene relación con el bajo nivel de dopamina y puede hacer a las personas más inquietas, arriesgadas y con poca concentración, a menos que se capte completamente su interés. Nuestro equipo de investigación ha publicado varios estudios que muestran que cuando las personas de este tipo intentaban concentrarse, sorprendentemente tenían menos actividad en la corteza prefrontal, lo que generaba la necesidad de entusiasmo o estimulación para poder concentrarse (piensa en los bomberos o los pilotos de autos

TIPO DE CEREBRO ESPONTÁNEO

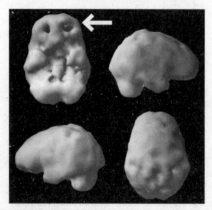

Actividad baja en la corteza prefrontal.

de carrera)[24]. Los fumadores y bebedores compulsivos de café suelen encajar en este tipo, ya que utilizan estas sustancias para encender sus cerebros.

Cualquier suplemento o medicamento que calma el cerebro, como el 5-HTP o los ISRS (inhibidores selectivos de la recaptación de serotonina), puede hacerle mal a los de este tipo, ya que disminuye la función de la CPF, que ya es baja por sí misma, y puede generar un comportamiento desenfrenado. Tratamos con mucha gente que ha hecho cosas bajo los efectos de los ISRS de las que luego se avergüenza, como volverse hipersexuales o gastar dinero que no tenían. Resulta que al tener poca actividad en la CPF, los medicamentos que aumentan la serotonina han hecho que pierdan el juicio.

Este tipo de cerebro logra su mejor rendimiento al aumentar la dopamina para fortalecer la CPF. Las dietas altas en proteínas y bajas en carbohidratos también pueden ayudar, además de la actividad física y ciertos suplementos estimulantes, como la *rhodiola*, el extracto de té verde, la teanina, la ashwagandha, la *Panax ginseng*, el *ginkgo biloba* y la fosfatidilserina. Prueba cada uno de ellos en ese mismo orden por unos días para ver cuál te da más resultado. Si alguno te altera o te causa malestar, interrúmpelo y continúa con el siguiente en la lista.

- La *Rhodiola rosea* es una hierba que crece en zonas altas de Asia y Europa. Se ha usado tradicionalmente para combatir la fatiga, mejorar la memoria y aumentar el tiempo de atención. Es un adaptógeno, porque ayuda al cuerpo a adaptarse al estrés y colabora en los procesos del cuerpo para volver a la normalidad. En un estudio que realizamos con Mahtab Jafari, un científico doctorado de la Universidad de California en Irvine, descubrimos que la *rhodiola* ayuda a aumentar el flujo sanguíneo en el cerebro, especialmente en la corteza prefrontal. Nuestro equipo también notó mejoras en el ánimo y en la energía. Una raíz de *Rhodiola rosea* estándar contiene 3 % de rosavin y al menos 1 % de salidrosida. La dosis normal en adultos es de 170 a 200 mg dos veces por día.
- El *extracto de té verde* se obtiene de las hojas secas de la *Camellia sinensis*, un arbusto de hoja perenne. Se ha utilizado para mejorar la concentración, como remedio para muchos males, como la ansiedad, y para ayudar a la pérdida de peso. El galato de epigalocatequina, que es un componente del té verde, es un fuerte depurador de radicales libres. La dosis diaria normal en adultos es de 200 a 300 mg. En lugar de un

suplemento, se pueden consumir hasta tres tazas de té verde, pero las mujeres embarazadas deben ser cuidadosas ya que contiene cafeína.

- La *teanina* es un aminoácido que se encuentra únicamente en el té verde. Puede cruzar la barrera de sangre del cerebro y aumentar la dopamina. También aumenta el GABA y la serotonina, por eso tiende a producir un efecto de equilibrio en el cerebro. Ayuda a la concentración, y a contrarrestar el estrés físico y mental. La dosis normal es de 100 a 200 mg dos o tres veces al día.

- La *ashwagandha* (*Withania somnífera*, ginseng indio, cereza india de invierno) es un arbusto de India, Nepal y Pakistán que se utiliza para ayudar a la concentración y la relajación. La planta en sí misma es un adaptógeno con propiedades que permiten al cuerpo manejar mejor el estrés, la ansiedad y la fatiga. Ayuda a rejuvenecer y activar el sistema nervioso, además de mejorar la resistencia física. También tiene efectos antioxidantes, antiinflamatorios y antienvejecimiento. Es bien aceptada por el cuerpo y no se han informado muchos efectos secundarios. Como la ashwagandha estimula la función de la tiroides, puede disminuir la presión sanguínea o la glucosa en aquellos que consumen medicamentos para problemas de tiroides, hipertensión o diabetes. La dosis recomendada es de 125 mg dos veces al día.

- La *Panax ginseng* es una planta con raíces gruesas que crece normalmente en climas fríos como en el norte de Asia oriental, Corea y Rusia. La *ginseng* es ampliamente conocida como un estimulante que aumenta la energía, mejora la circulación y disminuye la irrigación de sangre, por eso se la utiliza para mejorar el rendimiento cognitivo y físico durante los ejercicios de resistencia. La dosis normal en adultos es de 200 mg dos veces al día.

- El *ginkgo biloba* es un poderoso nutracéutico del árbol chino *ginkgo* que mejora la circulación, la memoria y la concentración. La forma de *ginkgo biloba* más estudiada es un extracto que se llama EGb 71, que se ha estudiado en enfermedades de los vasos sanguíneos y de coagulación de la sangre, en depresión y en alzhéimer. En 2003, en un estudio de doble ciego con placebo realizado con SPECT, investigadores brasileños analizaron a cuarenta y ocho hombres entre 60 y 70 años durante ocho meses y encontraron mejoras importantes en el flujo sanguíneo y el funcionamiento cognitivo global de los que tomaban *ginkgo*. En el grupo del placebo sucedió lo contrario, disminuyó el flujo sanguíneo y no lograron buenos resultados en los exámenes cognitivos[25]. Si tienes poca energía o problemas de concentración, el *ginkgo* puede ser una buena opción. Hay un riesgo muy pequeño de sangrado interno, por eso si tomas algún otro anticoagulante, deberás reducir la dosis. La dosis normal en un adulto es de 60 a 120 mg dos veces al día.

• La *fosfatidilserina* en un nutriente de origen natural, que se encuentra en comidas como el pescado, las verduras de hoja verde, los productos de soya y el arroz. Es un componente de las membranas celulares, que cambian su composición a media que envejecemos. Se encarga del mantenimiento de las neuronas y los tejidos neuronales para que el cerebro pueda continuar creando y conservando recuerdos, por eso es muy importante para la salud mental. Según algunos informes, tomar fosfatidilserina puede mejorar los deterioros causados por el envejecimiento en la memoria, el aprendizaje, las habilidades verbales y la concentración. Se realizaron estudios con tomografías por emisión de positrones [PET, por sus siglas en inglés], similares a las imágenes SPECT, en pacientes que tomaban fosfatidilserina y se observó que aumenta la actividad metabólica del cerebro en general[26]. La dosis normal en adultos es de 100 a 300 mg por día.

Cerebro tipo 3: persistente
Las personas con este tipo de cerebro:

• Son persistentes
• Son implacables o de voluntad firme
• Les gustan las cosas de una manera específica
• Son testarudos
• Se aferran al sufrimiento
• Ven siempre lo que está mal en ellos o en otros

Es probable que esas personas autoritarias que no aceptan un no por respuesta tengan este tipo de cerebro, ya que suelen ser obstinadas y tercas. Además, se preocupan por todo, tienen problemas para dormir, son discutidoras, negativas y guardan rencores del pasado. El tipo de cerebro persistente a menudo aumenta la actividad de la parte frontal, en un área que se llama giro cingulado anterior (GCA), que antes califiqué como la palanca de cambios del cerebro. Esta área ayuda a las personas a ir de un pensamiento a otro o moverse de una acción a otra, y se encarga de la flexibilidad del cerebro y de seguir la corriente. Comúnmente, cuando los niveles de serotonina son bajos, es porque el GCA está hiperactivo y las personas pueden tener problemas para cambiar su foco de atención, lo que las hace ser persistentes, incluso cuando es perjudicial para ellas mismas. La cafeína y las píldoras para adelgazar estimulan el cerebro y pueden empeorar a los de este tipo, ya que no necesitan más estimulación. De hecho, las personas con este tipo de cerebros suelen sentir que necesitan una copa de vino en la noche, o dos, o tres, para calmar sus preocupaciones.

SPECT DE UN CEREBRO NORMAL "ACTIVO"

CEREBRO DE TIPO PERSISTENTE

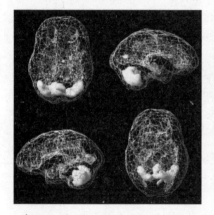

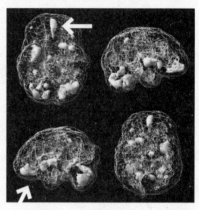

Áreas más activas del cerebelo en la parte posterior del cerebro.

GCA muy activo en la parte frontal del cerebro.

Los carbohidratos con alto índice glucémico como el pan, las pastas y los dulces se convierten en azúcar rápidamente y aumentan la serotonina, que es un tranquilizante para el cerebro. Por esto, los cerebros persistentes pueden volverse adictos a estos carbohidratos simples. A menudo utilizan a los carbohidratos como "alimentos para el humor" para automedicarse contra algún problema de ánimo que se esconde detrás. Lo mejor es no caer en esta ayuda rápida, para evitar problemas de salud a largo plazo (mira el capítulo 9, "Para mejorar el humor", página 270, para opciones de comida sana que envían serotonina al cerebro). En lugar de alimentos, haz actividad física para aumentar la serotonina y piensa en tomar suplementos como L-triptófano, 5HTP y azafrán.

- El *L-triptófano* es un aminoácido natural y un componente de la serotonina que se encuentra en la leche, la carne y los huevos. Con mis pacientes he descubierto que ayuda a disminuir el estrés[27] y la agresividad[28], mejora el sueño, la flexibilidad cognitiva y el ánimo[29], y fomenta una actitud positiva en las mujeres[30]. Uno de los problemas con la dieta de L-triptófano es que gran parte de este no ingresa al cerebro; el cuerpo utiliza mucho de lo que consumimos para fabricar proteínas y vitaminas B3, por esto es necesario tomarlo en grandes cantidades (recomiendo una dosis de 1 000 a 3 000 mg por día en adultos). Lo mejor es ingerirlo con el estómago vacío para que pueda ser absorbido y entre al cerebro sin que los otros aminoácidos de las proteínas lo interrumpan.
- El *5-HTP*, otro aminoácido, es un paso más en el gran camino de la producción de serotonina. Este aminoácido se consigue más fácil que el anterior y también entra más fácil al cerebro (70 % contra 3 % del L-triptófano). También es entre 5 y 10 veces más poderoso, aumenta la serotonina en el cerebro y ayuda a tranquilizar la hiperactividad del GCA (lubrica el cingulado, por así decirlo, para mejorar el movimiento de la atención). Varios estudios de doble ciego mostraron que también mejora el ánimo[31] y funciona para eliminar de apetito[32]. La dosis recomendada en adultos es de 50 a 300 mg por día, los niños deben comenzar con la mitad de una dosis. Como sucede con el L-triptófano, la absorción también es mejor si se toma con el estómago vacío. El efecto secundario más común es el dolor de panza, pero suele ser muy leve. Lo recomendable es comenzar con una dosis baja y aumentarla lentamente a tu propio ritmo.
- El *azafrán* es una de las especias más caras del mundo. Crece principalmente en Irán, Grecia, España e Italia y tradicionalmente se ha utilizado para ayudar a digerir la comida picante y para aliviar el estómago irritado. Además, por cientos de años fue un medicamento popular para varios problemas de salud. En los últimos años se han realizado importantes investigaciones que demuestran que el azafrán puede ayudar a aumentar la serotonina y beneficiar el estado de ánimo[33], la memoria[34] y las funciones sexuales[35]. También puede disminuir los síntomas del SPM[36] y, junto con la metadona, ayudar a aliviar síntomas de abstinencia en pacientes sometidos a tratamientos por adicciones[37]. La dosis recomendada en adultos es de 15 mg dos veces por día.

Cerebro tipo 4: sensible

Las personas con este tipo de cerebro:

- Son sensibles
- Son muy emocionales
- Son empáticas
- Luchan contra los cambios de humor
- Son más pesimistas
- Luchan contra los pensamientos negativos

Los SPECT de los cerebros sensibles suelen mostrar más actividad en el sistema límbico o los centros emocionales del cerebro, esto hace a las personas más empáticas y emocionales, pero también les trae problemas de ánimo. Además, suelen ser más pesimistas y tener pensamientos negativos.

SPECT DE UN CEREBRO
NORMAL "ACTIVO"

CEREBRO DE TIPO SENSIBLE

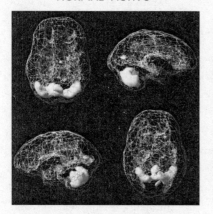
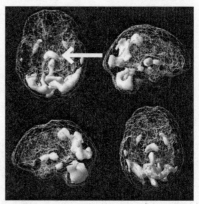

Áreas más activas del cerebelo en la parte posterior del cerebro

Sistema límbico profundo muy activo (flecha)

Lo que puede ayudar a un cerebro sensible es la actividad física, los ácidos grasos omega 3 (de 1 000 a 2 000 mg por día), la vitamina D y el nutracéutico S-adenosil metionina (SAMe). Si alguien con este tipo de cerebro también tiene un tipo persistente (sí, es posible tener una combinación), los suplementos o medicamentos que aumentan la serotonina pueden ser más eficientes.

- La *SAMe* es fundamental para la producción de varios neurotransmisores (dopamina, adrenalina y serotonina)[38] y para regular los genes. También posee acciones adicionales muy importantes que le permiten al cerebro funcionar correctamente. Normalmente, el cerebro fabrica toda la SAMe que necesita con el aminoácido metionina. Cuando alguien está deprimido, la síntesis de SAMe de la metionina está dañada y por eso este suplemento funciona como antidepresivo. Un análisis profundo hecho en 2007 por el Grupo de Trabajo del Consejo de Investigación de la Asociación Psiquiátrica Estadounidense descubrió en la SAMe un tratamiento prometedor para la depresión[39], además de un reductor de dolor y de inflamación en las articulaciones. Las personas que tienen tendencia al trastorno bipolar deberían ver a su doctor antes de probar este suplemento. La dosis normal en adultos es de 200 a 400 mg de dos a cuatro veces por día. Generalmente es mejor tomarla a primera hora del día, ya que puede ser muy estimulante. Se descubrió que tiene un mejor efecto en el humor si se ingiere con 250 o 375 mg por día de trimetilglicina (TMG o betaína).[40]

Cerebro tipo 5: cauteloso

Las personas con este tipo de cerebro son:

- Cautelosas
- Dispuestas
- Entusiastas
- Reservadas
- Ocupadas
- Inquietas

A menudo, en imágenes SPECT podemos observar la intensa actividad en los centros de ansiedad del cerebro como los ganglios basales, la corteza insular o la amígdala. Los neurotransmisores GABA ayudan a calmar la sobreactividad del cerebro y, cuando estos escasean, las personas con este tipo de cerebro pueden experimentar ansiedad y posteriormente volverse más cautelosos y reservados. Por otro lado, también suelen ser más dispuestos.

La meditación y la hipnosis pueden ayudar a tranquilizar este tipo de cerebro (mira el capítulo 1, páginas 37-48), así como también lo hace una combinación de la vitamina B6 (25 mg); el glicinato de magnesio, el malato de magnesio o el citrato de magnesio (las formas de magnesio que el cuerpo absorbe mejor. Toma de 150 a 300 mg dos o tres veces por día); y el neurotransmisor tranquilizante GABA (de 250 a 750 mg dos o tres veces por día).

SPECT DE UN CEREBRO NORMAL "ACTIVO"

CEREBRO DE TIPO CAUTELOSO

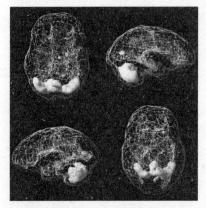
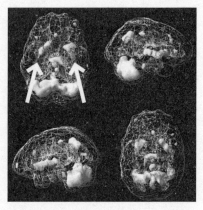

Áreas más activas del cerebelo en la parte posterior del cerebro.

Ganglios basales más activos (flecha).

Es común tener más de un tipo de cerebro y, cuando miramos todas las posibles combinaciones, se obtienen hasta dieciséis tipos, como, por ejemplo, el espontáneo-persistente-sensible o el sensible-cauteloso. Hace muchos años nos dimos cuenta de que no todos pueden venir a una de nuestras clínicas a evaluarse; por eso, basándonos en miles de imágenes, hemos desarrollado un cuestionario que ayuda a predecir qué tipo de cerebro podrías tener. El cuestionario no es tan efectivo como observar directamente el cerebro, pero puede ser de ayuda, lo utilizan miles de profesionales de salud médica y mental en todo el mundo.

:05-06 Puedes descubrir tu tipo de cerebro entrando a nuestro aseso-
MINUTOS ramiento gratuito de salud mental en www.brainhealthassessment.com (en inglés), en el cual también encontrarás consejos específicos para ayudarte.

Los nutracéuticos pueden tener un fuerte impacto en tu salud mental y muchas veces sin los efectos secundarios de los medicamentos. Comienza con un multivitamínico mineral, un suplemento de ácido graso omega 3 y vitamina D si es necesario. Luego agrega un suplemento a la vez, teniendo en cuenta tus síntomas principales y tu tipo de cerebro, y ve qué es lo que te hace sentir mejor.

PEQUEÑOS HÁBITOS QUE PUEDEN AYUDARTE A SENTIRTE MEJOR DE INMEDIATO Y QUE CONDUCEN A GRANDES CAMBIOS

:05-06
MINUTOS

Cada uno de estos hábitos lleva apenas unos minutos. Están ligados a algo que haces (o piensas o sientes) para que sea más probable que puedan volverse automáticos. Una vez que realices las acciones que deseas, encuentra un modo de hacerte sentir bien al respecto (dibuja una carita feliz, haz un gesto de victoria con el puño u otro gesto espontáneo). Las emociones positivas ayudan al cerebro a recordar.

1. A la hora del desayuno, tomaré un multivitamínico mineral y un suplemento de omega 3. También comprobaré mi nivel de vitamina D y, si es necesario, tomaré vitamina extra.
2. Si tomo medicamentos, agregaré suplementos específicos para reponer cualquier nutriente esencial que la prescripción pueda disminuir (mira el recuadro de la página 281).
3. Los domingos por la mañana repondré mi organizador de suplementos.

CUATRO ESTRATEGIAS PARA USAR NUTRACÉUTICOS Y SENTIRTE MEJOR DE INMEDIATO

1. Toma multivitamínico mineral, ácidos grasos omega 3 y vitamina D si tienes bajos estos niveles.
2. Descubre si alguna medicación que tomas está quitando los nutrientes esenciales que necesita tu cuerpo y, si es así, ten en cuenta los suplementos para cubrir esa falta.
3. Conoce tus riegos de pérdida de memoria y toma suplementos para prevenir el deterioro cognitivo.
4. Descubre cuál de los cinco tipos básicos de cerebro tienes en www.brainhealthassessment.com y prueba distintos suplementos para mejorar las funciones de tu cerebro.

PARTE 6

EL FACTOR X

El factor X es una situación dada variable que podría tener el impacto más significativo en el resultado. Durante los últimos treinta años, las neuroimágenes cambiaron todo para mis pacientes, mi familia y para mí. Mirando el cerebro de las personas que tenían problemas complejos o que eran resistentes a los tratamientos, adquirí un nuevo conocimiento que marcó la diferencia entre el éxito y el fracaso, la salud y la continuidad de la enfermedad, y hasta la vida y la muerte. Este capítulo revela diez lecciones prácticas que nuestros pacientes y nosotros mismos aprendimos de nuestra experiencia con las imágenes SPECT, que te ayudarán a determinar si tú o un ser querido debería considerar la opción de hacerse un estudio de neuroimágenes.

CAPÍTULO 11

PIENSA DE MANERA DIFERENTE

DIEZ LECCIONES PRÁCTICAS EXTRAÍDAS DE 150 000 ESCANEOS CEREBRALES

Nadie en realidad quiere ver a un psiquiatra. Nadie quiere realmente que lo cataloguen como defectuoso o anormal. Pero todos quieren un cerebro mejor. ¿Qué sucedería si la salud mental fuera realmente salud cerebral?

DANIEL AMEN

El emblemático lema de Apple "Piensa diferente" es mi favorito. El lema fue ampliamente considerado una respuesta al lema "Piensa", de IBM. El anuncio de Apple se utilizó desde 1997 hasta 2002, en medio del auge de las críticas al trabajo sobre neuroimágenes que hacemos en las Clínicas Amen. Fue una época estresante para nosotros. Cada vez que se emitía la publicidad de "Piensa diferente", me emocionaba, pues describía mi trayecto profesional y me hacía sentir que no era la única persona loca tratando de cambiar una pequeña parte del mundo. Todavía puedo escuchar la suave voz de Richard Dreyfuss diciendo:

> *Este es un tributo para los locos.*
> *Los inadaptados.*
> *Los rebeldes.*
> *Los problemáticos.*
> *Los que van en contra de la corriente.*
> *Los que ven las cosas de manera diferente.*
> *Ellos no acatan las reglas y no tienen respeto por lo establecido.*
> *Puedes citarlos, estar en desacuerdo, glorificarlos o satanizarlos.*

Pero lo único que no puedes hacer es ignorarlos.

Porque ellos cambian las cosas e impulsan a la humanidad hacia adelante.

Y mientras que otros los ven como locos, nosotros los vemos como genios.

Porque la gente que está tan loca como para pensar cambiar el mundo, ¡es quien lo logra!

Ahora, casi treinta años después de que comenzamos con nuestro trabajo sobre las imágenes del cerebro, hemos armado la base de datos de escaneos funcionales de imágenes del cerebro más grande del mundo relacionada con la conducta. Los escaneos SPECT nos han enseñado a nosotros y a nuestros pacientes muchas lecciones importantes. En este capítulo voy a presentarte las diez mejores lecciones que pueden ayudarte a sentirte mejor de inmediato y a cambiar tu vida radicalmente.

LAS DIEZ MEJORES LECCIONES DE LOS ESCANEOS SPECT

Lección #1: Los modelos actuales de diagnóstico psiquiátrico están pasados de moda porque no evalúan el cerebro

Es mucho más difícil reparar algo si no sabes lo que está andando mal.

DR. THOMAS INSEL, EX DIRECTOR DEL INSTITUTO NACIONAL DE SALUD MENTAL

En la actualidad, la manera más típica en la que una persona es diagnosticada y tratada por un asunto de salud mental es acudir a un profesional y contarle los síntomas. El médico o terapeuta la escucha, la examina y busca un conjunto de síntomas, y luego diagnostica y hace el tratamiento. Los pacientes podrían decir "Estoy deprimido", por ejemplo, y el médico los observará y luego les dará el diagnóstico con el mismo nombre: depresión. El tratamiento es típicamente medicación antidepresiva.

Si padeces de ansiedad, usualmente recibes un diagnóstico de "trastorno de ansiedad" y terminas con una receta de ansiolíticos. Muchas personas con problemas de atención acaban con un diagnóstico llamado trastorno por déficit de atención o trastorno por déficit de atención e hiperactividad y se les receta estimulantes como Ritalin o Adderall. Mi ejemplo preferido sobre este fenómeno es el diagnóstico para las personas que tienen problemas de temperamento y explotan de tanto en tanto.

A menudo reciben un diagnóstico llamado trastorno explosivo intermitente, conocido en inglés como IED. El acrónimo (IED) en inglés es irónico, rememora a un artefacto explosivo improvisado, y estos pacientes a menudo terminan en cursos sobre el manejo de la ira o con una gran cantidad de medicación encima.

MODELO ACTUAL DE DIAGNÓSTICO PSIQUIÁTRICO

SÍNTOMAS	DIAGNÓSTICO	TRATAMIENTO
Depresión	Depresión	Antidepresivos
Ansiedad	Trastorno de ansiedad	Ansiolíticos
Trastorno de atención	TDA y TDAH	Estimulantes
Explosiones intermitentes, enojo	Trastorno explosivo intermitente (IED)	Cursos sobre el manejo de la ira o medicación

Esto es muy similar a la manera en que a Abraham Lincoln le diagnosticaron melancolía (depresión) allá por 1840. Le contó a su médico, Anson Henry, los síntomas, que eran compatibles con depresión; el Dr. Henry escuchó a Lincoln, lo examinó, buscó un conjunto de síntomas y luego lo diagnosticó y comenzó con el tratamiento. Esto sucedió hace ciento setenta y ocho años, pero sigue siendo el pilar del diagnóstico en la actualidad: identificar el conjunto de síntomas sin información sobre cómo funciona el cerebro. Los psiquiatras son los únicos especialistas médicos que prácticamente nunca miran el órgano que tratan. Los cardiólogos miran, los neurólogos miran, los gastroenterólogos miran, los traumatólogos miran. Los psiquiatras adivinan.

Hay una mejor manera.

Lección #2: Los diagnósticos del psiquiatra no son simples trastornos; todos tienen múltiples tipos y cada uno requiere su propio tratamiento

Esta fue una de las primeras lecciones que el SPECT nos enseñó. Diagnosticarle depresión a alguien es como diagnosticarle dolor de pecho. Ningún médico haría eso porque no identifica la causa del dolor o qué hacer por él. Pensemos: ¿qué puede causar el dolor en el pecho? Un ataque al corazón, arritmia, neumonía, tristeza, ansiedad, traumatismo de la pared torácica, gases y úlceras, por nombrar algunos. De igual manera, ¿qué puede causar la depresión? Una pérdida, tristeza, hipotiroidismo, infecciones cerebrales, traumatismo cerebral, un cerebro que trabaja mucho o uno que no trabaja lo suficiente. ¿Crees que todo esto responderá al mismo tratamiento? Claro que no.

En mis escritos anteriores, describí siete tipos de cerebros asociados con la ansiedad y la depresión, siete tipos de trastornos por déficit de atención, siete tipos de adictos, cinco tipos de comedores compulsivos y hasta tres tipos asociados con la violencia. Ningún tratamiento funcionará para todos los que tienen depresión, ansiedad, están distraídos, son adictos, tienen sobrepeso o son agresivos. Todos tienen distintos tipos de cerebro. Mirar el cerebro nos ayuda a desarrollar un entendimiento más completo sobre los problemas de nuestros pacientes y un tratamiento más personalizado y específico.

A menudo, cuando los psiquiatras o los psicólogos llegan a nuestra oficina para hacer una visita, comienzo por mostrarles un conjunto de imágenes SPECT saludables. Luego, les muestro los escaneos de asesinos múltiples de quince años.

En mayo de 1998, Kip les disparó y mató a sus padres. Al día siguiente, fue a la escuela y les disparó a veintisiete personas más, dos de las cuales murieron. Kip había visto a varios psiquiatras y había tomado distintas medicaciones psiquiátricas que no lo ayudaron. Como parte del juicio, se lo escaneó y el escaneo demostró una disminución severa general del flujo sanguíneo al cerebro, en especial en la corteza prefrontal (CPF) y en los lóbulos temporales. Era uno de los peores escaneos de un muchacho de quince años que hubiera visto jamás. El daño que mostraban las neuroimágenes probablemente se debía a una infección cerebral, a una pérdida de oxígeno o a alguna forma de exposición tóxica en el pasado.

Comparamos a Kip con Peter, que mató a su madre y a su hermana de ocho años con un bate de béisbol sin ninguna razón aparente. Su escaneo mostró un incremento general de la actividad cerebral, en especial en la zona del giro cingulado anterior (GCA), que provocó que quedara bloqueado en pensamientos negativos.

Aquí tenemos a dos muchachos con el mismo cuadro clínico —múltiples homicidios—, pero patrones cerebrales radicalmente diferentes. Uno muestra una actividad general baja; el otro, una actividad cerebral alta. ¿Crees que responderían al mismo tratamiento? Claro que no. Pero ¿cómo sabrías qué hacer a menos que mires realmente sus cerebros? Kip necesitaba un psiquiatra u otro médico para encontrar la causa del daño cerebral que sufría y entonces rehabilitarlo; Peter necesitaba que un médico lo ayudara a calmar su cerebro para que este no se apropiara de su comportamiento.

KIP (SUPERFICIE)

PETER (SUPERFICIE)

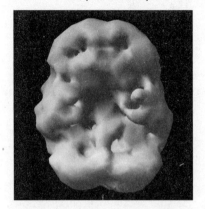 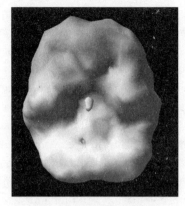

Baja actividad superficial general.   Actividad superficial saludable.

KIP (ACTIVO)

PETER (ACTIVO)

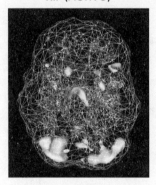 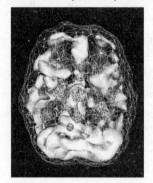

Baja actividad general.   Alta actividad general.

Lección #3: Observar el cerebro disminuye el estigma, aumenta el cumplimiento del tratamiento y cambia por completo el debate sobre la salud mental

En 1980, cuando le dije a mi padre que quería ser psiquiatra, me preguntó por qué no quería ser un verdadero doctor. ¿Por qué quería ser un médico para locos y pasar todo el día con chiflados? En ese momento, hirió mis sentimientos, pero treinta y ocho años después entiendo por qué tuvo esa reacción. Cuando los psiquiatras no tienen información biológica que los ayude a dar un diagnóstico, muchas personas no los toman en serio. Lamentablemente, eso deja un enorme vacío emocional para los pacientes, que a menudo se sienten menospreciados o anormales si tienen que buscar ayuda para su enfermedad "mental".

El diagnóstico por imágenes cambia por completo el debate sobre la salud mental. Con toda franqueza, son pocas las personas que realmente quieren ver a un psiquiatra. Mi esposa casi cancela nuestra primera cita cuando descubrió que yo era psiquiatra. Nadie quiere que lo etiqueten como anormal o loco, pero todos quieren tener un cerebro mejor. ¿Y qué sucedería si la salud mental realmente fuera salud cerebral? Los escaneos les han enseñado esta lección a nuestros pacientes una y otra vez.

Una de las razones por las que me enamoré del SPECT fue que de inmediato disminuye el estigma para los pacientes. Después de mirar los escaneos, ven su problema como algo médico y no como algo moral. Esto disminuye la sensación de vergüenza y culpa que se asocia a menudo con los problemas de salud mental. Las imágenes de escaneo cerebral también ayudaron a las familias a darle más apoyo a la persona que estaba luchando, como lo harían si un miembro de la familia tuviese diabetes o cáncer. Hubo un mayor sentido de compasión y perdón.

Lección #4: Si lo que estás haciendo no funciona, mira el cerebro

Aaron, de 52 años, era un exitoso empresario que estaba casado y disfrutaba la vida a plenitud. De repente, una mañana se despertó lleno de pánico con la terrible sensación de una muerte inminente. Sudaba mucho, el corazón le latía aceleradamente y ni él ni su esposa sabían qué andaba mal. Su médico de cabecera le hizo unos análisis y luego le prescribió Lexapro, un antidepresivo para el estrés. A los pocos días, los ataques de pánico empeoraron y a Aaron también le dieron Xanax, un medicamento dentro de las benzodiazepinas para la ansiedad. Una semana después, se levantó con la idea de colocarse un arma en la boca y dispararse. Horrorizado, se acercó a nuestra clínica después de verme en televisión.

Los cambios repentinos del comportamiento están asociados generalmente con el trauma cerebral, las toxinas, infecciones o con un trauma emocional definido. El SPECT del cerebro de Aaron mostró un daño en la corteza prefrontal (CPF) y en el lóbulo temporal, un patrón compatible con una lesión cerebral traumática. Cuando le consulté al respecto, no recordaba ninguna lesión hasta que le pregunté específicamente acerca de alguna caída o accidente. Ante eso, se tocó la frente con la mano y me dijo que, dos semanas antes del primer ataque de pánico, había sufrido una fuerte caída de su bicicleta de montaña. La rueda delantera golpeó contra una piedra irregular mientras descendía por una colina empinada, lo que hizo que saliera volando por encima del manubrio y cayera de cabeza. Como no quedó inconsciente, no creyó que la herida fuera importante, pero cayó tan fuerte contra el suelo que se le rompió el casco.

Con esta información, el cuadro clínico de Aaron tenía sentido. Para tratar la ansiedad, el médico le había recetado dos medicamentos que disminuían la actividad cerebral: inhibidores selectivos de la recaptura de serotonina (Lexapro) y benzodiazepinas (Xanax). Pero debido a que él ya tenía baja actividad cerebral debido al accidente, esa medicación lo empeoraba, incluso al punto de provocarle pensamientos suicidas. Necesitábamos activarle y rehabilitarle el cerebro, y no colocarle una venda tóxica. Cuando te dañas el cerebro, claramente, puedes dañar tu vida. Afortunadamente, el cerebro se puede arreglar. Preparamos un programa que incluía eliminar los medicamentos que le estaban haciendo daño (no me opongo a los

SPECT SALUDABLE

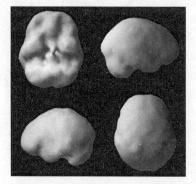

Actividad simétrica, regular y completa.

SPECT INICIAL DE AARON

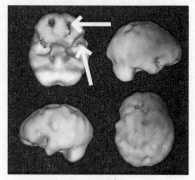

Los huecos indican una disminución severa del flujo sanguíneo en la corteza prefrontal y en el lóbulo temporal izquierdo.

SPECT DE AARON DESPUÉS DEL TRATAMIENTO

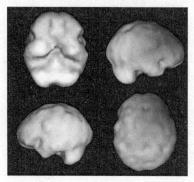

Marcada mejoría general.

medicamentos, solo que estos no eran los correctos para Aaron), le agregamos suplementos para nutrir su cerebro y usamos oxigenación hiperbárica para estimular la cura; a los ocho días comenzó a sentirse mucho mejor. Seis meses después ya no tenía síntomas y el siguiente escaneo mostró una mejoría importante.

Lección #5: Mirar el cerebro mejora el resultado y la persona se cura más rápido

La razón más importante por la cual mirar el cerebro es para mejorar el resultado. Esa fue mi experiencia clínica cuando comencé a escanear pacientes, pero para descubrir lo que mostraba la información comenzamos un estudio de resultado formal en 2011, con base en muchos pacientes que vimos. A la fecha, tenemos resultados de seis meses con más de 7000 pacientes. Las investigaciones dejaron muy claro que, en general, vemos personas con asuntos complejos que fueron tratadas fallidamente por múltiples prestadores del cuidado de la salud. En promedio, nuestros pacientes tienen 4,2 diagnósticos (por ejemplo, una combinación de trastorno por déficit de atención e hiperactividad, depresión, ansiedad y adicciones), han visto 3.3 médicos o especilistas de salud mental antes de llegar a nosotros y han probado un promedio de 5 medicamentos diferentes. Después de seis meses, 77% de ellos informó que estaban mejor. La cantidad ascendió a 84% si continuaban con el tratamiento en las Clínicas Amen. El 85% reportó una mejor calidad de vida. (Nuestro estudio fue publicado en la revista médica revisada por expertos *Advances in Mind-Body Medicine*[1]). En 2014, en un estudio canadiense, clínicos e investigadores de otras clínicas que utilizaron nuestro método descubrieron que los pacientes psiquiátricos que recibían tratamiento asistido por SPECT mejoraban mucho más que los pacientes que no recibían ese tratamiento.[2]

En otro estudio que publicamos, descubrimos que el SPECT cambiaba la forma en que el médico diagnosticaba o trataba a los pacientes más de las tres cuartas partes de las veces. Un grupo de siete psiquiatras evaluaron la historia clínica de más de cien pacientes seguidos que asistieron a una de nuestras clínicas. En la etapa uno, los psiquiatras evaluaron las historias clínicas y las listas de control de diagnóstico, pero no los resultados de los estudios SPECT, y luego le dieron a cada paciente un diagnóstico y un tratamiento. (Como ya hemos dicho, es así como se realizan normalmente los diagnósticos de salud mental y los tratamientos). En la etapa dos, los evaluadores tuvieron acceso a los estudios SPECT de cada paciente. El hecho de tener los escaneos cambió el diagnóstico o el tratamiento en 79 % de los casos. Los cambios de diagnóstico clínicamente más importantes fueron traumatismo cerebral que no fue detectado (23 %) y patrones de toxicidad (23 %); los cambios en el tratamiento incluían medicamentos o neutracéuticos (60 %).[3]

Lección #6: Mirar el cerebro cambia por completo el debate sobre el bien y el mal

Una imagen puede valer más que mil palabras, pero una cartografía es invaluable. Un mapa dice dónde estás y te dice cómo ir adonde quieres llegar. Sin esa cartografía precisa estás perdido y eso podría costarte tiempo muy valioso para recibir la ayuda que necesitas (y hasta podría costarte la vida). El SPECT es una cartografía que ayuda a guiar a las personas a mejorar el cerebro y la vida.

Cuando nuestro trabajo sobre neuroimágenes se hizo más conocido en toda California, comenzamos a recibir pedidos de parte de jueces y abogados que estaban tratando de entender el comportamiento humano complejo y querían nuestra ayuda. A la fecha, hemos escaneado cientos de delincuentes convictos y más de cien asesinos, incluyendo varios asesinos en serie, dos de los cuales mencioné en la Lección #2. Aprendimos que las personas que pelean o hacen cosas malas a menudo tienen cerebros turbados. Eso es de esperar. Pero lo que más sorprende es que muchos de esos cerebros podrían rehabilitarse.

Como escribí en *Cambia tu cerebro, cambia tu vida*:

Aquí tenemos una idea innovadora: ¿Qué sucedería si evaluáramos y tratáramos los cerebros turbados en lugar de almacenarlos en medio de ambientes tóxicos y estresantes? De acuerdo con mi experiencia, potencialmente podríamos salvar una enorme cantidad de dinero al hacer que un porcentaje importante de estas personas sea más funcional, para que cuando salgan de prisión puedan trabajar, mantener a sus familias y pagar impuestos. Dostoievski dijo una vez: "Una sociedad debería ser juzgada no por cómo trata a los ciudadanos destacados, sino por cómo trata a los delincuentes".[4]

El trabajo que hacemos sobre imágenes del cerebro nos enseñó que, en lugar de tan solo encontrar un castigo para los delitos, debemos preguntar por qué las personas hacen cosas malas y encontrar la manera de ayudarlas si nos lo permiten. Seremos una sociedad mejor. El enfoque actual del juicio y el castigo en nuestro país parece más una venganza y una pena merecida que una rehabilitación. Este es un costoso error y apaga el alma de nuestra sociedad. El comportamiento —al menos en parte— se relaciona con el verdadero funcionamiento físico del cerebro, que puede mejorar cuando se encuentra dentro de un medio ambiente sanador.

Si en lo personal no estás prestando atención a tu cerebro, tu vida puede salirse de curso seriamente. Es como la letra de la canción popular de Phil Ochs *There but for Fortune*, que habla sobre un prisionero en la cárcel que es

> *un joven hombre con tantas razones por las cuales*
> *de no ser por la fortuna, podríamos ser tú o yo*

Solamente discuto que debería volver a escribirse: "De no ser por un *cerebro más sano* podríamos ser tú o yo". Y no se trata tan solo del comportamiento delictivo. Se trata de cualquier comportamiento problemático, como intentos de suicidio, asuntos maritales, violencia doméstica, mal manejo del dinero, mal comportamiento en el colegio o en el trabajo o actuar inapropiadamente al ir envejeciendo.

JASON: LAS CONSECUENCIAS DE UN ACCIDENTE EN BICICLETA

Jason tenía 19 años y estaba locamente enamorado de Jessica, que también lo amaba. Un día tuvo un accidente en bicicleta en el que la rueda delantera golpeó la vereda, salió volando por encima del manubrio y cayó de cabeza sobre el lado izquierdo. Perdió brevemente el conocimiento. El médico de la sala de emergencias estaba muy ocupado para explicar, excepto para decirles a Jason y a sus padres que Jason había tenido un leve traumatismo cerebral y que debía estar en observación durante los días siguientes.

Al mes, la conducta de Jason cambió. Nadie lo relacionaba con el golpe. Jason se volvió negativo, estaba enojado y era obsesivamente celoso, a diferencia del comportamiento que tenía anteriormente. Jessica tuvo miedo y rompió su relación con él, lo cual hizo que Jason empeorara. No podía dejar de pensar en ella.

Tres meses más tarde Jessica tenía un nuevo novio. Cuando Jason lo descubrió, fue a la casa de Jessica, ató al novio y la violó. La policía fue alertada y hubo un enfrentamiento, en el que Jason amenazó con quitarse la vida. (Había comenzado a tener pensamientos suicidas después del accidente). Jason finalmente fue detenido.

Cuando el abogado defensor supo sobre el accidente en bicicleta, llamó a un neuropsicólogo que lo evaluó, encontró evidencia de un potencial daño cerebral y recomendó hacer un estudio cerebral SPECT y pidió mi participación en el caso.

El escaneo de Jason era muy irregular, indicaba un traumatismo en el lóbulo temporal izquierdo (a menudo asociado con traumatismo cerebral, violencia, paranoia y, a veces, pensamientos suicidas), una excesiva activación del GCA (la palanca de cambios de su cerebro estaba trabada y no podía quitarse los malos pensamientos) y una baja actividad de la CPF (que lo hacía tener poco control sobre sus impulsos). Este patrón se observa a menudo en los casos de violencia y obsesión.

En la cárcel, Jason seguía al borde del suicidio. Con base en los escaneos, le recomendé una combinación de medicamentos para reequilibrar su cerebro, medicamentos anticonvulsivos para ayudar a sus lóbulos temporales y el antidepresivo Venlafaxine, que ayuda a calmar el GCA y a estimular la CPF. La medicación ayudó, su estado de ánimo mejoró y los pensamientos suicidas desaparecieron. Me dijo que no se había sentido tan bien desde antes del accidente, lo cual era algo bueno dado que estaba a punto de ir a juicio por delitos varios.

El juez a cargo del juicio de Jason se postulaba para la reelección con una plataforma basada en "duro con el delito". No estaba interesado en escuchar nada de todas estas "nuevas tonterías de las neurociencias" (fueron sus palabras) y sentenció a Jason a once años de cárcel. Cuando Jason llegó, el muy ocupado psiquiatra de la cárcel tampoco estaba interesado en escuchar sobre los estudios de imágenes de Jason o sobre la mejoría con la

SPECT DE JASON

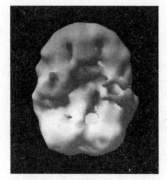

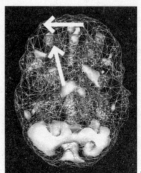

Escaneo superficial.
Daño en el lóbulo temporal izquierdo.

Escaneo activo.
Aumento de la actividad CGA.

medicación. Le diagnosticó un trastorno de personalidad antisocial y le quitó la medicación. Cuatro meses después, Jason se ahorcó. Todavía estoy furioso y me pongo a llorar cuando pienso en él. Sí, lo que hizo es terrible. Sí, tendría que haber sido castigado. Las personas con cerebros turbados son responsables de sus elecciones. Pero ignorar, negar y rechazar el tratamiento por problemas que derivan del golpe de Jason es inconcebible y desgarrador. Debemos hacerlo mejor, pero requiere la capacidad de pensar diferente.

Por supuesto que las neurociencias por sí solas nunca nos van a ayudar a entender por completo el rompecabezas del comportamiento conflictivo; muchas personas que tienen importantes disfunciones cerebrales nunca cometen un delito, ni hieren de gravedad a otras. El comportamiento es conducido típicamente por una combinación de fuerzas biológicas, psicológicas, sociales y espirituales. Sin embargo, si ignoras al cerebro, nunca vas a entender verdaderamente por qué las personas hacen lo que hacen y nunca vas a poder ayudarlas por completo.

Lección #7: Mirar el cerebro ayuda a prevenir errores

Las neuroimágenes nos han ayudado a prevenir errores, como estimular un cerebro hiperactivo, calmar un cerebro poco activo o etiquetar un comportamiento como deliberado cuando es claramente algo cerebral. Evitar errores les ahorra a los pacientes la frustración de los tratamientos no exitosos, nos permite ayudarlos más rápidamente y les da más esperanza para el futuro.

COTI: UN QUISTE MALIGNO

Cuando conocí a Coti, un joven de 17 años, me dijo que quería cortar a su madre en pedacitos pequeños. Sus pensamientos oscuros y malignos estaban

SPECT DE COTI

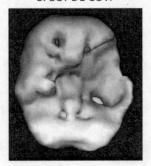

Daño en los lóbulos frontal y temporal
izquierdos por un enorme quiste.

fuera de control. Había pasado por diferentes tratamientos con seis psiquiatras y había probado tanto un programa de rehabilitación durante quince meses, como también un tratamiento con medicamentos durante treinta días. Cuando lo escaneamos, descubrí que tenía el quiste más grande que jamás haya visto, del tamaño de una pelota de tenis, que ocupaba el espacio de los lóbulos frontal y temporal izquierdos. Su comportamiento mejoró cuando se le quitó el quiste, aunque aún tenía cuestiones por resolver debido al daño que el quiste había provocado.

Con los años, he escuchado a muchas personas quejarse por el costo de los escaneos, pero incluso para personas como Coti los problemas cerebrales no tratados son mucho más costosos en lo que respecta al dinero, al estrés familiar y a la falta de libertad.

RICHARD: ARREBATOS DE UN CEREBRO PERTURBADO

Richard dirigía una empresa grande en el sur de California. Era brillante, pero con el tiempo su empresa enfrentó un excesivo cambio de personal debido a que tenía arrebatos de mal humor hacia los empleados y su esposa. A menudo se disculpaba después de algún incidente, pero muchas personas se rehusaban a trabajar bajo el estrés que él provocaba. El directorio lo obligó a verme. El SPECT de Richard mostró una actividad general baja en la corteza prefrontal y en los lóbulos temporales. También tenía un quiste en el lóbulo temporal izquierdo. Después de que se le extrajera el quiste y Richard entrara en un programa de rehabilitación que incluía suplementos y terapia de oxigenación hiperbárica, su comportamiento mejoró y pudo conservar el trabajo. Dos meses después de la cirugía cerebral, me dijo que estaba mucho mejor emocionalmente y no había perdido los estribos, lo

ESCANEO SPECT DE RICHARD

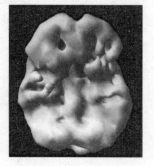

Baja actividad de la corteza
prefrontal y del lóbulo temporal.

cual era un milagro. Podía distanciarse de las situaciones estresantes con más facilidad y ser más estratégico. Dijo: "Me sorprende cómo mi cerebro perturbado me ha robado tantas relaciones".

Lección #8: Mirar el cerebro da esperanza

A lo largo de estos años, he autografiado para los seguidores miles de libros que escribí y que ellos compraron. Desde que comenzamos nuestro trabajo sobre neuroimágenes, he firmado casi todos ellos con las palabras *con esperanza*. Las imágenes dan la esperanza de que hay un camino mejor y hay esperanza para la curación.

DENNY: LA HISTORIA DE UN SOLDADO

La seguridad es un valor primordial para mi esposa, Tana. Creció en un ambiente inseguro y caótico, y aunque vivimos en un barrio muy seguro, le encanta entrenarse en artes marciales (tiene dos cinturones negros, uno en *kenpo* karate y otro en taekwondo) y hacer cursos de supervivencia. Recientemente llevó a nuestra hija Chloe a una semana de supervivencia y conoció a Denny, uno de los instructores. Se le partió el corazón al escuchar su historia. Es un soldado estadounidense que tuvo tres lesiones cerebrales traumáticas, incluyendo una en Fallujah, Iraq, en 2007, cuando él y varios amigos viajaban en un camión que fue alcanzado por un artefacto explosivo. Quedó inconsciente y, cuando se despertó, sangraba en varias partes del cuerpo y dos de sus amigos estaban muertos. Lo llevaron rápidamente a

SPECT DE DENNY

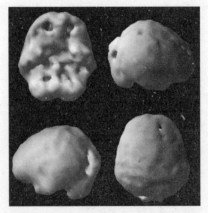

Los huecos indican las áreas de grave
disminución del flujo sanguíneo.

cirugía y luego le diagnosticaron efectos crónicos por las múltiples lesiones cerebrales traumáticas y trastorno de estrés postraumático. El camino para curarse incluyó una medicación tras otra sin mucho alivio. Se sentía tan desesperanzado que intentó terminar con su vida. Finalmente encontró un programa en la Universidad de Stanford que fue de ayuda, pero solo trataba el trauma emocional. Nadie le había hecho un estudio funcional de imágenes del cerebro, así que Tana lo invitó a la clínica.

El SPECT de Denny mostró un daño grave que afectaba la corteza prefrontal en la parte delantera del cerebro (enfoque, planificación, juicio y control de los impulsos), el lóbulo temporal izquierdo (memoria, aprendizaje y pensamientos oscuros) y los lóbulos occipitales en la parte trasera (proceso visual). La buena noticia era que su cerebro podía mejorar enormemente con el tratamiento adecuado.

Después de mirar el escaneo, Denny en realidad estaba agradecido de que su cerebro no se viera peor y de que hubiera una razón "física" para sentirse tan mal. Ahora se sentía motivado a mejorar mucho más su cerebro.

Una semana después le escribió a Tana: "Apenas ha pasado una semana y ya puedo sentir la diferencia. Desde el escaneo, aumenté el nivel de actividad (estado físico), modifiqué la dieta y mantuve el régimen de suplementos. ¡Voy muy bien! El nivel de energía y la capacidad de concentración aumentaron, lo que me permite enfocarme más. Mi hija y yo salimos y andamos al aire libre todos los días. Desde que comencé a acomodar mis hábitos, estoy más contento y soy más positivo. Realmente quería que mi cerebro tuviera una mejoría que fuera visible en el escaneo. Esa motivación es lo que me volvió a la normalidad".

Lección #9: El alzhéimer y otras formas de demencia comienzan años, incluso décadas, antes de que las personas tengan algún síntoma

Una de las lecciones más profundas de nuestro trabajo sobre imágenes del cerebro es que el mal de Alzheimer y otras formas de demencia pueden verse en los SPECT años antes de que las personas tengan los síntomas. El SPECT es el principal indicador de problemas, lo que significa que muestra evidencia del proceso de la enfermedad años antes de que las personas exhiban signos de ella. Los estudios anatómicos, como la tomografía computarizada y la resonancia magnética, son indicadores que están atrasados. Muestran el problema cuando ya es tarde, en medio de la enfermedad, cuando una intervención tiende a ser menos efectiva.

Esto nos llevó a defender los escaneos y las técnicas para implementar las medidas de prevención lo más pronto posible en la vida de una persona. Si consideras el hecho de que 50 % de la población va a sufrir mal de Alzheimer hacia los ochenta y cinco años, la prevención realmente debería ser el centro de atención para cualquiera que quiera vivir hasta los ochenta y cinco o más.

Chalene Johnson es una reconocida autora y oradora motivacional que tiene dos hijos. A pesar de todo su éxito, la primera vez que vino a vernos luchaba contra la falta de memoria, falta de enfoque, distracción, postergación y llegar siempre tarde a las reuniones. Para darte una idea de lo mal que estaba, tenía que encerrarse en el armario del sótano para poder hacer su trabajo porque cualquier ruido parecía distraerla y molestarla. Para empeorar las cosas, Chalene tenía una historia familiar de alzhéimer.

Su escaneo SPECT presentaba muy mal aspecto. Mostraba evidencia de TDAH con una baja actividad en los lóbulos frontales, como también una baja actividad en las áreas vulnerables al mal de Alzheimer. El escaneo realmente llamó su atención. Durante los dos años siguientes hizo todo lo que le pedimos. El estudio de seguimiento mostró una mejoría considerable, lo que disminuyó el riesgo de futuros problemas. Lo que es más importante, me dijo que hubo una mejoría en su rendimiento en el trabajo, en su casa y en sus relaciones. Además, ¡finalmente pudo salir del sótano!

SPECT DE CHALENE ANTES DEL TRATAMIENTO

SPECT DE CHALENE DESPUÉS DEL TRATAMIENTO

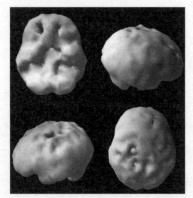

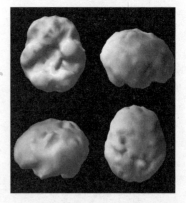

La baja actividad en la corteza prefrontal (compatible con el trastorno por déficit de atención e hiperactividad)
La baja actividad indica vulnerabilidad a una posterior enfermedad de Alzheimer.

Notable mejoría general.

Lección #10: La lección más importante de los 150 000 escaneos realizados es que puedes cambiar tu cerebro, y eso cambiará tu vida

Esta es la lección más grande y más emocionante que nuestros pacientes aprendieron a partir de nuestro trabajo. Y es personal.

ANDREW: EL ENCUENTRO DE MI SOBRINO CON EL DESASTRE

Una noche de abril de 1995 recibí un llamado de que mi ahijado de nueve años, Andrew, que también es mi sobrino, había atacado ese día a una niña en el campo de béisbol sin una razón en particular. Estaba hablando con Sherrie, mi cuñada, que estaba conmocionada, y le dije: "¿Disculpa?".

Me dijo: "Danny está diferente. Es malo. Ya no sonríe. Hoy entré en su habitación y encontré dos dibujos que había hecho. En uno de ellos, él estaba colgando de un árbol. En el otro, le estaba disparando a otro niño". En retrospectiva, Andrew tal vez hubiera sido culpable del próximo Columbine, Sandy Hook, Aurora o Parkland.

Le dije a Sherrie que quería verlo al día siguiente. Viajaron desde el sur de California al norte de California, donde está nuestra primera clínica. Cuando entré a la oficina y vi a Andrew sentado en el sillón, se me derritió el corazón. Amaba a ese niño y estaba muy preocupado por él. Le dije:

—Cariño, ¿qué sucede?

—Tío Danny, estoy loco todo el tiempo y no sé por qué —me respondió.

—¿Alguien te está lastimando?

—No.

—¿Alguien te está molestando?

—No.

—¿Alguien te toca en lugares del cuerpo que no deberían tocarte?

Yo estaba buscando respuestas a su comportamiento sin sentido.

Y contestó:

—No.

Mi primer pensamiento fue: *Tienes que escanearlo.* El siguiente pensamiento, debido a que sabes que siempre nos hablamos a nosotros mismos, fue: *Tú quieres escanear a todo el mundo. Ya sabes, tal vez sea porque es el segundo hijo de una familia libanesa. Tú eres el segundo hijo de una familia libanesa.* De repente, la voz racional en mi cabeza dijo: *¡Basta! Los niños de nueve años no atacan a las personas sin razón. Escanéalo. Si el escaneo es normal, entonces puedes buscar otras razones para su comportamiento.*

Fui con Andrew al centro de imágenes y le sostuve la mano mientras él abrazaba su oso de peluche y lo escaneaban. Cuando la imagen apareció en la pantalla de la computadora, pude ver que a Andrew le faltaba la función en el lóbulo temporal izquierdo. Miré al Dr. Jack Paldi, mi mentor, y dije: "¿Por qué no tiene el lóbulo temporal izquierdo?".

Para asegurarse de que ni Sherrie ni mi hermano Jim escucharan, el Dr. Paldi escribió en un papel: "Es un quiste, un derrame o un tumor". Estaba triste porque, claramente, algo andaba mal y, sin embargo, también me sentía aliviado porque algo andaba mal; había una posible explicación para el comportamiento inusual de Andrew. Ese día, le hicieron una resonancia magnética, que mostró que tenía un quiste (un saco lleno de líquido) del tamaño de una pelota de golf que ocupaba el espacio donde debía haber estado el lóbulo temporal izquierdo. Para ese momento, en 1995, ya habíamos establecido una correlación entre el lóbulo temporal izquierdo y la violencia. Llamé al pediatra de Andrew en el sur de California y le pedí que buscara a alguien que drenara el quiste.

ANDREW Y EL LÓBULO TEMPORAL FALTANTE EN EL SPECT

ANDREW (9 AÑOS)

SPECT DE ANDREW

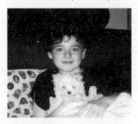

Andrew y su perro Buster.

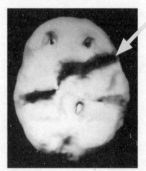

Función faltante del lóbulo temporal izquierdo.

Dos semanas después, el pediatra me llamó y me dijo que había hablado con tres neurólogos.

Ninguno de ellos recomendaba que hiciéramos algo con el quiste, y pensaban que probablemente no tenía nada que ver con los problemas de comportamiento de Andrew.

—No van a operarlo a menos que haya síntomas reales —me explicó.

Furioso, le dije:

—Déjame ver si entiendo. Tengo aquí a un niño homicida, suicida. ¿A qué te refieres con síntomas reales?

—Creo que se refieren a ataques o pérdida de conciencia o problemas en el habla —contestó a la defensiva.

—Esto es una locura —le respondí y colgué.

Luego llamé a una amiga en Harvard, que es neuróloga pediatra y me respondió lo mismo. Frustrado, me dije a mí mismo: *Neurólogos...*, *neurólogos...*, *neurocirujanos. Los neurocirujanos operan.* Llamé al departamento de Neurocirugía Pediátrica de la Universidad de California y hablé con el Dr. Jorge Lazareff, que más tarde se hizo famoso por separar a las mellizas guatemaltecas que estaban unidas por la cabeza. Para mí ya era famoso porque, cuando le conté sobre Andrew, me dijo: "Cuando los quistes son sintomáticos, los drenamos. Obviamente, él tiene síntomas graves".

¡No me digas!, pensé.

Después de la cirugía recibí dos llamadas telefónicas. Una era de Sherrie, que estaba muy emocionada. Me dijo que la cirugía había salido muy bien y que cuando Andrew se despertó, le sonrió. Me dijo: "Danny, no me había sonreído en un año".

La segunda llamada era del Dr. Lazareff, que me dijo: "Dr. Amen, ese quiste era tan agresivo e hizo tanta presión sobre el cerebro de Andrew que en realidad redujo el hueso del lóbulo temporal izquierdo. El hueso temporal era tan delgado como una cáscara de huevo. Si lo hubieran golpeado en la cabeza con una pelota, lo habrían matado instantáneamente. De cualquier manera, Andrew hubiese estado muerto a los seis meses si no hubieses persistido".

ANDREW DESPUÉS DE LA CIRUGÍA

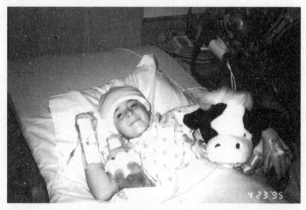

Ese es un día que nunca voy a olvidar: el día en que perdí la ansiedad por nuestro trabajo sobre las imágenes del cerebro y la crítica que soporté. De mil psiquiatras, novecientos noventa y nueve hubiesen medicado a Andrew o le hubieran ordenado una psicoterapia. Me apasioné mucho más que antes por nuestro trabajo. Andrew fue bendecido en el sentido de que hubo alguien que lo amaba y que prestó atención a su cerebro cuando su comportamiento estaba mal. Ahora, veintitrés años después, Andrew está casado, trabaja, tiene su propia casa y paga los impuestos. Gracias a que alguien miró su cerebro, él ha sido un maravilloso hijo y esposo y será un mejor padre y abuelo.

¿Cómo vas a saber a menos que mires? Si no miras, hieres a las personas, y eso no es justo. Eso no es ciencia. Eso no es medicina. Eso es estupidez. Podemos hacerlo mejor. Cuando pienso en la lección más importante que aprendí de los 150 000 escaneos que hemos hecho, concluyo que literalmente puedes cambiar el cerebro de las personas y, cuando lo haces, puedes cambiar sus vidas.

En noviembre de 2017, sin que yo lo supiera, alguien subió a Facebook un video de seis minutos en el que yo contaba la historia de Andrew durante una charla que di en la iglesia Saddleback Church en el sur de California[5]. La publicación se hizo viral y a las pocas semanas ya tenía 38 millones de visualizaciones, se había compartido más de 700 000 veces y tenía más de 25 000 comentarios. Muchos de los comentarios me hicieron llorar. A continuación, comparto algunos que me tocaron el alma.

De J. G.:

No he visto a mi hermano en diez años desde que comenzamos a temerle a su comportamiento.

Cuando era joven, lo invitaban a todas las universidades importantes porque era brillante; sin embargo, con los años, en especial después de haber estado en el ejército, comenzó a decaer mentalmente. Tuvo varias lesiones cerebrales, una importante mientras estaba de servicio. Mi hermano había sido agresivo y había tenido un comportamiento errático por años y le diagnosticaron esquizofrenia, al igual que a nuestra madre. Parecía algo lógico en ese momento, hace veinte años atrás.

Mi hermano se quedó sin hogar, se volvió alcohólico y adicto a los analgésicos porque lo chocó un conductor ebrio y terminó en un centro de acogida del Departamento de Asuntos de los Veteranos (VA). Le robaron y lo atacaron durante ese tiempo. Las heridas hicieron que tuviera que pasar por dos cirugías de cerebro el año pasado.

Inesperadamente, mi otro hermano y yo recibimos una llamada de un joven psiquiatra del hospital de veteranos que nos decía que nuestro hermano mayor tenía una infección grave, presión y cicatrización en el lóbulo temporal izquierdo. El escaneo del cerebro mostraba infección y varias heridas y él quería que el hospital limpiara el tejido cicatricial, pero el cirujano se negaba a hacer la cirugía porque creía que nuestro hermano era un "borracho sin hogar". El hospital tenía a nuestro hermano en la guardia psiquiátrica por comportamiento agresivo; allí fuimos a visitarlo. Verlo allí fue uno de los días más tristes de mi vida. El joven psiquiatra había visto el escaneo cerebral de mi hermano y pensó que gran parte de su comportamiento se debía a las lesiones y a la presión en su cerebro. Convenció a otro neurocirujano para que le hicieran la cirugía.

Un año después, mi hermano regresó con nosotros como una nueva persona, es completamente un milagro. Es muy triste pensar que lo consideraron esquizofrénico durante todos esos años. Le pregunté al joven psiquiatra por qué insistió tanto en ayudarlo y me dijo que de solo hablar con él podía decir que parecía ser brillante y sabía que debía tener una familia en algún lugar, y por ese motivo nos buscó. Me contó que tuvo otro caso muy parecido al de las lesiones de mi hermano y que el otro paciente se había vuelto agresivo después de un accidente automovilístico, por esa razón decidió buscar a la familia e insistir para que le hicieran la cirugía a mi hermano. Dios bendiga a ese hombre tan brillante por practicar la Medicina.

De S. C.:

A partir de los siete años, comencé con una depresión profunda. Eso no es normal. Finalmente, a los treinta y cinco años encontré un psiquiatra que me solicitó una resonancia magnética. ¿Qué encontraron? Esclerosis mesial temporal (formación de cicatrices en el lóbulo temporal), una forma de epilepsia que provocaba síntomas horribles. Estoy medicada y tengo una vida completamente nueva.

De J. P.:

Pasé años sufriendo de ansiedad, depresión, de una personalidad cambiada. Solía tener "episodios" en los que las palabras, escritas o habladas, no tenían sentido para mí. Les conté a mi psicólogo y a mi doctor sobre estos episodios. Simplemente dijeron que no sabían lo que era. Finalmente, cambié de psiquiatra y me solicitó un electroencefalograma. Algo no andaba bien, así que me hicieron una resonancia magnética en la que encontraron un tumor (meningioma). Me enviaron de inmediato al hospital y tres días después lo extirparon. Cinco días después, ya no tenía ansiedad ni depresión ni episodios extraños. No tomo medicación. Y soy yo otra vez. Gracias a Dios porque mi psiquiatra logró que las cosas avanzaran.

VEINTE LECCIONES EXTRAÍDAS DE NUESTROS PACIENTES

Mientras escribía este capítulo, les pedí a los pacientes que me contaran sobre las mayores lecciones que aprendieron al mirar sus cerebros. A continuación, enumero veinte respuestas que elegí de entre muchas más.

1. Antes del escaneo, me diagnosticaron mal y, por lo tanto, me trataron mal. Después de los escaneos, es como si tuviera una nueva vida.

2. Diría que haberle hecho el escaneo a mi hijo es lo que más cambió mi vida y me hizo una mejor mamá. Ver su cerebro me hizo comprender que no solo era rebelde, sino que cuando se concentraba, el cerebro se volvía extremadamente ansioso. Me hizo ver que en lugar de gritarle y pelear con él como solía hacerlo, debía tenerle más paciencia. Ahora le va bien en el colegio y juega al basquetbol como una estrella; nuestra relación nunca ha sido tan buena.

3. De adulto aprendí que todavía sufro los efectos cerebrales permanentes de la cirugía de corazón cuando era pequeño. Me ayudó a darle una explicación a todas las luchas y me proporcionó una dirección para recibir ayuda.

4. Si no hubiese visto el daño a mi cerebro, no habría tomado las medidas necesarias para mejorarlo.

5. El primer escaneo me hizo darme cuenta de que no estaba loco. Ahora tenía sentido por qué tenía problemas de ansiedad y concentración,

pero nunca lo había reconocido. El segundo escaneo, tres meses después, demostró que los suplementos y los cambios en la dieta me habían calmado el cerebro completamente; esa era la razón por la que me sentía mucho mejor.

6. Nunca me hicieron un escaneo, pero todos los días uso las imágenes para ayudar a los niños a entender los efectos devastadores del alcohol en el cerebro. Perdí a mi hermana en un accidente por conducir en estado de embriaguez; ella era la que estaba bebiendo. Poco después, [cuando] me convertí en un educador que trabaja en la prevención de las drogas y el alcohol, descubrí el libro del Dr. Amen, *Cambia tu cerebro, cambia tu vida*. Aprendí mucho y ahora muestro el video: "¿Qué cerebro quieres?"—que muestra escaneos cerebrales de adolescentes sanos y de adolescentes drogadictos— a jóvenes de secundaria. Cambió por completo la forma en que los niños ven las drogas y el cerebro.

7. Una de las cosas que aprendí fue lo importante que era para mí tener un cerebro sano. En aquel momento no pensaba en la salud de mi cerebro diariamente, porque ojos que no ven, corazón que no siente.

8. No tenía idea de la manera en que estaba lastimando mi cerebro y mi futuro con el alcohol y el tabaco.

9. El escaneo SPECT me hizo ver que el traumatismo cerebral que tuve en un accidente automovilístico y el jugar al fútbol americano me encaminaron hacia la demencia. Después de ver el escaneo, sé qué hacer para ayudar a que la corteza frontal crezca, en lugar de que siga encogiéndose. ¡Sí, el tamaño importa!

10. El escaneo mostró áreas de hiperactividad que contribuían a mi ansiedad. Me prescribieron la medicación correcta para mi cerebro y, ¡guau!, casi noté la diferencia de la noche a la mañana. Las pequeñas cosas ya no me molestaban.

11. No tenía que quedarme allí sin hacer nada y esperar a que el cerebro se deteriorara. Me mostró que había muchas opciones para mantenerlo sano.

12. El SPECT me ayudó a mí (¡y a mi familia!) a entender mejor quién soy y ¡luego me enseñó cómo ser mi mejor versión! Pasé de sentirme loca y frustrada a sentirme con fuerzas y energía. Información + acción = ¡cambio de vida!

13. El SPECT permitió que los médicos prepararan un tratamiento específico para mi cerebro. Finalmente, diez años después de mi última conmoción cerebral, puedo volver a trabajar a tiempo completo como académico.

14. Negaba tener depresión y ansiedad debido a la falta de pruebas físicas. Con el escaneo SPECT pude ver con mis propios ojos la forma en que funcionaba mi cerebro, lo que me permitió aceptar la verdad y avanzar con el tratamiento necesario.

15. La lección más importante de mi escaneo SPECT fue que, a pesar de que todas las cuestiones cognitivas y visuales "están en mi cabeza", ¡no son todas un "producto de mi imaginación"! ¡Es información real y que cambia la vida que debe ser respetada! ¡Y hay ayuda disponible!

16. Supervisé el cuidado de mi madre durante diecinueve años, en el tiempo que empeoraba más y más su demencia. Fue una experiencia horrible y agotadora. Después de que mi madre murió, me preocupé por mi propio cerebro, así que a los sesenta y tres años me realicé un SPECT. El escaneo salió bien, lo que me tranquilizó para el futuro. También utilicé la oportunidad para tomar la mejor versión de la salud de mi cerebro. Puesto que mi madre vivió hasta los noventa y tres, creo que me ahorré treinta años de preocupaciones. ¡Estoy muy, muy agradecida!

17. Me escanearon el cerebro y los resultados fueron abrumadores. Tengo trastorno por déficit de atención. Tengo sesenta y un años y he buscado la pieza faltante de mi cerebro desde que abandoné el colegio, a los dieciséis, porque no podía quedarme quieto ni concentrarme en las tareas del colegio. Hoy es posible cambiar el cerebro y cambiar el cuerpo. Bajé de peso, me siento mejor y mejoré las relaciones; el trabajo mejoró y estoy feliz.

18. Aprendí que los síntomas que experimentaba se debían a la hiperactividad de ciertas áreas de mi cerebro. Por lo tanto, aprendí a ser autocompasiva. Fue un gran regalo.

19. Hacer el escaneo y saber dónde tenía hiperactividad y dónde tenía hipoactividad no tiene precio. Ahora puedo planear de forma más precisa la manera de ocuparme de mis necesidades, en lugar de hacerlo al azar. Tener más información me permitió hacer un diagnóstico más preciso y un plan de tratamiento, que al final me llevó a obtener una solución más rápida y permanente para los problemas que padecía. Es lo más cercano que haya visto a tener una bola de cristal.

20. Tu cerebro QUIERE sanarse y, dadas las condiciones adecuadas, PUEDE hacerlo.

¿CUÁNDO DEBERÍAS PENSAR EN HACERTE UN ESTUDIO FUNCIONAL DE IMÁGENES, COMO UN SPECT?

Solicitamos estudios SPECT en la mayoría de nuestros pacientes porque generalmente vienen a nosotros después de no haber logrado mejorar con otros especialistas y terapias. Muchos pacientes nos dicen: "Eres mi última esperanza". En esos casos, necesitamos información más detallada para ver si podemos identificar algo que haya sido pasado por alto. En general, creo que el SPECT es un radar. Si el día está soleado, es más fácil para los pilotos aterrizar en el aeropuerto. Así que, si tienes un caso simple, no necesitas un escaneo. Pero si el día es tormentoso, hay nubes oscuras, relámpagos y truenos, el radar puede salvar la vida. De igual manera, si un caso es complicado y no te ha ido mejor con otros profesionales o tratamientos, un escaneo puede salvarte la vida.

A continuación, encontramos las respuestas a preguntas comunes sobre el SPECT.

¿Acaso el estudio SPECT me dará un diagnóstico certero?
No. Un estudio SPECT por sí solo no da un diagnóstico. El SPECT ayuda al médico clínico a tener una mejor comprensión sobre la función específica del cerebro. El cerebro de cada persona es único, lo que puede derivar en respuestas únicas a la medicación o a la terapia. El diagnóstico sobre condiciones específicas se hace a través de la combinación de la historia clínica, entrevistas personales, información sobre los familiares, diagnósticos, estudios SPECT y otras pruebas neuropsicológicas. Ningún estudio de imágenes es un médico que diagnostica de manera certera a cada paciente.

¿Por qué se solicitan los estudios SPECT?
Algunas de las razones más comunes son:
1. Evaluar la actividad convulsiva.
2. Evaluar una enfermedad cerebrovascular.
3. Evaluar la demencia y el deterioro cognitivo.
4. Evaluar los efectos de un traumatismo craneal leve, moderado o grave.

5. Tener la sospecha de una condición cerebral orgánica subyacente, como la actividad convulsiva que contribuye a la alteración del comportamiento, traumatismo prenatal o la exposición a toxinas.

6. Evaluar el comportamiento agresivo que es atípico o que no responde a los tratamientos.

7. Determinar la extensión del deterioro del cerebro por consecuencia del abuso de drogas o alcohol.

8. Clasificar los distintos tipos de trastorno por déficit de atención e hiperactividad, depresión, adicciones y obesidad.

9. Evaluar parejas con resistencia al tratamiento de condiciones subyacentes que podrían contribuir a sus problemas de relación.

10. La detección del bienestar general para personas que están interesadas en la optimización del cerebro.

¿El estudio tiene algún riesgo o efecto secundario?

En el estudio no se utiliza colorante; las personas no tienen reacciones alérgicas al mismo. Sin embargo, existe la posibilidad de que un porcentaje muy pequeño de pacientes presente una erupción leve, enrojecimiento facial y edema (inflamación), fiebre y un aumento transitorio de la presión sanguínea. La cantidad de exposición a la radiación de un estudio SPECT cerebral es aproximadamente la misma que el de una tomografía computarizada cerebral o un tercio del de una tomografía computarizada abdominal. Las mujeres embarazadas no deberían hacerse un estudio SPECT.

¿Cómo es el procedimiento del SPECT?

Se ubica al paciente en una habitación tranquila y se le coloca una vía intravenosa. El paciente permanece quieto durante aproximadamente diez minutos con los ojos abiertos, para permitir que su estado mental se equilibre con el ambiente. Luego, se inyecta el medio de contraste a través de la vía intravenosa. Después de un período de tiempo, el paciente permanece acostado y la cámara SPECT rota alrededor de su cabeza (el paciente no entra en un tubo). El tiempo que se encuentra acostado es de aproximadamente quince minutos. Si se solicita un estudio de concentración, la persona regresa otro día para repetir el proceso; una prueba de concentración se realiza durante la inyección de un isótopo.

¿Existen otras alternativas al estudio SPECT?
En nuestra opinión, es el estudio sobre la función del cerebro clínicamente más útil. Existen otros estudios, como los electroencefalogramas cuantitativos (qEEG), la tomografía por emisión de positrones (PET) y la imagen por resonancia magnética funcional (IRMf). El PET y IRMf tienden a ser más costosos y se realizan mayormente en lugares de investigación. Los qEEG pueden proveer información útil, pero a menudo no dan información sobre las áreas profundas del cerebro.

¿El seguro médico cubre el costo de los estudios SPECT?
El reembolso por parte de las compañías aseguradoras varía de acuerdo con cada plan. Es una buena idea verificar con tiempo con la compañía aseguradora para ver si cubre el SPECT.

¿El uso de las neuroimágenes SPECT es aceptado por la comunidad médica?
Los estudios cerebrales SPECT están ampliamente reconocidos como una herramienta eficaz para evaluar la función cerebral en convulsiones, derrames cerebrales, demencia y traumatismo de cabeza. Hay literalmente miles de artículos de investigación sobre estos temas. En la clínica, basados en nuestra experiencia de más de veintiocho años, hemos desarrollado aún más esta tecnología para evaluar la agresividad y las condiciones psiquiátricas sin respuesta. Desafortunadamente, muchos médicos no entienden por completo la aplicación del diagnóstico por imágenes SPECT y tal vez te digan que la tecnología es experimental, pero más de 6 000 médicos y profesionales de la salud mental en todo el mundo han enviado a sus pacientes para hacerles escaneos.

Hemos aprendido muchísimo de los escaneos SPECT y estoy orgulloso de la diferencia que marcamos en las vidas de miles de pacientes. Te realices o no un escaneo, lo más importante que quiero que recibas de este capítulo es esperanza. Puedes cambiar tu cerebro y eso puede cambiar tu vida.

PEQUEÑOS HÁBITOS QUE PUEDEN AYUDARTE A SENTIRTE MEJOR DE INMEDIATO Y QUE CONDUCEN A GRANDES CAMBIOS

10-:20
SEGUNDOS MINUTOS

Cada uno de estos hábitos lleva apenas unos minutos. Están ligados a algo que haces (o piensas o sientes) para que sea más probable que puedan volverse automáticos. Una vez que realices las acciones que deseas, encuentra un modo de hacerte sentir bien al respecto (dibuja una carita feliz, haz un gesto de victoria con el puño u otro gesto espontáneo). Las emociones positivas ayudan al cerebro a recordar.

1. Cuando lea sobre alguien que ha hecho algo terrible, me preguntaré qué pudo haber pasado por su cabeza.
2. Cuando alguien me cree problemas, trataré de no reaccionar exageradamente, porque sé que la otra persona tal vez tenga otros asuntos que yo no conozco.
3. Si he luchado con temas de salud mental y me deprimo, me diré a mí mismo: "Mi cerebro puede estar mejor si hago las cosas correctas para él".

DIEZ LECCIONES PRÁCTICAS DE LOS 150 000 ESCANEOS REALIZADOS: CÓMO TE AYUDAN A SENTIRTE MEJOR DE INMEDIATO Y PARA SIEMPRE

1. Los modelos actuales de diagnóstico psiquiátrico no están actualizados porque no evalúan el cerebro.
2. Los diagnósticos psiquiátricos no son desórdenes simples ni individuales; todos tienen múltiples tipos y cada uno requiere su propio tratamiento.
3. Observar el estigma de disminución cerebral aumenta el cumplimiento del tratamiento y cambia por completo el debate sobre la salud mental.
4. Si lo que estás haciendo no funciona, mira el cerebro.
5. Mirar el cerebro mejora el resultado y la persona se cura más rápido.
6. Mirar el cerebro cambia por completo el debate sobre el bien y el mal.
7. Mirar el cerebro ayuda a prevenir errores.

8. Mirar el cerebro da esperanza.
9. El alzhéimer y otras formas de demencia comienzan años, incluso décadas, antes de que las personas tengan algún síntoma.
10. La lección más importante de los 150 000 escaneos realizados es que puedes cambiar tu cerebro y eso cambiará tu vida.

PARTE 7

EL AMOR

Hacer lo correcto por la salud de tu cerebro es el mayor acto de amor por ti mismo y por los demás. El amor es la motivación que nos empuja a hacer el mayor esfuerzo y poner en marcha los cambios necesarios para estar saludables. Además, el amor es la culminación de todos los pasos que hemos visto hasta ahora. En este capítulo, voy a explorar seis clases diferentes de amor (el amor-necesidad, el amor-dádiva, el amor de la familia, la amistad, el amor erótico y el amor propio o ágape) y cómo cada uno se relaciona con tu capacidad de lograr estar bien y permanecer así. El altruismo, que es una combinación del regalo y del amor y el ágape, ha demostrado aumentar la felicidad significativamente en un corto período de tiempo.

CAPÍTULO 12

EL AMOR ES TU ARMA SECRETA

HACER LO CORRECTO, EN DEFINITIVA, ES UN ACTO
DE AMOR POR TI Y POR EL PRÓJIMO.

Ama a tu prójimo como a ti mismo.

JESÚS, MARCOS 12:31

Enfocarte en obtener y mantener tu cerebro saludable es la elección más amorosa que puedes hacer por ti mismo y por los demás. Yo intento hacer lo correcto para mí no porque debo…, ugh…, sino porque me amo a mí mismo y amo a mi esposa, a mis hijos, nietos, padres y hermanos, y amo la misión de nuestro trabajo en las Clínicas Amen. Para que pueda tener la energía, la claridad mental y la capacidad suficiente al tomar buenas decisiones para ser un excelente esposo, padre, abuelo, médico y líder de nuestro negocio, preciso tener un cerebro y un cuerpo que funcionen a la perfección. Si yo ignorara mi salud, como tantos otros estadounidenses lo hacen, tomaría decisiones más erradas, actuaría de manera menos provechosa e incrementaría el riesgo de ser una carga para mi familia en vez de ser un líder para ellos. Interpreto el ocuparse de una buena salud como el acto de amor más grande.

Uno de mis amigos más cercanos estaba obeso cuando lo alenté a mejorar su estado físico. Me dijo que no le importaba si vivía un largo tiempo, porque sabía que se iría al cielo cuando muriera. Cuando su esposa oyó lo que dijo, se enfureció y le respondió: "Debido a las malas decisiones que tomas con respecto a tu salud, eres más propenso a morir temprano y abandonarme, dejándome sola, atemorizada y desprotegida. Eso no es amor. Eso es egoísmo. Y se siente como si me odiaras". Él entendió el mensaje y mejoró su salud durante el siguiente año, y lo hizo por amor.

Para sentirse mejor de inmediato y para siempre, es crucial desarrollar hábitos y costumbres constantes que ayuden a formar la resiliencia en un período largo de tiempo. De ese modo, cuando vienen las crisis —como vienen para todos— eres considerablemente más apto para manejarlas porque tienes la fuerza mental que necesitas. Sí, estar saludable conlleva algo de trabajo, como cualquier relación amorosa, pero vale la pena.

Cuando realmente entiendes que estar saludable tiene que ver con amar, dejas de argumentar que es difícil, costoso o aburrido, o sobre no querer privarte a ti mismo. Como he visto muchas veces a lo largo de mi carrera con mis pacientes, estar enfermo es difícil, costoso y aburrido, y definitivamente tienes que privarte a ti mismo de lo que más quieres, que es tu salud, energía, felicidad y claridad mental. Pregúntale a cualquiera que haya tenido una enfermedad grave: tu salud es tu recurso más grande y lo que más deseas cuando la pierdes. Amo a mis cuatro hijos, pero francamente, no quiero nunca tener que vivir con ellos. No quiero nunca ser una carga para ellos y no quiero que ellos me digan qué comer o qué vestir, o que me intenten quitar mi licencia de conducir. Si amas tu independencia, debes empezar a cuidar tu cerebro y tu cuerpo.

Cuando eres el modelo de una vida cerebral sana, otros en tu vida, como tu pareja, hijos y compañeros de trabajo tienden a seguirte. Los hijos hacen lo que tú haces, no lo que les dices que hagan. Si ignoras tu salud, comes comida de mala calidad, fumas, bebes alcohol cuando estás estresado o tomas medicamentos para enfermedades crónicas, como diabetes o hipertensión, sin cambiar tu estilo de vida, ellos son propensos a seguir tu ejemplo. Pregúntate a ti mismo: *¿Estoy siendo para ellos un modelo de salud o de enfermedad?* En los Estados Unidos valoramos nuestra libertad. No queremos que nadie nos diga qué hacer o cómo vivir. Yo tampoco quiero eso, pero finalmente, nuestro comportamiento no se trata solo de nosotros, tiene que ver con las generaciones que nos siguen.

Un nuevo campo en la genética llamado epigenética ha resonado en la escena científica en los últimos veinte años. Epigenética significa *sobre o por encima del gen*. Se refiere al descubrimiento reciente de que los hábitos, emociones y entorno pueden encender o apagar ciertos genes, haciendo la enfermedad más o menos propensa a desarrollarse en ti, en tus hijos, nietos y hasta bisnietos. Tus hábitos, emociones y entorno tienen tan gran impacto en tu biología, que alteran los genes que pasan a las generaciones futuras. Son estas "marcas" de la epigenética las que ordenan a tus genes que se enciendan o se apaguen, o que se manifiesten de manera más fuerte o más débil.

La dieta, el estrés, las toxinas, la nutrición prenatal y otros factores del entorno, por medio de la epigenética, pueden alterar la actividad de los genes que le transmites a tus hijos y a los hijos de tus hijos. Si una mamá o un papá tiene una mala alimentación, aún antes de concebir, su hijo tiene un riesgo incrementado de contraer cáncer, enfermedades cardíacas, enfermedades mentales y adicciones[1]. Algunos estudios muestran que los niños que comenzaron a fumar cigarrillos antes de los once años incrementaron el riesgo de obesidad en sus hijos[2]. Una decisión tonta en una edad temprana puede impactar en las generaciones que siguen (y no solo relacionado con la obesidad). Algunos investigadores creen que la epigenética es la llave para entender algunos cánceres, enfermedades cardíacas, diabetes, esquizofrenia, adicciones, autismo y algunos tipos de demencia.

Para dimensionar cuán importante es la epigenética, piénsalo de esta forma: una niña nace con todos los óvulos que tendrá en su vida. Su alimentación, estrés y entorno encienden o apagan algunos de esos genes que hacen a las enfermedades más o menos probables en ella, pero también en sus hijos y sus nietos. Ayudarla a hacer lo correcto no solo tiene que ver con ella, sino con las generaciones que la siguen. Este es un mensaje aleccionador que debe ser atendido ahora, dado que todos nosotros estamos en una lucha por la salud de nuestras mentes y cuerpos.

¿QUÉ COSA AMAS QUE TE FRENA?

A menudo me sorprendo de lo que la gente dice que ama. Oigo que dicen que "aman" el pan, el vino, los refrescos, las papas fritas, las donas o el azúcar y no pueden imaginarse su vida sin ellos. Parecen poner estas sustancias en la misma categoría que sus cónyuges, hijos y miembros de la familia.

En 2010, Rick Warren, autor de *Una vida con propósito* y pastor principal de la Iglesia Saddleback —una de las congregaciones más grandes de los Estados Unidos—, nos contrató a mí y al Dr. Mark Hyman para desarrollar un plan de salud para las iglesias, llamado el "Plan Daniel" (no, no en honor a mí, sino del profeta del Antiguo Testamento, Daniel). El programa fue adoptado por cientos de iglesias con gran éxito. Durante la primera semana, 15 000 personas se inscribieron, y durante el primer año perdieron entre todos casi 250 000 libras (el peso de una nave espacial). Reportaron mejoras en su energía, enfoque, creatividad, sueño y humor, y reducciones en estrés, presión arterial, azúcar en sangre, disfunción sexual (siempre divertido de hablar en la iglesia) y el uso de medicamentos. Como en cualquier plan de cambio, había una cantidad considerable de resistencia por parte del equipo de trabajo de la iglesia cuando comenzamos.

En un momento, una miembro del equipo vino a mi oficina por una consulta. Estábamos tomando el té mientras hablábamos de su salud, cuando ella dijo algo muy extraño: me pidió que dejara mi té sobre la mesa. Pensé que era un pedido extraño, pero amablemente hice lo que pedía.

—No quería que me lo escupieras —me dijo.

—¿Disculpe? —respondí, sintiéndome intrigado—. Nunca le escupí té a nadie.

—Anoche, luego de tu sermón en la iglesia —prosiguió—, le dije a mi esposo que prefería contraer alzhéimer que dejar el azúcar... No quería que me escupieras el té cuando escucharas eso.

Hice una pausa, sonreí y luego le pregunté:

—¿Tú salías con los chicos malos en la escuela secundaria?

—No —contestó.

—Bueno, estás enamorada de algo que te lastima. Estás en una relación dañina con el azúcar. Te golpea y tú vuelves por más porque te encanta. El azúcar incrementa el disparo neuronal errático, favorece la inflamación, cambia tu cerebro para que necesite azúcar para sentirse normal y es adictivo, al igual que una relación dañina. En estudios realizados sobre animales, se descubrió que es más adictivo que la cocaína.

Finalmente, esta miembro del liderazgo de la iglesia se enamoró de sí misma, se separó del azúcar y ayudó a su familia a estar saludable. ¿Qué cosas amas que puedan estar frenándote y evitando que te ames genuinamente a ti mismo?

SEIS TIPOS DE AMOR

Sentirse mejor comienza con amor propio. Haces lo correcto, no por un placer momentáneo —esa es la mentalidad de un niño de cuatro años—, sino porque te ayuda a sentirte bien, aumenta tu energía y te ayuda a mantenerte en el camino hacia tus metas en la vida.

C. S. Lewis, el teólogo británico y novelista que escribió *Las crónicas de Narnia* y *Cartas del diablo a su sobrino*, entre otros tantos libros, también escribió *Los cuatro amores*. Dos tipos de amor que describió son el "amor-necesidad" y el "amor-dádiva"[3]. Un bebé necesita amor de su madre para ser alimentado y la madre da amor para criar y alimentar a su hijo. Hacer lo correcto por la salud de tu cerebro es "amor-necesidad", porque sin él nunca serás tu mejor versión. Pero hacer lo correcto por la salud de tu cerebro también es "amor-dádiva", al estar amando a los demás siendo un modelo de buena salud para ellos.

La lengua griega tiene cuatro palabras para el amor:

- **Storge**: amor afectivo entre miembros familiares, como el amor de una madre por su hijo o de un hijo por su padre.
- **Fileo**: amistad, amor fraternal (*Filadelfia* significa "la ciudad del amor fraternal").
- **Eros**: amor pasional.
- **Agape**: amor altruista, amor-dádiva, la forma máxima de amor.

En el Nuevo Testamento griego, *agapeseis* (la forma verbal *agape*) fue la palabra usada para traducir lo que Jesús dijo cuando exhortó a sus discípulos a amar a su prójimo como a sí mismos. Cuando hacemos esto, imitamos a Dios mismo, porque las Escrituras dicen que Él es amor (1 Juan 4:8). Podemos amar a otros porque "Él nos amó primero" (1 Juan 4:19). Permitir que el amor guíe nuestras decisiones dota de significado a nuestras vidas.

Estar y mantenerse saludable es bueno para ti (amor propio), bueno para tu familia (*storge*), bueno para tus amigos y compañeros de trabajo (*fileo*) y bueno para la sociedad en general (*agape*). Además, cuando realmente entiendes el ponerte saludable, te das cuenta de que también es genial para tus arterias y tu vida sexual (*eros*). La disfunción eréctil es a menudo el resultado de una vida poco saludable, que puede mejorar cuidando el cerebro y el cuerpo. Tomar decisiones basados en todas estas facetas del amor es bueno para los demás y bueno para nosotros.

Ray y Nancy: *mejorar la salud del cerebro como pareja*

Ray jugaba de defensor para los Chargers de San Diego a principios de la década de 1970, y vino a vernos como parte de nuestro estudio de la Liga Nacional de Fútbol Americano en 2010. Parte de la motivación de Ray para participar en el estudio era que a su esposa, Nancy, le habían diagnosticado demencia del lóbulo frontal-temporal y quería que yo la evaluara. Ray no estaba conforme con el médico que la había diagnosticado. Este le había dicho que debería buscar una residencia de cuidados médicos porque al cabo de un año ella no lo reconocería y Ray sería incompetente para cuidarla.

La tomografía del cerebro de Ray mostraba evidencia de trauma cerebral, al igual que casi todos nuestros jugadores retirados, y además tenía sobrepeso. Las neuroimágenes de Nancy eran un desastre. Tenía una severa reducción de la actividad en la parte frontal de su cerebro, coherente con el diagnóstico de la demencia del lóbulo frontal temporal. Sentarse a revisar sus escaneos del cerebro fue muy conmovedor para Ray y Nancy, y para mí también. Gracias a nuestra experiencia clínica sabíamos que podíamos ayudar a Ray. Pero aún no hay un tratamiento efectivo conocido para la demencia del lóbulo frontal temporal.

Le dije a Ray: "No tenemos un tratamiento comprobado para Nancy. Pero si ella fuese mi esposa, y yo amo a mi esposa (de alguna forma esto marca una diferencia en lo que estuviera dispuesto a hacer; estoy siendo brutalmente franco aquí), haría todo lo que esté a mi alcance por ella". Nuestra estrategia en casos como los de Nancy es hacer todo lo posible por tratar de desacelerar o revertir el proceso de demencia. Y si bien no funciona para todos, puede ayudar a algunos. El plan de tratamiento involucraba atacar todos los factores de riesgo discutidos en el capítulo 2 (mira las páginas 62-66). Le hicimos detener su consumo de alcohol, cambiar radicalmente su alimentación, aumentar el ejercicio y nuevos aprendizajes (tomó clases de surf y de canto), tomar multivitamínicos/minerales, aceite de pescado y otros suplementos que estimulan el cerebro, y le dimos oxígeno hiperbárico y neurorretroalimentación (que veremos en el Apéndice A).

Diez semanas después, los vi de nuevo para su primera visita de seguimiento. Ray se había asegurado de que Nancy siguiera su plan al pie de la letra y su primer escaneo de seguimiento mostró mejoras drásticas. Además de las mejoras en su escaneo cerebral, su memoria y función cognitiva también estaban mejor. Ray bromeaba que teníamos que desacelerar porque

NANCY: DEMENCIA DEL LÓBULO FRONTAL TEMPORAL. ANTES Y DESPUÉS

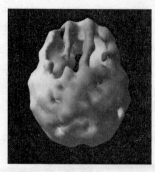 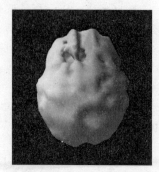

Antes.   Después de 10 semanas.

pronto ella sería más inteligente que él. ¡Además, Ray había perdido treinta libras! Impresionado, le pregunté cómo lo había hecho. Dijo que su motivación era ayudar a su esposa a estar bien. Si él hacía todo lo que yo le había sugerido, ella también lo haría. Sería modelo de una vida de salud cerebral y ambos serían más saludables en conjunto. A veces la motivación viene por el amor. Y Ray amaba a Nancy.

¿Eres un modelo de salud o de enfermedad para aquellos que amas?
Eso importa.

Cuando hacemos lo correcto para nosotros mismos, disponemos
a los que amamos para el éxito.

Cuando no hacemos lo correcto para nosotros mismos, disponemos
a los que amamos al fracaso.

Sí, hacer lo correcto por tu salud va a fastidiar a algunos de los que amas. De hecho, basado en mucha experiencia personal, creo que vas a encontrar que tus amigos y familia pueden intentar sabotearte. Si no están saludables, van a tenerte rencor por ponerte bien. Pero con el tiempo, si mantienes el rumbo, eventualmente querrán lo que tú tienes y tendrás la oportunidad de crear una revolución en tu círculo familiar y de amigos.

Elly: dejando un legado de salud cerebral

Elly vino a vernos desde San Petersburgo, Rusia. Antes de empezar nuestro plan en casa era obesa, tenía ansiedad, depresión, estaba aislada y sufría dolor de espalda crónico. Su madre había tenido demencia, lo que había sido extremadamente difícil para todos en su familia, y a ella le preocupaba desarrollarla también. Luego de leer mi libro *Cambia tu cerebro, cambia tu vida* empezó a incorporar, una a la vez, cada simple estrategia de salud cerebral. Primero, comenzó a tomar suplementos de salud cerebral, que incluían un multivitamínico/mineral, omega 3 y extra vitamina D, porque en su análisis salía baja. Luego de esto, notó que su energía era significativamente mayor. Después empezó a tomar más agua, lo que produjo una diferencia favorable en su enfoque. A medida que comenzó a sentirse mejor inició un plan de ejercicios, comenzó a caminar y tomar clases de baile, lo que mejoró su humor y disminuyó su aislamiento. Luego, se anotó en clases de italiano y aprendió a tocar el piano.

Durante el siguiente año, Elly perdió setenta libras. Nos dijo que se sentía mejor de lo que se sintió en décadas y que no le dolía nada. Seguidamente, le enseñó a sus hijos y nietos cómo cuidar sus cerebros. Al enseñarles acerca de la salud cerebral estaba creando su propio grupo de apoyo (tanto amor-necesidad como amor-dádiva), aumentando las probabilidades de seguir el plan para siempre. Me dijo: "Lo mejor que puedo hacer por mis hijos es mantener mi cerebro sano mientras pueda y no ser una carga para ellos".

Elly es la razón por la cual hacemos lo que hacemos. La conocí cuando vino a nuestra clínica de California para hacerse un escaneo como un autorregalo por su cumpleaños número noventa. A diferencia de los escaneos de la mayoría de los cerebros de noventa años, ¡el de Elly lucía como el de alguien de sesenta! Su cerebro era fuerte y sano. Cuando vio su escaneo lloró de alegría. Dijo que tan solo un año antes las imágenes hubiesen lucido mucho peores. Usando estas estrategias simples, cambió el rumbo del resto de su vida, y las vidas de sus familiares también. Se amaba a sí misma y a los demás, y les dio uno de los mejores regalos que existen. Además, estaba entusiasmada porque no iba a ser una carga para su familia (más amor-dádiva, ágape).

SAL DE TI MISMO PARA SENTIRTE MEJOR DE INMEDIATO

Cuando Jesús nos dijo que amaramos al prójimo como a nosotros mismos, nos estaba dando un buen consejo de salud. Las investigaciones sugieren que cuando te sientes triste, ansioso o enojado, lo mejor es salir de ti mismo para cambiar tu estado de ánimo. En un nuevo estudio, las personas que escribieron sobre la gratitud activaron una parte de su cerebro relacionada con la felicidad y el altruismo[4]. Si quieres sentirte mejor de inmediato, ve a apoyar a alguien que necesita ayuda. De acuerdo con la historia del *New York Times*, en la década de 1970, la ex primera dama Bárbara Bush se deprimió tanto que estrelló el vehículo a propósito contra un árbol o un auto que venía. La señora Bush no buscó ayuda psiquiátrica o medicación para su depresión, por la cual culpó a los cambios hormonales de la menopausia y al estrés del trabajo de su esposo como director de la CIA. En cambio, dijo haber tratado su depresión sumergiéndose en trabajo voluntario y saliendo de sí misma para ayudar a otros.[5]

Ser amoroso con desconocidos (*agape*) —o incluso con gente que conoces (*storge* o *fileo*)— tiene el beneficio agregado de hacerte sentir más feliz, de acuerdo con dos estudios. En uno de ellos, 86 participantes fueron cuestionados acerca de su satisfacción con sus propias vidas y luego fueron divididos en tres grupos. Al primer grupo se le pidió hacer un acto de generosidad diario por diez días, al segundo se le pidió hacer algo nuevo cada día por diez días y al tercero no se le dio ninguna instrucción. Cuando pasaron los diez días se les volvió a preguntar a los participantes sobre su satisfacción con sus vidas. Los niveles de felicidad aumentaron significativamente y casi por igual entre los participantes de los grupos que habían desempeñado tareas de amabilidad o actividades nuevas, mientras que los niveles no cambiaron en absoluto en el grupo que no realizó nada[6]. Hacer algo por otros durante diez días, especialmente si realizas buenas obras, es una forma eficaz de sentirte mejor, sugiere el estudio.

En otro, los participantes fueron divididos en dos grupos y se les pidió recordar la última vez que gastaron $20 o $100 dólares en sí mismos o bien la última vez que gastaron la misma cantidad en alguien más. Después de completar una escala midiendo sus niveles de felicidad, a todos los participantes se les entregó una pequeña suma de dinero y se les dio la opción de gastarlo en ellos mismos o en otra persona. Los investigadores hallaron que los participantes eran más felices cuando se les pedía que recordaran un momento en el que habían comprado algo para otra persona, sin importar el precio del regalo. Más aún, cuanto más felices se sentían de haber sido generosos en el pasado, mayores posibilidades tenían de gastar el dinero en otra persona[7]. Para sentirse mejor de inmediato, es mejor dar que recibir.

Vuélvete hacia otros

Si quieres vivir una larga vida, enfócate en hacer contribuciones.
HANS SELYE

Varios estudios demuestran que la gente más feliz mira hacia afuera, se enfoca más en la gente a la que ayuda que en sí misma. Aunque la oración atribuida a San Francisco de Asís probablemente nunca fue escrita por él, nos proporciona una guía basada en el estudio de la felicidad. Cuando te sientas estresado, considera repetir esa o cualquier otra oración o meditación similar, como la meditación de bondad amorosa (mira el capítulo 1, páginas 48-49).

ORACIÓN POR LA PAZ, DE SAN FRANCISCO DE ASÍS
Señor, haz de mí un instrumento de tu paz:
donde haya odio, ponga yo amor;

donde haya ofensa, ponga yo perdón;
donde haya duda, ponga yo la fe;
donde haya desesperación, ponga yo esperanza;
donde haya tinieblas, ponga yo luz;
donde haya tristeza, ponga yo alegría.

Oh Maestro, que no busque yo tanto
ser consolado como consolar,
ser comprendido como comprender,
ser amado como amar.
Porque dando se recibe,
perdonando se es perdonado,
y muriendo se resucita a la vida eterna.
Amén.

Al concluir este libro, que puedas encontrar coraje para amarte a ti mismo y a los demás tanto como para hacer cambios en tu vida, una estrategia a la vez. Tu camino hacia la salud del cerebro te ayudará a sentirte mejor de inmediato y dejará un legado para los que te rodean.

LAS SIETE PREGUNTAS SIÉNTETE MEJOR DE INMEDIATO CEREBRO-XL

Cerebro. La decisión que estoy por tomar, ¿es buena o mala para mi cerebro?

Mente Racional. ¿Estoy permitiendo que pensamientos falsos y negativos afecten mi cerebro y tengan impacto en mi felicidad?

Vínculos. Mi comportamiento de hoy, ¿mejora o perjudica mis relaciones?

Inspiración. Este sentimiento o acción, ¿tienen valor en la eternidad?

Nutrición. En su mayoría, ¿ingiero y me gustan alimentos que no me hacen daño?

Factor X. Si mirara a mi cerebro, ¿sería saludable o no? Si la respuesta es no, ¿qué haré al respecto?

Amor. ¿Me amo realmente como para poder amar a otras personas?

PEQUEÑOS HÁBITOS QUE PUEDEN AYUDARTE A SENTIRTE MEJOR DE INMEDIATO Y QUE CONDUCEN A GRANDES CAMBIOS

:03-30
MINUTOS
Cada uno de estos hábitos lleva apenas unos minutos. Están ligados a algo que haces (o piensas o sientes) para que sea más probable que puedan volverse automáticos. Una vez que realices las acciones que deseas, encuentra un modo de hacerte sentir bien al respecto (dibuja una carita feliz, haz un gesto de victoria con el puño u otro gesto espontáneo). Las emociones positivas ayudan al cerebro a recordar.

1. Cuando esté por comer algo, me preguntaré si estoy obteniendo los nutrientes que necesito para contribuir a mi salud, en vez de perjudicarla (amor-necesidad).
2. Cuando lleve comida al trabajo, a la escuela o a un evento, me preguntaré si contribuye con la salud de los que la coman o si la perjudica (amor-dádiva).
3. Cuando me bañe en la mañana, me preguntaré si estoy haciendo lo posible para ser un modelo a seguir de salud para mi familia (amor *storge*).
4. Cuando esté rodeado por mis amigos, me preguntaré si estoy siendo un modelo de conducta que ayuda a su salud o la empeora (amor *fileo*).
5. Cuando tome la mano de mi cónyuge, la sujetaré suavemente y recordaré que, si nuestros hábitos son saludables, nuestra vida amorosa será mejor y durará más a lo largo de nuestras vidas (amor *eros*).
6. Cuando mire las noticias, me mantendré en búsqueda de nuevas maneras de contribuir con la salud de mi comunidad (amor *agape*).

SIETE INTERVENCIONES SIÉNTETE MEJOR DE INMEDIATO CEREBRO-XL

Cerebro. Conoce los factores de riesgo de una Mente Brillante y ataca los que se aplican a ti.

Mente Racional. Deja de creerle a cada pensamiento estúpido que tienes.

Vínculos. Haz algo bueno hoy por alguien que amas.

Inspiración. Vive en el eje de tu propósito hoy haciendo algo que valga la pena.

Nutrición. Comienza a tomar multivitamínicos/minerales y ácidos grasos omega 3. Conoce y optimiza tus niveles de vitamina D. Proponte comer ocho porciones de frutas y vegetales al día.

Factor X. Si todavía estás luchando, mira a tu cerebro.

Amor. Sé el modelo de una vida cerebral saludable por ti mismo y por los demás.

APÉNDICE A

___

Este apéndice responderá inquietudes comunes a la hora de buscar ayuda para problemas de enfermedades mentales inmunes:

- ¿Cuándo es momento de buscar ayuda profesional?
- ¿Qué debo hacer cuando un ser querido se niega a recibir ayuda?
- ¿Cómo encuentro un profesional competente?
- ¿Hay tratamientos nuevos e innovadores que puedan ayudarme?

¿CUÁNDO ES MOMENTO DE BUSCAR AYUDA PROFESIONAL?

Esto es bastante fácil de determinar. Personalmente recomiendo que se busque ayuda profesional cuando las actitudes, comportamientos, sentimientos o pensamientos interfieren con la capacidad de tener éxito en la vida —ya sea en las relaciones, en el trabajo o con uno mismo— y cuando las técnicas de autoayuda, como las que aparecen en este libro, no han ayudado a aliviar completamente el problema.

¿QUÉ DEBO HACER CUANDO UN SER QUERIDO SE NIEGA A RECIBIR AYUDA?

Desafortunadamente, el estigma asociado a las "enfermedades psiquiátricas" impide que muchas personas busquen ayuda, no quieren ser vistos como locos, estúpidos o defectuosos, y a menudo no buscan ayuda hasta que ellos, o un ser querido, ya no pueden tolerar el dolor.

Aquí encontrarás algunas sugerencias para aquellos que ignoran el beneficio de la ayuda o no están dispuestos a recibir la asistencia que necesitan:

1. *Intenta primero el enfoque directo* (pero con un nuevo giro). Dile a la persona de forma clara los comportamientos que te preocupan y que los problemas pueden deberse a patrones cerebrales subyacentes que pueden ajustarse. Explícale que hay ayuda disponible, no para curar un defecto, pero sí para optimizar el funcionamiento del cerebro. También dile que sabes que está haciendo su mejor esfuerzo, pero los comportamientos, pensamientos o sentimientos improductivos hacen que no pueda tener éxito. Haz hincapié en acceder a la ayuda, y no en el defecto de la persona.

2. *Bríndale información a tu ser querido.* Los libros, videos y artículos sobre los temas que te preocupan pueden ser de gran ayuda. Muchas personas vienen a verme porque leyeron un libro o un artículo que escribí, o porque me vieron en un video. La buena información puede ser muy convincente, especialmente si es presentada de forma positiva y para hacer la vida mejor.

3. *Siembra semillas.* Cuando alguien se resiste a recibir ayuda, incluso después de haber sido directo y haberle dado una buena información, debes plantar semillas (ideas) de necesidad de ayuda y regarlas regularmente. Deja caer una idea, un artículo u otra información acerca del tema de vez en cuando. Sé cuidadoso para no caer por la borda: si hablas demasiado sobre obtener ayuda, las personas se resentirán y no te harán caso, solo para fastidiarte.

4. *Protege tu relación con la otra persona.* La gente escucha más a los de su círculo de confianza que a quienes los fastidian o menosprecian. Personalmente, no permito que nadie me diga algo malo de mí mismo a menos que confíe en él. Trabaja para ganarte su confianza a medida que pasa el tiempo y esto hará que él o ella estén más receptivos a tus sugerencias. No hables únicamente sobre obtener ayuda, asegúrate de interesarte también en toda su vida, y no solo en las citas médicas posibles.

5. *Dale nueva esperanza.* Muchos individuos con problemas de salud mental han intentado obtener ayuda y no les dio resultado o empeoró la situación. Infórmale sobre las nuevas tecnologías cerebrales que ayudan a los profesionales a estar más enfocados y ser más efectivos en sus tratamientos.

6. *Llega un momento en el que debes decir "basta".* Si a medida que pasa el tiempo el otro se rehúsa a obtener ayuda o su comportamiento tiene un impacto negativo en tu vida, tendrás que distanciarte.

Continuar en una relación tóxica es dañino para tu salud y, a menudo, hace que la otra persona siga enferma. He visto que la amenaza o el acto de alejarse puede motivar a que el otro cambie en casos de alcoholismo, drogadicción o una condición oculta como el trastorno por déficit de atención e hiperactividad (TDAH) o el trastorno bipolar. La amenaza de irse no sería la primera táctica que yo usaría, pero después de un tiempo puede ser la mejor estrategia.

7. *Reconoce que no puedes forzar a nadie a realizar un tratamiento* a menos que se vuelvan peligrosos para ellos mismos, para otros o no puedan responder por sí mismos. Solamente puedes hacer lo que esté a tu alcance; afortunadamente hoy se puede hacer mucho más que hace diez años.

¿CÓMO ENCUENTRO UN PROFESIONAL COMPETENTE?

En las Clínicas Amen cada semana recibimos muchos correos electrónicos, mensajes en redes sociales y llamadas de personas de todo el mundo que buscan buenos profesionales en la región donde viven con una mentalidad similar a la nuestra y que utilicen los principios señalados en este libro. Como algunos de estos principios son muy novedosos en neurociencias, dichos profesionales pueden ser difíciles de encontrar. Aun así, hallar a la persona correcta para que evalúe y realice un tratamiento es fundamental para el proceso de recuperación, ya que elegir al profesional equivocado puede terminar empeorando las cosas. Aquí menciono algunos pasos a dar a la hora de conseguir ayuda profesional:

1. *Consigue a la mejor persona que puedas.* A la larga, tratar de ahorrar dinero puede costar mucho. La ayuda correcta no solo es rentable, sino que ahorra daños y sufrimientos innecesarios. No confíes en un médico o un terapeuta únicamente porque está en tu plan de seguro médico. Esa persona puede no ser lo que tú necesitas y no deberías quedarte con alguien que no te favorece. Si el profesional está en tu seguro médico, perfecto, pero evita que ese sea el único motivo por el cual lo eliges.

2. *Acude a un especialista.* La neurociencia se está expandiendo a un ritmo acelerado. Los especialistas se mantienen actualizados con los últimos desarrollos del campo, mientras que los terapeutas familiares deben intentar actualizarse con todo. Por ejemplo, si yo tuviese

arritmia cardíaca iría a ver a un cardiólogo, y no a un médico clínico, ya que querría ser atendido por alguien que haya trabajado en muchos de esos casos.

3. *Busca referencia de personas que tengan gran conocimiento sobre tu tipo de problema.* Con frecuencia los terapeutas generales, sin malas intenciones, dan información errónea. He conocido a muchos médicos y profesores que menosprecian las dietas, los suplementos y los cambios en el estilo de vida. Puede ser muy útil localizar un médico funcional o integral que tenga preparación especializada y probablemente, si es necesario, este te remita a otro médico.

4. *Cuando tengas los nombres de los profesionales, revisa sus credenciales.* Las juntas médicas estatales tienen un registro de cualquier problema legal o ético de los profesionales.

5. *Pide una entrevista con el profesional para ver si te gustaría o no trabajar con él.* Generalmente debes pagar una consulta, pero es tiempo bien aprovechado para saber en quién confiarás para que te ayude. Si no te sientes cómodo, sigue buscando.

6. *Lee algo sobre ese profesional o escucha alguna de sus charlas.* Muchos profesionales escriben artículos, libros o exponen en encuentros o grupos locales. Al leer sus textos o escucharlos hablar, tal vez puedas conocer qué clase de personas son y si son capaces de ayudarte.

7. *Busca una persona que te respete, que escuche tus preguntas y responda a tus necesidades.* Busca una relación que sea confiable y colaborativa.

Sé que es difícil encontrar un profesional que cumpla con todos estos criterios y que, además, tenga el entrenamiento adecuado en fisiología cerebral, pero no es imposible. Sé persistente, es muy importante para la recuperación contar con alguien que te ayude correctamente.

¿HAY TRATAMIENTOS NUEVOS E INNOVADORES QUE PUEDAN AYUDARME?

La neurociencia evoluciona rápidamente y se presentan nuevos tratamientos constantemente. En las Clínicas Amen a menudo recomendamos estos seis tratamientos innovadores para ayudar a nuestros pacientes:

- Terapia de oxígeno hiperbárico (TOHB)
- Estimulación magnética transcraneal (EMT)

- Infusión de ketamina
- Neurorretroalimentación
- Arraste audiovisual (AVE)
- Lentes de Irlen

Terapia de oxígeno hiperbárico (TOHB): cómo el "aire" puede estimular la recuperación

No es posible curarse sin niveles de oxígeno saludables. La TOHB utiliza una alta dosis de oxígeno para acelerar el proceso de recuperación y reducir la inflamación. Dentro de una cámara de OHB, donde el paciente se sienta o se recuesta para el tratamiento, la presión del aire es de 1.3 a 2 veces mayor a la normal. El aumento de la presión del aire ayuda a los pulmones a reunir más oxígeno que ingresa en los vasos sanguíneos y los tejidos, en los cuales puede aumentar la producción de factores de crecimiento y de células madre y esto conlleva a la mejoría.

En general, los únicos que llevan el oxígeno por todo el cuerpo son los glóbulos rojos, pero con la TOHB, este se disuelve en otros fluidos corporales, como el plasma, el líquido cerebroespinal y la linfa, y puede llegar a regiones en las que la circulación es baja o dificultosa. En problemas vasculares, accidentes cerebrovasculares (ACV) y heridas abiertas, por ejemplo, la cantidad de oxígeno normal puede no llegar a las áreas dañadas y la habilidad curativa natural del cuerpo no es efectiva. Cuando el oxígeno extra alcanza esas áreas, se acelera el proceso de curación. Los investigadores han descubierto que aumentar el oxígeno fortalece la capacidad de los glóbulos blancos para eliminar bacterias, reduce la inflamación y permite que los nuevos vasos sanguíneos crezcan en los tejidos dañados. Es un tratamiento simple, no invasivo e indoloro, con efectos secundarios mínimos.

La investigación también sugiere que es beneficioso para:

- Traumatismos craneales[9]
- ACV[10]
- Fibromialgia[11]
- Enfermedad de Lyme (como un tratamiento adicional)[12]
- Quemaduras[13]
- Úlceras y complicaciones en diabéticos[14]
- Cicatrización de heridas[15]
- Esclerosis múltiple[16]
- Síndrome de colon irritable[17]

- Recuperación posquirúrgica y radioterapia[18]
- Autismo[19]
- Parálisis cerebral[20]

En 2011, Paul Harch, doctor en medicina, otros colegas y yo publicamos un estudio que realizamos en dieciséis soldados que habían sufrido una lesión por onda expansiva. Realizamos imágenes cerebrales SPECT y exámenes neuropsicológicos al grupo antes y después de cuarenta sesiones de TOHB. Luego del tratamiento, nuestros pacientes exhibieron significativas mejoras en sus síntomas; escala total de CI (un término para la capacidad cognitiva completa; mayor a 14.8 puntos); logros en los retrasos y trabajos de la memoria; correcciones en los exámenes de impulsividad, ánimo y ansiedad; y mejoras en la calidad de vida. Además, las nuevas imágenes en general mostraron notables mejorías en el flujo sanguíneo.

Estimulación magnética transcraneal (EMT): una forma alternativa de mejorar el estado de ánimo

La EMT, una forma de "estimulación cerebral", se emplea en el tratamiento de ciertos trastornos psiquiátricos y neurológicos que no presentan mejoras con los métodos tradicionales. La EMT utiliza un pulso magnético breve, no invasivo y bien centrado para estimular la actividad en las áreas del cerebro que afectan el estado de ánimo (sin los efectos secundarios que causan las medicaciones). La EMT ha sido aprobada por la Administración de Alimentos y Medicamentos [FDA, por sus siglas en inglés] para el tratamiento de la depresión resistente, pero hay nueva evidencia de que puede mejorar la memoria y posiblemente también un amplio número de problemas relacionados con el cerebro como:

- Depresión[21]
- Ansiedad[22]
- Adicción[23]
- Tabaquismo[24]
- Trastorno por estrés postraumático (TEPT)[25]
- Trastorno obsesivo-compulsivo (TOC)[26]
- Problemas cognitivos, memoria y demencia[27]
- Acúfenos (tinnitus, pitidos en los oídos)[28]
- Derrame cerebral[29]

La estimulación eléctrica se ha usado durante siglos para curar, comenzando hace más de 2000 años, cuando los egipcios descubrieron que un pez producía impulsos eléctricos que podían utilizarse para tratar el dolor y la gota. Los griegos y los romanos también utilizaron este tratamiento. Siglos después, en 1745, Altus Kratzstein, un médico alemán, escribió el primer libro sobre terapia eléctrica, que se convirtió en el fundamento para la obra *Frankestein*, de Mary Shelley. Hacia finales del siglo XVIII, el médico y físico italiano Luigi Galvani descubrió que sí pasaba una corriente eléctrica a través de la columna de un sapo, los músculos del anfibio se contraían. Llegó a la conclusión de que los nervios no eran tuberías, como Descartes pensaba, sino conductos eléctricos que llevaban información dentro del sistema nervioso. Menos de cincuenta años después, Michael Faraday descubrió los principios fundamentales de la inducción electromagnética, mientras intentaba estimular los nervios y el cerebro. Sus intentos fueron desafortunados, pero sus avances llevaron a la primera estimulación magnética transcraneal exitosa en 1985. En 1997 se aprobó la EMT en Canadá y en 2008 la FDA la autorizó como tratamiento para la depresión.

En un estudio realizado en 2005, investigadores de la Universidad de San Pablo, en Brasil, estudiaron los efectos de la EMT en la memoria de treinta y cuatro hombres y mujeres de la tercera edad con deterioro cognitivo leve. El científico dividió a los participantes en dos grupos; un grupo recibió diez sesiones de EMT activo para estimular el lóbulo frontal izquierdo del cerebro y el otro recibió un tratamiento falso. Las pruebas cognitivas antes y después de la EMT mostraron que el equipo que recibió el tratamiento mejoró significativamente en los exámenes de memoria cotidianos cuando se los comparaba con el equipo del tratamiento falso. Con estos descubrimientos, los investigadores sugirieron que la EMT puede ser efectiva como tratamiento para el deterioro cognitivo leve y "probablemente una herramienta para retrasar ese deterioro"[30].

La EMT es un tratamiento específico y, a diferencia de las medicaciones, no tiene efectos secundarios sistémicos (porque no interviene en el flujo sanguíneo). Generalmente es bien tolerado; los efectos secundarios son de leves a moderados e incluyen dolor de cabeza, molestia en el cuero cabelludo de la zona de estimulación, cosquilleo, espasmos o tics en los músculos del rostro y aturdimiento. Esto mejora pronto luego de una sesión y disminuye con el tiempo con sesiones adicionales. Los efectos secundarios graves son escasos, pero pueden incluir convulsiones y manía, particularmente en personas con trastorno bipolar. Las sesiones del tratamiento duran alrededor de cuarenta minutos, y puedes retomar la actividad normal inmediatamente después. Al cabo de un tratamiento completo, que dura entre dieciséis y treinta sesiones, un alto porcentaje de pacientes presenta una reducción importante de los síntomas y experimenta mejoras en su calidad de vida.

Infusión de ketamina: una solución para la depresión y el dolor

Cuando nada parece funcionar, hay que considerar la infusión de ketamina.

Georgia, de 60 años, estuvo durante años bajo tratamiento psiquiátrico. Sufría de ansiedad y depresión, había intentado diferentes tratamientos, como medicaciones, terapeutas, EMT y suplementos nutricionales. Cuando su depresión empeoró, vino a verme. Tenía pensamientos suicidas graves y decidimos intentar con las infusiones de ketamina.

Debido a los efectos alucinógenos, la ketamina tiene la reputación de una droga ilícita y popular para fiestas, se la llama "Special K". Esta droga atenúa el dolor y sus usuarios a menudo se sienten desconectados o separados de sus propios cuerpos. Se desarrolló en la década de 1960 como un anestésico y se les suministraba a los soldados durante la guerra de Vietnam. La ketamina también se utilizó en salas de emergencias para dominar los pensamientos suicidas, convirtiéndola en una salvadora de vidas en potencia, además de ser usada como tranquilizante para animales.

En el año 2000 se comenzó a estudiar la ketamina como un tratamiento para la depresión y se descubrió que mejora el estado de ánimo mucho más rápido que los antidepresivos tradicionales, y a veces funciona donde otras drogas han fallado. Más de cien estudios mostraron que la ketamina tiene los efectos de un antidepresivo[31]. A diferencia de los antidepresivos, que trabajan acentuando los neurotransmisores como la serotonina y la dopamina, se cree que la ketamina cambia la forma de comunicación entre las neuronas (como cuando se reinicia una computadora o se arregla el hardware). Esta droga bloquea un tipo de receptor cerebral que causa la depresión y el dolor, conocido como NMDA. Ahora, en gran cantidad de clínicas, se ayuda a las personas con depresión o dolor, que no han tenido mejoras con los tratamientos clásicos, con series de cuatro a seis infusiones.

A Georgia no le agradó cómo se sintió después de la primera sesión. Aunque la ketamina la hizo sentir rara, la alenté a continuar con la serie de seis infusiones, ya que ninguna otra cosa estaba dando resultado. Después de la segunda sesión hubo un gran cambio, me llamó y me dijo que estaba feliz por primera vez en décadas. Se sentía con energía, lúcida y con deseo sexual. La depresión disminuyó, pero ella continuó con las seis sesiones e infusiones mensuales de refuerzo. Dos años más tarde sigue mucho mejor.

La ketamina no funciona para todos y la ciencia todavía la está investigando, pero si te sientes atascado y nada funciona para la depresión profunda o los síndromes de dolor, vale la pena considerarla. Para aprender más acerca de los tratamientos con ketamina, visita la Red de Defensa de la Ketamina en www.ketamineadvocacynetwork.org, en inglés.

Neurorretroalimentación: cambia tus ondas cerebrales para estar más saludable

La neurorretroalimentación es una forma especializada de biorretroalimentación, que proporciona información acerca de las ondas cerebrales usando instrumentos sofisticados para medir y cambiar los patrones de las ondas cerebrales. Más de mil estudios científicos demuestran que la neurorretroalimentación puede ayudar a una amplia variedad de trastornos de salud mental relacionada con el cerebro, como por ejemplo:

- La memoria en gente saludable[32]
- La memoria postderrame cerebral[33]
- TDAH[34]
- Trastorno obsesivo-compulsivo[35]
- Depresión[36]
- Traumatismo craneoencefálico[37]
- Adicción[38]
- Epilepsia[39]
- Dolor[40]
- Equilibrio en pacientes con Parkinson[41]

También puede ayudar a:

- Mejorar el golpe en el golf[42]
- Aumentar la creatividad en la actuación[43] y los negocios[44]

Tu cerebro produce una cantidad de patrones de ondas cerebrales:

- *Ondas delta* (1-4 ciclos por segundo): ondas cerebrales muy lentas, mayormente vistas durante el sueño; son altas en el traumatismo craneoencefálico y en estados de memoria pobres.

- *Ondas theta* (5-7 ciclos por segundo): ondas cerebrales lentas, vistas en momentos de creatividad, de imaginación y de sonambulismo; son más altas en el TDAH, impulsividad, poca memoria y estados de confusión.
- *Ondas alfa* (8-12 ciclos por segundos): ondas cerebrales vistas durante los estados de relajación.
- *Ondas beta* (13-20 ciclos por segundo): ondas cerebrales rápidas vistas durante la concentración, el pensamiento o estados analíticos; son más altas en estados de ansiedad.
- *Ondas beta alta* (21-40 ciclos por segundo): ondas cerebrales rápidas vistas durante concentraciones intensas o ansiedad.
- *Ondas gamma* (más de 40 ciclos por segundo): ondas cerebrales muy rápidas, a menudo vistas durante estados creativos o de meditación.

La técnica básica de neurorretroalimentación utiliza refuerzos de comportamiento para ayudar a las personas a cambiar su estado de ondas cerebrales. Cuanto más puedan concentrarse y producir ondas beta, por ejemplo, más recompensas podrán reunir. Con el equipo de neurorretroalimentación de las Clínicas Amen, un niño o un adulto se sienta frente a un monitor con un juego de biorretroalimentación. Si el sujeto aumenta su actividad beta o disminuye la actividad theta, el juego continúa, pero se detiene cuando el jugador no puede mantener el estado deseado de las ondas. La gente se divierte con esta actividad y nosotros moldeamos gradualmente su patrón de ondas hacia uno más óptimo. Esta técnica de tratamiento no es una cura automática. Se debe realizar esta forma de biorretroalimentación de veinte a sesenta sesiones para poder recrearla por uno mismo, pero el resultado vale la pena.

Arrastre audiovisual (AVE): mejora tu cerebro con sonidos y luces

Imagínate sentado en una habitación en casa con antifaz y auriculares puestos. Luces estroboscópicas titilando a través del antifaz y pulsaciones saliendo de los auriculares, ambos diseñados para estimular tu mente. Nuestra mente "piensa" en estados de frecuencia de ondas y los cambios en las frecuencias se basan en la actividad cerebral. Cuando estimulamos el cerebro audiovisualmente con luces y pulsaciones sonoras, comienza a imitar o a seguir las mismas frecuencias. Esto se conoce como "arrastre". El arrastre audiovisual, en un sentido, habla a la mente en su propio lenguaje —el de la frecuencia rítmica—, utilizando una máquina especial que produce luz y sonido. La ciencia del arrastre de las ondas cerebrales, que significa que tu cerebro recoge el estímulo del ambiente, es una de las tecnologías que más rápido está avanzando.

Un análisis de veinte estudios clínicos concluye que el AVE ayudó a personas que sufrían de trastornos funcionales cognitivos, estrés, ansiedad, síndrome premenstrual y problemas de conducta[45]. También se descubrió que mejora la actividad cerebra[46] en general y ayuda a:

- Aumentar el flujo sanguíneo del cerebro[47]
- El sueño[48]
- Dolor[49]
- Alivio del estrés[50]
- Migrañas[51]
- Depresión[52]

El AVE puede ayudar a mejorar la salud en muchos niveles. En algunos estudios, se pudo apreciar en estudiantes un aumento en el promedio general, la concentración y la memoria; los ancianos se beneficiaron con mejoras en la memoria, la cognición y el equilibrio, disminuyendo las caídas[53]; y los adultos mostraron mejoras académicas, empresariales y deportivas. Algunos estudios publicados muestran la eficacia de este tratamiento para el TDAH, epilepsia, abuso de sustancias, síndrome de Asperger, traumatismos craneoencefálicos, trastorno por estrés postraumático y depresión.

La idea de utilizar ritmos y frecuencias para facilitar alteraciones en nuestro cerebro no es nada nuevo. Desde la música hasta la luz solar, el sonido y la luz han jugado un rol principal en la formación de la conciencia humana. Cuando escuchamos música, hay canciones que nos pueden poner contentos, tristes o enojados. Los ritmos rápidos tienden a acelerar nuestras ondas cerebrales, mientras que los lentos tienden a hacer lo contrario. Mediante el asombroso uso del AVE podemos estimular al cerebro con pulsaciones rítmicas de luz y sonidos con frecuencias específicas para guiarlo intencionalmente a diferentes patrones de ondas. Me gusta el AVE porque es fácil de utilizar y muy rentable, además se puede utilizar en la comodidad de tu propia casa, en el momento que se prefiera. Si buscas una forma comprobada clínicamente y sin fármacos para mejorar la vida, puedes saber más acerca de cómo ayuda este tratamiento en www.minalive.com, en inglés.

Lentes de Irlen: lentes para tranquilizar el cerebro

Cuando oí por primera vez del síndrome de Irlen (o síndrome de sensibilidad escotópica), pensé que no tenía sentido, principalmente porque no había escuchado de él durante mi tiempo de preparación en la facultad y a veces soy bastante cerrado. Pero cuando un amigo que sufría fuertes dolores de cabeza debilitantes me contó que sus dolores habían desaparecido luego de recibir un tratamiento para el síndrome de Irlen, decidí averiguar más sobre el tema.

La Dra. Helen Irlen es una psicóloga escolar. A principios de la década de 1980 trabajaba con una beca federal de investigación con adultos de educación universitaria que tenían dificultades en el aprendizaje y la lectura. En ese tiempo, descubrió que unos lentes de colores y con filtro podían reducir el estrés del cerebro y mejorar su funcionamiento.

El síndrome de Irlen es un problema visual en el que ciertos colores del espectro de luz tienden a irritar al cerebro. Puede ser hereditario o también es común luego de un traumatismo craneoencefálico. Todos aquellos que poseen síntomas de ansiedad, irritabilidad, depresión o pérdida de la concentración deberían protegerse del síndrome de Irlen. Los síntomas más comunes son:

- Sensibilidad a la luz; molestia ante el brillo, la luz solar, focos o farolas
- Estrés o fatiga con el uso de la computadora
- Fatiga, dolores de cabeza, cambios de ánimo, cansancio, ansiedad o una incapacidad de mantener la concentración en una habitación con luz brillante o fluorescente
- Problemas para leer sobre papel blanco o brillante
- Letras o palabras desplazadas, temblorosas, movidas, borrosas, corridas, desaparecidas, o que se vuelven difíciles de percibir durante la lectura
- Dificultades al leer música
- Tensión, cansancio o sueño al leer, o incluso dolores de cabeza al momento de calcular distancias y otras dificultades como escaleras mecánicas, escalones, deportes con pelota, conducir o coordinar
- Migrañas fuertes

Heather, de 42 años, había sobrevivido a diez accidentes automovilísticos cuando vino a vernos con síntomas de TDAH, ansiedad y depresión. Durante su relato, le comentó a uno de nuestros médicos que tenía problemas para leer y las luces fluorescentes le daban jaqueca, por eso, sospechando que tenía el síndrome de Irlen, la envió a hacerse un análisis.

Cuando Heather estaba en el centro de análisis, recibí una llamada de una de mis hermanas. Estaban analizando a mi sobrino por el síndrome de Irlen en ese mismo momento. Algunas semanas antes habíamos estado juntos en Las Vegas por mi cumpleaños, estábamos yendo a una galería en el segundo piso y, a mitad de la escalera mecánica, me di cuenta de que mi sobrino no estaba a mi lado, aún estaba al pie de la escalera, con inconvenientes para subir. Tenía problemas con la percepción de la profundidad (común en el síndrome de Irlen) y, en lugar de simplemente subir a la escalera con un paso como todos, se paró inquieto hasta que, por fin, muy cuidadosamente, subió. También estaba teniendo problemas en la escuela y se veía ansioso e irritable. Necesitaba que lo evaluaran.

Cuando mi hermana volvió a llamarme yo estaba con una paciente, por eso no respondí, pero cuando me llamó por tercera vez pensé que mi mamá había muerto y respondí: "¿Qué pasó?".

Ella me dijo: "Danny, no vas a creer lo que acaba de suceder con una de tus pacientes. Heather, de tu clínica, está aquí y cuando se colocó los lentes Irlen, la perilla sobresalió de la puerta, los estantes asomaron de la pared, un hombre obeso se acercó y ella lo llamó 'panzón'. Fue como si viera en 3D por primera vez".

Dos semanas después, cuando vimos a Heather, estaba radiante. Con los lentes Irlen su concentración era mejor, su ansiedad disminuyó y estaba de buen humor. En su escaneo cerebral anterior se la notaba muy hiperactiva, pero los lentes tranquilizaron su cerebro de forma significativa.

SPECT DEL CEREBRO
"ACTIVO" DE HEATHER

SPECT USANDO LOS LENTES IRLEN

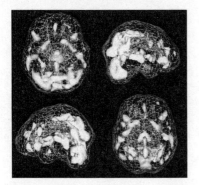

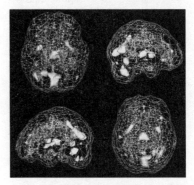

Hiperactividad en muchas áreas del cerebro.

Efecto de tranquilidad en general.

Todos estábamos muy contentos por el progreso de Heather hasta que, unas semanas después, su médico nos contó que estaba luchando con la depresión.

"¿Qué sucedió?", le pregunté.

Me respondió: "Como dice Paul Harvey, aquí está el resto de la historia. Cuando Heather era niña, era una guitarrista prodigio. Aparentemente era asombrosa y hacía presentaciones por toda la zona donde vivía, pero nunca pudo aprender a leer música porque las notas se movían por toda la hoja. A los doce años tomó la guitarra y la destrozó, y nunca más volvió a tocar. Ahora, treinta años después, descubrió que tenía el síndrome de Irlen y se lamenta por lo que podría haber sido".

Heather no necesitaba Prozac para lidiar con su depresión, necesitaba una terapia para el dolor como la que le dimos. En unas pocas semanas volvió a sentirse muy bien y se compró una guitarra nueva. Si quieres aprender más acerca del síndrome de Irlen visita www.irlen.com, en inglés.

APÉNDICE B

¿DÓNDE NECESITAS AYUDA PARA SENTIRTE MEJOR RÁPIDO? ¿EN DÓNDE NECESITAS AYUDA PARA SENTIRTE BIEN DE INMEDIATO? UN RÁPIDO EXAMEN DE SALUD MENTAL

Del sufrimiento han emergido las almas más fuertes. Los caracteres más fuertes se forjan a base de cicatrices.

KHALIL GIBRAN

Hay razones típicas por las que la gente lucha con la forma como se siente. Hay problemas que se han extendido por toda la población, como ansiedad, depresión, bipolaridad, TDAH, adicciones, estrés postraumático y estrés crónico. Según los Centros de Prevención y Control de Enfermedades, casi 50% de la población de los Estados Unidos sufrirá algún problema de salud mental en algún punto de su vida[54]. Ya es más normal tener un problema que no tenerlo. Si escogiste este libro, seguramente tú has luchado en algún momento con la forma en que te sientes (o tal vez alguien cercano a ti). Para conseguir la ayuda adecuada es muy importante que conozcas específicamente tus puntos débiles.

Solo un tercio de las personas con depresión u otro desorden mental busca ayuda. Hay 30% menos de probabilidades de que los asiáticos, hispanos y afroamericanos intenten buscar ayuda; y hay 50% menos de probabilidades de que las personas mayores de sesenta años busquen un tratamiento, como lo hacen los menores de cuarenta y cuatro[55]. Esto significa que la mayoría de las personas que sufre problemas en su salud mental nunca obtienen la ayuda que necesitan y, aunque esta está disponible, padecen innecesariamente.

Abajo encontrarás algunos cuestionarios que te ayudarán a localizar dónde podría estar tu problema, seguido por algunos consejos simples para ayudarte a sentirte mejor de inmediato. Evalúate en cada uno de estos síntomas utilizando una escala de 0 a 4. Si es posible, también haz que te califique otra persona que te conozca bien (como tu pareja o tus padres); esto te brindará un panorama más amplio. Tener uno o más síntomas con un puntaje de 3 o 4 en cualquier cuestionario puede indicar un problema que necesita ser tomado seriamente.

0	1	2	3	4	N/A
Nunca	Casi nunca	A veces	Con frecuencia	Con mucha frecuencia	No aplica

Problemas de ansiedad

_____ 1. Ansioso, tenso, nervioso

_____ 2. Ataques de pánico (períodos de miedo o malestar emocional intensos e inesperados)

_____ 3. Tensión excesiva, síntomas de estrés físico

_____ 4. Miedo a volverse loco o hacer algo involuntariamente

_____ 5. Predecir lo peor

_____ 6. Evadir el conflicto

_____ 7. Paralizarse en situaciones de ansiedad o de tristeza

_____ 8. Comerse las uñas o quitarse la piel

_____ 9. Necesidad de extrema seguridad

_____ 10. Evitar lugares cotidianos: 1) por miedo de tener un ataque de pánico o 2) por necesidad de ir con alguien más para sentirse seguro

_____ 11. Manos frías o sudorosas

Problemas de depresión

_____ 1. Estado de ánimo triste o depresivo

_____ 2. Pérdida de interés en cosas que normalmente son divertidas, incluyendo el sexo

_____ 3. Aumento o pérdida de peso considerable sin razón aparente, o cambios en el apetito

_____ 4. Pensamientos recurrentes de muerte o suicidio

_____ 5. Cambios en el sueño, como la falta o el aumento notable

_____ 6. Agitación física o lentitud

_____ 7. Poca energía o sentimientos de cansancio

_____ 8. Sentimientos de inutilidad, incapacidad, desesperanza o culpa
_____ 9. Menor concentración o memoria

Trastorno bipolar: incluye períodos de depresión (preguntas anteriores) que tienden a repetirse con los síntomas maníacos que aparecen abajo.

_____ 1. Períodos de buen humor, euforia o irritabilidad
_____ 2. Períodos de autoestima muy alta o pensamientos de grandeza
_____ 3. Períodos de poca necesidad de sueño sin sentir cansancio
_____ 4. Más hablador que de costumbre o presionado a seguir hablando
_____ 5. Pensamientos acelerados o saltos frecuentes de un tema a otro
_____ 6. Distracción fácil con cosas irrelevantes
_____ 7. Fuerte aumento en el nivel de actividades
_____ 8. Intervención excesiva en actividades agradables con consecuencias dolorosas (aventuras, juegos de riesgo, etc.)

Trastorno por Déficit de Atención e Hiperactividad (TDAH)

_____ 1. Problemas para mantener la atención, distracción fácil
_____ 2. Dificultad para completar proyectos
_____ 3. Sentirse abrumado con las actividades diarias
_____ 4. Problemas para organizar un área de trabajo o de vida
_____ 5. Desempeño inconsistente para trabajar
_____ 6. Falta de atención a los detalles
_____ 7. Toma impulsiva de decisiones
_____ 8. Dificultades para demorar lo que quieres; debes saciar tus necesidades inmediatamente
_____ 9. Inquieto, nervioso
_____ 10. Comentarios hacia los demás sin considerar el impacto
_____ 11. Impaciencia, frustración fácil
_____ 12. Frecuentes infracciones de tránsito o casi accidentes

Problemas de adicción

_____ 1. Uso excesivo de sustancias (alcohol, drogas, comida) o comportamientos (apuestas, sexo, compras, internet, videojuegos)
_____ 2. Pérdida de control sobre el uso de sustancias o comportamientos

_____ 3. Vivencia de consecuencias negativas (relaciones, dinero, salud, leyes) por el uso de sustancias o comportamientos, que no hicieron que te detuvieras

_____ 4. Mayor necesidad de una sustancia o comportamiento para sentirte bien

_____ 5. Sufrir síndromes de abstinencia cuando suspendes el uso de las sustancias o los comportamientos

_____ 6. Quejas de las personas que te rodean por el uso de sustancias o los comportamientos repetitivos

_____ 7. El uso de las sustancias o los comportamientos te distrae de tus metas

_____ 8. Sentimiento de culpa por el uso de sustancias o los comportamientos repetitivos

Trastorno por estrés postraumático (TEPT)

_____ 1. Pensamientos recurrentes de un suceso traumático pasado (por ej.: abuso sexual, accidente, incendio)

_____ 2. Sueños angustiantes recurrentes de un suceso terrible del pasado

_____ 3. Sensación de revivir ese suceso del pasado

_____ 4. Sensación de pánico o miedo a situaciones con un parecido a ese suceso

_____ 5. Esfuerzos por evitar pensamientos o sentimientos asociados a ese trauma

_____ 6. Evasión persistente de actividades/situaciones que sean parecidas a ese terrible suceso

_____ 7. Incapacidad de recordar algún aspecto importante de ese suceso

_____ 8. Desconexión o distancia con los demás

_____ 9. Insensibilidad o restricción en tus sentimientos

_____ 10. Respuestas físicas notables a momentos que te recuerdan a ese suceso del pasado, por ejemplo, sudar cuando te subes a un auto si estuviste en un accidente automovilístico

Estrés crónico

_____ 1. Estrés familiar

_____ 2. Estrés laboral

_____ 3. Estrés de salud

_____ 4. Estrés financiero

_____ 5. Dolores de cabeza

_____ 6. Tensión

_____ 7. Irritabilidad

_____ 8. Insomnio

_____ 9. Poca tolerancia a la frustración

_____ 10. Problemas que afrontar

UNA VEZ QUE HAYAS IDENTIFICADO TU PROBLEMA DE SALUD MENTAL

1. **Recibe ayuda**. El tratamiento temprano es fundamental para prevenir el deterioro de la mente. Los tratamientos no necesariamente son con medicación psiquiátrica. En las Clínicas Amen preferimos tratamientos naturales siempre que sea posible, como aquellos que mencionamos a lo largo del libro, que incluyen una dieta saludable, ejercicio, ácido graso omega 3, EPA y DHA y otros suplementos, meditación y terapia cognitiva del comportamiento. Todos están basados en una fuerte investigación que mostró su efectividad, pero si estas estrategias no funcionan o se necesitan resultados más rápidos, es importante considerar la medicación. Aquí mencionamos estrategias basadas en la investigación para mejorar tu salud mental si estás lidiando con:

- **Ansiedad**
  - Hábitos de un cerebro saludable (ver el capítulo 2)
  - Ejercicio[56] (ver el capítulo 4)
  - Hipnosis (ver el capítulo 1)
  - Respiración diafragmática (ver el capítulo 1)
  - Calentamiento de manos (ver el capítulo 1)
  - Meditación (ver el capítulo 1)
  - Música relajante (ver el capítulo 1)
  - Terapia para pensamientos negativos automáticos (terapia cognitiva del comportamiento, ver el capítulo 5)
  - Suplementos para aumentar el GABA, como el mismo GABA[57], el magnesio y la teanina del té verde[58] (ver el capítulo 10)

- **Depresión y negatividad** (busca mi libro *Healing Anxiety and Depression* [Sanando la ansiedad y la depresión] para una información más detallada sobre los siete tipos de ansiedad/depresión)
  - Hábitos de un cerebro saludable (ver el capítulo 2)
  - Ejercicio[59] (ver el capítulo 4)
  - Dieta rica en antioxidantes[60] y tomate[61] (ver el capítulo 9)
  - Ácidos grasos omega 3 (más altos en EPA que DHA)[62] (ver el capítulo 10)
  - SAMe (S-adenosil metionina) para la depresión[63], especialmente en hombres[64] (ver el capítulo 10)
  - Azafrán[65] (ver el capítulo 9)
  - Niveles optimizados de vitamina D[66] (ver el capítulo 10)
  - Terapia para pensamientos negativos automáticos (terapia cognitiva del comportamiento, ver el capítulo 5)[67]
  - Acupuntura[68]
  - Medicación, si es necesaria
  - Metilfolato (como un tratamiento adicional a la medicación antidepresiva)[69]

- **Trastorno bipolar**
  - Hábitos de un cerebro saludable (ver el capítulo 2)
  - Ejercicio[70] (ver el capítulo 4)
  - Ácidos grasos omega 3, EPA y DHA[71] (ver el capítulo 10)
  - Medicación, si es necesaria

- **TDAH** (busca mi libro *Healing ADD* [Sanando el TDA] para una información más detallada de los siete tipos de TDA/TDAH y haz nuestro examen online en www.ADDTypeTest.com, en inglés)
  - Hábitos de un cerebro saludable (ver el capítulo 2)
  - Ejercicio[72] (ver el capítulo 4)
  - Ácidos grasos omega 3 (más altos en EPA que DHA[73]) (ver el capítulo 10)
  - Zinc[74]
  - Magnesio[75]
  - Hierro (si los niveles de ferritina son bajos)[76]
  - Fosfatidilserina[77]
  - Trabaja con un instructor en TDAH
  - Medicación, si es necesaria

- **TEPT**
  - Hábitos de un cerebro saludable (ver el capítulo 2)
  - Desensibilización y reprocesamiento por movimientos oculares (EMDR)[78] (visita www.emdria.org, en inglés) (ver el capítulo 7)
  - Meditación de bondad amorosa[79] (ver el capítulo 1)

- **Manejo del estrés**
  - Hábitos de un cerebro saludable (ver el capítulo 2)
  - Ejercicio[80] (ver el capítulo 4)
  - Oración[81] o meditación de atención plena[82] (ver el capítulo 1)
  - Si estás lidiando con preocupaciones, considera utilizar suplementos para aumentar la sustancia neurotransmisora serotonina, tales como 5-hidroxitriptófano (5-HTP) o el azafrán.[83]

2. **Prueba con estos consejos comprobados por las investigaciones**. Utilízalos para disminuir el estrés y aumentar tu nivel de felicidad y salud mental en general.

- Comienza cada día con la frase: "Hoy será un gran día". Tu mente recrea lo que visualiza, cuando comienzas el día diciendo estas palabras, tu cerebro encontrará las razones por las que será un gran día.
- Escribe todos los días tres cosas por las que estás agradecido. Los investigadores descubrieron que la gente que hace esto aumenta significativamente su sentido de felicidad en tan solo tres semanas.[84]
- Todos los días, escribe el nombre de una persona que aprecias, luego díselo. La apreciación es una forma de exteriorizar la gratitud y construye puentes positivos entre las personas.
- Limita el tiempo frente a las pantallas. Hay estudios que muestran un alto nivel de depresión y obesidad en personas que pasan mucho tiempo con la tecnología.
- Haz ejercicio, es la forma más rápida de sentirse mejor. Sal a caminar o a correr.
- Disfruta de un chocolate negro, mejora el flujo sanguíneo en tu cerebro[85], ayuda a levantar el ánimo y disminuye la ansiedad. En un estudio, los adultos que habían comido más chocolate tenían menores índices de demencia que los que habían comido menos.

- Escucha música; se ha demostrado que solo veinticinco minutos de Mozart o Strauss disminuyen la presión sanguínea y el estrés. Escuchar a ABBA también disminuye las hormonas del estrés. *¡Mamma mia!*[86]
- Escoge experiencias que te causen asombro, como observar una puesta de sol o alguna otra cosa hermosa de la naturaleza.[87]
- Bebe té verde, contiene L-teanina que te ayuda a sentirte más feliz, más relajado y más concentrado.[88]
- Lee una novela impactante e inspiradora.[89]
- Paséate por la naturaleza[90], esto también ayuda a reducir las preocupaciones.[91]
- Sal afuera descalzo para disminuir la ansiedad y la depresión hasta en un 62 %, según un estudio.[92]
- Escucha una canción triste. De veras, esto aumenta las emociones positivas[93]. Escuchar una canción de cuna o música tranquila también disminuye el estrés y mejora el sueño.[94]
- ¡Deja de quejarte! Esto reconfigura tu cerebro para ver lo negativo en demasiados lugares.[95]
- Pasa tiempo con personas positivas si quieres sentirte feliz[96]. El humor de las personas es contagioso (si quieres deprimirte, rodéate de gente pesimista).
- Haz algo que ames y te haga feliz. Para mí, es jugar tenis de mesa o pasar tiempo con mi esposa, mis hijos y nietos.
- Escribe tus cinco experiencias más felices y luego imagínate reviviéndolas.
- Involúcrate en actividades que te hagan sentir capaz.[97]
- Sé paciente. La gente se vuelve más feliz con los años, especialmente si cuidan sus cerebros.[98]
- Aprende a perdonar, esto ayuda a reducir los sentimientos negativos.[99]
- Ayuda a otros o conviértete en voluntario; en un estudio vimos que la gente que lo hace se siente más feliz[100]. Y dedica tiempo a tus amigos.[101]
- Ten intimidad con tu pareja. Hacer el amor con la persona que amas aumenta la felicidad en general y disminuye las hormonas del estrés. En ratones, ayudó a mejorar el hipocampo.[102]
- Anota tus sentimientos, esto ayuda a sacarlos de tu cabeza y te permite ver desde otra perspectiva.[103]

- Aprende a eliminar los pensamientos negativos automáticos (ANT). Siempre que te sientas triste, enojado, nervioso o fuera de control, escribe todos tus pensamientos negativos y luego pregúntate si son verdad o si estás siendo subjetivo para hacerte sentir peor. Enfocar tu mente en pensamientos positivos y racionales te ayudará a sentirte mucho mejor.

APÉNDICE C

CONOCE LAS CIFRAS IMPORTANTES DE LA SALUD

Para sentirte mejor de inmediato, debes saber si tu cerebro está funcionando correctamente, y mejorarlo si no lo está. Para esto, es vital conocer las cifras importantes de la salud. Aquí se pone en práctica un principio fundamental de negocios: "No se puede cambiar lo que no se mide". Debes corroborar estos números anualmente y siempre que te sientas decaído.

Índice de masa corporal (IMC). Esta medida es el resultado de la comparación entre el peso y la altura. Un IMC óptimo está entre 18.5 y 25. El rango del sobrepeso está entre 25 y 30; más de 30 indica obesidad, y más de 40 ya es obesidad mórbida. Para calcular tu IMC, busca "Calculadora IMC" en Google y completa con tu altura y tu peso, toma este número en serio, porque tener sobrepeso u obesidad significa poseer un cerebro más pequeño y, cuando se trata del cerebro, ¡el tamaño sí importa! Además, la obesidad aumenta el riesgo de padecer el mal de Alzheimer y depresión. En un estudio reciente, se vio que el 40% de todos los casos de cáncer están relacionados con el sobrepeso.[104]

Presión arterial. Para un cerebro saludable, tener buena presión arterial es muy importante. La hipertensión provoca un funcionamiento inferior del cerebro en general, que nos hace tomar malas decisiones. La Asociación Estadounidense del Corazón y el Colegio Estadounidense de Cardiología han corregido sus estándares y, ahora, una presión arterial de 130/80 mm de mercurio es diagnosticada como estadio 1 de hipertensión. Anteriormente, recién se consideraba hipertensión a una presión de 140/90, pero la categoría de pre-hipertensión ya no existe. Esto significa que son muchos más los estadounidenses que ahora sufren hipertensión, la mitad de los hombres y 38% de las mujeres, o 103 millones de personas contra 72 millones que había antes de este cambio[105]. Estas son las cifras de presión arterial que deberías conocer:

Óptima:
Sistólica 90-120
Diastólica 60-80

Hipertensión estadio 1:
Sistólica 130-139
Diastólica 80-89

Hipertensión estadio 2:
Sistólica >/= 140
Diastólica >/= 90

Hipotensión (la presión arterial muy baja también puede ser un problema):
Sistólica < 90
Diastólica < 60

ANÁLISIS CLAVE DE LABORATORIO

Los análisis de laboratorio brindan otros números importantes. Pídele a tu profesional de la salud que te los ordene o puedes pedirlos tú mismo por internet en sitios como www.saveonlabs.com, en inglés. Si tus cifras son anormales, asegúrate de trabajar con tu médico para que lleguen a ser óptimas. Estos son análisis clave que brindan un panorama de cómo está funcionando el cuerpo, todos son análisis de sangre a menos que se indique lo contrario.

Hemograma completo. Este examen sanguíneo evalúa el estado de tu sangre, incluso los glóbulos blancos y rojos. Una cantidad disminuida de glóbulos rojos (anemia) puede causarte ansiedad y cansancio, además de traer problemas de memoria. Una cantidad excesiva de los mismos puede indicar alcoholismo y un nivel alto de glóbulos blancos puede indicar una infección.

Prueba metabólica completa con nivel de azúcar en la sangre en ayunas y perfil lipídico. Esta evalúa la salud del hígado y los riñones, así como también la glucemia en ayunas, el colesterol y los triglicéridos.

Conocer tu nivel de glucemia en ayunas es muy importante.

- Normal: 70-100 mg/dl (miligramos por decilitros)
- Óptimo: 70-89 mg/dl
- Prediabetes: 100-125 mg/dl
- Diabetes: 126 mg/dl o más

¿Por qué el nivel alto de glucemia es un problema? Esto causa problemas vasculares (vasos sanguíneos) en todo el cuerpo, incluyendo el cerebro. Con el tiempo, los vasos sanguíneos se vuelven frágiles y vulnerables. La glucemia alta no solo provoca diabetes, también causa enfermedades del corazón, ACV, disminución visual, mala cicatrización, arrugas en la piel y problemas cognitivos.

El colesterol y los triglicéridos (grasas) en la sangre también son importantes, especialmente porque afectan de forma negativa a la sangre que llega al cerebro. El colesterol en niveles muy bajos o muy altos es malo para el cerebro, el colesterol bueno con los años puede causar mejor rendimiento cognitivo[106], longevidad[107] y disminuir los riesgos de demencia. Los niveles normales son:

- Colesterol total: 135-200 mg/dl (menos de 160 puede estar relacionado con depresión, suicidio, homicidio y cualquier causa de muerte; por eso 160-200 mg/dl es lo ideal)
- HDL (colesterol bueno): >/= 60 mg/dl
- LDL (colesterol malo): < 100 mg/dl
- Triglicéridos: < 150 mg/dl

También es importante conocer el tamaño de las partículas de colesterol LDL en nuestro cuerpo ya que las pequeñas son más tóxicas que las grandes (pídele a tu médico que te indique este examen). Si tus niveles de colesterol no son los ideales y deseas conocer más, te recomiendo leer el libro *La verdad sobre el colesterol*, de Jonny Bowden y Stephen Sinatra.

Hemoglobina glucosilada o HbA1c. Se utiliza este examen para diagnosticar la diabetes o prediabetes. Es una medida de los niveles promedio de glucosa de dos a tres meses anteriores. Un resultado de 4 a 5.6% es normal en gente no diabética, el ideal es por debajo de 5.3%, y un resultado de 5.7 a 6.4% indica prediabetes. Resultados más altos son señal de diabetes.

Vitamina D. Se relaciona a los niveles bajos de vitamina D con la obesidad, la depresión, el deterioro cognitivo, enfermedades cardíacas, reducción de la inmunidad, cáncer y todas las causas de mortalidad. La mejor forma de medir la vitamina D es el examen de 25-hidroxi vitamina D. Un nivel normal es de 30 a 100 ng/ml (nanogramos por decilitro), el rango óptimo es de 50 a 100 ng/ml.

Perfil tiroideo. Los niveles anormales de la hormona tiroidea comúnmente causan ansiedad, depresión, mala memoria, problemas de peso y letargo. Los niveles bajos, o hipotiroidismo, disminuyen la actividad cerebral general y afectan el pensamiento, el juicio y el dominio propio. También puede hacer casi imposible controlar el peso. Los niveles altos, o hipertiroidismo, son menos comunes y causan ansiedad, insomnio y agitación. Los niveles tiroideos saludables son:

- TSH (tirotropina): 0.4-3.0 IU/L
- T3 libre: ver los parámetros normales del laboratorio que utilices.
- T4 libre: ver los parámetros normales del laboratorio que utilices.
- Anticuerpos antitiroideos: anticuerpos anti-tiroperoxidasa: < 9.0 IU/L, y anticuerpos anti-tiro globulina: < 4.0 IU/L

Desafortunadamente, no hay un único síntoma o examen que diagnostique correctamente el hipotiroidismo. La clave es reunir los síntomas y los análisis sanguíneos y consultar a tu médico. Los síntomas son fatiga, depresión, confusión, piel seca, pérdida de cabello (en especial el tercio externo de las cejas), frío excesivo, constipación, voz ronca y aumento de peso.

Proteína C reactiva (PCR). Este análisis mide la inflamación en el cuerpo. "Inflamación" viene del latín *inflammatio*, "encender", y habla de un proceso asociado a muchas enfermedades crónicas, como la depresión, demencia y síndrome de dolor. Un índice de PCR saludable es de 0.0 a 1.0 mg/dl.

Homocisteína. Los niveles elevados de homocisteína (> 8 micromoles/L) pueden causar ateroesclerosis (endurecimiento y estrechamiento de

las arterias) y mayores riesgos de ataque cardíaco, ACV, formación de coágulos y posible alzhéimer. También es un indicador de falta de ácido fólico,
que se utiliza para la síntesis del ADN y otros materiales genéticos.

Ferritina. Mide la cantidad de almacenamiento de hierro. Los niveles altos causan inflamaciones e insulinorresistencia y los niveles bajos causan
anemia, síndrome de las piernas inquietas, TDAH y falta de energía o motivación. El nivel ideal es 50-100 ng/ml. Las mujeres suelen tener menos
reservas de hierro que los hombres por la pérdida de sangre durante la
menstruación, algunos creen que es una de las razones por las cuales las
mujeres viven más que los hombres. Cuando el nivel es bajo, se recomienda
tomar hierro, cuando es alto, donar sangre puede ayudar.

Testosterona en suero total y libre. Tanto en los hombres como en las
mujeres los niveles bajos de testosterona causan poca energía, enfermedades cardiovasculares, obesidad, bajo deseo sexual, depresión y alzhéimer.
Los niveles normales en hombres adultos son:

- Testosterona total: 280-800 ng/dl; óptima 500-800 ng/dl
- Testosterona libre: 7.2-24 pg/ml (picogramos por mililitro); óptima
  12-24 pg/ml

Los niveles normales en mujeres adultas son:

- Testosterona total: 6-82 ng/dl; óptima 40-82 ng/dl
- Testosterona libre: 0.0-2.2 pg/ml; óptima 1.0-2.2 pg/ml

Estrógeno y progesterona en mujeres. Dependiendo de las circunstancias, se miden en la sangre o en la saliva. En las mujeres que menstrúan la
prueba se hace en el día veintiuno de su ciclo, mientras que en las post menopáusicas se puede realizar en cualquier momento. El estrógeno es el responsable de la lubricación vaginal y contribuye al deseo sexual y la memoria,
entre muchas cosas más. La progesterona calma las emociones, ayuda a un
sueño profundo y actúa como diurético. Los índices normales los puedes
ver en el laboratorio donde los realices.

Índice de omega 3. Este examen mide la cantidad total de ácido graso
omega 3, EPA y DHA en los glóbulos rojos y lo refleja directamente en

el cerebro. El análisis es un marcador biológico de la salud cerebral aprobado clínicamente. El riesgo de disminución cognitiva aumenta hasta 77% cuando el índice de omega 3 es bajo, por eso procura tener un nivel superior a 8%.

Conocer y mejorar estas cifras es fundamental para ayudar al cerebro a trabajar correctamente; en caso de que alguna cifra no sea normal, la función de tu cerebro también puede complicarse. Pídele a tu médico que te ayude a mantener estas cifras lo mejor posible.

Crea el hábito de realizarte estos
exámenes importantes anualmente.

ACERCA DEL
DR. DANIEL G. AMEN

El Dr. Daniel G. Amen es el psiquiatra más popular de los Estados Unidos, según el *Washington Post*, y el experto en salud mental con más influencia en internet, según *Sharecare*, una compañía digital que ayuda a las personas a atender sus problemas de salud en un solo lugar.

El Dr. Amen es médico psiquiatra con certificación doble, autor de diez éxitos de ventas del *New York Times* y conferencista internacional. Es el fundador de las Clínicas Amen en Costa Mesa, Los Ángeles y San Francisco, California; Bellevue, Washington; Reston, Virginia; Atlanta, Nueva York y Chicago. Las Clínicas Amen tienen uno de los mayores éxitos documentados en tratamientos para problemas psiquiátricos complejos y también poseen la base de datos de neuroimágenes funcionales más grande del mundo, con más de 135 000 escaneos realizados a pacientes de ciento once países.

El Dr. Amen lidera una investigación que estudia las imágenes cerebrales y rehabilita a jugadores profesionales de fútbol americano. Su investigación, que es la más grande del mundo, no solo reveló grandes daños cerebrales en los jugadores, sino también la posibilidad que tienen muchos de recuperarse poniendo en práctica los principios en los que se basa su trabajo.

Junto con el pastor Rick Warren y el Dr. Mark Hyman, elaboró el "Plan Daniel" de la Iglesia Saddleback, un programa que promueve la salud en el mundo mediante las organizaciones religiosas.

El Dr. Amen es autor y coautor de más de setenta artículos profesionales, siete capítulos de libros y más de treinta libros, incluyendo los éxitos de ventas número uno del *New York Times*: *El plan Daniel* y *Cambia tu cerebro, cambia tu vida*. También es autor de *Magnificent Mind at Any Age* [Mente magnífica a cualquier edad], *Usa tu cerebro para rejuvenecer*, *Healing ADD* [Sanando el TDA], *The Warrior's Way* [El camino del guerrero del cerebro], *The*

Warrior's Way Cookbook [El camino del guerrero del cerebro – Libro de cocina], *Captain Snout and the Super Power Questions: Don't Let the ANTs Steal Your Happiness* [El capitán Hocico y las preguntas super poderosas: No dejes que las hormigas te roben la felicidad] y *Memory Rescue* [Rescate de la memoria].

Los artículos científicos del Dr. Amen han aparecido en publicaciones prestigiosas como *Brain Imaging and Behavior*, *Nature's Molecular Psychiatry*, *PLOS ONE*, *Nature's Translational Psychiatry*, *Nature's Obesity*, *The Journal of Psychiatry*, *Nuclear Medicine Communications*, *Neurological Research*, *Journal of the American Academy of Child & Adolescent Psychiatry*, *Primary Psychiatry*, *Military Medicine* y *General Hospital Psychiatry*. Su investigación en el trastorno por estrés postraumático y en el traumatismo craneoencefálico fue reconocida por la revista *Discover* en su Año de Ciencias dentro de "Los cien mejores artículos del 2015".

El Dr. Amen ha escrito, producido y conducido diez reconocidos programas en la televisión pública acerca del cerebro. Ha aparecido en películas, como *After the Last Round* y *Crónica de una caída*, y en programas ganadores de Emmys como *The Truth About Drinking* y *The Dr. Oz Show*. También fue asesor para la película *La verdad oculta*, con Will Smith. Además, ha brindado conferencias para la Agencia de Seguridad Nacional (NSA), la Fundación Nacional de Ciencias (NSF), la conferencia de Harvard el Aprendizaje y el Cerebro, el Departamento del Interior, el Consejo Nacional de Jueces de Tribunales Juveniles y de Familia y las Cortes Supremas de Delaware, Ohio y Wyoming.

La obra del Dr. Amen aparece en *Newsweek*, *Time*, *Huffington Post*, *BBC*, *The Guardian*, *Parade*, *New York Times*, *New York Times Magazine*, *Washington Post*, *Los Angeles Times*, *Men's Health* y *Cosmopolitan*.

El Dr. Amen está casado con Tana. Es padre de cuatro hijos y abuelo de Elías, Emmy, Liam y Louie. También es un jugador apasionado de tenis de mesa.

AGRADECIMIENTOS

Mucha gente ha sido parte del proceso de creación de este libro. Estoy agradecido con todos ellos, especialmente a las decenas de miles de pacientes y familias que han acudido a las Clínicas Amen y nos han permitido ayudarlos durante el proceso curativo.

Estoy agradecido con el equipo de las Clínicas Amen, que trabaja arduamente todos los días atendiendo a nuestros pacientes. Un reconocimiento especial a Jenny Cook, que me ayudó a elaborar este libro para hacerlo más accesible a nuestros lectores; espero que haya sido así. También agradezco a nuestro líder valiente, el CEO Terry Weber, y a mis colegas, el Dr. Parris Kidd, el Dr. Rob Johnson, Lorenzo Sevilla y Natalie Buchoz, que leyeron cada palabra de este libro para asegurarse de que tuviera lógica.

Agradezco a Jan Long Harris de Tyndale que vio en este libro el potencial para ayudar a mucha gente y a mi editor, Karin Buursma, que ayudó a que este material fuera lo mejor posible.

Muchas gracias a mis amigos y colegas de canales de televisión pública de todo el país, como mis mentores y amigos Alan Foster, Babette Davidson, Maura Phinney, Jerry Liwanag, entre otros. La televisión pública es un tesoro y agradezco la posibilidad de asociarnos con algunos canales para llevar nuestro mensaje de esperanza y salud a millones.

Por supuesto, le agradezco a mi increíble esposa, Tana, mi compañera en todo lo que hago; a mi familia, que ha tolerado mi obsesión por mejorar los cerebros, especialmente a mis hijos, Antony, Breanne, Kaitlyn y Chloe; a mis nietos; y a mis padres, Mary Meeks (mi suegra) y Louis y Dorie Amen.

RECURSOS

CLÍNICAS AMEN

www.amenclinics.com

Amen Clinics, Inc. (ACI) fue fundada en 1989 por el Dr. Daniel G. Amen. Se especializan en diagnósticos innovadores y tratamientos planeados para una amplia variedad de problemas emocionales, cognitivos, de conducta, de aprendizaje, y de peso en niños, adolescentes y adultos. ACI tiene prestigio internacional por evaluar problemas del comportamiento del cerebro, como TDA/TDAH, depresión, ansiedad, fracaso escolar, traumatismo craneoencefálico, trastorno obsesivo compulsivo, agresividad, conflictos matrimoniales, deterioro cognitivo, toxicidad cerebral por drogas o alcohol y obesidad. Además, trabajan con las personas para optimizar el funcionamiento cerebral y disminuir el riesgo de alzhéimer y otros problemas relacionados con la edad.

Una de las principales herramientas que utilizan para diagnosticar es el SPECT cerebral. ACI tiene la base de datos más grande del mundo de escaneos cerebrales para problemas emocionales, cognitivos y de conducta, y es visitada por importantes médicos, psicólogos, trabajadores sociales, especialistas en familias y relaciones, especialistas en drogadicción y alcoholismo y pacientes y familias individuales.

Puedes comunicarte sin cargo llamando al (888) 288-9834.

Clínicas Amen Orange County, California
3150 Bristol St., Suite 400
Costa Mesa, CA 92626

Clínicas Amen Northern California
350 N. Wiget Ln., Suite 105
Walnut Creek, CA 94598

Clínicas Amen Northwest
616 120th Ave. NE, Suite C100
Bellevue, WA 98005

Clínicas Amen Washington, DC
10701 Parkridge Blvd., Suite 110
Reston, VA 20191

Clínicas Amen New York
16 East 40th St., 9th Floor
New York, NY 10016

Clínicas Amen Atlanta
5901 Peachtree-Dunwoody Road
NE, Suite C65
Atlanta, GA 30328

Clínicas Amen Chicago
2333 Waukegan Rd., Suite 150
Bannockburn, IL 60015

Clínicas Amen Los Ángeles
5363 Balboa Blvd., Suite 100
Encino, CA 91316

Amenclinics.com (en inglés) es un sitio educacional e interactivo dirigido a profesionales de la salud mental, médicos, educadores, estudiantes y público en general. Ofrece información y recursos muy amplios para ayudarte a aprender cómo optimizar tu cerebro. El sitio contiene más de trescientos SPECT cerebrales a todo color, miles de reseñas científicas en SPECT cerebrales para psiquiatría, una evaluación gratuita de salud mental y mucho más.

BRAIN FIT LIFE
www.mybrainfitlife.com (en inglés)

Esta comunidad online fue creada por el Dr. Amen y su esposa, Tara, basándose en sus treinta y cinco años como médico psiquiatra, y brinda ayuda para sentirse más inteligente, feliz y joven. Aquí encontrarás:
- Cuestionarios detallados para ayudarte a conocer tu tipo de cerebro y un programa personalizado orientado a tus propias necesidades.
- WebNeuro, un examen neuropsicológico complejo que evalúa tu cerebro.
- Divertidos juegos mentales y herramientas para estimularte e incentivarte.
- Afiliación en el exclusivo y premiado gimnasio 24-7 para el cerebro.
- Tutoriales y ejercicios físicos guiados por Tana.
- Cientos de recetas deliciosas y saludables para el cerebro, de Tana.
- Ejercicios para combatir los ANT (pensamientos negativos automáticos).
- Audios de meditación e hipnosis para dormir, aliviar la ansiedad, enfrentar los problemas de peso, manejar el dolor y vivir tu mejor momento.

- Música asombrosa de Barry Goldstein, ganador del Grammy, para estimular el celebro.
- Foro en línea de preguntas y respuestas y una comunidad de apoyo.
- Acceso a charlas mensuales de *coaching* en vivo con Daniel y Tana.

BRAIN MD HEALTH

www.brainmdhealth.com (en inglés)

En este sitio encontrarás suplementos, cursos, libros e información para lograr una salud cerebral de alta calidad.

NOTAS BIBLIOGRÁFICAS

INTRODUCCIÓN

1. T. R. Insel, "Disruptive Insights in Psychiatry: Transforming a Clinical Discipline" [Pensamientos disruptivos en psiquiatría], en *Journal of Clinical Investigation* 119, nro. 4 (2009): 700-705, doi: 10.1172/JCI38832.
2. M. F. Hoyt y M. Talmon (eds.), *Capturing the Moment: Single Session Therapy and Walk-In Services* [Capturar el momento: Terapia de una sola sesión y servicios sin cita previa], Crown House Publishing, Nueva York, 2014.
3. A. Akgul et al., "The Beneficial Effect of Hypnosis in Elective Cardiac Surgery: A Preliminary Study" [El efecto beneficioso de la hipnosis en la cirugía cardíaca opcional: Un estudio preliminar], en *Thoracic and Cardiovascular Surgeon* 64, nro. 7 (2016): 581–88, doi: 10.1055/s-0036-1580623.
4. R. Perkins y G. Scarlett, "The Effectiveness of Single Session Therapy in Child and Adolescent Mental Health. Part 2: An 18-Month Follow-Up Study" [La eficacia de la terapia de una sola sesión en la salud mental de niños y adolescentes. Parte 2: Un estudio de seguimiento por dieciocho meses], en *Psychology and Psychotherapy* 81, parte 2 (junio de 2008): 143-56, doi: 10.1348/147608308X280995.
5. B. J. Fogg, "Tiny Habits Method" [El método de los pequeños hábitos], <http://tinyhabits.com/>, acceso el 23 de abril de 2018.
6. C. A. Raji et al., "Brain Structure and Obesity" [Estructura del cerebro y obesidad], en *Human Brain Mapping* 31, nro. 3 (marzo de 2010): 353–64, doi: 10.1002/hbm.20870.
7. Fogg, "Tiny Habits Method".

CAPÍTULO 1. USA TU CEREBRO PARA RESCATAR TU CUERPO Y TU MENTE

1. R. Sapolsky, *Why Zebras Don't Get Ulcers* [Por qué las cebras no tienen úlceras], 3ª ed., Holt Paperbacks, Nueva York, 2004.
2. H. Jiang et al., "Brain Activity and Functional Connectivity Associated with Hypnosis" [Actividad cerebral y conectividad functional asociada a la hipnosis], en *Cerebral Cortex* 27, nro. 8 (1 de agosto de 2017): 4083-93, doi: 10.1093/cercor/bhw220.
3. T. Tsitsi et al., "Effectiveness of a Relaxation Intervention (Progressive Muscle Relaxation and Guided Imagery Techniques) to Reduce Anxiety and Improve Mood of Parents of Hospitalized Children with Malignancies: A Randomized Controlled Trial in Republic of Cyprus and Greece" [Efectividad de una intervención

de relajación (Técnicas de relajación muscular progresiva y visualización guiada) para reducir la ansiedad y mejorar el estado de ánimo de los padres de niños hospitalizados con enfermedades malignas: Un ensayo aleatorio controlado en la República de Chipre y Grecia], en *European Journal of Oncology Nursing* 26 (febrero de 2017): 9–18, doi: 10.1016/j.ejon.2016.10.007.

4. A. Charalambous et al., "Guided Imagery and Progressive Muscle Relaxation as a Cluster of Symptoms Management Intervention in Patiénts Receiving Chemotherapy: A Randomized Control Trial" [Visualización guiada y relajación muscular progresiva como grupo de intervenciones en el manejo de síntomas en pacientes que están recibiendo quimioterapia], en *PLoS One* 11, nro. 6 (24 de junio de 2016): e0156911, doi: 10.1371/journal.pone.0156911.

5. P. G. Nascimento Novais et al., "The Effects of Progressive Muscular Relaxation as a Nursing Procedure Used for Those Who Suffer from Stress Due to Multiple Sclerosis" [Los efectos de la relajación muscular progresiva como procedimiento de cuidado utilizado para aquellos que sufren de estrés debido a la esclerosis múltiple], en *Revista Latino-Americana de Enfermagem* 24 (1 de septiembre de 2016): e2789, doi: 10.1590/1518-8345.1257.2789.

6. L. de Lorent et al., "Auricular Acupuncture versus Progressive Muscle Relaxation in Patients with Anxiety Disorders or Major Depressive Disorder: A Prospective Parallel Group Clinical Trial" [Acupuntura auricular frente a la relajación muscular progresiva en pacientes con trastornos de ansiedad o trastorno de depresión mayor], en *Journal of Acupuncture and Meridian Studies* 9, nro. 4 (agosto de 2016): 191–9, doi: 10.1016/j.jams.2016.03.008.

7. B. Meyer et al., "Progressive Muscle Relaxation Reduces Migraine Frequency and Normalizes Amplitudes of Contingent Negative Variation (CNV)" [La relajación muscular progresiva reduce la frecuencia de migraña y normaliza la amplitud de la variación negativa contingente (VNC)], en *Journal of Headache and Pain* 17, nro. 1 (diciembre de 2016): 37, doi: 10.1186/s10194-016-0630-0.

8. A. B. Wallbaum et al., "Progressive Muscle Relaxation and Restricted Environmental Stimulation Therapy for Chronic Tension Headache: A Pilot Study" [Relajación muscular progresiva y terapia de estimulación restrictiva para el dolor de cabeza crónico por tensión: Un estudio piloto], en *International Journal of Psychosomatics* 38, nros. 1–4 (febrero de 1991): 33–39.

9. T. Limsanon and R. Kalayasiri, "Preliminary Effects of Progressive Muscle Relaxation on Cigarette Craving and Withdrawal Symptoms in Experienced Smokers in Acute Cigarette Abstinence: A Randomized Controlled Trial" [Efectos preliminares de la relajación muscular progresiva en el deseo por el cigarrillo y los síntomas de abstinencia en fumadores experimentados en abstinencia aguda del cigarrillo: Una prueba aleatoria controlada], en *Behavior Therapy* 46, nro. 2 (noviembre de 2014): 166–76, doi: 10.1016/j.beth.2014.10.002.

10. K. Golding et al., "Self-Help Relaxation for Post-Stroke Anxiety: A Randomised, Controlled Pilot Study" [Relajación de autoayuda para la ansiedad post derrame cerebral: Un estudio piloto aleatorio controlado], en *Clinical Rehabilitation* 30, nro. 2 (febrero de 2016): 174–80, doi: 10.1177/0269215515575746.

11. S. Brunelli et al., "Efficacy of Progressive Muscle Relaxation, Mental Imagery, and Phantom Exercise Training on Phantom Limb: A Randomized Controlled Trial" [Eficacia de la relajación muscular progresiva, imágenes mentales y ejercicios de entrenamiento fantasma en extremidades fantasma: Un ensayo aleatorio controlado], en *Archives of Physical Medicine and Rehabilitation* 96, nro. 2 (febrero de 2015): 181–87, doi: 10.1016/j.apmr.2014.09.035.

12. A. Hassanpour Dehkordi and A. Jalali, "Effect of Progressive Muscle Relaxation on the Fatigue and Quality of Life Among Iranian Aging Persons" [Efectos de la relajación muscular progresiva en fatiga y calidad de vida entre ancianos iraníes], en *Acta Medica Iranica* 54, nro. 7 (julio de 2016): 430–36; M. Shahriari et al., "Effects of Progressive Muscle Relaxation, Guided Imagery and Deep Diaphragmatic Breathing on Quality of Life in Elderly with Breast or Prostate Cancer" [Efectos de la relajación muscular progresiva, visualización guiada y respiración diafragmática profunda en la calidad de vida de personas mayores con cáncer de mama o de próstata], en *Journal of Education and Health Promotion* 6 (19 de abril de 2017): 1, doi: 10.4103/jehp.jehp_147_14.

13. Y. K. Yildirim and C. Fadiloglu, "The Effect of Progressive Muscle Relaxation Training on Anxiety Levels and Quality of Life in Dialysis Patients" [El efecto del entrenamiento de relajación muscular progresiva en los niveles de ansiedad y calidad de vida en pacientes de diálisis], en *EDTNA/ERCA Journal* 32, nro. 2 (abril-junio de 2006): 86–88.

14. A. K. Johnson et al., "Hypnotic Relaxation Therapy and Sexual Function in Postmenopausal Women: Results of a Randomized Clinical Trial" [Terapia de relajación hipnótica y funcionamiento sexual en mujeres post menopáusicas: Resultados de un ensayo aleatorio], en *International Journal of Clinical and Experimental Hypnosis* 64, nro. 2 (2016): 213–24, doi: 10.1080/00207144.2016.1131590.

15. X. Ma et al., "The Effect of Diaphragmatic Breathing on Attention, Negative Affect and Stress in Healthy Adults" [El efecto de la respiración diafragmática sobre la respiración, afecto negativo y estrés en adultos saludables], en *Frontiers in Psychology* 8 (6 de junio de 2017): 874, doi: 10.3389/fpsyg.2017.00874; Y. F. Chen et al., "The Effectiveness of Diaphragmatic Breathing Relaxation Training for Reducing Anxiety" [La eficacia del entrenamiento de relajación de la respiración diafragmática para reducir la ansiedad], en *Perspectives in Psychiatric Care* 53, nro. 4 (octubre de 2017): 329–36, doi: 10.1111/ppc.12184.

16. R.P. Brown y P. L. Gerberg, "*Sudarshan Kriya* Yogic Breathing in the Treatment of Stress, Anxiety, and Depression. Part II — Clinical Applications and Guidelines" [Respiración yogui *Sudarshan Kriya* en el tratamiento de estrés, ansiedad y depresión. Parte II – Aplicaciones clínicas y directrices], en *Journal of Alternative and Complementary Medicine* 11, nro. 4 (agosto de 2005): 711–17.

17. L. C. Chiang et al., "Effect of Relaxation-Breathing Training on Anxiety and Asthma Signs/Symptoms of Children with Moderate-to-Severe Asthma: A Randomized Controlled Trial" [Los efectos del entrenamiento en respiración relajante en las señales/síntomas de ansiedad y asma de niños con asma de moderada a severa: Un ensayo aleatorio controlado], en *International Journal*

of Nursing Studies 46, nro. 8 (agosto de 2009): 1061–70, doi: 10.1016/j. ijnurstu.2009.01.013.

18. S. Stavrou et al., "The Effectiveness of a Stress-Management Intervention Program in the Management of Overweight and Obesity in Childhood and Adolescence" [La efectividad de un programa de intervención del manejo del estrés en el manejo del sobrepeso y la obesidad durante la niñez y adolescencia], en *Journal of Molecular Biochemistry* 5, nro. 2 (2016): 63–70.

19. T. D. Metikaridis et al., "Effect of a Stress Management Program on Subjects with Neck Pain: A Pilot Randomized Controlled Trial" [Los efectos de un programa de manejo del estrés en sujetos con dolor de cuello: Un ensayo piloto aleatorio controlado], en *Journal of Back and Musculoskeletal Rehabilitation* 30, nro. 1 (20 de diciembre de 2016): 23–33.

20. J. B. Ferreira et al., "Inspiratory Muscle Training Reduces Blood Pressure and Sympathetic Activity in Hypertensive Patients: A Randomized Controlled Trial" [El entrenamiento muscular inspiratorio reduce la presión sanguínea y la actividad simpática en pacientes hipertensos], en *International Journal of Cardiology* 166, nro. 1 (5 de junio de 2013): 61–67, doi: 10.1016/j.ijcard.2011.09.069.

21. S. E. Stromberg et al., "Diaphragmatic Breathing and Its Effectiveness for the Management of Motion Sickness" [Respiración diafragmática y su eficacia en el manejo de la cinetosis], en *Aerospace Medicine and Human Performance* 86, nro. 5 (mayo de 2015): 452–57, doi: 10.3357/AMHP.4152.2015.

22. R. Fried et al., "Effect of Diaphragmatic Respiration with End-Tidal CO2 Biofeedback on Respiration, EEG, and Seizure Frequency in Idiopathic Epilepsy" [Efectos de la respiración diafragmática con biorretroalimentación de CO2 espiratorio final, EEG y frecuencia en epilepsia idiopática], en *Annals of the New York Academy of Sciences* 602 (febrero de 1990): 67–96.

23. P. R. Mello et al., "Inspiratory Muscle Training Reduces Sympathetic Nervous Activity and Improves Inspiratory Muscle Weakness and Quality of Life in Patients with Chronic Heart Failure: A Clinical Trial" [El entrenamiento muscular inhalatorio reduce la actividad nerviosa simpática y mejora la debilidad respiración muscular y la calidad de vida en pacientes con deficiencia coronaria crónica: Un ensayo clínico], en *Journal of Cardiopulmonary Rehabilitation and Prevention* 32, nro. 5 (septiembre-octubre de 2012): 255–61, doi: 10.1097/ HCR.0b013e31825828da.

24. L. S. Wenck et al., "Evaluating the Efficacy of a Biofeedback Intervention to Reduce Children's Anxiety" [Evaluando la eficacia de una intervención de biorretroalimentación para reducir la ansiedad en los niños], en *Journal of Clinical Psychology* 52, nro. 4 (julio de 1996): 469–73; R. C. Hawkins et al., "Anxiety Reduction in Hospitalized Schizophrenics through Thermal Biofeedback and Relaxation Training" [Reducción de la ansiedad en pacientes esquizofrénicos hospitalizados a través de la biorretroalimentación termal y el entrenamiento en relajación], en *Perceptual and Motor Skills* 51, nro. 2 (octubre de 1980): 475–82.

25. L. Scharff et al., "A Controlled Study of Minimal-Contact Thermal Biofeedback Treatment in Children with Migraine" [Un estudio controlado de tratamiento de

contacto mínimo de biorretroalimentación termal en niños con migrañas], en *Journal of Pediatric Psychology* 27, nro. 2 (marzo de 2002): 109–19.

26. J. Gauthier et al., "The Role of Home Practice in the Thermal Biofeedback Treatment of Migraine Headache" [El rol de la práctica hogareña del tratamiento de biorretroalimentación termal en el dolor de cabeza migrañoso], en *Journal of Consulting and Clinical Psychology* 62, nro. 1 (febrero de 1994): 180–4.

27. A. Musso et al., "Evaluation of Thermal Biofeedback Treatment of Hypertension Using 24-Hr Ambulatory Blood Pressure Monitoring" [Evaluación del tratamiento de biorretroalimentación termal de la hipertensión usando monitoreo ambulatorio las 24 hs.], en *Behaviour Research and Therapy* 29, nro. 5 (1991): 469–78; E. B. Blanchard et al., "The USA-USSR Collaborative Cross-Cultural Comparison of Autogenic Training and Thermal Biofeedback in the Treatment of Mild Hypertension" [Comparación intercultural colaborativa entre EE.UU. y URSS sobre el entrenamiento autogénico y biorretroalimentación termal en el tratamiento de la hipertensión leve], en Suplemento *Health Psychology* 7 (febrero de 1988): 175–92.

28. S. P. Schwarz et al., "Behaviorally Treated Irritable Bowel Syndrome Patients: A Four-Year Follow-Up" [Pacientes tratados en su comportamiento con síndrome de colon irritable: Un seguimiento de cuatro años], en *Behaviour Research and Therapy* 28, nro. 4 (1990): 331–35.

29. L. E. Williams y J. A. Bargh, "Experiencing Physical Warmth Promotes Interpersonal Warmth" [Experimentar calidez física promueve la calidez interpersonal], en *Science* 322, nro. 5901 (24 de octubre de 2008): 606–7, doi: 10.1126/science.1162548.

30. C. Wilbert, "Warm Hands, Warm Heart?" [Manos cálidas, ¿corazones cálidos?], en WebMD (sitio web), 23 de octubre de 2008, <https://www.webmd.com/balance/news/20081023/warm-hands-warm-heart>.

31. C. A. Lengacher et al., "Immune Responses to Guided Imagery During Breast Cancer Treatment" [Respuestas inmunológicas a la visualización guiada durante el tratamiento de cáncer de mama], en *Biological Research for Nursing* 9, nro. 3 (enero de 2008): 205–14, doi:10.1177/1099800407309374; C. Maack y P. Nolan, "The Effects of Guided Imagery and Music Therapy on Reported Change in Normal Adults" [Los efectos de la visualización guiada y la musicoterapia en cambios reportados en adultos normales], en *Journal of Music Therapy* 36, nro. 1 (1 de marzo de 1999): 39–55; Y. Y. Tang et al., "Improving Executive Function and Its Neurobiological Mechanisms through a Mindfulness-Based Intervention: Advances within the Field of Developmental Neuroscience" [Mejorando la función ejecutiva y los mecanismos neurobiológicos a través de una intervención basada en atención plena: Avances dentro del campo de las neurociencia evolutiva], en *Child Development Perspectives* 6, nro. 4 (diciembre de 2012): 361–66, doi: 10.1111/j.1750-8606.2012.00250.x.

32. X. Zeng et al., "The Effect of Loving-Kindness Meditation on Positive Emotions: A Meta-Analytic Review" [Los efectos de la meditación de bondad amorosa en las emociones positivas: Una revision metaanalítica], en *Frontiers in Psychology* 6 (3 de

noviembre de 2015): 1693, doi: 10.3389/fpsyg.2015.01693; B. L. Fredrickson et al., "Open Hearts Build Lives: Positive Emotions, Induced through Loving-Kindness Meditation, Build Consequential Personal Resources" [Los corazones abiertos edifican las vidas: Emociones positivas, inducidas a través de la meditación de bondad amorosa, construyen recursos personales], en *Journal of Personality and Social Psychology* 95, nro. 5 (noviembre de 2008): 1045–62, doi: 10.1037/a0013262.

33. J. W. Carson et al., "Loving-Kindness Meditation for Chronic Low Back Pain: Results from a Pilot Trial" [Meditación de bondad amorosa para dolor de espalda crónico leve: Resultados de una prueba piloto], en *Journal of Holistic Nursing* 23, nro. 3 (septiembre de 2005): 287–304.

34. M. E. Tonelli y A. B. Wachholtz, "Meditation-Based Treatment Yielding Immediate Relief for Meditation-Naïve Migraineurs" [Tratamiento basado en la meditación produce inmediato alivio para los inocentes meditadores con cefalea migrañosa], en *Pain Management Nursing* 15, nro. 1 (marzo de 2014): 36–40, doi: 10.1016/j.pmn.2012.04.002.

35. D. J. Kearney et al., "Loving-Kindness Meditation for Posttraumatic Stress Disorder: A Pilot Study" [La meditación de bondad amorosa para el trastorno de estrés postraumático: Un estudio piloto], en *Journal of Traumatic Stress* 26, nro. 4 (agosto de 2013): 426–34, doi: 10.1002/jts.21832.

36. A. J. Stell y T. Farsides, "Brief Loving-Kindness Meditation Reduces Racial Bias, Mediated by Positive Other-Regarding Emotions" [Una breve meditación de bondad amorosa reduce el sesgo racial, mediado por emociones positivas que consideran al otro], en *Motivation and Emotion* 40, nro. 1 (febrero de 2016): 140–47, doi: 10.1007/s11031-015-9514-x.

37. M. K. Leung et al., "Increased Gray Matter Volume in the Right Angular and Posterior Parahippocampal Gyri in Loving-Kindness Meditators" [Aumento del volumen de materia gris en las zonas derecha angular y posterior del giro parahipocampal en los que practican la meditación de bondad amorosa], en *Social Cognitive and Affective Neuroscience* 8, nro. 1 (enero de 2013): 34–39, doi: 10.1093/scan/nss076.

38. B. E. Kok et al., "How Positive Emotions Build Physical Health: Perceived Positive Social Connections Account for the Upward Spiral between Positive Emotions and Vagal Tone" [Cómo las emociones positivas mejoran la salud mental: Conexiones sociales percibidas como positivas responden a la espiral ascendente entre las emociones positivas y el tono vagal], en *Psychological Science* 24, nro. 7 (1 de julio de 2013): 1123–32, doi: 10.1177/0956797612470827.

39. R. J. Zatorre y I. Peretz (eds.), *The Biological Foundations of Music* [Fundamentos biológicos de la música], New York Academy of Sciences, Nueva York, 2001.

40. T. Schäfer et al., "The Psychological Functions of Music Listening" [Las funciones psicológicas de escuchar música], en *Frontiers in Psychology* 4 (2013): 511.

41. J. Lieff, "Music Stimulates Emotions Through Specific Brain Circuits" [La música estimula las emociones en circuitos cerebrales específicos], en *Searching for the Mind* (blog), 2 de marzo, 2014, <http://jonlieffmd.com/blog/music-stimulates-emotions-through-specific-brain-circuits>, citado en B. Goldstein, *The Secret*

Language of the Heart [El lenguaje secreto del corazón], Hierophant Publishing, San Antonio, TX, 2016, p. 29.

42. C. Grape et al., "Does Singing Promote Well-Being?: An Empirical Study of Professional and Amateur Singers During a Singing Lesson" [¿Cantar promueve el bienestar?: Un estudio empírico con cantantes profesionales y aficionados durante una clase de canto], en *Integrative Physiological and Behavioral Science* 38, nro. 1 (enero-marzo de 2003): 65–74, citado en Goldstein, *The Secret Language of the Heart*, p. 29.

43. B. Goldstein, *The Secret Language of the Heart* [El lenguaje secreto del corazón], Hierophant Publishing, San Antonio, TX, 2016, p. 29.

44. R. H. Huang y Y. N. Shih, "Effects of Background Music on Concentration of Workers" [Efectos de la música de fondo en la concentración de los trabajadores], en *Work* 38, nro. 4 (2011): 383–87, doi: 10.3233/WOR-2011-1141.

45. M. Hausmann et al., "Music-Induced Changes in Functional Cerebral Asymmetries" [Cambios inducidos por la música en asimetrías cerebrales funcionales], en *Brain and Cognition* 104 (abril de 2016): 58–71, doi: 10.1016/j.bandc.2016.03.001.

46. Y. Ferguson y K. Sheldon, "Trying to Be Happier Really Can Work: Two Experimental Studies" [Tratar de ser felices realmente puede funcionar: Dos estudios experimentales], en *Journal of Positive Psychology* 8, nro. 1 (enero de 2013): 23–33, doi: 10.1080/17439760.2012.747000.

47. E. Brattico et al., "A Functional MRI Study of Happy and Sad Emotions in Music with and without Lyrics" [Un estudio funcional de resonancia magnética sobre emociones alegres y tristes en la música con y sin letra], en *Frontiers in Psychology* 2 (1 de diciembre de 2011): 308, doi: 10.3389/fpsyg.2011.00308.

48. R. Gillett, "The Best Music to Listen to for Optimal Productivity, According to Science" [La mejor música para escuchar para obtener óptima productividad según la ciencia], en *Business Insider Australia*, 25 de julio de 2015, <https://www.businessinsider.com.au/the-best-music-for-productivity-2015-7>.

49. A. G. DeLoach et al., "Tuning the Cognitive Environment: Sound Masking with 'Natural' Sounds in Open-Plan Offices" [Sintonizando el entorno cognitivo: Enmascarando el sonido con ruidos 'naturales' en oficinas sin paredes interiores], en *Journal of the Acoustical Society of America* 137, nro. 4 (abril de 2015): 2291, doi: 10.1121/1.4920363.

50. L. Lepron, "The Songs Scientifically Proven to Make Us Feel Good" [Las canciones que han demostrado científicamente hacernos sentir bien], en Konbini (sitio web), <http://www.konbini.com/us/entertainment/songs-scientifically-proven-make-us-feel-good/>.

51. Y. H. Li et al., "Massage Therapy for Fibromyalgia: A Systematic Review and Meta-Analysis of Randomized Controlled Trials" [Masoterapia para la fibromialgia: Un repaso sistemático y metaanálisis de ensayos aleatorios controlados], en *PLoS One* 9, nro. 2 (20 de febrero de 2014): e89304, doi: 10.1371/journal.pone.0089304.

52. J. S. Kutner et al., "Massage Therapy vs. Simple Touch to Improve Pain and Mood in Patients with Advanced Cancer: A Randomized Trial" [Masoterapia

frente al toque simple para mejorar el dolor y el estado de ánimo en pacientes con cáncer avanzado: Una prueba aleatoria], en *Annals of Internal Medicine* 149, nro. 6 (16 de septiembre de 2008): 369–79; S. H. Lee et al., "Meta-Analysis of Massage Therapy on Cancer Pain" [Metaanálisis de la masoterapia en dolores de cáncer], en *Integrative Cancer Therapies* 14, nro. 4 (julio 2015): 297–304, doi: 10.1177/1534735415572885.

53. S. Babaee et al., "Effectiveness of Massage Therapy on the Mood of Patients after Open-Heart Surgery" [Efectividad de la masoterapia en el estado de ánimo de los pacientes de cardiocirugía abierta], en *Iranian Journal of Nursing and Midwifery Research* 17, nro. 2, suplemento 1 (febrero de 2012): S120–S124.

54. S. Khilnani et al., "Massage Therapy Improves Mood and Behavior of Students with Attention-Deficit/Hyperactivity Disorder" [La masoterapia mejora el ánimo y el comportamiento en estudiantes con déficit de atención/trastorno de hiperactividad], en *Adolescence* 38, nro. 152 (invierno de 2003): 623–38.

55. F. Bazarganipour et al., "The Effect of Applying Pressure to the LIV3 and LI4 on the Symptoms of Premenstrual Syndrome: A Randomized Clinical Trial" [La efectividad de aplicar presión al LIV3 y LI4 en los síntomas del síndrome premenstrual: Un ensayo clínico aleatorio controlado], en *Complementary Therapies in Medicine* 31 (abril de 2017): 65–70, doi: 10.1016/j.ctim.2017.02.003.

56. Z. J. Zhang et al., "The Effectiveness and Safety of Acupuncture Therapy in Depressive Disorders: Systematic Review and Meta-Analysis" [La efectividad y seguridad de la terapia de acupuntura en trastornos depresivos: Revisión sistemática y metaanálisis], en *Journal of Affective Disorders* 124, nros. 1–2 (julio de 2010): 9–21, doi: 10.1016/j.jad.2009.07.005; P. Bosch et al., "The Effect of Acupuncture on Mood and Working Memory in Patients with Depression and Schizophrenia" [El efecto de la acupuntura en el ánimo y memoria activa en pacientes con depresión y esquizofrenia], en *Journal of Integrative Medicine* 13, nro. 6 (noviembre de 2015): 380–90, doi: 10.1016/S2095-4964(15)60204-7.

57. L. de Lorent et al., "Auricular Acupuncture versus Progressive Muscle Relaxation in Patients with Anxiety Disorders or Major Depressive Disorder: A Prospective Parallel Group Clinical Trial" [Acupuntura auricular frente a relajación muscular progresiva en pacientes con trastornos de ansiedad o trastorno de depresión mayor: Un ensayo clínico en un grupo paralelo posible], en *Journal of Acupuncture and Meridian Studies* 9, nro. 4 (agosto de 2016): 191–99, doi: 10.1016/j.jams.2016.03.008

53. S. Babaee et al., "Effectiveness of Massage Therapy on the Mood of Patients after Open-Heart Surgery" [Efectividad de la masoterapia en el estado de ánimo de los pacientes luego de la cardiocirugía abierta], en *Iranian Journal of Nursing and Midwifery Research* 17, nro. 2, suplemento 1 (febrero de 2012): S120–S124.

54. S. Khilnani et al., "Massage Therapy Improves Mood and Behavior of Students with Attention-Deficit/Hyperactivity Disorder" [La masoterapia mejora el ánimo y el comportamiento en estudiantes con déficit de atención/trastorno de hiperactividad], en *Adolescence* 38, nor. 152 (invierno de 2003): 623–38.

55. F. Bazarganipour et al., "The Effect of Applying Pressure to the LIV3 and LI4 on the Symptoms of Premenstrual Syndrome: A Randomized Clinical Trial" [La efectividad de aplicar presión al LlV3 y Ll4 en los síntomas de síndrome premenstrual: Un ensayo clínico aleatorio controlado], en *Complementary Therapies in Medicine* 31 (abril de 2017): 65–70, doi: 10.1016/j.ctim.2017.02.003.

56. Z. J. Zhang et al., "The Effectiveness and Safety of Acupuncture Therapy in Depressive Disorders: Systematic Review and Meta-Analysis [La eficacia y seguridad de la terapia de acupuntura en trastornos depresivos: Revisión sistemática y metaanálisis], en *Journal of Affective Disorders* 124, nros. 1–2 (julio 2010): 9–21, doi: 10.1016/j.jad.2009.07.005; P. Bosch et al., "The Effect of Acupuncture on Mood and Working Memory in Patients with Depression and Schizophrenia" [El efecto de la acupuntura en el ánimo y memoria activa en pacientes con depresión y esquizofrenia], en *Journal of Integrative Medicine* 13, nro. 6 (noviembre de 2015): 380–90, doi: 10.1016/S2095-4964(15)60204-7.

57. L. de Lorent et al., "Auricular Acupuncture versus Progressive Muscle Relaxation in Patients with Anxiety Disorders or Major Depressive Disorder: A Prospective Parallel Group Clinical Trial" [Acupuntura auricular frente a relajación muscular progresiva en pacientes con trastornos de ansiedad o trastorno de depresión mayor], en *Journal of Acupuncture and Meridian Studies* 9, nro. 4 (agosto de 2016): 191–99, doi: 10.1016/j.jams.2016.03.008

58. A. Xiang et al., "The Immediate Analgesic Effect of Acupuncture for Pain: A Systematic Review and Meta-Analysis" [El efecto analgésico inmediato de la acupuntura para el dolor: Una revisión sistemática y metaanálisis], en *Evidence-Based Complementary and Alternative Medicine* 3 (2017): 1–13, doi: 10.1155/2017/3837194.

59. C. W. Janssen et al., "Whole-Body Hyperthermia for the Treatment of Major Depressive Disorder: A Randomized Clinical Trial" [Hipertermia del cuerpo entero para el tratamiento del trastorno depresivo mayor: Un ensayo clínico aleatorio], en *JAMA Psychiatry* 73, nro. 8 (1 de agosto de 2016): 789–95, doi: 10.1001/jamapsychiatry.2016.1031.

60. M. Lugavere, "6 Powerful Ways Saunas Can Boost Your Brain" [Seis maneras extraordinarias en que las saunas pueden estimular tu cerebro] Max Lugavere, <https://www.maxlugavere.com/blog/5-incredible-things-that-happen-when-you-sit-in-a-sauna>.

61. T. Laukkanen et al., "Sauna Bathing Is Inversely Associated with Dementia and Alzheimer's Disease in Middle-Aged Finnish Men" [El baño sauna está inversamente asociado con la demencia y el alzhéimer en hombres fineses de mediana edad], en *Age and Ageing* 46, nro. 2 (1 de marzo de 2017): 245–49, doi: 10.1093/ageing/afw212.

62. S. Kasper et al., "Lavender Oil Preparation Silexan Is Effective in Generalized Anxiety Disorder—a Randomized, Double-Blind Comparison to Placebo and Paroxetine" [El aceite de lavanda silexano es eficaz en el trastorno de ansiedad generalizada: Una comparación aleatoria con el placebo y la paroxetina], en *International Journal of Neuropsychopharmacology* 17, nro. 6 (junio de 2014): 859–69, doi: 10.1017/S1461145714000017.

63. P. H. Koulivand et al., "Lavender and the Nervous System" [La lavanda y el sistema nervioso], en *Evidence-Based Complementary and Alternative Medicine* 2013 (2013): 681304, doi: 10.1155/2013/681304.

64. S. Kasper et al., "Efficacy of Orally Administered Silexan in Patients with Anxiety-Related Restlessness and Disturbed Sleep—A Randomized, Placebo-Controlled Trial" [Eficacia del silexano vía oral en pacientes con inquietud por ansiedad y perturbaciones del sueño: Un ensayo aleatorio controlado por placebo], en *European Neuropsychopharmacology* 25, nro. 11 (noviembre de 2015): 1960–67, doi: 10.1016/j.euroneuro.2015.07.024.

65. P. Sasannejad et al., "Lavender Essential Oil in the Treatment of Migraine Headache: A Placebo-Controlled Clinical Trial" [Aceite de esencia de lavanda en el tratamiento de dolor de cabeza migrañoso: Un ensayo aleatorio controlado por placebo], en *European Neurology* 67, nro. 5 (2012): 288–91, doi: 10.1159/000335249.

66. M. Kheirkhah et al., "Comparing the Effects of Aromatherapy with Rose Oils and Warm Foot Bath on Anxiety in the First Stage of Labor in Nulliparous Women" [Efectos comparativos de la aromaterapia con aceite de rosa y baños tibios de pies en la primera etapa de trabajo de parto en mujeres nulíparas], en *Iranian Red Crescent Medical Journal* 16, nro. 9 (17 de agosto de 2014): e14455, doi: 10.5812/ircmj.14455; T. Hongratanaworakit, "Relaxing Effect of Rose Oil on Humans" [El efecto relajante del aceite de rosa en los humanos], en *Natural Product Communications* 4, nro. 2 (febrero de 2009): 291–96.

67. J. D. Amsterdam et al., "Chamomile (Matricaria recutita) May Provide Antidepressant Activity in Anxious, Depressed Humans: An Exploratory Study" [La camomila (*Matricaria recutita*) puede brindar una actividad antidepresiva en humanos ansiosos y deprimidos: Un estudio exploratorio], en *Alternative Therapies in Health and Medicine* 18, nro. 5 (septiembre-octubre de 2012): 44–49.

68. C. Maller et al., "Healthy Nature Healthy People: 'Contact with Nature' as an Upstream Health Promotion Intervention for Populations" [Naturaleza sana, gente sana: El contacto con la naturaleza como una intervención de promoción innovadora de la salud para las poblaciones], en *Health Promotion International* 21, no. 1 (marzo de 2006): 45–54.

69. P. Lambrou, "Fun with Fractals? Why Nature Can Be Calming" [¿Diversión con fractales? Por qué la naturaleza puede ser calmante], en *Psychology Today* (sitio web), 7 de septiembre de 2012, <https://www.psychologytoday.com/blog/codes-joy/201209/fun-fractals>.

70. C. J. Beukeboom et al., "Stress-Reducing Effects of Real and Artificial Nature in a Hospital Waiting Room" [Efectos reductores del estrés de la naturaleza real y artificial en una sala de espera de hospital], en *Journal of Alternative and Complementary Medicine* 18, nro. 4 (abril de 2012): 329–33, doi: 10.1089/acm.2011.0488.

71. H. Williams, "9 Ways to Improve Your Mood with Food: Herbs and Spices" [Nueve formas de mejorar tu humor con comida: Hierbas y especias], en AllWomensTalk (sitio web), <http://health.allwomenstalk.com/ways-to-improve-your-mood-with-food/4>.

CAPÍTULO 2. LA ESTRATEGIA QUE FALTABA

1. J. Cepelewisz, "A Single Concussion May Triple the Long-Term Risk of Suicide" [Un simple golpe en la cabeza puede triplicar el riesgo de suicidio a largo plazo], en *Scientific American* (sitio web), 8 de febrero de 2016, <https://www.scientificamerican.com/article/a-single-concussion-may-triple-the-long-term-risk-of-suicide1/?utm_content=bufferb98ff&utm_medium=social&utm_source=linkedin.com&utm_campaign=buffer>.

2. R. Douglas Fields, "Link between Adolescent Pot Smoking and Psychosis Strengthens" [La relación entre fumar marihuana en la adolescencia y la psicosis se fortalece], en *Scientific American* (sitio web), 20 de octubre de 2017, <https://www.scientificamerican.com/article/link-between-adolescent-pot-smoking-and-psychosis-strengthens/>.

3. D. G. Amen et al., "Discriminative Properties of Hippocampal Hypoperfusion in Marijuana Users Compared to Healthy Controls: Implications for Marijuana Administration in Alzheimer's Dementia" [Propiedades discriminatorias de la hipoperfusión del hipocampo en los usuarios de marihuana en comparación con los controles saludables: Implicaciones de la administración de marihuana en la enfermedad de Alzheimer], en *Journal of Alzheimer's Disease* 56, nro. 1 (2017): 261–73, doi: 10.3233/JAD-160833.

4. M. A. Martinez et al., "Neurotransmitter Changes in Rat Brain Regions Following Glyphosate Exposure" [Cambios en los neurotransmisores en las regiones cerebrales de las ratas a continuación de la exposición al glifosato], en *Environmental Research* 161 (febrero de 2018): 212–19, doi: 10.1016/j.envres.2017.10.051.

5. T. Shakespeare and A. Whieldon, "Sing Your Heart Out: Community Singing as Part of Mental Health Recovery" [Exponer el corazón por medio del canto: Cantar en comunidad como parte de la recuperación en salud mental], en *Medical Humanities* online, 25 de noviembre de 2017, doi: 10.1136/medhum-2017-011195.

6. K. Rehfeld et al., "Dancing or Fitness Sport? The Effects of Two Training Programs on Hippocampal Plasticity and Balance Abilities in Healthy Seniors" [¿Bailar o hacer entrenamiento? Los efectos de dos programas de entrenamiento en la plasticidad del hipocampo y las habilidades del equilibrio en ancianos saludables], en *Frontiers in Human Neuroscience* 11, nro. 305 (15 de junio de 2017), doi: 10.3389/fnhum.2017.00305.

7. P. G. Harch et al., "A Phase I Study of Low-Pressure Hyperbaric Oxygen Therapy for Blast-Induced Post-Concussion Syndrome and Post-Traumatic Stress Disorder" [Un estudio en fase I sobre la terapia de oxígeno hiperbárico de baja presión para el síndrome de post-contusión cerebral inducido por explosión y el trastorno de estrés postraumático], en *Journal of Neurotrauma* 29, nro. 1 (1 de enero de 2012): 168–85, doi: 10.1089/neu.2011.1895.

8. T. Laukkanen et al., "Sauna Bathing Is Inversely Associated with Dementia and Alzheimer's Disease in Middle-Aged Finnish Men" [El baño sauna está inversamente asociado con la demencia y el alzhéimer hombres finlandeses de mediana edad], 245–49.

9. K. C. Smolders et al., "A Higher Illuminance Induces Alertness Even during Office Hours: Findings on Subjective Measures, Task Performance and Heart Rate Measures" [Una mayor iluminación induce el estado de vigilancia durante las horas de oficina: Hallazgos en medidas subjetivas, desempeño de la tarea y medidas de pulso cardíaco], en *Physiology and Behavior* 107, nro. 1 (20 de agosto de 2012): 7–16, doi: 10.1016/j.physbeh.2012.04.028.

10. R. A. Dienstbier, "The Impact of Humor on Energy, Tension, Task Choices, and Attributions: Exploring Hypotheses from Toughness Theor" [El impacto del humor en la energía, tensión, elecciones de tareas y atribuciones: Explorando las hipótesis de la teoría de la resistencia], en *Motivation and Emotion* 19, nro. 4 (1995): 255–67, <http://digitalcommons.unl.edu/psychfacpub/111/>.

11. A. P. Allen and A. P. Smith, "Effects of Chewing Gum and Time-on-Task on Alertness and Attention" [Efectos de la goma de mascar y la dedicación a la tarea sobre el estado de alerta y la atención], en *Nutritional Neuroscience* 15, nro. 4 (julio de 2012): 176–85, doi: 10.1179/1476830512Y.0000000009; C. Lee, "How Chewing Gum Can Boost Your Brain Power" [Cómo masticar chicle puede aumentar tu poder cerebral], en *Daily Mail* (1 de abril de 2013), <http://www.dailymail.co.uk/health/article-2302615/How-chewing-gum-boost-brain-power.html>.

CAPÍTULO 3. AUTOCONTROL

1. H. S. Friedman y L. R. Martin, *The Longevity Project* [El Proyecto Longevidad], Hudson Street Press, Nueva York, 2011.

2. P. Veliz et al., "Prevalence of Concussion Among US Adolescents and Correlated Factors" [Prevalencia de contusión cerebral entre los adolescentes de Estados Unidos y factores relacionados], en *JAMA* 318, nro. 12 (26 de septiembre de 2017): 1180–82, doi: 10.1001/jama.2017.9087.

3. W. Mischel et al., "'Willpower' over the Lifespan: Decomposing Self-Regulation" [La fuerza de voluntad sobre la esperanza de vida: Descomponiendo la autorregulación], en *Social Cognitive and Affective Neuroscience* 6, nro. 2 (abril de 2011): 252–56, doi: 10.1093/scan/nsq081.

4. J. Jaekel et al., "Preterm Toddlers' Inhibitory Control Abilities Predict Attention Regulation and Academic Achievement at Age 8 Years" [Las habilidades de control inhibitorio en bebés prematuros predice la regulación de la atención y los logros académicos a los ocho años], en *Journal of Pediatrics* 169 (febrero 2016): 87–92, doi: 10.1016/j.jpeds.2015.10.029.

5. Mischel et al., "'Willpower' over the Lifespan" [La fuerza de voluntad sobre la esperanza de vida], 252–56.

6. J. Skorka-Brown et al., "Playing Tetris Decreases Drug and Other Cravings in Real World Settings" [Jugar al Tetris disminuye el deseo por las drogas y en otros entornos del mundo real], en *Addictive Behaviors* 51 (diciembre de 2015): 165–70, doi: 10.1016/j.addbeh.2015.07.020.

7. Jonathan Becher, "6 Quotes to Help You Understand Why It's Important to Say No" [Seis citas para ayudarte a entender por qué es importante decir no], en

Forbes BrandVoice (sitio web), 12 de agosto de 2015, <https://www.forbes.com/sites/sap/2015/08/12/quotes-on-saying-no/#19dda7fc5555>.

8. C. Gallo, "Steve Jobs: Get Rid of the Crappy Stuff" [Steve Jobs: Líbrate de lo desagradable], en *Forbes* (sitio web), 16 de mayo de 2011, <https://www.forbes.com/sites/carminegallo/2011/05/16/steve-jobs-get-rid-of-the-crappy-stuff/#-25b6fb271452>.

9. "Kaiser Permanente Study Finds Keeping a Food Diary Doubles Diet Weight Loss" [Estudio de Kaiser Permanente descubre que llevar un diario de lo que comes duplica la pérdida de peso], en Kaiser Permanente (sitio web), 8 de julio de 2008, <https://share.kaiserpermanente.org/article/kaiser-permanente-study-finds-keeping-a-food-diary-doubles-weight-loss/>; "Keeping a Food Diary Doubles Diet Weight Loss, Study Suggests" [Llevar un diario de lo que comes duplica la pérdida de peso, sugiere un estudio], en *ScienceDaily* (sitio web), 8 de julio de 2008, <https://www.sciencedaily.com/releases/2008/07/080708080738.htm>.

10. M. A. Scult et al., "Prefrontal Executive Control Rescues Risk for Anxiety Associated with High Threat and Low Reward Brain Function" [El control ejecutivo prefrontal salva el riesgo de ansiedad asociado con alta amenaza y baja recompensa de la función cerebral], en *Cerebral Cortex* (17 de noviembre de 2017): doi: 10.1093/cercor/bhx304.

CAPÍTULO 4. EL CAMBIO ES SENCILLO SI SABES CÓMO HACERLO

1. Oxford Living Dictionaries online, s.v. "rut" [rutina] acceso el 19 de marzo de 2018, <https://en.oxforddictionaries.com/definition/rut>.

2. E. A. Evers et al., "Serotonin and Cognitive Flexibility: Neuroimaging Studies into the Effect of Acute Tryptophan Depletion in Healthy Volunteers" [Serotonina y flexibilidad cognitiva: Estudios de neuroimágenes sobre el efecto del agotamiento agudo del triptófano en voluntarios sanos], en *Current Medicinal Chemistry* 14, nro. 28 (2007): 2989–95.

3. R. L. Aupperle and M.P. Paulus, "Neural Systems Underlying Approach and Avoidance in Anxiety Disorders" [Sistema neural subyacente al acercamiento y rechazo en trastornos de ansiedad], en *Dialogues in Clinical Neuroscience* 12, no. 4 (diciembre de 2010): 517–31.

4. M. J. Kim et al., "Intolerance of Uncertainty Predicts Increased Striatal Volume" [La intolerancia a la incertidumbre predice un aumento en el volumen del cuerpo estriado], en *Emotion* 17, nro. 6 (septiembre de 2017): 895–99, doi: 10.1037/emo0000331.

5. Aupperle and Paulus, "Neural Systems Underlying Approach and Avoidance in Anxiety Disorders" [Sistema neural subyacente al acercamiento y rechazo en trastornos de ansiedad], 517–31.

6. E. A. Evers et al., "Serotonin and Cognitive Flexibility: Neuroimaging Studies into the Effect of Acute Tryptophan Depletion in Healthy Volunteers" [Serotonina y flexibilidad cognitiva: Estudios de neuroimágenes sobre el efecto del agotamiento agudo del triptófano en voluntarios sanos], en *Current Medicinal Chemistry* 14, nro. 28 (2007): 2989–95.

7. S. N. Young, "How to Increase Serotonin in the Human Brain without Drugs" [Cómo aumentar la serotonina en el cerebro humano sin drogas], en *Journal of Psychiatry and Neuroscience* 32, nro. 6 (noviembre de 2007): 394–99.

8. P. Salmon, "Effects of Physical Exercise on Anxiety, Depression, and Sensitivity to Stress: A Unifying Theory" [Efectos del ejercicio físico sobre la ansiedad, depresión y sensibilidad al estrés: Una teoría unificante], en *Clinical Psychology Review* 21, nro. 1 (febrero de 2001): 33–61.

9. M. aan het Rot et al., "Bright Light Exposure During Acute Tryptophan Depletion Prevents a Lowering of Mood in Mildly Seasonal Women" [La exposición a la luz brillante durante un agotamiento agudo del triptófano previene un decaimiento leve estacional del estado de ánimo en mujeres], en *European Neuropsychopharmacology* 18, nro. 1 (enero de 2008): 14-23, doi: 10.1016/j.euroneuro.2007.05.003.

10. K. Choi and H. J. Suk, "Dynamic Lighting System for the Learning Environment: Performance of Elementary Students" [Sistemas de iluminación dinámicos para el ambiente de estudio: Desempeño de estudiantes de primaria], en *Optics Express* 24, nro. 10 (16 de mayo de 2016): A907–A916, doi: 10.1364/OE.24.00A907; H. Slama et al., "Afternoon Nap and Bright Light Exposure Improve Cognitive Flexibility Post Lunch" [La siesta de la tarde y la exposición a la luz brillante mejora la flexibilidad cognitiva luego del almuerzo], en *PLoS One* 10, nro. 5 (27 de mayo de 2015): e0125359, doi: 10.1371/journal.pone.0125359.

11. D. L. Walcutt, "Chocolate and Mood Disorders" [El chocolate y los trastornos del ánimo], en *World of Psychology* (blog), en Psych Central (sitio web), acceso el 19 de marzo de 2018, <http://psychcentral.com/blog/archives/2009/04/27/chocolate-and-mood-disorders/>; A. A. Sunni y R. Latif, "Effects of Chocolate Intake on Perceived Stress; A Controlled Clinical Study" [Los efectos de la ingesta de chocolate en el estrés percibido; un estudio clínico controlado], en *International Journal of Health Sciences (Qassim)* 8, nro. 4 (octubre de 2014): 393–401.

12. A. Ghajar et al., "Crocus Sativus L. versus Citalopram in the Treatment of Major Depressive Disorder with Anxious Distress: A Double-Blind, Controlled Clinical Trial" [El *Crocus sativus* frente al citalopram en el tratamiento de trastorno depresivo mayor y estrés ansioso: Un ensayo clínico doble-ciego controlado], en *Pharmacopsychiatry* 50, nro. 4 (julio de 2017): 152–60, doi: 10.1055/s-0042-116159; H. Fukui et al., "Psychological and Neuroendocrinological Effects of Odor of Saffron (*Crocus sativus*)" [Efectos psicológicos y neuroendocrinos del olor del azafrán (*crocus sativus*)], en *Phytomedicine* 18, nros. 8–9 (15 de junio de 2011): 726–30, doi: 10.1016/j.phymed.2010.11.013.

13. W. Durant, *Historia de la Filosofía* (ed. Joaquin Gil), Buenos Aires, 1957, p. 76, del original en inglés.

14. Rahm Emanuel, entrevista con *Wall Street Journal*, 19 de noviembre de 2008, <https://www.youtube.com/watch?v=_mzcbXi1Tkk>.

15. G. I. Schweiger and P. M. Gollwitzer, "Implementation Intentions: A Look Back at Fifteen Years of Progress" [Intenciones de implementación: Una mirada retrospectiva a quince años de progreso], en *Psicothema* 19, nro. 1 (febrero de 2007): 37–42.

16. P. Gollwitzer, "A Psychology Professor Reveals How to Break Bad Habits Once and for All" [Un profesor de piscología revela cómo romper los malos hábitos de una vez por todas], en *Fortune*, 26 de enero de 2017, <http://fortune.com/2017/01/25/how-to-break-bad-habits-2/>.

17. A. Achtziger et al., "Implementation Intentions and Shielding Goal Striving from Unwanted Thoughts and Feelings" [Intenciones de implementación y protección del alcance de objetivos por parte de pensamientos y sentimientos indeseables], en *Personality and Social Psychology Bulletin* 34, nro. 3 (marzo de 2008): 381–93, doi: 10.1177/0146167207311201.

18. G. Stadler et al., "Physical Activity in Women: Effects of a Self-Regulation Intervention" [Actividad física en las mujeres: Efectos de una intervención autorregulada], en *American Journal of Preventive Medicine* 36, nro. 1 (enero de 2009): 29–34, doi: 10.1016/j.amepre.2008.09.021.

19. G. Stadler et al., "Intervention Effects of Information and Self-Regulation on Eating Fruits and Vegetables over Two Years" [Efectos de la intervención de información y autorregulación en la ingesta de frutas y verduras en un período mayor a dos años], en *Health Psychology* 29, nro. 3 (mayo de 2010): 274–83, doi: 10.1037/a0018644.

20. I. S. Gallo et al., "Strategic Automation of Emotion Regulation" [Automatización estratégica de regulación emocional], en *Journal of Personality and Social Psychology* 96, nro. 1 (enero de 2009): 11–31, doi: 10.1037/a0013460.

21. A. Achtziger et al., "Strategies of Intention Formation Are Reflected in Continuous MEG Activity" [Las estrategias de formación de intención se reflejan en actividad continua en la magnetoencefalografía], en *Social Neuroscience* 4, nro. 1 (2009): 11–27, doi: 10.1080/17470910801925350.

22. I. Paul et al., "If-Then Planning Modulates the P300 in Children with Attention Deficit Hyperactivity Disorder" [La planificación si-entonces modula el P300 en niños con trastorno de déficit de atención e hiperactividad], en *Neuroreport* 18, nro. 7 (7 de mayo de 2007): 653–57, doi: 10.1097/WNR.0b013e3280bef966.

23. P. M. Gollwitzer et al., "When Intentions Go Public: Does Social Reality Widen the Intention-Behavior Gap?" [Cuando las intenciones se hacen públicas: ¿La realidad social amplía la brecha entre la intención y la conducta?], en *Psychological Science* 20, nro. 5 (mayo de 2009): 612–18, doi: 10.1111/j.1467-9280.2009.02336.x.

24. Adaptado de los videos de BJ Fogg's y otros materiales de su sitio web, <www.bjfogg.com>.

CAPÍTULO 5. DOMINA TU MENTE RACIONAL

1. Association for Psychological Science, "Believing the Future Will Be Favorable May Prevent Action" [Creer que el futuro será favorable puede impedir la acción], en *ScienceDaily*, 3 de agosto de 2017, <https://www.sciencedaily.com/releases/2017/08/170803145643.htm>.

2. K. McSpadden, "You Now Have a Shorter Attention Span Than a Goldfish" [Ahora tienes un lapso de concentración más corto que el de un pez dorado], en *Time*, 14 de mayo de 2015, <http://time.com/3858309/attention-spans-goldfish/>.

3. J. Twenge, "What Might Explain the Unhappiness Epidemic?" [¿Cómo se explica la epidemia de infelicidad?], en *The Conversation* (sitio web), 22 de enero de 2018, <https://theconversation.com/what-might-explain-the-unhappiness-epidemic-90212>.

4. R. F. Baumeister et al., "Bad Is Stronger Than Good" [El mal es más fuerte que el bien], en *Review of General Psychology* 5, nro. 4 (diciembre de 2001): 323–370, doi: 10.1037/1089-2680.5.4.323.

5. J. McCoy, "New Outbrain Study Says Negative Headlines Do Better Than Positive" [Un nuevo estudio de Outbrain dice que a los titulares negativos les va mejor que a los positivos], en *Business 2 Community* (sitio web), 15 de marzo de 2014, <https://www.business2community.com/blogging/new-outbrain-study-says-negative-headlines-better-positive-0810707>.

6. R. Williams, "Are We Hardwired to Be Negative or Positive?" [¿Estamos configurados para ser negativos o positivos?], en ICF (sitio web), 30 de junio de 2014, <https://coachfederation.org/are-we-hardwired-to-be-negative-or-positive/>.

7. R. Hanson, "Confronting the Negativity Bias" [Confrontando el sesgo negativo], en *Rick Hanson* (blog), acceso el 25 de marzo de 2018, <http://www.rickhanson.net/how-your-brain-makes-you-easily-intimidated/>.

8. C. A. Lengacher et al., "Immune Responses to Guided Imagery During Breast Cancer Treatment" [Respuestas inmunológicas de la visualización guiada durante el tratamiento de cáncer de mamas], en *Biological Research for Nursing* 9, nro. 3 (enero de 2008): 205–214, doi: 10.1177/1099800407309374; C. Maack y P. Nolan, "The Effects of Guided Imagery and Music Therapy on Reported Change in Normal Adults" [Los efectos de la visualización guiada y la musicoterapia en cambios reportados en adultos normales], en *Journal of Music Therapy* 36, nro. 1 (1 de marzo de 1999): 39–55; A. G. Walton, "7 Ways Meditation Can Actually Change the Brain" [Siete formas en las que la meditación puede cambiar el cerebro de verdad], en *Forbes*, 9 de febrero de 2015, <https://www.forbes.com/sites/alicegwalton/2015/02/09/7-ways-meditation-can-actually-change-the-brain/#84adaf414658>.

9. H. Selye, *The Stress of Life* [El estrés de la vida], McGraw Hill, Nueva York, 1978, p. 418.

10. A. Amin, "The 31 Benefits of Gratitude You Didn't Know About: How Gratitude Can Change Your Life" [Los treinta y un beneficios de la gratitud que no sabías: Cómo la gratitud puede cambiar tu vida], en *Happier Human* (blog), acceso el 25 de marzo de 2018, <http://happierhuman.com/benefits-of-gratitude/>.

11. C. Ackerman, "The Benefits of Gratitud: 28 Questions Answered Thanks to Gratitude Research" [Los beneficios de la gratitude: Veintiocho preguntas respondidas gracias a la investigación sobre la gratitud], en *Positive Psychology Program* (sitio web), 12 de abril de 2017, <https://positivepsychologyprogram.com/benefits-gratitude-research-questions/>.

12. B. H. Brummett et al., "Prediction of All-Cause Mortality by the Minnesota Multiphasic Personality Inventory Optimism-Pessimism Scale Scores: Study of a

College Sample during a 40-Year Follow-Up Period," *Mayo Clinic Proceedings* 81, no. 12 (diciembre de 2006): 1541–44, doi: 10.4065/81.12.1541.

13. L. S. Redwine et al., "Pilot Randomized Study of a Gratitude Journaling Intervention on Heart Rate Variability and Inflammatory Biomarkers in Patients with Stage B Heart Failure" [Prueba piloto aleatoria de una intervención de llevar un diario de gratitud sobre la variación de la frecuencia cardíaca y los biomarcadores de inflamación en pacientes con insuficiencias cardíacas en etapa B], en *Psychosomatic Medicine* 78, nro. 6 (julio-agosto de 2016): 667–76, doi: 10.1097/PSY.0000000000000316.

14. K. O'Leary y S. Dockray, "The Effects of Two Novel Gratitude and Mindfulness Interventions on Well-Being" [Los efectos sobre el bienestar de dos innovadoras intervenciones sobre la gratitud y la atención plena], en *Journal of Alternative and Complementary Medicine* 21, nro. 4 (abril de 2015): 243–45, doi: 10.1089/acm.2014.0119.

15. S. T. Cheng et al., "Improving Mental Health in Health Care Practitioners: Randomized Controlled Trial of a Gratitude Intervention" [Mejorando la salud mental del personal de salud: Ensayos clínicos aleatorios controlados sobre la intervención en gratitud], en *Journal of Consulting and Clinical Psychology* 83, nro. 1 (febrero de 2015): 177–86, doi: 10.1037/a0037895.

16. E. Ramírez et al., "A Program of Positive Intervention in the Elderly: Memories, Gratitude and Forgiveness" [Un programa de intervención positiva en la ancianidad: Recuerdos, gratitud y perdón], en *Aging and Mental Health* 18, nro. 4 (mayo de 2014): 463-70, doi: 10.1080/13607863.2013.856858.

17. S. M. Toepfer et al., "Letters of Gratitude: Further Evidence for Author Benefits" [Cartas de gratitud: Más evidencia para beneficio del autor], en *Journal of Happiness Studies* 13, nro. 1 (marzo de 2012): 187–201.

18. T. K. Inagaki et al., "The Neurobiology of Giving Versus Receiving Support: The Role of Stress-Related and Social Reward-Related Neural Activity" [La neurobiología de dar frente a recibir apoyo: El rol de la actividad neuronal relacionada al estrés y relacionada a la recompensa], en *Psychosomatic Medicine* 78, nro. 4 (mayo de 2016): 443–53, doi: 10.1097/PSY.0000000000000302.

19. J. J. Froh et al., "Counting Blessings in Early Adolescents: An Experimental Study of Gratitude and Subjective Well-Being" [Contar las bendiciones en los preadolescentes: Un estudio experimental de la gratitud y el bienestar subjetivo], en *Journal of School Psychology* 46, nro. 2 (abril de 2008): 213–33, doi: 10.1016/j.jsp.2007.03.005.

20. M. E. Seligman et al., "Positive Psychology Progress: Empirical Validation of Interventions" [El progreso de la psicología positiva: Validación empírica de las intervenciones], en *American Psychologist* 60, nro. 5 (julio-agosto de 2005): 410–21, doi: 10.1037/0003-066X.60.5.410.

21. K. Rippstein-Leuenberger et al., "A Qualitative Analysis of the Three Good Things Intervention in Healthcare Workers" [Un análisis cualitativo de la intervención de las tres cosas buenas en los trabajadores de la salud], en *BMJ Open* 7, nro. 5 (2017): e015826, doi: 10.1136/bmjopen-2017-015826.

22. M. Seligman, *Flourish: A Visionary New Understanding of Happiness and Well-Being* [Florecer: Un nuevo entendimiento visionario sobre la felicidad y el bienestar], Free Press, Nueva York, 2011.

23. S. Wong, "Always Look on the Bright Side of Life" [Siempre mira el lado brillante de la vida], en *Guardian*, 11 de agosto de 2009, <https://www.theguardian.com/science/blog/2009/aug/11/optimism-health-heart-disease>; H. A. Tindle et al., "Optimism, Cynical Hostility, and Incident Coronary Heart Disease and Mortality in the Women's Health Initiative" [Optimismo, hostilidad cínica e incidencia coronaria y mortalidad en iniciativas de salud femenina], en *Circulation* 120, nro. 8 (25 de agosto de 2009): 656–62, doi: 10.1161/CIRCULATIONAHA.108.827642; R. Hernandez et al., "Optimism and Cardiovascular Health: Multi-Ethnic Study of Atherosclerosis (MESA)" [Optimismo y salud cardiovascular: Estudio multiétnico de la aterosclerosis], en *Health Behavior and Policy Review* 2, nro. 1 (enero de 2015): 62–73, doi: 10.14485/HBPR.2.1.6.

24. Cínica Mayo, "Mayo Clinic Study Finds Optimists Report a Higher Quality Of Life Than Pessimists" [Un estudio de la Clínica Mayo descubre que los optimistas reportan una mayor calidad de vida que los pesimistas], en *ScienceDaily*, 13 de agosto de 2002, <https://www.sciencedaily.com/releases/2002/08/020813071621.htm>; C. Conversano et al., "Optimism and Its Impact on Mental and Physical Well-Being" [El optimismo y su impacto en el bienestar mental y físico], en *Clinical Practice and Epidemiology in Mental Health* 6 (2010): 25–29, doi: 10.2174/1745017901006010025; Harvard Men's Health Watch, "Optimism and Your Health" [El optimismo y tu salud], en *Harvard Health Publishing*, mayo de 2008, <https://www.health.harvard.edu/heart-health/optimism-and-your-health>.

25. E. S. Kim et al., "Dispositional Optimism Protects Older Adults from Stroke: The Health and Retirement Study" [La actitud optimista protege a los adultos mayores de la apoplejía: Estudio de salud y retiro], en *Stroke* 42, nro. 10 (octubre de 2011): 2855–59, doi: 10.1161/STROKEAHA.111.613448.

26. Association for Psychological Science, "Optimism Boosts the Immune System" [El optimism mejora el sistema inmunológico], en *ScienceDaily,* 24 de marzo de 2010, <www.sciencedaily.com/releases/2010/03/100323121757.htm>.

27. B. R. Goodin y H. W. Bulls, "Optimism and the Experience of Pain: Benefits of Seeing the Glass as Half Full" [El optimismo y la experiencia del dolor: Los beneficios de ver el vaso medio lleno], en *Current Pain and Headache Reports* 17, nro. 5 (mayo de 2013): 329, doi: 10.1007/s11916-013-0329-8.

28. Asociación Internacional de Estudio de Cáncer de Pulmón, "Lung Cancer Patients with Optimistic Attitudes Have Longer Survival, Study Finds" [Un estudio revela que los pacientes con cáncer de pulmón con actitudes optimistas viven más], en *ScienceDaily*, 8 de marzo de 2010, <www.sciencedaily.com/releases/2010/03/100303131656.htm>.

29. Universidad de California, Riverside, "Keys to Long Life? Not What You Might Expect" [¿Las claves para una larga vida? No son las que podrías esperar], en *ScienceDaily*, 12 de marzo de 2011, <https://www.sciencedaily.com/releases/2011/03/110311153541.htm>.

30. V. Venkatraman et al., "Sleep Deprivation Biases the Neural Mechanisms Underlying Economic Preferences" [La falta de sueño predispone los mecanismos neurológicos que subyacen a las preferencias económicas], en *Journal of Neuroscience* 31, nro. 10 (9 de marzo de 2011): 3712–18, doi: 10.1523/JNEUROSCI.4407-10.2011.

31. A. J. Dillard et al., "The Dark Side of Optimism: Unrealistic Optimism about Problems with Alcohol Predicts Subsequent Negative Event Experiences" [El lado oscuro del optimismo: El optimismo no realista en problemas de alcoholismo predice las experiencias negativas posteriores], en *Personality and Social Psychology Bulletin* 35, nro. 11 (noviembre de 2009): 1540–50, doi: 10.1177/0146167209343124.

32. R. Ligneul et al., "Shifted Risk Preferences in Pathological Gambling" [Preferencias de riesgo desplazadas en el juego patológico], en *Psychological Medicine* 43, nro. 5 (mayo de 2013): 1059–68, doi: 10.1017/S0033291712001900.

CAPÍTULO 6. CONEXIONES QUE SANAN

1. R. Waldinger, "What Makes a Good Life? Lessons from the Longest Study on Happiness" [¿Qué hace a una buena vida? Lecciones del mayor studio sobre felicidad], charla Tedx, noviembre de 2015, <https://www.ted.com/talks/robert_waldinger_what_makes_a_good_life_lessons_from_the_longest_study_on_happiness/transcript>; R. Lund et al., "Stressful Social Relations and Mortality: A Prospective Cohort Study" [Relaciones sociales estresantes y mortalidad: Un estudio probable de cohortes], en *Journal of Epidemiology &Community Health* 68, nro. 8 (2014), doi: 10.1136/jech-2013-203675.

2. Harvard Women's Health Watch, "The Health Benefits of Strong Relationships" [Los bebeficios para la salud de las relaciones fuertes], en Harvard Health Publishing (sitio web), diciembre de 2010, <https://www.health.harvard.edu/newsletter_article/the-health-benefits-of-strong-relationships>.

3. A. Sommerlad et al., "Marriage and Risk of Dementia: Systematic Review and Meta-Analysis of Observational Studies" [Matrimonio y riesgos de demencia: Revisión sistemática y metaanálisis de estudios de observación], en *Journal of Neurology, Neurosurgery, and Psychiatry* (online), 28 de noviembre de 2017, doi: 10.1136/jnnp-2017-316274.

4. N. Donovan et al., "Loneliness, Depression and Cognitive Function in Older U. S. Adults" [Soledad, depression y función cognitiva en adultos mayores en Estados Unidos], en *Geriatric Psychiatry* 32, nro. 5 (mayo de 2017): 564–73, doi: 10.1002/gps.4495; Universidad de Chicago, "Loneliness Is a Major Health Risk for Older Adults" [La soledad es uno de los riesgos principales para la salud de los adultos mayores], en *ScienceDaily*, 16 de febrero de 2014, <https://www.sciencedaily.com/releases/2014/02/140216151411.htm>.

5. N. I. Eisenberger y M. D. Lieberman, "Why Rejection Hurts: A Common Neural Alarm System for Physical and Social Pain" [Por qué duele el rechazo: Un sistema neurológico de alarma para el dolor físico y social], en *Trends in Cognitive Sciences* 8, nro. 7 (julio de 2004): 294–300, doi: 10.1016/j.tics.2004.05.010; N. I. Eisenberger, "The Neural Bases of Social Pain: Evidence for Shared Representations

with Physical Pain" [Base neuronal para el dolor social: Evidencias de representaciones compartidas con dolor físico], en *Psychosomatic Medicine* 74, nro. 2 (febrero de 2012): 126–35, doi: 10.1097/PSY.0b013e3182464dd1.

6. M. R. Leary et al., "Teasing, Rejection, and Violence: Case Studies of the School Shootings" [Burlas, rechazo y violencia: Estudios de caso sobre los tiroteos en las escuelas], en *Aggressive Behavior* 29, nro. 3 (junio de 2003): 202–14, doi: 10.1002/ab.10061.

7. H. J. Markman y S. M. Stanley, *Salve su matrimonio: Claves para resolver los conflictos y prevenir el divorcio,* Amat, Barcelona, 2000.

8. P. Cuijpers et al., "Interpersonal Psychotherapy for Mental Health Problems: A Comprehensive Meta-Analysis" [Psicoterapia interpersonal para los problemas de salud mental: Un metaanálisis abarcativo], en *American Journal of Psychiatry* 173, nro. 7 (1 de julio de 2016): 680–87, doi: 10.1176/appi.ajp.2015.15091141; P. Cuijpers et al., "Interpersonal Psychotherapy for Depression: A Meta-Analysis" [Psicoterapia interpersonal para la depresión: Un metaanálisis], en *American Journal of Psychiatry* 168, nro. 6 (junio de 2011): 581–92, doi: 10.1176/appi.ajp.2010.10101411.

9. A. L. Brody et al., "Regional Brain Metabolic Changes in Patients with Major Depression Treated with Either Paroxetine or Interpersonal Therapy: Preliminary Findings" [Cambios metabólicos en regions del cerebro en pacientes con trastorno depresivo mayor, tratados con proxetina o con terapia interpersonal: Hallazgos preliminares], en *Archives of General Psychiatry* 58, nro. 7 (julio de 2001): 631–40.

10. L. Ngo et al., "Two Distinct Moral Mechanisms for Ascribing and Denying Intentionality" [Dos mecanismos distintos para atribuir y negar la intencionalidad], en *Scientific Reports* 5 (diciembre de 2015): 17390, doi: 10.1038/srep17390.

11. G. Rizzolatti et al., "Premotor Cortex and the Recognition of Motor Actions" [Corteza premotora y el reconocimiento de las acciones motrices], en *Cognitive Brain Research* 3, no. 2 (marzo de 1996): 131–41.

12. Sandra Blakeslee, "Cells That Read Minds" [Células que leen las mentes], en *The New York Times,* 10 de enero de 2006, <https://www.nytimes.com/2006/01/10/science/cells-that-read-minds.html>.

13. P. Goldstein et al., "Brain-to-Brain Coupling during Handholding Is Associated with Pain Reduction" [La conexión cerebro a cerebro durante la toma de manos se asocia con la reducción del dolor], en *Proceedings of the National Academy of Sciences* 115, nro. 11 (13 de marzo de 2018): E2528–E2537, doi: 10.1073/pnas.1703643115; Universidad de Colorado Boulder, "Holding Hands Can Sync Brainwaves, Ease Pain, Study Shows" [Estudios demuestran que tomarse de las manos puede sincronizar las ondas cerebrales y aliviar el dolor], en *ScienceDaily,* 1 de marzo de 2018, <https://www.sciencedaily.com/releases/2018/03/180301094822.htm>.

14. S. L. Gable et al., "What Do You Do When Things Go Right? The Intrapersonal and Interpersonal Benefits of Sharing Positive Events" [¿Qué haces cuando las cosas andan bien? Los beneficios intra e interpersonales de compartir los sucesos

positivos], en *Journal of Personality and Social Psychology* 87, nro. 2 (agosto de 2004): 228–45, doi: 10.1037/0022-3514.87.2.228.

15. M. E. P. Seligman, *Flourish: A Visionary New Understanding of Happiness and Well-Being* [Florecer: Un nuevo entendimiento visionario sobre la felicidad y el bienestar], Free Press, Nueva York, 2011, p. 49; M. Seligman, "Active and Constructive Responding" [Respuesta activa y constructiva], video de YouTube, 4:01, publicado por "RefLearn", 23 de abril de 2008, <https://www.youtube.com/watch?-v=MU3y2ApnG7Y>.

16. S. L. Gable y H. T. Reis, "Good News! Capitalizing on Positive Events in an Interpersonal Context" [¡Buenas noticias! Capitalizar los sucesos positivos en un contexto interpersonal], en *Advances in Experimental Social Psychology* 42 (2010): 195–257.

17. K. Patterson et al., *Influencia positiva: El poder de cambiar cualquier cosa*, McGraw Hill, Nueva York, 2008.

18. "The Power and Vestigiality of Positive Emotion—What's Your Happiness Ratio?" [El poder y vestigialidad de la emoción positiva], *Happier Human* (blog), <http://happierhuman.com/positivity-ratio/>.

19. *Merriam-Webster*, s.v. "grace" [gracia], acceso 22 de mayo de 2018, <https://www.merriam-webster.com/dictionary/grace>.

20. K. Weir, "Forgiveness Can Improve Mental and Physical Health" [El perdón puede mejorar la salud física y mental], en *American Psychological Association* 48, nro. 1 (enero de 2017): 30, <http://www.apa.org/monitor/2017/01/ce-corner.aspx>.

21. E. Worthington, "Helping People Reach Forgiveness – Everett Worthington" [Ayudando a las personas a alcanzar el perdón – Everett Worthington], video de YouTube, 33:30, publicado por "Dallas Theological Seminary", 6 de abril de 2018, <https://www.youtube.com/watch?v=Um2hLZLHens>; vea también "REACH Forgiveness of Others" [Alcanzar el perdón de otros], sitio web de Everett Worthington, acceso el 26 de abril de 2018, <http://www.evworthington-forgiveness.com/reach-forgiveness-of-others/>.

CAPÍTULO 7. SUPERA LOS TRAUMAS EMOCIONALES Y EL DOLOR

1. K. Lansing et al., "High-Resolution Brain SPECT Imaging and Eye Movement Desensitization and Reprocessing in Police Officers with PTSD" [Neuroimágenes SPECT de alta resolución y desensibilización y reprocesamiento por el movimiento de ojos en oficiales de policía con TEPT], en *Journal of Neuropsychiatry and Clinical Neurosciences* 17, nro. 4 (otoño de 2005): 526–32, doi: 10.1176/jnp.17.4.526.

2. C. A. Raji et al., "Functional Neuroimaging with Default Mode Network Regions Distinguishes PTSD from TBI in a Military Veteran Population" [Las neuroimágenes funcionales con regiones en red con protocolo estándar distinguen entre el trastorno de estrés postraumático y el traumatismo cerebral en población de veteranos de guerra], en *Brain Imaging and Behavior* 9, nro. 3 (septiembre de 2015): 527–34, doi: 10.1007/s11682-015-9385-5; D. G. Amen et al., "Functional Neuroimaging Distinguishes Posttraumatic Stress Disorder from Traumatic Brain

Injury in Focused and Large Community Datasets" [Las neuroimágenes funcionales distinguen entre el trastorno de estrés postraumático y el traumatismo cerebral en bases de datos de comunidades grandes y específicas], en *PLoS One* 10, nro. 7 (1 de julio de 2015): e0129659, doi: 10.1371/journal.pone.0129659.

3. J. Guina et al., "Benzodiazepines for PTSD: A Systematic Review and Meta-Analysis" [Benzodiazepinas para el TEPT: Una revisión sistemática y metaanálisis], en *Journal of Psychiatric Practice* 21, nro. 4 (julio de 2015): 281–303, doi: 10.1097/PRA.0000000000000091.

4. J. I. Bisson et al., "Psychological Treatments for Chronic Post-Traumatic Stress Disorder: Systematic Review and Meta-Analysis" [Tratamientos psicológicos para el trastorno de estrés postraumático crónico: Revisión sistemática y metaanálisis], en *British Journal of Psychiatry* 190 (febrero de 2007): 97–104, doi: 10.1192/bjp.bp.106.021402.

5. R. M. Solomon and T. A. Rando, "Utilization of EMDR in the Treatment of Grief and Mourning" [Utilización de EMDR en el tratamiento del duelo y el luto], en *Journal of EMDR Practice and Research* 1, nro. 2 (2007): 109–17.

6. P. Gauvreau y S. P. Bouchard, "Preliminary Evidence for the Efficacy of EMDR in Treating Generalized Anxiety Disorder" [Evidencia preliminar de la eficacia del EMDR en el tratamiento del trastorno de ansiedad generalizada], en *Journal of EMDR Practice and Research* 2, nro. 1 (marzo de 2008): 26–40, doi: 10.1891/1933-3196.2.1.26.

7. F. Horst et al., "Cognitive Behavioral Therapy vs. Eye Movement Desensitization and Reprocessing for Treating Panic Disorder: A Randomized Controlled Trial" [Terapia congnitiva conductual frente a la desensibilización y reprocesamiento por el movimiento de ojos en el tratamiento del ataque de pánico: Una prueba aleatoria controlada], en *Frontiers in Psychology* 8 (2017): 1409, doi: 10.3389/fpsyg.2017.01409.

8. H. Bae et al., "Eye Movement Desensitization and Reprocessing for Adolescent Depression" [Desensibilización y reprocesamiento por el movimiento de ojos en la depresión en adolescentes], en *Psychiatry Investigation* 5, nro. 1 (marzo de 2008): 60–65, doi: 10.4306/pi.2008.5.1.60.

9. F. Friedberg, "Eye Movement Desensitization in Fibromyalgia: A Pilot Study" [Desensibilización y reprocesamiento por el movimiento de ojos en la fibromialgia: Un estudio piloto], en *Complementary Therapies in Nursing and Midwifery* 10, nro. 4 (2004): 245–49, doi: 10.1016/j.ctnm.2004.06.006.

10. A. Rostaminejad et al., "Efficacy of Eye Movement Desensitization and Reprocessing on the Phantom Limb Pain of Patients with Amputations within a 24-Month Follow-Up" [Eficacia de la desensibilización y reprocesamiento por el movimiento de ojos en miembros fantasma en pacientes con amputaciones en un seguimiento de veinticuatro meses], en *International Journal of Rehabilitation Research* 40, nro. 3 (septiembre de 2017): 209–14, doi: 10.1097/MRR.0000000000000227.

11. J. Zweben y J. Yeary, "EMDR in the Treatment of Addiction" [EMDR en el tratamiento de adicciones], en *Journal of Chemical Dependency Treatment* 8, nro. 2 (2006): 115–27; R. Pilz et al., "The Role of Eye Movement Desensitization and

Reprocessing (EMDR) in Substance Use Disorders: A Systematic Review" [El rol de la desensibilización y reprocesamiento por el movimiento de ojos (EMDR) en trastornos de abuso de sustancias: Una revisión sistemática], en *Fortschritte der Neurologie-Psychiatrie* 85, nro. 10 (octubre de 2017): 584–91, doi: 10.1055/s-0043-118338.

12. S. Foster y J. Lendl, "Eye Movement Desensitization and Reprocessing: Initial Applications for Enhancing Performance in Athletes" [Desensibilización y reprocesamiento por el movimiento de ojos: Aplicaciones iniciales para mejorar el rendimiento en atletas], en *Journal of Applied Sport Psychology* 7, suplemento (1995): 63.

13. G. Maslovaric et al., "The Effectiveness of Eye Movement Desensitization and Reprocessing Integrative Group Protocol with Adolescent Survivors of the Central Italy Earthquake" [La efectividad de la desensibilización y reprocesamiento por el movimiento de ojos protocolo grupal integrativo con adolescentes sobrevivientes del terremoto en Italia central], en *Frontiers in Psychology* 8 (23 de octubre de 2017): 1826, doi: 10.3389/fpsyg.2017.01826.

14. D. G. Amen, *Healing the Hardware of the Soul* [Sanando el hardware del alma], Free Press, Nueva York, 2002, p. 193.

15. C. Sachser et al., "Trauma-Focused Cognitive-Behavioral Therapy with Children and Adolescents: Practice, Evidence Base, and Future Directions" [Terapia congnitiva conductual enfocada en el trauma con niños y adolescentes: Práctica, evidencia y direcciones futuras], en *Zeitschrift fur Kinder—und Jugendpsychiatrie und Psychotherapie* 44, nro. 6 (noviembre de 2016): 479–90, doi: 10.1024/1422-4917/a000436.

16. E. Deblinger et al., "Applying Trauma-Focused Cognitive-Behavioral Therapy in Group Format" [Aplicando la terapia cognitiva conductual enfocada al trauma en formatos de grupo], en *Child Maltreatment* 21, nro. 1 (febrero de 2016): 59–73, doi: 10.1177/1077559515620668.

17. T. K. Jensen et al., "A Follow-Up Study from a Multisite, Randomized Controlled Trial for Traumatized Children Receiving TF-CBT" [Un estudio de seguimiento de una prueba aleatoria controlada multicéntrica para niños traumatizados que están recibiendo TCC-CT], en *Journal of Abnormal Child Psychology* 45, nro. 8 (noviembre de 2017): 1587–97, doi: 10.1007/s10802-017-0270-0.

18. N. Gwozdziewycz y L. Mehl-Madrona, "Meta-Analysis of the Use of Narrative Exposure Therapy for the Effects of Trauma among Refugee Populations" [Metaanálisis del uso de la terapia de exposición narrativa para los efectos del trauma entre poblaciones de refugiados], en *Permanente Journal* 17, nro. 1 (invierno de 2013): 70–6, doi: 10.7812/TPP/12-058.

19. D. M. Sloan et al, "A Brief Exposure-Based Treatment vs Cognitive Processing Therapy for Posttraumatic Stress Disorder: A Randomized Noninferiority Clinical Trial" [Un breve tratamiento de exposición frente a la terapia de procesamiento cognitivo para el trastorno de estrés postraumático: Un ensayo clínico aleatorio no inferior], en *JAMA Psychiatry* 75, nro. 3 (2018): 233–39, doi: 10.1001/jamapsychiatry.2017.4249.

20. A. S. Leiner et al., "Avoidant Coping and Treatment Outcome in Rape-Related Posttraumatic Stress Disorder" [Superación de la evasión y resultados del tratamiento de trastorno de estrés postraumático relacionado al abuso sexual], en *Journal of Consulting and Clinical Psychology* 80, nro. 2 (abril de 2012): 317–21, doi: 10.1037/a0026814.

21. A. J. Shallcross et al., "Let It Be: Accepting Negative Emotional Experiences Predicts Decreased Negative Affect and Depressive Symptoms" [Déjalo ser: Aceptar las experiencias emocionales negativas predice una disminición del malhumor y los síntomas depresivos], en *Behaviour Research and Therapy* 48, nro. 9 (septiembre de 2010): 921–9, doi: 10.1016/j.brat.2010.05.025.

22. L. Marques et al., "A Comparison of Emotional Approach Coping (EAC) between Individuals with Anxiety Disorders and Nonanxious Controls" [Una comparación del enfoque de afrontamiento emocional entre individuos con trastornos de ansiedad y controles entre no ansiosos], en *CNS Neuroscience and Therapeutics* 15, nro. 2 (verano de 2009): 100–6, doi: 10.1111/j.1755-5949.2009.00080.x.

23. J. Lillis et al., "Binge Eating and Weight Control: The Role of Experiential Avoidance" [Atracones y control de peso: El rol de la experiencia en la evitación], en *Behavior Modification* 35, nro. 3 (mayo de 2011): 252–64, doi: 10.1177/0145445510397178.

24. R. Chou and P. Shekelle, "Will This Patient Develop Persistent Disabling Low Back Pain?" [¿Este paciente tendrá dolor de espalda crónico leve?], en *JAMA* 303, nro. 13 (7 de abril de 2010): 1295–302, doi: 10.1001/jama.2010.344.

25. H. W. Sullivan et al., "The Effect of Approach and Avoidance Referents on Academic Outcomes: A Test of Competing Predictions" [El efecto de los referentes en acercamiento y rechazo en los resultados académicos: Una prueba de predicciones enfrentadas], en *Motivation and Emotions* 30, nro. 2 (junio de 2006): 156–63, doi: 10.1007/s11031-006-9027-8.

26. Jalal al-Din Rumi, "The Guest House" [La casa de huéspedes] en *The Essential Rumi* [Rumi esencial] (trad. Coleman Barks), HarperCollins, Nueva York, 2005, p. 109.

27. R. G. Tedeschi y L. G. Calhoun, "The Posttraumatic Growth Inventory: Measuring the Positive Legacy of Trauma" [Inventario del crecimiento postraumático: Midiendo el legado positivo del trauma], en *Journal of Traumatic Stress* 9, nro. 3 (julio de 1996): 455–71.

28. M. J. Nijdam et al., "Turning Wounds into Wisdom: Posttraumatic Growth over the Course of Two Types of Trauma-Focused Psychotherapy in Patients with PTSD" [Transformando las heridas en sabiduría: El crecimiento postraumático en el curso de los tipos de psicoterapia enfocada en el trauma en pacientes con trastorno de estrés postraumático], en *Journal of Affective Disorders* 227 (11 de noviembre de 2017): 424–31, doi: 10.1016/j.jad.2017.11.031.

29. S. W. Jeon et al., "Eye Movement Desensitization and Reprocessing to Facilitate Posttraumatic Growth: A Prospective Clinical Pilot Study on Ferry Disaster Survivors" [Desensibilización y reprocesamiento por el movimiento de ojos para facilitar el crecimiento postraumático: Un prospectivo estudio clínico

piloto en los sobrevivientes del desastre del ferry], en *Clinical Psychopharmacology and Neuroscience* 15, nro. 4 (30 de noviembre de 2017): 320–27, doi: 10.9758/cpn.2017.15.4.320.

30. K. Stoller, *Oxytocin: The Hormone of Healing and Hope* [Oxitocina: La hormona de la salud y la esperanza], Dream Treader Press, Lagunitas, CA, 2012, pp. 1–3.

31. M. Sack et al., "Intranasal Oxytocin Reduces Provoked Symptoms in Female Patients with Posttraumatic Stress Disorder Despite Exerting Sympathomimetic and Positive Chronotropic Effects in a Randomized Controlled Trial" [La oxitocina intranasal reduce los síntomas provocados en pacientes femeninos con trastorno de estrés postraumático a pesar de ejercer efectos positivos simpaticomiméticos y cronotópicos], en *BMC Medicine* 15, (17 de febrero de 2017): 40.

32. J. L. Frijling, "Preventing PTSD with Oxytocin: Effects of Oxytocin Administration on Fear Neurocircuitry and PTSD Symptom Development in Recently Trauma-Exposed Individuals" [Prevención del TEPT con oxitocina: Efectos de la administración de oxitocina en los neurocircuitos del miedo y desarrollo de síntomas de TEPT en individuos recientemente expuestos al trauma], en *European Journal of Psychotraumatology* 8, nro. 1 (11 de abril de 2017): 1302652, doi: 10.1080/20008198.2017.1302652.

33. S. Palgi et al., "Oxytocin Improves Compassion toward Women among Patients with PTSD" [La oxitocina mejora la compasión hacia las mujeres entre pacientes con TEPT], en *Psychoneuroendocrinology* 64 (2016): 143-49, doi: 10.1016/j.psyneuen.2015.11.008.

34. M. Kalantari et al., "Efficacy of Writing for Recovery on Traumatic Grief Symptoms of Afghani Refugee Bereaved Adolescents: A Randomized Control Trial" [Eficacia de la escritura para la recuperación de síntomas de duelo traumático en los adolescentes refugiados iraníes dolientes: Una prueba aleatoria controlada], en *Omega* 65, nro. 2 (2012): 139–50, doi: 10.2190/OM.65.2.d.

35. K. van der Houwen et al., "The Efficacy of a Brief Internet-Based Self-Help Intervention for the Bereaved" [La eficiencia de una intervención de autoayuda en internet para los dolientes], en *Behaviour Research and Therapy* 48, nro. 5 (mayo de 2010): 359–67, doi: 10.1016/j.brat.2009.12.009.

36. L. M. Range et al., "Does Writing about the Bereavement Lessen Grief Following Sudden, Unintentional Death?" [¿Escribir acerca del duelo aminora el dolor que sigue a una muerte repentina y accidental?], en *Death Studies* 24, nro. 2 (marzo de 2000): 115–34, doi: 10.1080/074811800200603.

37. D. P. Hall Jr., "A Widow's Grief: The Language of the Heart" [El duelo de una viuda: El lenguaje del corazón], *JAMA* 268, nro. 7 (19 de agosto de 1992): 871–72; P. Taggart et al., "Anger, Emotion, and Arrhythmias: From Brain to Heart" [Ira, emoción y arritmias: Del cerebro al corazón], *Frontiers in Physiology* 2 (2011): 67, doi: 10.3389/fphys.2011.00067.

38. D. Thompson, "Grief May Trigger Heart Rhythm Trouble" [El duelo puede desencadenar problemas en el ritmo cardíaco], en WebMD (sitio web), 6 de abril de 2016, <https://www.webmd.com/heart/news/20160406/death-of-loved-one-may-trigger-heart-rhythm-trouble#1>.

39. J. W. James y R. Friedman, *Manual para superar pérdidas emocionales: Un programa práctico para recuperarse de la muerte de un ser querido, de un divorcio y de otras pérdidas emocionales*, Los libros del comienzo, Madrid, 2010, pp. 19-20, del original en inglés.

CAPÍTULO 8. GENERA UN GOZO PERMANENTE Y DURADERO

1. "WS1988 Gm1: Scully's Call of Gibson Memorable At-Bat" [World Series 1988 Gm1: Llamada de Scully al memorable turno de bateo de Gibson], video de YouTube, 9:44, publicado por "MLB", 21 de septiembre de 2016, <https://www.youtube.com/watch?v=N4nwMDZYXTI>.

2. "Lessons from Leaders of the Past: Viktor Frankl" [Lecciones de líderes del pasado: Viktor Frankl], sitio web del Instituto Charles Koch, acceso el 3 de mayo de 2018, <https://www.charleskochinstitute.org/blog/lessons-leaders-past-viktor-frankl/>.

3. P. A. Boyle et al., "Effect of a Purpose in Life on Risk of Incident Alzheimer Disease and Mild Cognitive Impairment in Community-Dwelling Older Persons" [Efectos de un propósito en la vida sobre el riesgo de incidencia de alzhéimer y deficiencia cognitiva leve en personas mayores residentes en la comunidad], en *Archives of General Psychiatry* 67, nro. 3 (marzo de 2010): 304–10, doi: 10.1001/archgenpsychiatry.2009.208.

4. A. Steptoe, "Subjective Wellbeing, Health, and Ageing" [Bienestar, salud y envejecimiento subjetivos], en *Lancet* 385, nro. 9968 (14 de febrero de 2015): 640-48, doi: 10.1016/S0140-6736(13)61489-0.

5. C. Cohen et al., "Purpose in Life and Its Relationship to All-Cause Mortality and Cardiovascular Events" [El propósito de vida y su relación con la mortalidad por toda causa y eventos cardiovasculares], en *Psychosomatic Medicine* 78, nro. 2 (febrero-marzo de 2016): 122–33, doi: 10.1097/PSY.0000000000000274.

6. A. D. Turner et al., "Is Purpose in Life Associated with Less Sleep Disturbance in Older Adults?" [¿El propósito en la vida está relacionado con menor perturbación del sueño en adultos mayores?], en *Sleep Science and Practice* 1, nro. 14 (diciembre de 2017): doi: 10.1186/s41606-017-0015-6.

7. A. L. Burrow y N. Rainone, "How Many Likes Did I Get?: Purpose Moderates Links between Positive Social Media Feedback and Self-Esteem" [¿Cuántos *likes* obtuve?: El propósito modera los vínculos entre el *feedback* positivo en los medios sociales y la autoestima], en *Journal of Experimental Social Psychology* 69 (2016): 232–36, doi: 10.1016/j.jesp.2016.09.005.

8. A. Hart, *Thrilled to Death: How the Endless Pursuit of Pleasure Is Leaving Us Numb* [Entusiasmados hasta morir: Cómo la eterna búsqueda del placer nos está adormeciendo], Thomas Nelson, Nashville, 2007.

9. J. B. Weaver III et al., "Health-Risk Correlates of Video-Game Playing Among Adults" [El riesgo de vida tiene correlación con jugar videojuegos entre los adultos], en *American Journal of Preventive Medicine* 37, nro. 4 (octubre de 2009): 299–305, doi: 10.1016/j.amepre.2009.06.014.

10. N. Eyal, *Hooked: How to Build Habit Forming Products* [Enganchados: Cómo desarrollar productos que formen hábitos], Portfolio/Penguin, Nueva York, 2014, p. 165.

11. "Parents, Beware: Smartphone Addiction Causes 'Imbalance' in Teenage Brains" [Atención, padres: La adicción a los teléfonos inteligentes causa 'desequilibrio' en los cerebros de los adolescentes], sitio web de Sputnik International, 12 de marzo de 2017, <https://sputniknews.com/society/201712031059656185-smartphone-addiction-causes-imbalance-brain/>.

12. Hart, *Thrilled to Death* [Entusiasmados hasta morir].

13. A. Aron et al., "Reward, Motivation, and Emotion Systems Associated with Early-Stage Intense Romantic Love" [Recompensa, motivación y sistemas emocionales asociados a la primera etapa del amor romántico intenso], en *Journal of Neurophysiology* 94, nro. 1 (julio de 2005): 327–37, doi: 10.1152/jn.00838.2004.

14. H. E. Fisher et al., "Intense, Passionate, Romantic Love: A Natural Addiction? How the Fields That Investigate Romance and Substance Abuse Can Inform Each Other" [Amor romántico intenso y apasionado: ¿Una adicción natural? Cómo los campos que investigan el romance y el abuso de sustancias pueden interactuar informándose], en *Frontiers in Psychology* 7 (2016): 687, doi: 10.3389/fpsyg.2016.00687.

15. M. L. Halko et al., "Entrepreneurial and Parental Love—Are They the Same?" [El amor empresarial y parental: ¿son la misma cosa?], en *Human Brain Mapping* (13 de marzo de 2017): 2923–38, doi: 10.1002/hbm.23562.

16. I. C. Duarte et al., "Tribal Love: The Neural Correlates of Passionate Engagement in Football Fans" [Amor tribal: lo neural se correlaciona con el compromiso pasional en los fanáticos del fútbol americano], en *Social Cognitive and Affective Neuroscience* 12, nro. 5 (1 de mayo de 2017): 718–28, doi: 10.1093/scan/nsx003.

17. D. G. Amen et al., "Reversing Brain Damage in Former NFL Players: Implications for Traumatic Brain Injury and Substance Abuse Rehabilitation" [Revertir el daño cerebral en ex jugadores de la NFL: Implicaciones para las lesiones de traumatismo cerebral y rehabilitación de abuso de sustancias], en *Journal of Psychoactive Drugs* 43, nro. 1 (enero-marzo de 2011): 1–5, doi: 10.1080/02791072.2011.566489.

18. G. H. Sahlgren, "Work Longer, Live Healthier" [Trabaja por más tiempo, vive más sanamente], IEA Discussion Paper 46, mayo de 2013, <http://iea.org.uk/sites/default/files/publications/files/Work%20Longer,%20Live_Healthier.pdf>.

19. A. O. Mechan et al., "Monoamine Reuptake Inhibition and Mood-Enhancing Potential of a Specified Oregano Extract" [Inhibición de la reabsorción de monoamina y potencial de mejorar el estado de ánimo en un extracto de orégano específico], en *British Journal of Nutrition* 105, nro. 8 (abril de 2011): 1150–63, doi: 10.1017/S0007114510004940.

20. Algunas partes de esta sección fueron extraídos de una entrevista con el Dr. Jeff Zeig: "How Do You Find Meaning in Your Life?" [¿Cómo encontrar el sentido de tu vida?], en *Warrior's Way* (podcast), publicado el 29 de septiembre de 2017, <https://www.youtube.com/watch?v=O63vsRl2_fo>.

21. V. Frankl, *El hombre en busca de sentido*, Herder, Barcelona, 22ª edición, 2003, pp. xv–xvi.

22. Entrevista con el Dr. Zeig.

23. S. R. Covey, prólogo de A. Patakos, *En busca del sentido: Los principios de Viktor Frankl aplicados al mundo del trabajo*, Paidós Psicología Hoy, Barcelona, 2009, p. viii, del original en inglés.

24. Entrevista con el Dr. Zeig.

25. *El hombre en busca de sentido*, p. 66, del original en inglés.

26. *El hombre en busca de sentido*, p. 37, del original en inglés.

27. Entrevista con el Dr. Zeig.

28. V. Frankl, *The Doctor and the Soul: From Psychotherapy to Logotherapy* [El doctor y el alma: De la psicoterapia a la logoterapia], Vintage Books, Nueva York, 1986, p. xix.

29. *El hombre en busca de sentido*, pp. 112–13.

30. A. Leipzig, "How to Know Your Life Purpose in Five Minutes" [Cómo conocer tu propósito de vida en cinco minutos], charla Tedx, 1 de febrero de 2013, <https://www.youtube.com/watch?v=vVsXO9brK7M&app=desktop>.

31. "54 Supplements and Drugs/Agonists to Increase Dopamine" [Cincuenta y cuatro suplementos y drogas/agonistas para aumentar la dopamina], en SelfHacked (sitio web), acceso el 21 de marzo de 2018, <https://selfhacked.com/blog/ways-to-increase-and-decrease-dopamine/>.

32. Entrevista con el Dr. Zieg.

33. E. Kübler-Ross, *Death: The Final Stage of Growth* [Muerte: La etapa final de crecimiento], Simon and Schuster, Nueva York, 1975, p. 164.

CAPÍTULO 9. LA DIETA PARA SENTIRTE MEJOR DE INMEDIATO

1. L. M. Pelsser et al., "Effects of a Restricted Elimination Diet on the Behaviour of Children with Attention-Deficit Hyperactivity Disorder (INCA Study): A Randomised Controlled Trial" [Efectos de una dieta restringida de eliminación en el comportamiento de niños con trastornos de déficit de atención e hiperactividad (Estudio INCA): Una prueba aleatoria controlada], en *Lancet* 377, nro. 9764 (5 de febrero de 2011): 494–503, doi: 10.1016/S0140-6736(10)62227-1; L. M. Pelsser et al., "Diet and ADHD, Reviewing the Evidence: A Systematic Review of Meta-Analyses of Double-Blind Placebo-Controlled Trials Evaluating the Efficacy of Diet Interventions on the Behavior of Children with ADHD" [Dieta y TDAH. Revisando la evidencia: Una revisión sistemática de metaanálisis de pruebas doble-ciego placebo-controladas evaluando la eficacia de las intervenciones de dieta en el comportamiento de niños con TDAH], en *PLoS One* 12, nro. 1 (25 de enero de 2017): e0169277, doi: 10.1371/journal.pone.0169277.

2. "Preventive Health Care" [Cuidado preventivo de la salud], en Centros de Prevención y Control de Enfermedades (sitio web), acceso el 10 de abril de 2018, <https://www.cdc.gov/healthcommunication/toolstemplates/entertainmented/tips/PreventiveHealth.html>.

3. W. C. Willett et al., "Prevention of Chronic Disease by Means of Diet and Lifestyle Changes" [Prevención de enfermedades crónicas por medio de cambios en la dieta y el estilo de vida], en *Disease Control Priorities in Developing Countries*

[Prioridades en el control de enfermedades en los países en desarrollo], (ed. D. T. Jamison et al.) segunda edición, World Bank, Washington, D. C., 2006.

4. S. Khalid et al., "Is There an Association between Diet and Depression in Children and Adolescents? A Systematic Review" [¿Hay alguna relación entre la dieta y la depresión en niños y adolescentes? Una revisión sistemática], en *British Journal of Nutrition* 116, nro. 12 (diciembre de 2016): 2097–108, doi: 10.1017/ S0007114516004359; R. S. Opie et al., "Dietary Recommendations for the Prevention of Depression" [Recomendaciones dietarias para la prevención de la depresión], en *Nutritional Neuroscience* 20, nro. 3 (abril de 2017): 161–71, doi: 10.1179/1476830515Y.0000000043; F. N. Jacka and M. Berk, "Depression, Diet and Exercise" [Depresión, dieta y ejercicio], en *Medical Journal of Australia* 199, suplemento 6 (16 de septiembre de 2013): S21–23.

5. F. N. Jacka et al., "The Association between Habitual Diet Quality and the Common Mental Disorders in Community-Dwelling Adults: The Hordaland Health Study" [La relación entre la calidad de la dieta habitual y los trastornos mentales comunes en los adultos que viven en comunidad], en *Psychosomatic Medicine* 73, nro. 6 (julio-agosto de 2011): 483–90, doi: 10.1097/PSY.0b013e318222831a.

6. A. L. Howard et al., "ADHD Is Associated with a 'Western' Dietary Pattern in Adolescents" [El TDAH se asocia con el patrón alimenticio de los adolescentes occidentales], en *Journal of Attention Disorders* 15, nro. 5 (julio de 2011): 403–11, doi: 10.1177/1087054710365990; A. Ríos-Hernández et al., "The Mediterranean Diet and ADHD in Children and Adolescents" [La dieta mediterránea y el TDAH en niños y adolescentes]; en *Pediatrics* 139, nro. 2 (febrero de 2017): e20162027, doi: 10.1542/peds.2016-2027.

7. W. B. Grant, "Using Multicountry Ecological and Observational Studies to Determine Dietary Risk Factors for Alzheimer's Disease" [Uso de estudios ecológicos y de observación plurinacionales para determinar los factores de riesgo alimenticios para el mal de Alzheimer], en *Journal of the American College of Nutrition* 35, nro. 5 (julio de 2016): 476–89, doi: 10.1080/07315724.2016.1161566; M. D. Parrott y C. E. Greenwood, "Dietary Influences on Cognitive Function with Aging: From High-Fat Diets to Healthful Eating" [Influencias de la dieta en la función cognitiva con el envejecimiento: De dietas altas en grasas a una alimentación saludable], en *Annals of the New York Academy of Sciences* 1114 (octubre de 2007): 389–97, doi: 10.1196/annals.1396.028.

8. N. K. McGrath-Hanna et al., "Diet and Mental Health in the Arctic: Is Diet an Important Risk Factor for Mental Health in Circumpolar Peoples?—A Review" [Dieta y salud mental en el ártico: ¿La dieta es un factor de riesgo importante para la salud mental de los pueblos circumpolares? Una revisión], en *International Journal of Circumpolar Health* 62, nro. 3 (septiembre de 2003): 228–41.

9. N. Parletta et al., "A Mediterranean-Style Dietary Intervention Supplemented with Fish Oil Improves Diet Quality and Mental Health in People with Depression: A Randomized Controlled Trial (HELFIMED)" [Una intervención de dieta mediterránea suplementada con aceite de pescado mejora la calidad de la dieta y la salud mental en personas con depresión: Una prueba aleatoria controlada

(HELFIMED)], en *Nutritional Neuroscience* (7 de diciembre de 2017): 1–14, doi: 10.1080/1028415X.2017.1411320.

10. L. M. Pelsser et al., "Effects of a Restricted Elimination Diet on the Behaviour of Children with Attention-Deficit Hyperactivity Disorder (INCA Study): A Randomised Controlled Trial" [Efectos de una dieta restringida de eliminación en el comportamiento de niños con trastornos de déficit de atención e hiperactividad (Estudio INCA): Una prueba aleatoria controlada], en *Lancet* 377, nro. 9764 (5 de febrero de 2011): 494–503, doi: 10.1016/S0140-6736(10)62227-1.

11. R. J. Hardman et al., "Adherence to a Mediterranean-Style Diet and Effects on Cognition in Adults: A Qualitative Evaluation and Systematic Review of Longitudinal and Prospective Trials" [Lealtad a la dieta mediterránea y efectos sobre la cognición de adultos: Una evaluación cualitativa y revisión sistemática de pruebas longitudinales y prospectivas], en *Frontiers in Nutrition* 3 (22 de julio de 2016): 22, doi: 10.3389/fnut.2016.00022.

12. J. R. Hibbeln et al., "Vegetarian Diets and Depressive Symptoms among Men" [Dietas vegetarianas y síntomas depresivos en hombres], en *Journal of Affective Disorders* 225 (1 de enero de 2018): 13–17, doi: 10.1016/j.jad.2017.07.051.

13. J. J. DiNicolantonio et al., "Sugar Addiction: Is It Real? A Narrative Review" [¿La adicción al azúcar, es verdad? Una revisión narrativa], en *British Journal of Sports Medicine* (online) (23 de agosto de 2017): doi: 10.1136/bjsports-2017-097971.

14. M. Rao et al., "Do Healthier Foods and Diet Patterns Cost More Than Less Healthy Options? A Systematic Review and Meta-Analysis" [Las comidas más sanas y las dietas ¿cuestán más que las opciones no tan sanas?], en *BMJ Open* 3, nro. 12 (5 de diciembre de 2013): e004277, doi: 10.1136/bmjopen-2013-004277.

15. A. Christ et al., "Western Diet Triggers NLRP3-Dependent Innate Immune Reprogramming" [La dieta occidental provoca reprogramación inmunológica innata dependiente del inflasoma NLRP3], en *Cell* 172, nros. 1–2 (11 de enero de 2018): 162–75, doi: 10.1016/j.cell.2017.12.013.

16. A. O'Connor, "The Key to Weight Loss Is Diet Quality, Not Quantity, a New Study Finds" [Un nuevo estudio revela que la clave para bajar de peso es la calidad de la comida, no la cantidad], en *New York Times*, 20 de febrero de 2018, <https://www.nytimes.com/2018/02/20/well/eat/counting-calories-weight-loss-diet-dieting-low-carb-low-fat.html?emc=edit_ty_20180223&nl=opinion-today&nlid=20436447&te=1>.

17. A. Adan, "Cognitive Performance and Dehydration" [Desempeño cognitivo y deshidratación], en *Journal of the American College of Nutrition* 31, nro. 2 (abril de 2012): 71–78: <https://www.ncbi.nlm.nih.gov/pubmed/22855911>.

18. R. O. Roberts et al., "Relative Intake of Macronutrients Impacts Risk of Mild Cognitive Impairment or Dementia" [Ingesta relativa de macronutrientes impacta en el riesgo de deficiencia cognitiva leve y demencia], en *Journal of Alzheimer's Disease* 32, nro. 2 (1 de enero de 2012): 329–39, doi: 10.3233/JAD-2012-120862.

19. M. Dehghan et al., "Associations of Fats and Carbohydrate Intake with Cardiovascular Disease and Mortality in 18 Countries from Five Continents (PURE): A Prospective Cohort Study" [Relación entre la ingesta de grasas y carbohidratos

con enfermedades cardiovasculares y mortalidad en dieciocho países de cinco continentes (PURE): Un estudio cohorte prospectivo], en *Lancet* 390, nro. 10107 (4 de noviembre de 2017): 2050–62, doi: 10.1016/S0140-6736(17)32252-3.

20. Y. Gu et al., "Nutrient Intake and Plasma β-amyloid" [Ingesta de nutrientes y plasma β-amiloide], en *Neurology* 78, nro. 23 (5 de junio de, 2012): 1832–40, doi: 10.1212/WNL.0b013e318258f7c2.

21. M. C. Houston, "Saturated Fats and Coronary Heart Disease" [Grasas saturadas y enfermedades coronarias], en *Annals of Nutritional Disorders and Therapy* 4, nro. 1 (2017): 1038.

22. B. A. Golomb and A. K. Bui, "A Fat to Forget: Trans Fat Consumption and Memory" [Una grasa para olvidar: El consumo de grasas trans y la memoria], en *PLoS One* 10, nro. 6 (17 de junio de 2015): e0128129, doi: 10.1371/journal. pone.0128129.

23. J. E. Gangwisch et al., "High Glycemic Index Diet as a Risk Factor for Depression: Analyses from the Women's Health Initiative" [Dieta de alto índice glucémico como factor de riesgo para la depresión: Análisis de la inciativa de *Women's Health*], en *American Journal of Clinical Nutrition* 102, nro. 2 (agosto de 2015): 454–63, doi: 10.3945/ajcn.114.103846.

24. R. Mujcic and A. J. Oswald, "Evolution of Well-Being and Happiness After Increases in Consumption of Fruits and Vegetables" [La evolución del bienestar y la felicidad aumenta con el consumo de frutas y verduras], en *American Journal of Public Health* 106, nro. 8 (agosto de 2016): 1504–10, doi: 10.2105/AJPH.20, 16.303260; Universidad de Warwick, "Fruit and Veggies Give You the Feel-Good Factor" [Las frutas y verduras te brindan el factor para sentirte bien], en *ScienceDaily,* 10 de julio de 2016, <https://www.sciencedaily.com/releases/2016/07/160710094239.htm>.

25. E. Schmidt, "This Is Your Brain on Sugar: UCLA Study Shows High-Fructose Diet Sabotages Learning, Memory" [Este es tu cerebro bajo los efectos del azúcar: Un estudio de la UCLA muestra cómo las dietas altas en fructosa sabotean el aprendizaje y la memoria], en UCLA Newsroom (sitio web), 15 de mayo de 2012, <http://newsroom.ucla.edu/releases/this-is-your-brain-on-sugar-ucla-233992>.

26. G. Addolorato et al., "Anxiety but not Depression Decreases in Coeliac Patients after One-Year Gluten-Free Diet: A Longitudinal Study" [La ansiedad, pero no la depresión, disminuye en pacientes celíacos despues de un año de una dieta libre de gluten], en *Scandinavian Journal of Gastroenterology* 36, nro. 5 (mayo de 2001): 502–6.

27. P. Usai et al., "Frontal Cortical Perfusion Abnormalities Related to Gluten Intake and Associated Autoimmune Disease in Adult Coeliac Disease: 99mTc-ECD Brain SPECT Study" [Anormalidades de la perfusión de la corteza frontal relacionadas con la ingesta de gluten y la enfermad autoinmune asociada en adultos celíacos: SPECT 99mTc-ECD], en *Digestive Liver Disease* 36, nro. 8 (agosto de 2004): 513–18, doi: 10.1016/j.dld.2004.03.010.

28. "15 Health Problems Linked to Monsanto's Roundup" [Quince problemas de salud relacionados con el herbicida Roundup de Monsanto], en EcoWatch (sitio

web), acceso el 11 de abril de 2018, <http://ecowatch.com/2015/01/23/health-problems-linked-to-monsanto-roundup/>.

29. R. D. Abbott et al., "Midlife Milk Consumption and Substantia Nigra Neuron Density at Death" [Consumo de leche en la mediana edad y densidad neural de la sustancia negra en la muerte], en *Neurology* 86, nro. 6 (9 de febrero de 2016): 512–19, doi: 10.1212/WNL.0000000000002254; A. Kyrozis et al., "Dietary and Lifestyle Variables in Relation to Incidence of Parkinson's Disease in Greece" [Variables alimenticias y del estilo de vida en relación con la incidencia del mal de Parkinson en Grecia], en *European Journal of Epidemiology* 28, nro. 1 (enero de 2013): 67–77, doi: 10.1007/s10654-012-9760-0.

30. A. Farooq et al., "A Prospective Study of the Physiological and Neurobehavioral Effects of Ramadan Fasting in Preteen and Teenage Boys" [Un estudio de los potenciales efectos psicológicos y neuroconductuales del ayuno de Ramadán en preadolescentes y adolescentes varones], en *Journal of the Academy of Nutrition and Dietetics* 115, nro. 6 (junio de 2015): 889–97, doi: 10.1016/j.jand.2015.02.012.

31. N. M. Hussin et al., "Efficacy of Fasting and Calorie Restriction (FCR) on Mood and Depression among Ageing Men" [Eficacia del ayuno y la restricción de calorías en el humor y la depression entre hombres que envejecen], en *Journal of Nutrition, Health and Aging* 17, nro. 8 (2013): 674–80, doi: 10.1007/s12603-013-0344-9.

32. T. Moro et al., "Effects of Eight Weeks of Time-Restricted Feeding (16/8) on Basal Metabolism, Maximal Strength, Body Composition, Inflammation, and Cardiovascular Risk Factors in Resistance-Trained Males" [Los efectos de ocho semanas de alimentación restringida (16/8) en el metabolismo basal, fuerza máxima, composición corporal, inflamación y factores de riesgo cardiovascular en hombres entrenados en resistencia], en *Journal of Translational Medicine* 14, nro. 1 (13 de octubre de 2016): 290, doi: 10.1186/s12967-016-1044-0.

33. M. A. Faris et al., "Intermittent Fasting during Ramadan Attenuates Proinflammatory Cytokines and Immune Cells in Healthy Subjects" [El ayuno intermitente durante el Ramadán atenúa las citoquinas preinflamatorias y las células inmunológicas en sujetos saludables], en *Nutrition Research* 32, nro. 12 (diciembre de 2012): 947–55, doi: 10.1016/j.nutres.2012.06.021.

34. A. R. Vasconcelos et al., "Intermittent Fasting Attenuates Lipopolysaccharide-Induced Neuroinflammation and Memory Impairment" [El ayuno intermitente atenúa la neuroinflamación inducida por lipopolisacáridos y el deterioro de la memoria], en *Journal of Neuroinflammation* 11 (6 de mayo de 2014): 85, doi: 10.1186/1742-2094-11-85.

35. B. Spencer, "Why You Should NEVER Eat After 7 p.m." [Por qué nunca deberías comer después de la siete de la tarde], en *Daily Mail*, 31 de agosto de 2016, <http://www.dailymail.co.uk/health/article-3767231/Why-NEVER-eat-7pm-Late-night-meals-increases-risk-heart-attack-stroke.html>.

36. A. Madjd et al., "Beneficial Effect of High Energy Intake at Lunch Rather Than Dinner on Weight Loss in Healthy Obese Women in a Weight-Loss Program: A Randomized Clinical Trial" [El efecto beneficioso de ingestas de alta energía en el

almuerzo en vez de la cena, en la pérdida de peso en mujeres obesas sanas en un programa de pérdida de peso: Una prueba clínica aleatoria], en *American Journal of Clinical Nutrition* 104, nro. 4 (1 de octubre de 2016): 982–89, doi: 10.3945/ajcn.116.134163.

37. Authority Nutrition, "The 9 Healthiest Beans and Legumes You Can Eat" [Los nueve frijoles y legumbres más sanos que puedes comer], en Healthline (sitio web), acceso 12 de abril de 2018, <www.healthline.com/nutrition/healthiest-beans-legumes>.

38. Health Fitness Revolution, "Top 10 Healthiest Mushrooms and Their Benefits" [Los diez hongos más saludables y sus beneficios], en Health Fitness Revolution (sitio web), 5 de septiembre de 2016, <www.healthfitnessrevolution.com/top-10-healthiest-mushrooms-and-their-benefits/>.

39. D. M. Lovinger, "Serotonin's Role in Alcohol's Effects on the Brain" [El rol de la serotonina en los efectos del alcohol en el cerebro], en *Alcohol Health and Research World* 21, nro. 2 (1997): 114–20, <https://www.ncbi.nlm.nih.gov/pubmed/15704346>.

40. R. P. Sharma y R. A. Coulombe Jr., "Effects of Repeated Doses of Aspartame on Serotonin and Its Metabolite in Various Regions of the Mouse Brain" [Efectos de repetidas dosis de aspartamo en la serotonina y su metabolito en varias regiones del cerebro de los ratones], en *Food and Chemical Toxicology* 25, nro. 8 (agosto de 1987): 565–68, <https://www.ncbi.nlm.nih.gov/pubmed/2442082>.

41. "Foods That Fight Winter Depression" [Alimentos que combaten la depresión de invierno], en archivos WebMD, acceso 12 de abril de 2018, <www.webmd.com/depression/features/foods-that-fight-winter-depression#1>.

42. S. Nishizawa et al., "Differences between Males and Females in Rates of Serotonin Synthesis in Human Brain" [Diferencias entre varones y mujeres en las tasas de síntesis de serotonina en el cerebro humano], en *Proceedings of the National Academy of Sciences of the United States of America* 94, nro. 10 (13 de mayo de 1997): 5308–13, doi: 10.1073/pnas.94.10.5308.

43. J. Ding et al., "Alcohol Intake and Cerebral Abnormalities on Magnetic Resonance Imaging in a Community-Based Population of Middle-Aged Adults: The Atherosclerosis Risk in Communities (ARIC) Study" [Ingesta de alcohol y anormalidades cerebrales en las imágenes de resonancia magnética en una población comunitaria de adultos de mediana edad: Estudio de los riesgos de aterosclerosis en las comunidades (ARIC)], en *Stroke* 35, nro. 1 (enero de 2004): 16–21, doi: 10.1161/01.STR.0000105929.88691.8E.

44. J. Conner, "Alcohol Consumption as a Cause of Cancer" [Consumo de alcohol como causa de cáncer], en *Addiction* 112, nro. 2 (febrero de 2017): 222–28, doi: 10.1111/add.13477.

45. M. Schwarzinger et al., "Contribution of Alcohol Use Disorders to the Burden of Dementia in France 2008–13: A Nationwide Retrospective Cohort Study" [Contribución de desórdenes en el uso del alcohol a la carga de la demencia en Francia 2008-2013: Un estudio cohorte nacional retrospectivo], en *Lancet* 3, nro. 3 (marzo de 2018): e124–e132, doi: 10.1016/S2468-2667(18)30022-7.

46. S. K. Kulkarni et al., "Antidepressant Activity of Curcumin: Involvement of Se-rotonin and Dopamine System" [Actividad antidepresiva de la curcumina: Parti-cipación en el sistema de serotonina y dopamina], en *Psychopharmacology* 201, nro. 3 (diciembre de 2008): 435–42, doi: 10.1007/s00213-008-1300-y.

47. T. Yamada et al., "Effects of Theanine, r-glutamylethylamide, on Neurotransmi-tter Release and Its Relationship with Glutamic Acid Neurotransmission" [Efec-tos de la teanina y r-glutamiletilamida en la liberación de neurotransmisores y su relación con la neurotransmisión del ácido glutámico], en *Nutritional Neuroscience* 8, nro. 4 (agosto de 2005): 219–26, doi: 10.1080/10284150500170799.

48. "15 Brain Foods to Boost Focus and Memory" [Quince comidas para el cerebro para mejorar el enfoque y la memoria], sitio web del Dr. Axe, acceso 12 de abril de 2018, <https://draxe.com/15-brain-foods-to-boost-focus-and-memory/>.

49. D. Derbyshire, "A Bowl of Blueberries Keeps the Brain Active in the After-noon" [Un bol de arándanos mantiene el cerebro activo en la tarde], en *Daily Mail* (online), 14 de septiembre de 2009, <www.dailymail.co.uk/health/arti-cle-1212579/A-bowl-blueberries-day-keeps-brain-active-afternoon.html>.

50. S. K. Park et al., "A Combination of Green Tea Extract and L-theanine Improves Memory and Attention in Subjects with Mild Cognitive Impairment: A Dou-ble-Blind Placebo-Controlled Study" [Una combinación de extracto de té verde y L-teanina mejora la memoria y la atención en sujetos con deficiencia cognitiva leve: Un estudio doble-ciego placebo-controlado], en *Journal of Medicinal Food* 14, nro. 4 (abril de 2011): 334–43, doi: 10.1089/jmf.2009.1374.

51. S. Barker et al., "Improved Performance on Clerical Tasks Associated with Admi-nistration of Peppermint Odor" [Mejor rendimiento en tareas clericales asociado con la administración de aroma de pimiento], en *Perceptual and Motor Skills* 97, nro. 3 parte 1 (diciembre de 2003): 1007–10, doi: 10.2466/pms.2003.97.3.1007.

52. P. R. Zoladz and B. Raudenbush, "Cognitive Enhancement through Stimulation of the Chemical Senses" [Mejora de las funciones cognitivas a través de la estimulación de los sentidos químicos], en *North American Journal of Psychology* 7, nro. 1 (enero de 2005): 125–140; H. M. Chen y H. W. Chen, "The Effect of Applying Cinnamon Aromatherapy for Children with Attention Deficit Hyperactivity Disorder" [El efecto de la aplicación de aromaterapia con canela en niños con trastornos de déficit de atención e hiperactividad], en *Journal of Chinese Medicine* 19, nros. 1–2 (2008): 27–34; "Study Finds That Peppermint and Cinnamon Lower Drivers' Frustration and Increase Alertness" [Un estudio demuestra que la pimienta y la canela disminuyen la frustración del conductor y aumentan el sentido de alerta], en Wheeling Jesuit University (sitio web), acceso el 12 de abril de 2018, <http://www.wju.edu/about/adm_news_story.asp?iNewsID=1882&strBack=/about/adm_news_archive.asp>.

53. D. L. Walcutt, "Chocolate and Mood Disorders" [El chocolate y los trastornos del ánimo], en Psych Central (sitio web), acceso 12 de abril de 2018, <http://psych-central.com/blog/archives/2009/04/27/chocolate-and-mood-disorders>/; A. A. Sunni y R. Latif, "Effects of Chocolate Intake on Perceived Stress; a Contro-lled Clinical Study" [Los efectos de la ingesta de chocolate en el estrés pecibido;

un estudio clínico controlado], en *International Journal of Health Sciences (Qassim)* 8, nro. 4 (octubre de 2014): 393–401.

54. G. Akkasheh et al., "Clinical and Metabolic Response to Probiotic Administration in Patients with Major Depressive Disorder: A Randomized, Double-Blind, Placebo-Controlled Trial" [Respuesta clínica y metabólica a la administración de probióticos en pacientes con trastorno depresivo mayor: Un ensayo aleatorio doble-ciego placebo-controlado], en *Nutrition* 32, nro. 3 (marzo de 2016): 315–20, doi: 10.1016/j.nut.2015.09.003; M. R. Hilimire et al., "Fermented Foods, Neuroticism, and Social Anxiety: An Interaction Model" [Alimentos fermentados, neurosis y ansiedad social: Un modelo de interacción], en *Psychiatry Research* 228, nro. 2 (15 de agosto de 2015): 203–8, doi: 10.1016/j.psychres.2015.04.023.

55. A. Ghajar et al., "Crocus sativus L. versus Citalopram in the Treatment of Major Depressive Disorder with Anxious Distress: A Double-Blind, Controlled Clinical Trial" [El *Crocus sativus* frente al citalopram en el tratamiento de trastorno depresivo mayor y estrés ansioso: Un ensayo clínico doble-ciego controlado], en *Pharmacopsychiatry* 50, nro. 4 (julio de 2017): 152–60, doi: 10.1055/s-0042-116159; H. A. Hausenblas et al., "A Systematic Review of Randomized Controlled Trials Examining the Effectiveness of Saffron (Crocus sativus L.) on Psychological and Behavioral Outcomes" [Efectos psicológicos y neuroendócrinos del olor del azafrán (*Crocus sativus*)], en *Journal of Integrative Medicine* 13, nro. 4 (julio de 2015): 231–40, doi: 10.1016/S2095-4964(15)60176-5.

56. S. K. Kulkarni et al., "Antidepressant Activity of Curcumin: Involvement of Serotonin and Dopamine System" [Actividad antidepresiva de la curcumina: Participación en el sistema de serotonina y dopamina], en *Psychopharmacology* 201, nro. 3 (diciembre de 2008): 435–42, doi: 10.1007/s00213-008-1300-y; A. L. Lopresti et al., "Curcumin for the Treatment of Major Depression: A Randomised, Double-Blind, Placebo Controlled Study" [Curcumina en el tratamiento de depresión mayor: Un estudio aleatorio doble-ciego placebo-controlado], en *Journal of Affective Disorders* 167 (2014): 368–75, doi: 10.1016/j.jad.2014.06.001.

57. A. L. Lopresti y P. D. Drummond, "Efficacy of Curcumin, and a Saffron/Curcumin Combination for the Treatment of Major Depression: A Randomised, Double-Blind, Placebo-Controlled Study" [Eficacia de la curcumina y una combinación de azafrán/curcumina en el tratamiento de la depresión mayor: Un estudio aleatorio doble-ciego placebo-controlado], en *Journal of Affective Disorders* 207 (1 de enero de 2017): 188–96, doi: 10.1016/j.jad.2016.09.047.

58. Universidad de Warwick, "Fruit and Veggies Give You the Feel-Good Factor" [Las frutas y verduras te brindan el factor para sentirte bien], en *ScienceDaily*, 10 de julio de 2016, <www.sciencedaily.com/releases/2016/07/160710094239.htm>.

59. L. Stojanovska et al., "Maca Reduces Blood Pressure and Depression, in a Pilot Study in Postmenopausal Women" [La maca reduce la presión sanguínea y la depresión, en un estudio piloto en mujeres postmenopáusicas], en *Climacteric* 18, nro. 1 (febrero de 2015): 69–78, doi: 10.3109/13697137.2014.929649.

60. F. N. Jacka et al., "Western Diet Is Associated with a Smaller Hippocampus: A Longitudinal Investigation" [La dieta occidental se asocia a un hipocampo más

pequeño: Una investigación longitudinal], en *BMC Medicine* 13, nro. 1 (8 de septiembre de 2015): 215, doi: 10.1186/s12916-015-0461-x.

61. D. Mastroiacovo et al., "Cocoa Flavanol Consumption Improves Cognitive Function, Blood Pressure Control, and Metabolic Profile in Elderly Subjects: The Cocoa, Cognition, and Aging (CoCoA) Study—A Randomized Controlled Trial" [El flavonol de cacao mejora la función cognitiva, el control de la presión sanguínea y el perfil metabólico en sujetos ancianos: Una prueba aleatoria controlada sobre el cacao, la cognición y el envejecimiento], en *American Journal of Clinical Nutrition* 101, nro. 3 (1 de marzo de 2015): 538–48, doi: 10.3945/ajcn.114.092189.

62. C. Poly et al., "The Relation of Dietary Choline to Cognitive Performance and White-Matter Hyperintensity in the Framingham Offspring Cohort" [La relación de la colina dietética con el rendimiento cognitivo y la hiperintensidad de la materia blanca en el estudio de cohorte Framingham], en *American Journal of Clinical Nutrition* 94, nro. 6 (diciembre de 2011): 1584–91, doi: 10.3945/ajcn.110.008938.

63. K. Kimura et al., "L-Theanine Reduces Psychological and Physiological Stress Responses" [La L-teanina reduce las respuestas psicológicas y fisiológicas al estrés], en *Biological Psychology* 74, no. 1 (enero de 2007): 39–45, doi: 10.1016/j.biopsycho.2006.06.006.

64. J. K. Kiecolt-Glaser et al., "Omega-3 Supplementation Lowers Inflammation and Anxiety in Medical Students: A Randomized Controlled Trial" [Los sumplentos de omega 3 reducen la inflamación y la ansiedad en estudiantes de Medicina: Una prueba aleatoria controlada], en *Brain, Behavior, and Immunity* 25, no. 8 (noviembre de 2011): 1725–34, doi: 10.1016/j.bbi.2011.07.229.

CAPÍTULO 10. NUTRACÉUTICOS AVANZADOS Y LAS CLASES DE CEREBROS

1. A. Pariente et al., "The Benzodiazepine-Dementia Disorders Link: Current State of Knowledge" [El vínculo entre la benzodiazepina y los trastornos de demencia: El estado de conocimiento actual], en *CNS Drugs* 30, nro. 1 (enero de 2016): 1–7, doi: 10.1007/s40263-015-0305-4; H. Taipale et al., "Use of Benzodiazepines and Related Drugs Is Associated with a Risk of Stroke among Persons with Alzheimer's Disease" [El uso de las benzodiazepinas y las drogas relacionadas está asociado con el riesgo de conmoción cerebral entre las personas con mal de Alzheimer], en *International Clinical Psychopharmacology* 32, nro. 3 (mayo de 2017): 135–41, doi: 10.1097/YIC.0000000000000161.

2. D. G. Amen et al., "Reversing Brain Damage in Former NFL Players: Implications for Traumatic Brain Injury and Substance Abuse Rehabilitation" [Revertir el daño cerebral en ex jugadores de la NFL: Implicaciones para las lesiones de traumatismo cerebral y rehabilitación de abuso de sustancias], en *Journal of Psychoactive Drugs* 43, nro. 1 (enero-marzo de 2011): 1–5, doi: 10.1080/02791072.2011.566489; D. G. Amen et al., "Effects of Brain-Directed Nutrients on Cerebral Blood Flow and Neuropsychological Testing: A Randomized, Double-Blind, Placebo-Controlled, Crossover Trial" [Efectos de los nutrientes dirigidos por el cerebro en

el flujo sanguíneo cerebral y pruebas neuropsicológicas: Un ensayo aleatorio doble-ciego placebo-controlado], en *Advances in Mind-Body Medicine* 27, nro. 2 (primavera de 2013): 24–33.

3. Y. Steinbuch, "90 Percent of Americans Eat Garbage" [El 90% de los estadounidenses come basura], en *New York Post*, 17 de noviembre de 2017, <https://nypost.com/2017/11/17/90-of-americans-eat-like-garbage/?utm_campaign=iosapp&utm_source=mail_app>; "Only 1 in 10 Adults Get Enough Fruits or Vegetables" [Solo uno de cada diez adultos comen suficientes frutas y verduras], en CDC (sitio web), 16 de noviembre de 2017, <https://www.cdc.gov/media/releases/2017/p1116-fruit-vegetable-consumption.html>.

4. R. H. Fletcher y K. M. Fairfield, "Vitamins for Chronic Disease Prevention in Adults: Clinical Applications" [Vitaminas para la prevención de enfermedades crónicas en adultos], en *JAMA* 287, nro. 23 (19 de junio de 2002): 3127–29.

5. C. W. Popper, "Single-Micronutrient and Broad-Spectrum Micronutrient Approaches for Treating Mood Disorders in Youth and Adults" [Micronutrientes simples y micronutrientes de amplio espectro, enfoques para tratar los trastornos del ánimo en jóvenes y adultos], en *Child and Adolescent Psychiatric Clinics of North America* 23, nro. 3 (julio de 2014): 591–672, doi: 10.1016/j.chc.2014.04.001.

6. J. J. Rucklidge et al., "Vitamin-Mineral Treatment of Attention-Deficit Hyperactivity Disorder in Adults: Double-Blind Randomised Placebo-Controlled Trial" [Tratamiento vitamínico-mineral del trastorno de déficit de atención en adultos: Una prueba aleatoria doble-ciego placebo-controlado], en *British Journal of Psychiatry* 204 (2014): 306–15, doi: 10.1192/bjp.bp.113.132126.

7. J. J. Rucklidge and B. J. Kaplan, "Broad-Spectrum Micronutrient Formulas for the Treatment of Psychiatric Symptoms: A Systematic Review" [Micronutrientes de amplio espectro, fórmulas para el tratamiento de de síntomas psiquiátricos: Una revisión sistemática], en *Expert Review of Neurotherapeutics* 13, nro. 1 (enero de 2013): 49–73, doi: 10.1586/ern.12.143.

8. S. J. Schoenthaler and I. D. Bier, "The Effect of Vitamin-Mineral Supplementation on Juvenile Delinquency among American Schoolchildren: A Randomized, Double-Blind Placebo-Controlled Trial" [El efecto de los suplementos vitamínico-minerales en la delicuencia juvenil entre los escolares estadounidenses: Un ensayo aleatorio doble-ciego placebo-controlado], en *Journal of Alternative and Complementary Medicine* 6, nro. 1 (febrero de 2000): 7–17, doi: 10.1089/act.2000.6.7.

9. J. J. Rucklidge et al., "Shaken but Unstirred? Effects of Micronutrients on Stress and Trauma after an Earthquake: RCT Evidence Comparing Formulas and Doses" [¿Sacudido pero no agitado? Efectos de los micronutrientes en estrés y trauma luego de un terremoto: Evidencias RCT comparando fórmulas y dosis], en *Human Psychopharmacology* 27, no. 5 (septiembre de 2012): 440–54, doi: 10.1002/hup.2246.

10. B. J. Kaplan et al., "A Randomised Trial of Nutrient Supplements to Minimise Psychological Stress after a Natural Disaster" [Una prueba aleatoria de suplementos nutrientes para minimizar el estrés psicológico después de un desastre

natural], en *Psychiatry Research* 228, no. 3 (30 de agosto de 2015): 373–79, doi: 10.1016/j.psychres.2015.05.080.

11. D. O. Kennedy et al., "Effects of High-Dose B Vitamin Complex with Vitamin C and Minerals on Subjective Mood and Performance in Healthy Males" [Efectos de altas dosis de complejos de vitamina B con vitamina C y minerales en el ánimo subjetivo y el rendimiento en varones saludables], en *Psychopharmacology* 211, nro. 1 (julio de 2010): 55–68, doi: 10.1007/s00213-010-1870-3.

12. C. Haskell et al., "Cognitive and Mood Effects in Healthy Children during 12 Weeks' Supplementation with Multi-Vitamin/Minerals" [Efectos congnitivos y de humor en niños saludables durante las doce semanas de suplementación con multi-vitaminas/minerales], en *British Journal of Nutrition* 100, nro. 5 (noviembre de 2008): 1086–96, doi: 10.1017/S0007114508959213.

13. "Smoking, High Blood Pressure and Being Overweight Top Three Preventable Causes of Death in the U.S." [Fumar, tener presión alta y sobrepeso son las tres principales causas evitables de muerte en los Estados Unidos], en Harvard T.H. Chan School of Public Health (sitio web), 27 de abril de 2009, <https://www. hsph.harvard.edu/news/press-releases/smoking-high-blood-pressure-overwei-ght-preventable-causes-death-us/>.

14. T. A. Mori and L. J. Beilin, "Omega-3 Fatty Acids and Inflammation" [Grasas áci-das omega 3 e inflamación], en *Current Atherosclerosis Reports* 6, nro. 6 (noviembre de 2004): 461–67; D. Moertl et al., "Dose-Dependent Effects of Omega-3-Polyun-saturated Fatty Acids on Systolic Left Ventricular Function, Endothelial Func-tion, and Markers of Inflammation in Chronic Heart Failure of Nonischemic Origin: A Double-Blind, Placebo-Controlled, 3-Arm Study" [Efectos depen-dientes de la dosis de ácidos grasos poliinsaturados omega 3 en la función sistólica ventricular izquierda, la función endothelial y marcadores de inflamación en de-ficiencia cardíaca crónica no isquémica: Un estudio doble-ciego placebo-contro-lado de tres áreas], en *American Heart Journal* 161, nro. 5 (mayo de 2011): 915.e1-9, doi: 10.1016/j.ahj.2011.02.011; J. G. Devassy et al., "Omega-3 Polyunsaturated Fatty Acids and Oxylipins in Neuroinflammation and Management of Alzheimer Disease" [Ácidos grasos poliinsaturados omega 3 y oxilipinas en la neuroinflama-ción y el manejo del mal de Alzheimer], en *Advances in Nutrition* 7, nro. 5 (15 de septiembre de 2016): 905–16, doi: 10.3945/an.116.012187.

15. C. von Schacky, "The Omega-3 Index as a Risk Factor for Cardiovascular Disea-ses" [El índice de omega 3 como un factor de riesgo en enfermedades cardiovascu-lares], en *Prostaglandins and Other Lipid Mediators* 96, nros. 1–4 (noviembre de 2011): 94–98, doi: 10.1016/j.prostaglandins.2011.06.008; S. P. Whelton et al., "Meta-Analysis of Observational Studies on Fish Intake and Coronary Heart Di-sease" [Metaanálisis de estudios de observación sobre la ingesta de pescado y las enfermedades coronarias], en *American Journal of Cardiology* 93, nro. 9 (1 de mayo de 2004): 1119–23, doi: 10.1016/j.amjcard.2004.01.038.

16. E. Messamore et al., "Polyunsaturated Fatty Acids and Recurrent Mood Disor-ders: Phenomenology, Mechanisms, and Clinical Application" [Ácidos grasos po-liinsaturados y trastornos de ánimo recurrentes: Fenomenología, mecanismos

y aplicación clínica], en *Progress in Lipid Research* 66 (abril de 2017): 1–13, doi: 10.1016/j.plipres.2017.01.001; J. Sarris et al., "Omega-3 for Bipolar Disorder: Meta-Analyses of Use in Mania and Bipolar Depression" [Omega 3 para el trastorno bipolar: Metaanálisis del uso en depresión maníaca y bipolar], en *Journal of Clinical Psychiatry* 73, nro. 1 (enero de 2012): 81–86, doi: 10.4088/ JCP.10r06710; R. J. Mocking et al., "Meta-Analysis and Meta-Regression of Omega-3 Polyunsaturated Fatty Acid Supplementation for Major Depressive Disorder" [Metaanálisis y metarregresión de suplementación de ácidos grasos poliinsaturados omega 3 para el trastorno depresivo mayor], en *Translational Psychiatry* 6 (15 de marzo de 2016): e756, doi:10.1038/tp.2016.2.

17. J. R. Hibbeln y R. V. Gow, "The Potential for Military Diets to Reduce Depression, Suicide, and Impulsive Aggression: A Review of Current Evidence for Omega-3 and Omega-6 Fatty Acids" [El potencial de las dietas militares de reducir la depresión, suicidio y agresividad impulsiva: Una revisión de la evidencia actual de los ácidos grasos omega 3 y omega 6], en *Military Medicine* 179, suplemento 11 (noviembre de 2014): 117–28, doi: 10.7205/MILMED-D-14-00153; M. Huan et al., "Suicide Attempt and n-3 Fatty Acid Levels in Red Blood Cells: A Case Control Study in China" [Intentos de suicidio y los niveles de ácidos grasos n-3 en los glóbulos rojos: Un caso de estudio en China], en *Biological Psychiatry* 56, nro. 7 (1 de octubre de 2004): 490–96, doi: 10.1016/j.biopsych.2004.06.028; M. E. Sublette et al., "Omega-3 Polyunsaturated Essential Fatty Acid Status as a Predictor of Future Suicide Risk" [Estado de ácidos grasos poliinsaturados omega 3 esenciales como predictor de futuro riesgo de suicidio], en *American Journal of Psychiatry* 163, nro. 6 (junio de 2006): 1100–2, doi: 10.1176/ajp.2006.163.6.1100; M. D. Lewis et al., "Suicide Deaths of Active-Duty US Military and Omega-3 Fatty-Acid Status: A Case-Control Comparison" [Muertes por suicido en militares activos del ejército de los Estados Unidos y el estado de ácidos grasos omega 3: Una comparación de control de casos], en *Journal of Clinical Psychiatry* 72, nro. 12 (diciembre de 2011): 1585–90, doi: 10.4088/JCP.11m06879.

18. C. M. Milte et al., "Increased Erythrocyte Eicosapentaenoic Acid and Docosahexaenoic Acid Are Associated With Improved Attention and Behavior in Children With ADHD in a Randomized Controlled Three-Way Crossover Trial" [El aumento del ácido eicosapentaenoico eritrocítico y del ácido decosahexanoico está asociado con la mejora de la atención y el comportamiento en niños con TDAH en una prueba aleatoria controlada de ensayo cruzado de tres vías], en *Journal of Attention Disorders* 19, nro. 11 (noviembre de 2015): 954–64, doi: 10.1177/1087054713510562; M. H. Bloch y A. Qawasmi, "Omega-3 Fatty Acid Supplementation for the Treatment of Children with Attention-Deficit/ Hyperactivity Disorder Symptomatology: Systematic Review and Meta-Analysis" [Suplementación de ácidos grasos omega 3 para el tratamiento de niños con sintomatología de trastorno de déficit de atención/hiperactividad: Revisión sistemática y metaanálisis], en *Journal of the American Academy of Child and Adolescent Psychiatry* 50, nro. 10 (octubre 2011): 991–1000, doi: 10.1016/j. jaac.2011.06.008.

19. Y. Zhang et al., "Intakes of Fish and Polyunsaturated Fatty Acids and Mild-to-Severe Cognitive Impairment Risks: A Dose-Response Meta-Analysis of 21 Cohort Studies" [Ingesta de pescados y ácidos grasos poliinsaturados y riesgos de deficiencia cognitiva leve: Un metaanálisis de la dosis-respuesta de veintiún estudios de cohorte], en *American Journal of Clinical Nutrition* 103, nro. 2 (febrero de 2016): 330–40, doi: 10.3945/ajcn.115.124081; T. A. D'Ascoli et al., "Association between Serum Long-Chain Omega-3 Polyunsaturated Fatty Acids and Cognitive Performance in Elderly Men and Women: The Kuopio Ischaemic Heart Disease Risk Factor Study" [Relación entre el suero de ácidos grasos poliinsaturados omega 3 de cadena larga y el desempeño cognitivo en hombres y mujeres ancianos: Estudio del factor de riesgo de cardiopatía isquémica en Kuopio], en *European Journal of Clinical Nutrition* 70, nro. 8 (agosto de 2016): 970–75, doi: 10.1038/ejcn.2016.59; K. Lukaschek et al., "Cognitive Impairment Is Associated with a Low Omega-3 Index in the Elderly: Results from the KORA-Age Study" [La deficiencia cognitiva se asocia a un bajo índice de omega 3 en los ancianos: Resultados del estudio KORA-edad], en *Dementia and Geriatric Cognitive Disorders* 42, nros. 3–4 (2016): 236–45, doi: 10.1159/000448805.

20. C. Couet et al., "Effect of Dietary Fish Oil on Body Fat Mass and Basal Fat Oxidation in Healthy Adults" [Efectos de la dieta de aceite de pescado en el índice de grasa corporal y oxidación de grasa basal en adultos saludables], en *International Journal of Obesity and Related Metabolic Disorders* 21, nro. 8 (agosto de 1997): 637–43; J. D. Buckley and P. R. Howe, "Anti-Obesity Effects of Long-Chain Omega-3 Polyunsaturated Fatty Acids" [Efectos antiobesidad en los ácidos grasos poliinsaturados omega 3 de cadena larga], en *Obesity Reviews* 10, nro. 6 (noviembre de 2009): 648–59, doi: 10.1111/j.1467-789X.2009.00584.x.

21. D. G. Amen et al., "Quantitative Erythrocyte Omega-3 EPA Plus DHA Are Related to Higher Regional Cerebral Blood Flow on Brain SPECT" [El eritrocito cuantitativo omega 3 y el DHA están relacionados a una mayor circulación sanguínea cerebral regional en un SPECT], en *Journal of Alzheimer's Disease* 58, nro. 4 (2017): 1189–99, doi: 10.3233/JAD-170281.

22. C. W. Skovlund et al., "Association of Hormonal Contraception with Suicide Attempts and Suicides" [Relación entre la anticoncepción hormonal con intentos de suicidio], en *American Journal of Psychiatry* 175, nro. 4 (1 de abril de 2018): 336–42, doi: 10.1176/appi.ajp.2017.17060616.

23. G. Small et al., "Memory and Brain Amyloid and Tau Effects of a Bioavailable Form of Curcumin in Non-Demented Adults: A Double-Blind, Placebo-Controlled 18-Month Trial" [La memoria y los efectos amiloide y tau en el cerebro de una forma biodisponible de curcumina en adultos no dementes: Un ensayo doble-ciego placebo-controlado de dieciocho meses], en *American Journal of Geriatric Psychiatry* 26, nro. 3 (marzo de 2018): 266–77, doi: 10.1016/j.jagp.2017.10.010.

24. D. G. Amen y B. Carmichael, "High Resolution Brain SPECT Imaging in ADHD" [Imágenes cerebrales SPECT de alta resolución en TDAH], en *Annals of Clinical Psychiatry* 9, nro. 2 (junio de 1997): 81–86.

25. R. F. Santos, "Cognitive Performance, SPECT, and Blood Viscosity in Elderly Non-Demented People Using Ginkgo Biloba" [Rendimiento cognitivo, SPECT y viscosidad de la sangre en los ancianos no dementes usando *ginkgo biloba*], en *Pharmacopsychiatry* 36, nro. 4 (julio de 2003): 127–33, doi: 10.1055/s-2003-41197.

26. H. Y. Kim, et al., "Phosphatidylserine in the Brain: Metabolism and Function" [La fosfatidilserina en el cerebro: Metabolismo y función], en *Progress in Lipid Research* 56 (octubre de 2014): 1–18, doi: 10.1016/j.plipres.2014.06.002.

27. A. E. Capello and C. R. Markus, "Effect of Sub Chronic Tryptophan Supplementation on Stress-Induced Cortisol and Appetite in Subjects Differing in 5-HTTLPR Genotype and Trait Neuroticism" [El efecto de los suplementos de triptófano subcrónico en el cortisol inducido por estrés y el apetito en sujetos con diferente genotipo 5-HTTLPR y rasgos de neurosis], en *Psychoneuroendocrinology* 45 (julio de 2014): 96–107, doi: 10.1016/j.psyneuen.2014.03.005.

28. A. Nantel-Vivier et al., "Serotonergic Contribution to Boys' Behavioral Regulation" [Contribución serotoninérgica a la regulación de la conducta en varones], en *PLoS One* 6, nro. 6 (2011):e20304, doi: 10.1371/journal.pone.0020304.

29. M. H. Mohajeri et al., "Chronic Treatment with a Tryptophan-Rich Protein Hydrolysate Improves Emotional Processing, Mental Energy Levels and Reaction Time in Middle-Aged Women" [El tratamiento crónico con un hidrolizado de triptófano rico en proteínas mejora el procesamiento emocional, los niveles de energía mental y el tiempo de reacción en mujeres de mediana edad], en *British Journal of Nutrition* 113, nro. 2 (28 de enero de 2015): 350–65, doi: 10.1017/S0007114514003754.

30. S. E. Murphy et al., "Tryptophan Supplementation Induces a Positive Bias in the Processing of Emotional Material in Healthy Female Volunteers" [El suplemento de triptófano induce un sesgo positivo en el procesamiento de material emocional en mujeres voluntarias saludables], en *Psychopharmacology* 187, nro. 1 (julio de 2006): 121–30, doi: 10.1007/s00213-006-0401-8.

31. P. Jangid et al., "Comparative Study of Efficacy of L-5-Hydroxytryptophan and Fluoxetine in Patients Presenting with First Depressive Episode" [Estudio comparativo de eficacia del L-5-hidroxitriptófano y fluoxetina en pacientes que presentan el primer episodio depresivo], en *Asian Journal of Psychiatry* 6, nro. 1 (febrero de 2013): 29–34, doi: 10.1016/j.ajp.2012.05.011; J. Angst et al., "The Treatment of Depression with L-5-Hydroxytryptophan versus Imipramine. Results of Two Open and One Double-Blind Study" [El tratamiento de la depresión con L-5-hidroxitriptófano frente a imipramine. Resultados de dos estudios abiertos y uno doble-ciego], en *Archiv fur Psychiatrie und Nervenkrankheiten* 224, nro. 2 (11 de octubre de 1977):175–86.

32. "5-HTP" [5-hidroxitriptófano], en Examine.com, acceso el 16 de abril de 2018, <https://examine.com/supplements/5-htp/>.

33. "Saffron" [Azafrán], en Examine.com, acceso el 16 de abril de 2018, <https://examine.com/supplements/saffron/>; A. L. Lopresti y P. D. Drummond, "Saffron (Crocus sativus) for Depression: A Systematic Review of Clinical Studies and Examination of Underlying Antidepressant Mechanisms of Action" [Azafrán

(*Crocus sativus*) para la depresión: Una revision sistemática de estudios clínicos y examen de mecanismos de acción antidepresivos subyacentes], en *Human Psychopharmacology* 29, nro. 6 (noviembre de 2014): 517–27, doi: 10.1002/hup.2434.

34. M. Tsolaki et al., "Efficacy and Safety of Crocus Sativus L. in Patients with Mild Cognitive Impairment" [Eficacia y seguridad del *Crocus sativus* en pacienes con leve deficiencia cognitiva], en *Journal of Alzheimer's Disease* 54, nro. 1 (27 de julio de 2016): 129–33, doi: 10.3233/JAD-160304.

35. L. Kashani et al., "Saffron for Treatment of Fluoxetine-Induced Sexual Dysfunction in Women: Randomized Double-Blind Placebo-Controlled Study" [Azafrán para el tratamiento de disfunción sexual inducida por fluoxetina en mujeres: Estudio aleatorio doble-ciego placebo-controlado], en *Human Psychopharmacology* 28, nro. 1 (enero de 2013): 54–60, doi: 10.1002/hup.2282.

36. M. Agha-Hosseini et al., "Crocus sativus L. (Saffron) in the Treatment of Premenstrual Syndrome: A Double-Blind, Randomised and Placebo-Controlled Trial" [*Crocus sativus* en el tratamiento de syndrome premenstrual: Una prueba aleatoria doble-ciego placebo-controlado], en *BJOG* 115, nro. 4 (marzo de 2008): 515–19, doi: 10.1111/j.1471-0528.2007.01652.x.

37. M. N. Shahi et al., "The Impact of Saffron on Symptoms of Withdrawal Syndrome in Patients Undergoing Maintenance Treatment for Opioid Addiction in Sabzevar Parish in 2017" [El impacto del azafrán en síntomas de síndrome de abstinencia en pacientes bajo tratamiento de mantenimiento por adicción al opioide en la parroquia de Sabzevar en 2017], en *Advances in Medicine* 2017 (2017): Article ID 1079132, doi: 10.1155/2017/1079132.

38. T. Bottiglieri, "S-Adenosyl-L-Methionine (SAMe): From the Bench to the Bedside—Molecular Basis of a Pleiotrophic Molecule" [S-adenosil metionina (SAMe): Del banquillo a la cabecera-base molecular de una molécula pleitrópica], en *American Journal of Clinical Nutrition* 76, nro. 5 (noviembre de 2002): 1151S-7S, doi: 10.1093/ajcn/76/5.1151S.

39. A. Sharma et al., "S-Adenosylmethionine (SAMe) for Neuropsychiatric Disorders: A Clinician-Oriented Review of Research" [S-adenosil metionina (SAMe) para trastornos psiquiátricos: Una revisión de investigación orientada a la clínica médica], en *Journal of Clinical Psychiatry* 78, nro. 6 (junio de 2017): e656–e667, doi: 10.4088/JCP.16r11113.

40. F. Di Pierro et al., "Role of Betaine in Improving the Antidepressant Effect of S-adenosyl-methionine in Patients with Mild-to-Moderate Depression" [El rol de la betaína al realzar el efecto antidepresivo del S-adenosil metionina en pacientes con depresión leve a moderada], en *Journal of Multidisciplinary Healthcare* 8 (2015): 39–45, doi: 10.2147/JMDH.S77766; F. Di Pierro y R. Settembre, "Preliminary Results of a Randomized Controlled Trial Carried Out with a Fixed Combination of S-adenosyl-L-methionine and Betaine versus Amitriptyline in Patients with Mild Depression" [Resultados preliminares de un ensayo aleatorio controlado llevado a cabo con una combinación fija de S-adenosil metionina y betaína frente a amitriptilina en pacientes con depresión leve], en *International Journal of General Medicine* 8 (4 de febrero de 2015): 73–78, doi: 10.2147/IJGM.S79518.

CAPÍTULO 11. PIENSA DE MANERA DIFERENTE

1. D. G. Amen et al., "Multi-Site Six Month Outcome Study of Complex Psychiatric Patients Evaluated with Addition of Brain SPECT Imaging" [Resultados del estudio en multiples sitios durante sesis meses en pacientes psiquiátricos complejos evaluados con adición de imágenes cerebrales SPECT], en *Advances in Mind-Body Medicine* 27, nro. 2 (primavera de 2013): 6–16.

2. J. F. Thornton et al., "Improved Outcomes Using Brain SPECT-Guided Treatment versus Treatment-as-Usual in Community Psychiatric Outpatients: A Retrospective Case-Control Study" [Resultados mejorados utilizando tratamiento guiado por SPECT frente a tratamiento clásico en pacientes psiquiátricos ambulatorios: Un estudio de control de caso restrospectivo], en *Journal of Neuropsychiatry and Clinical Neurosciences* 26, nro. 1 (invierno de 2014): 51–56, doi: 10.1176/appi. neuropsych.12100238.

3. D. G. Amen et al., "Specific Ways Brain SPECT Imaging Enhances Clinical Psychiatric Practice" [Formas específicas en las que las imágenes cerebrales SPECT realzan la práctica de psiquiatría clínica], en *Journal of Psychoactive Drugs* 44, nro. 2 (abril-junio de 2012): 96–106, doi: 10.1080/02791072.2012.684615.

4. D. G. Amen, *Cambia tu cerebro, cambia tu vida*, Sirio, Málaga, 5.ª edición, 2015, p. 15.

5. "What a Psychiatrist Learned from 87,000 Brain Scans" [Lo que un psiquiatra aprendió de 87 000 escaneos cerebrales], video de Facebook, 13 de noviembre de 2017, <https://www.facebook.com/Illumeably/videos/283984572006650>.

CAPÍTULO 12. EL AMOR ES TU ARMA SECRETA

1. A. Moosavi y A. M. Ardekani, "Role of Epigenetics in Biology and Human Diseases" [El papel de la epigenética en la biología y en enfermedades humanas], en *Iranian Biomedical Journal* 20, nro. 5 (noviembre de 2016): 246–58.

2. K. Northstone et al., "Prepubertal Start of Father's Smoking and Increased Body Fat in His Sons: Further Characterisation of Paternal Transgenerational Responses" [Inicio prepuberal del padre en el hábito de fumar y aumento de la grasa corporal en sus hijos: mayor caracterización de las respuestas paternas transgeneracionales], en *European Journal of Human Genetics* 22, nro. 12 (diciembre de 2014): 1382–86, doi: 10.1038/ejhg.2014.31.

3. C. S. Lewis, *Los cuatro amores*, 15.ª edición Rialp, Madrid, 2017, p. 1, del original en inglés.

4. C. M. Karns et al., "The Cultivation of Pure Altruism via Gratitude: A Functional MRI Study of Change with Gratitude Practice" [Cultivar un altruismo puro por la vía de la gratitud: Un estudio de resonancia magnética funcional del cambio con la práctica de la gratitud], en *Frontiers in Human Neuroscience* 11 (diciembre de 2017): article 599, doi: 10.3389/fnhum.2017. 00599.

5. Michael Wines, "In Memoir, Barbara Bush Recalls Private Trials of a Political Life" [En su autobiografía, Barbara Bush recuerda las dificultades privadas de una vida política], en *New York Times*, 8 de septiembre de 1994, <http://www.nytimes.com/1994/09/08/us/in-memoir-barbara-bush-recalls-private-trials-of-a-political-life.html>; "Barbara Bush Says She Fought Depression in '76" [Barbara

Bush admite haber sufrido depresión en 1976], en *Washington Post*, 20 de mayo de 1990, <https://www.washingtonpost.com/archive/politics/1990/05/20/barbara-bush-says-she-fought-depression-in-76/0ac40655-923e-448d-bfcc-aa3ea-5cb88c8/?utm_term=.1bb20fdb6707>.

6. K. E. Buchanan y A. Bardi, "Acts of Kindness and Acts of Novelty Affect Life Satisfaction" [Los actos de bondad y nobleza afectan la satisfacción de la vida], en *Journal of Social Psychology* 150, nro. 3 (mayo-junio de 2010): 235–37, doi: 10.1080/00224540903365554.

7. L. B. Aknin et al, "Happiness Runs in a Circular Motion: Evidence for a Positive Feedback Loop between Prosocial Spending and Happiness" [La felicidad da vueltas en círculos: Evidencias de un *feedback* positivo entre el gasto prosocial y la felicidad], en *Journal of Happiness Studies* 13, nro. 2 (abril de 2012): 347–55, doi: 10.1007/s10902-011-9267-5.

8. S. Q. Park et al., "A Neural Link between Generosity and Happiness" [Relación neural entre la generosidad y la felicidad], en *Nature Communications* 8 (2017): 159674, doi: 10.1038/ncomms15964; S. G. Post, "Altruism, Happiness, and Health: It's Good to Be Good" [Altruismo, felicidad y salud: Es bueno ser bueno], en *International Journal of Behavioral Medicine* 12, no. 2 (2005): 66–77, doi: 10.1207/s15327558ijbm1202_4; L. B. Aknin et al., "Giving Leads to Happiness in Young Children" [La generosidad conduce a la felicidad en niños pequeños], en *PLoS One* 7, nro. 6 (2012): e39211, doi: 10.1371/journal.pone.0039211.

APÉNDICE A

9. R. Boussi-Gross et al., "Hyperbaric Oxygen Therapy Can Improve Post Concussion Syndrome Years after Mild Traumatic Brain Injury—Randomized Prospective Trial" [La terapia de oxígeno hiperbárico puede mejorar el síndrome de post-contusión años después de una lesión traumática: Prueba aleatoria prospectiva], en *PLoS One* 8, nro. 11 (15 de noviembre de 2013): e79995, doi: 10.1371/journal.pone.0079995; S. Tal et al., "Hyperbaric Oxygen May Induce Angiogenesis in Patients Suffering from Prolonged Post-Concussion Syndrome Due to Traumatic Brain Injury" [El oxígeno hiperbárico puede inducir angiogénesis en pacientes que sufren de síndrome de post-contusión prolongado debido a una lesión traumática cerebral], en *Restorative Neurology and Neuroscience* 33, nro. 6 (2015): 943–51, doi: 10.3233/RNN-150585; P. G. Harch et al., "A Phase I Study of Low-Pressure Hyperbaric Oxygen Therapy for Blast-Induced Post-Concussion Syndrome and Post-Traumatic Stress Disorder" [Un estudio en fase I de terapia de oxígeno hiperbárico de baja presión para el síndrome de post-contusión inducido por explosión y trastorno de estrés postraumático], en *Journal of Neurotrauma* 29, nro. 1 (1 de enero de 2012): 168–85, doi: 10.1089/neu.2011.1895.

10. S. Efrati et al., "Hyperbaric Oxygen Induces Late Neuroplasticity in Post Stroke Patients-Randomized, Prospective Trial" [El oxígeno hiperbárico induce una neuroplasticidad tardía en pacientes post derrame cerebral: Una prueba aleatoria

potencial], en *PLoS One* 8, nro. 1 (enero 2013): e53716, doi: 10.1371/journal. pone.0053716.

11. S. Efrati et al., "Hyperbaric Oxygen Therapy Can Diminish Fibromyalgia Syndrome—Prospective Clinical Trial" [La terapia de oxígeno hiperbárico puede disminuir el síndrome de fibromialgia: Ensayo clínico prospectivo], en *PLoS One* 10, nro. 5 (26 de mayo de 2015): e0127012, doi: 10.1371/journal.pone.0127012.

12. C. Y. Huang et al., "Hyperbaric Oxygen Therapy as an Effective Adjunctive Treatment for Chronic Lyme Disease" [La terapia de oxígeno hiperbárico como un tratamiento adjunto eficaz para la enfermedad de Lyme], en *Journal of the Chinese Medical Association* 77, nro. 5 (mayo de 2014): 269–71, doi: 10.1016/j. jcma.2014.02.001.

13. I. Chiang et al., "Adjunctive Hyperbaric Oxygen Therapy in Severe Burns: Experience in Taiwan Formosa Water Park Dust Explosion Disaster" [Terapia de oxígeno hiperbárico adjunta en quemaduras severas: Experiencia en el desastre de la explosión de polvo en el parque acuático Formosa de Taiwán], en *Burns* 43, no. 4 (junio de 2017): 852–57, doi: 10.1016/j.burns.2016.10.016.

14. M. Löndahl et al., "Relationship between Ulcer Healing after Hyperbaric Oxygen Therapy and Transcutaneous Oximetry, Toe Blood Pressure and Ankle-Brachial Index in Patients with Diabetes and Chronic Foot Ulcers" [Relación entre curación de úlcera después de la terapia con oxígeno hiperbárico y la oximetría transcutánea, presión sanguínea del dedo del pie e índice y tobillo-brazo en pacientes con diabetes y úlceras de pie crónicas], en *Diabetologia* 54, nro. 1 (enero de 2011): 65–68, doi: 10.1007/s00125-010-1946-y.

15. A. M. Eskes et al., "Hyperbaric Oxygen Therapy: Solution for Difficult to Heal Acute Wounds? Systematic Review" [Terapia de oxígeno hiperbárico: ¿La solución para heridas agudas difíciles de sanar?], en *World Journal of Surgery* 35, nro. 3 (marzo de 2011): 535–42, doi: 10.1007/s00268-010-0923-4; J. J. Shaw et al., "Not Just Full of Hot Air: Hyperbaric Oxygen Therapy Increases Survival in Cases of Necrotizing Soft Tissue Infections" [No solo lleno de aire caliente: La terapia de oxígeno hiperbárico aumenta la supervivencia en casos de infecciones necrosantes del tejido blando], en *Surgical Infections* 15, nro. 3 (junio de 2014): 328–35, doi: 10.1089/sur.2012.135.

16. M. T. Asl et al., "Brain Perfusion Imaging with Voxel-Based Analysis in Secondary Progressive Multiple Sclerosis Patients with a Moderate to Severe Stage of Disease: A Boon for the Workforce" [Imágenes de perfusión cerebral con análisis basado en voxel en pacientes de esclerosis múltiple progresiva secundaria en una etapa moderada a severa de la enfermedad: Un beneficio para la población activa], en *BMC Neurology* 16 (26 de mayo de 2016): 79, doi: 10.1186/s12883-016-0605-4.

17. P. S. Dulai et al., "Systematic Review: The Safety and Efficacy of Hyperbaric Oxygen Therapy for Inflammatory Bowel Disease" [Revisión sistemática: La seguridad y eficacia de la terapia de oxígeno hiperbárica en el síndrome de colon irritable], en *Alimentary Pharmacology and Therapeutics* 39, nro. 11 (junio de 2014): 1266–75, doi: 10.1111/apt.12753.

18. D. N. Teguh et al., "Early Hyperbaric Oxygen Therapy for Reducing Radiotherapy Side Effects: Early Results of a Randomized Trial in Oropharyngeal and Nasopharyngeal Cancer" [Terapia de oxígeno hiperbárico temprana para reducir los efectos colaterales de la radioterapia: Primeros resultados de una prueba aleatoria en el cáncer orofaríngeo y nasofaríngeo], en *International Journal of Radiation Oncology, Biology, Physics* 75, no. 3 (1 de noviembre de 2009): 711–16, doi: 10.1016/j.ijrobp.2008.11.056; N. A. Schellart et al., "Hyperbaric Oxygen Treatment Improved Neurophysiologic Performance in Brain Tumor Patients after Neurosurgery and Radiotherapy: A Preliminary Report" [El tratamiento de oxígeno hiperbárico mejoró el rendimiento neurofisiológico en pacientes con tumor cerebral después de la neurocirugía y la radioterapia: Un reporte preliminar], en *Cancer* 177, no. 15 (1 de agosto de 2011): 3434–44, doi: 10.1002/cncr.25874.

19. D. A. Rossignol et al., "The Effects of Hyperbaric Oxygen Therapy on Oxidative Stress, Inflammation, and Symptoms in Children with Autism: An Open-Label Pilot Study" [Los efectos de la terapia de oxígeno hiperbárico en el estrés oxidativo, inflamación y síntomas en niños con autismo: Un estudio piloto abierto], en *BMC Pediatrics* 7 (16 de noviembre de 2007): 36, doi: 10.1186/1471-2431-7-36; D. A. Rossignol et al., "Hyperbaric Treatment for Children with Autism: A Multicenter, Randomized, Double-Blind, Controlled Trial" [Tratamiento de oxígeno hiperbárico para niños con autismo: Un ensayo multisitio, aleatorio, doble-ciego controlado], en *BMC Pediatrics* 9 (13 de marzo de 2009): 21, doi: 10.1186/1471-2431-9-21.

20. A. Mukherjee et al., "Intensive Rehabilitation Combined with HBO2 Therapy in Children with Cerebral Palsy: A Controlled Longitudinal Study" [Rehabilitación intensiva combinada con terapia TOHB en niños con parálisis cerebral: Un estudio longitudinal controlado], en *Undersea and Hyperbaric Medicine* 41, nro. 2 (marzo-abril de 2014): 77–85.

21. T. Perera et al., "The Clinical TMS Society Consensus Review and Treatment Recommendations for TMS Therapy for Major Depressive Disorder" [Sociedad Clínica de la Estimulación Magnética Transcraneana (EMT), examen consensuado y recomendaciones para la terapia de EMT en el trastorno depresivo grave], en *Brain Stimulation* 9, nro. 3 (mayo-junio de 2016): 336–46, doi: 10.1016/j.brs.2016.03.010.

22. D. White and S. Tavakoli, "Repetitive Transcranial Magnetic Stimulation for Treatment of Major Depressive Disorder with Comorbid Generalized Anxiety Disorder" [Estimulación magnética transcraneal repetitiva para el trastorno depresivo grave con trastorno de ansiedad generalizado comórbido], en *Annals of Clinical Psychiatry* 27, nro. 3 (agosto de 2015): 192–96.

23. M. Ceccanti et al., "Deep TMS on Alcoholics: Effects on Cortisolemia and Dopamine Pathway Modulation. A Pilot Study" [EMT Profunda en alcohólicos: Efectos en la modulación de cortisolemia y dopamina. Un estudio piloto], en *Canadian Journal of Physiology and Pharmacology* 93, nro. 4 (abril de 2015): 283–90, doi: 10.1139/cjpp-2014-0188.

24. L. Dinur-Klein et al., "Smoking Cessation Induced by Deep Repetitive Transcranial Magnetic Stimulation of the Prefrontal and Insular Cortices: A Prospective, Randomized Controlled Trial" [Dejar de fumar por medio de la estimulación magnética transcraneal profunda y repetitiva en las cortezas prefrontal e insular: Una prueba prospectiva aleatoria controlada], en *Biological Psychiatry* 76, nro. 9 (1 de noviembre de 2014): 742–49, doi: 10.1016/j.biopsych.2014.05.020.

25. P. S. Boggio et al., "Noninvasive Brain Stimulation with High-Frequency and Low-Intensity Repetitive Transcranial Magnetic Stimulation Treatment for Posttraumatic Stress Disorder" [Estimulación cerebral no invasiva con alta frecuencia y baja intensidad de EMT para el trastorno de estrés postraumático], en *Journal of Clinical Psychiatry* 71, nro. 8 (agosto de 2010): 992–99, doi: 10.4088/JCP.08m04638blu.

26. A. P. Trevizol et al., "Transcranial Magnetic Stimulation for Obsessive-Compulsive Disorder: An Updated Systematic Review and Meta-analysis" [Estimulación magnética transcraneal para el trastorno obsesivo compulsivo: Una revisión sistemática actualizada y metaanálisis], en *The Journal of ECT* 32, nro. 4 (diciembre de 2016): 262–66, doi: 10.1097/YCT.0000000000000335.

27. H. L. Drumond Marra et al., "Transcranial Magnetic Stimulation to Address Mild Cognitive Impairment in the Elderly: A Randomized Controlled Study" [Estimulación magnética transcraneal para atender deficiencias cognitivas leves en ancianos: Un estudio controlado aleatorio], en *Behavioural Neurology* 2015 (2015): 287843, doi: 10.1155/2015/287843; W. M. McDonald, "Neuromodulation Treatments for Geriatric Mood and Cognitive Disorders" [Tratamientos de neuromodulación para la tercera edad y los trastornos cognitivos], en *American Journal of Geriatric Psychiatry* 24, nro. 12 (diciembre de 2016): 1130–41, doi: 10.1016/j.jagp.2016.08.014; J. M. Rabey y E. Dobronevsky, "Repetitive Transcranial Magnetic Stimulation (rTMS) Combined with Cognitive Training Is a Safe and Effective Modality for the Treatment of Alzheimer's Disease: Clinical Experience" [La estimulación magnética transcraneal repetitiva (EMTr) combinada con entrenamiento cognitivo es una modalidad segura y eficaz para el tratamiento del mal de Alzheimer: Experiencia clínica], en *Journal of Neural Transmission* (Viena) 123, nro. 12 (diciembre de 2016): 1449–55, doi: 10.1007/s00702-016-1606-6.

28. M. Yilmaz et al., "Effectiveness of Transcranial Magnetic Stimulation Application in Treatment of Tinnitus" [Eficacia de la estimulación magnética transcraneal, aplicación en el tratamiento de acúfenos (tinnitus)], en *Journal of Craniofacial Surgery* 25, nro. 4 (julio de 2014): 1315–18, doi: 10.1097/SCS.0000000000000782.

29. T. V. Kulishova y O. V. Shinkorenko, "The Effectiveness of Early Rehabilitation of the Patients Presenting with Ischemic Stroke" [Eficacia de la rehabilitación temprana en pacientes que presentan ataque isquémico], en *Voprosy Kurortologii Fizioterapii, i Lechebnoi Fizicheskoi Kultury* 6 (noviembre-diciembre de 2014): 9–12.

30. H. L. Drumond Marra et al., "Transcranial Magnetic Stimulation to Address Mild Cognitive Impairment in the Elderly: A Randomized Controlled Study" [Estimulación magnética transcraneal para atender deficiencias cognitivas leves en ancianos: Un estudio controlado aleatorio], en *Behavioural Neurology* 2015 (2015): 287843, doi: 10.1155/2015/287843.

31. C. Andrade, "Ketamine for Depression, 1: Clinical Summary of Issues Related to Efficacy, Adverse Effects, and Mechanism of Action" [Ketamina para la depresión, 1: Resumen clínico de asuntos relacionados a la eficacia, efectos adversos y mecanismo de acción], en *Journal of Clinical Psychiatry* 78, nro. 4 (abril de 2017): e415–e419, doi: 10.4088/JCP.17f11567; M. F. Grunebaum et al., "Ketamine for Rapid Reduction of Suicidal Thoughts in Major Depression: A Midazolam-Controlled Randomized Clinical Trial" [Ketamina para la reducción rápida de los pensamientos suicidas en depresión grave: un ensayo clínico aleatorio controlado con midazolam], en *American Journal of Psychiatry* 175, nro. 4 (1 de abril de 2018): 327–35, doi: 10.1176/appi.ajp.2017.17060647.

32. J. Guez et al., "Influence of Electroencephalography Neurofeedback Training on Episodic Memory: A Randomized, Sham-Controlled, Double-Blind Study" [Influencia del entrenamiento con neurorretroalimentación electroencefalográfica en la memoria episódica: Un estudio aleatorio controlado doble-ciego con intervención simulada], en *Memory* 23, nro. 5 (2015): 683–94, doi: 10.1080/09658211.2014.921713; S. Xiong et al., "Working Memory Training Using EEG Neurofeedback in Normal Young Adults" [Entrenamiento de la memoria operativa usando neurorretroalimentación EEG en jóvenes adultos normales], en *Bio-Medical Materials and Engineering* 24, nro. 6 (2014): 3637–44, doi: 10.3233/BME-141191; J. R. Wang y S. Hsieh, "Neurofeedback Training Improves Attention and Working Memory Performance" [El entrenamiento con neurorretroalimentación mejora la atención y el rendimiento de la memoria operativa], en *Clinical Neurophysiology* 124, nro. 12 (diciembre de 2013): 2406–20, doi: 10.1016/j.clinph.2013.05.020.

33. S. E. Kober et al., "Specific Effects of EEG Based Neurofeedback Training on Memory Functions in Post-Stroke Victims" [Efectos específicos del entrenamiento con neurorretroalimentación basado en EEG en las funciones de la memoria en víctimas de accidente cerebrovascular], en *Journal of Neuroengineering and Rehabilitation* 12 (1 de diciembre de 2015): 107, doi: 10.1186/s12984-015-0105-6.

34. V. Meisel et al., "Neurofeedback and Standard Pharmacological Intervention in ADHD: A Randomized Controlled Trial with Six-Month Follow-Up" [Neurorretroalimentación e intervención farmacológica estándar en TDAH: Una prueba aleatoria controlada con seguimiento durante seis meses], en *Biological Psychology* 94, nro. 1 (septiembre de 2013): 12–21, doi: 10.1016/j.biopsycho.2013.04.015.

35. J. Kopřivová et al., "Prediction of Treatment Response and the Effect of Independent Component Neurofeedback in Obsessive-Compulsive Disorder: A Randomized, Sham-Controlled, Double-Blind Study" [Predicción de la respuesta al tratamiento y el efecto del componente independiente de neurorretroalimentación en trastorno obsesivo compulsivo: Un estudio aleatorio doble-ciego con intervención falsa controlada], en *Neuropsychobiology* 67, no. 4 (2013): 210–23, doi: 10.1159/000347087.

36. E. J. Cheon et al., "The Efficacy of Neurofeedback in Patients with Major Depressive Disorder: An Open Labeled Prospective Study" [La eficacia de la neurorretroalimentación en pacientes con trastorno depresivo grave: Un estudio prospectivo abierto], en *Applied Psychophysiology and Biofeedback* 41, nro. 1 (septiembre de 2015): 103–10, doi: 10.1007/s10484-015-9315-8.

37. T. Surmeli et al., "Quantitative EEG Neurometric Analysis-Guided Neurofeedback Treatment in Postconcussion Syndrome (PCS): Forty Cases. How Is Neurometric Analysis Important for the Treatment of PCS and as a Biomarker?" [Tratamiento de neurorretroalimentación guiado por análisis cuantitativo neurométrico EGG en el tratamiento del síndrome de post-contusión: Cuarenta casos. ¿Qué importancia tiene el análisis neurométrico para el tratamiento de SPC y como biomarcador?], en *Clinical EEG and Neuroscience* 48, nro. 3 (27 de junio de 2016): 217–30, doi: 10.1177/1550059416654849.

38. R. Rostami y F. Dehghani-Arani, "Neurofeedback Training as a New Method in Treatment of Crystal Methamphetamine Dependent Patients: A Preliminary Study" [Entrenamiento con neurorretroalimentación como nuevo método en el tratamiento de pacientes dependientes de la metanfetamina cristalina: Un estudio preliminar], en *Applied Psychophysiology and Biofeedback* 40, nro. 3 (septiembre de 2015): 151–61, doi: 10.1007/s10484-015-9281-1.

39. P. Kubik et al., "Neurofeedback Therapy Influence on Clinical Status and Some EEG Parameters in Children with Localized Epilepsy" [Influencia de la terapia de neurorretroalimentación en el estatus clínico y algunos parámetros EEG en niños con epilepsia localizada], en *Przeglad Lekarski* 73, nro. 3 (2016): 157–60.

40. M. P. Jensen et al., "Use of Neurofeedback to Enhance Response to Hypnotic Analgesia in Individuals with Multiple Sclerosis" [Utilización de neurorretroalimentación para mejorar la respuesta a la analgesia hipnótica en individuos con esclerosis múltiple], en *International Journal of Clinical and Experimental Hypnosis* 64, nro. 1 (2016): 1–23, doi: 10.1080/00207144.2015.1099400.

41. A. Azarpaikan et al., "Neurofeedback and Physical Balance in Parkinson's Patients" [Neurorretroalimentación y equilibrio físico en pacientes con Parkinson], en *Gait Posture* 40, no. 1 (2014): 177–81, doi: 10.1016/j.gaitpost.2014.03.179.

42. M. Y. Cheng et al., "Sensorimotor Rhythm Neurofeedback Enhances Golf Putting Performance" [La neurorretroalimentación con ritmo sensomotriz mejora el rendimiento del golpe en el golf], en *Journal of Sport & Exercise Psychology* 37, nro. 6 (diciembre de 2015): 626–36, doi: 10.1123/jsep.2015-0166.

43. J. Gruzelier et al., "Acting Performance and Flow State Enhanced with Sensory-Motor Rhythm Neurofeedback Comparing Ecologically Valid Immersive VR and Training Screen Scenarios" [Desempeño activo y estado de flujo mejorados con neurorretroalimentación rítmica sensorial motora comparando VR inmersiva ecológicamente válida y escenarios con entrenamiento monitorizado] en *Neuroscience Letters* 480, no. 2 (16 de agosto de 2010): 112–16, doi: 10.1016/j.neulet.2010.06.019.

44. N. Rahmati et al., "The Effectiveness of Neurofeedback on Enhancing Cognitive Process Involved in Entrepreneurship Abilities among Primary School Students in District No. 3 Tehran" [La eficacia de la neurorretroalimentación en el proceso de mejora cognitiva involucrada en las capacidades emprendedoras entre estudiantes de escuela primaria del distrito nro. 3 de Teherán], en *Basic and Clinical Neuroscience* 5, nro. 4 (octubre 2014): 277–84.

45. T. L. Huang and C. Charyton, "A Comprehensive Review of the Psychological Effects of Brainwave Entrainment" [Una revision exhaustiva de los efectos psicológicos del arrastre de ondas cerebrales], en *Alternative Therapies in Health and Medicine* 14, nro. 5 (septiembre-octubre de 2008): 38–50.

46. J. C. Mazziotta et al., "Tomographic Mapping of Human Cerebral Metabolism: Subcortical Responses to Auditory and Visual Stimulation" [Mapeo tomográfico del metabolismo cerebral humano: Respuestas subcorticales a la estimulación auditiva y visual], en *Neurology* 34, nro. 6 (junio de 1984): 825–28, doi: 10.1212/WNL.34.6.825.

47. P. T. Fox y M. E. Raichle, "Stimulus Rate Determines Regional Brain Blood Flow in Striate Cortex" [La tasa de estímulo determina la circulación sanguínea cerebral regional en la corteza estriada], en *Annals of Neurology* 17, nro. 3 (marzo de 1985): 303–5.

48. H. Y. Tang et al., "A Pilot Study of Audio-Visual Stimulation as a Self-Care Treatment for Insomnia in Adults with Insomnia and Chronic Pain" [Un estudio piloto de estimulación audiovisual como tratamiento de autocuidado para el insomnio en adultos con insomnio y dolor crónico], en *Applied Psychophysiology and Biofeedback* 39, nros. 3–4 (diciembre de 2014): 219–25, doi: 10.1007/s10484-014-9263-8; V. Abeln et al., "Brainwave Entrainment for Better Sleep and Post-Sleep State of Young Elite Soccer Players—A Pilot Study" [Arrastre de ondas cerebrales para un mejor estado de sueño y postsueño en jugadores jóvenes y de alto rendimiento de fútbol], en *European Journal of Sport Science* 14, nro. 5 (2014): 393–402, doi: 10.1080/17461391.2013.819384.

49. Ibid.; C. Gagnon and F. Boersma, "The Use of Repetitive Audio-Visual Entrainment in the Management of Chronic Pain" [El uso de arrastre audiovisual repetitivo en el manejo del dolor crónico], en *Medical Hypnoanalysis Journal* 7, nro. 3 (1992): 462–68.

50. Huang and Charyton, "A Comprehensive Review of the Psychological Effects of Brainwave Entrainment" [Una revisión exhaustiva de los efectos psicológicos del arrastre de ondas cerebrales], 38–50.

51. D. Anderson, "The Treatment of Migraine with Variable Frequency Photo-Stimulation" [El tratamiento de las migrañas con fotoestimulación de frecuencia variable], en *Headache* 29 (marzo de 1989): 154–55.

52. K. Berg and D. Siever, "A Controlled Comparison of Audio-Visual Entrainment for Treating Seasonal Affective Disorder" [Una comparación controlada de arrastre audiovisual para el tratamiento del trastorno afectivo estacional], en *Journal of Neurotherapy* 13, nro. 3 (2009): 166–75, doi: 10.1080/10874200903107314; D. S. Cantor and E. Stevens, "QEEG Correlates of Auditory-Visual Entrainment Treatment Efficacy of Refractory Depression" [Relación entre el EEGC y la eficacia del tratamiento de arrastre audiovisual en la depresión

refractaria], en *Journal of Neurotherapy* 13, nro. 2 (abril de 2009): 100–108, doi: 10.1080/10874200902887130.

53. D. Siever, "Audio-Visual Entrainment: History, Physiology, and Clinical Studies" [Arrastre audiovisual: Historia, fisiología y estudios clínicos], en The Association for Applied Psychophysiology and Biofeedback (sitio web), acceso el 7 de mayo de 2018, <https://www.aapb.org/files/news/Entrainment.pdf>.

APÉNDICE B

54. Centers for Disease Control and Prevention, "CDC Report: Mental Illness Surveillance among Adults in the United States" [Reporte CDC: Supervisión de la enfermedad mental entre adultos en los Estados Unidos], en CDC (sitio web), última edición 2 de diciembre de 2011, <https://www.cdc.gov/mentalhealth-surveillance/fact_sheet.html>.

55. Kaiser Permanente, "Only One-Third of Patients Diagnosed with Depression Start Treatment: Likelihood of Beginning Treatment Is Especially Low among Ethnic and Racial Minorities and the Elderly" [Solo un tercio de los pacientes con diagnóstico de depresión comienza un tratamiento: La probabilidad de comenzar un tratamiento es especialmente baja entre minorías étnicas y raciales y los ancianos], en *ScienceDaily*, 8 de febrero de 2018, <www.sciencedaily.com/releases/2018/02/180208141239.htm>.

56. C. Battaglia et al., "Participation in a 9-Month Selected Physical Exercise Program Enhances Psychological Well-Being in a Prison Population" [La participación en un programa de ejercicios físicos seleccionados durante nueve meses mejora el bienestar psicológico en la población carcelaria], en *Criminal Behaviour and Mental Health* 25, nro. 5 (diciembre de 2015): 343–54, doi: 10.1002/cbm.1922.

57. A. M. Abdou et al., "Relaxation and Immunity Enhancement Effects of Gamma-Aminobutyric Acid (GABA) Administration in Humans" [Los efectos del ácido gamma-aminobutírico (GABA) en la relajación y mejora del sistema inmunológico], en *Biofactors* 26, nro. 3 (2006): 201–208; A. Yoto et al., "Oral Intake of γ-aminobutyric Acid Affects Mood and Activities of Central Nervous System during Stressed Condition Induced by Mental Tasks" [La ingesta oral de ácido γ-aminobutírico afecta el estado de ánimo y la actividad del sistema nervioso central durante la condición de estrés inducido por la tarea mental], en *Amino Acids* 43, nro. 3 (septiembre de 2012): 1331–37, doi: 10.1007/s00726-011-1206-6.

58. K. Kimura et al., "L-Theanine Reduces Psychological and Physiological Stress Responses" [La L-teanina reduce las respuestas de estrés psicológico y psiquiátrico], en *Biological Psychology* 74, nro. 1 (enero de 2007): 39–45, doi: 10.1016/j.biopsycho.2006.06.006.

59. J. Knapen et al., "Exercise Therapy Improves Both Mental and Physical Health in Patients with Major Depression" [La terapia de ejercicios mejora la salud mental y física en pacientes con depresión grave], en *Disability and Rehabilitation* 37, nro. 16 (2015): 1490–95, doi: 10.3109/09638288.2014.972579; C. Battaglia et al., "Participation in a 9-Month Selected Physical Exercise Program Enhances

Psychological Well-Being in a Prison Population" [La participación en un programa de ejercicios físicos seleccionados durante nueve meses mejora el bienestar psicológico en la población carcelaria], en *Criminal Behaviour and Mental Health* 25, nro. 5 (diciembre de 2015): 343–54, doi: 10.1002/cbm.1922.

60. M. Hosseinzadeh et al., "Empirically Derived Dietary Patterns in Relation to Psychological Disorders" [Patrones empíricamente derivados en relación con los trastornos psicológicos], en *Public Health Nutrition* 19, nro. 2 (febrero de 2016): 204–17, doi: 10.1017/S136898001500172X.

61. K. Niu et al., "A Tomato-Rich Diet Is Related to Depressive Symptoms among an Elderly Population Aged 70 Years and Over: A Population-Based, Cross-Sectional Analysis" [Una dieta rica en tomate se relaciona con síntomas depresivos entre una población de ancianos de setenta años o más: Un análisis transversal poblacional], en *Journal of Affective Disorders* 144, nros. 1–2 (10 de enero de 2013): 165–70, doi: 10.1016/j.jad.2012.04.040.

62. G. Grosso et al., "Role of Omega-3 Fatty Acids in the Treatment of Depressive Disorders: A Comprehensive Meta-Analysis of Randomized Clinical Trials" [El rol de los ácidos grasos omega 3 en el tratamiento del trastorno depresivo: Ensayos clínicos aleatorios de un metaanálisis exhaustivo], en *PLoS One* 9, nro. 5 (7 de mayo 2014): e96905, doi: 10.1371/journal.pone.0096905; B. Hallahan et al., "Efficacy of Omega-3 Highly Unsaturated Fatty Acids in the Treatment of Depression" [Eficiencia de los ácidos grasos poliinsaturados omega 3 en el tratamiento de la depresión], en *British Journal of Psychiatry* 209, nro. 3 (septiembre de 2016): 192–201, doi: 10.1192/bjp.bp.114.160242; J. G. Martins, "EPA but Not DHA Appears to Be Responsible for the Efficacy of Omega-3 Long Chain Polyunsaturated Fatty Acid Supplementation in Depression: Evidence from a Meta-Analysis of Randomized Controlled Trials" [El EPA y no el DHA parece ser el responsable de la eficacia del suplemento de ácidos grasos poliinsaturados omega 3 de cadena larga en la depresión: Evidencia de un ensayo de metaanálisis aleatorio controlado], en *Journal of the American College of Nutrition* 28, nro. 5 (octubre de 2009): 525–42.

63. D. J. Carpenter, "St. John's Wort and S-Adenosyl Methionine as 'Natural' Alternatives to Conventional Antidepressants in the Era of the Suicidality Boxed Warning: What Is the Evidence for Clinically Relevant Benefit?" [La hierba de San Juan y la S-adenosil metionina como alternativas "naturales" a los antidepresivos convencionales en la era del recuadro de advertencia de sucidio en las cajas de los medicamentos: ¿Cuál es la evidencia del beneficio clínicamente relevante?], en *Alternative Medicine Review* 16, nro. 1 (marzo de 2011): 17–39; G. I. Papkostas et al., "S-Adenosyl Methionine (SAMe) Augmentation of Serotonin Reuptake Inhibitors for Antidepressant Nonresponders with Major Depressive Disorder: A Double-Blind, Randomized Clinical Trial" [Aumento de la reabsorción de inhibidores de la serotonina con el S-adenosil metionina (SAMe) para los pacientes con trastorno depresivo grave que no responden a los antidepresivos], en *American Journal of Psychiatry* 167, nro. 8 (agosto de 2010): 942–8, doi: 10.1176/appi.ajp.2009.09081198; J. Sarris et al., "S-Adenosyl Methionine

(SAMe) versus Escitalopram and Placebo in Major Depression RCT: Efficacy and Effects of Histamine and Carnitine as Moderators of Response" [S-adenosil metionina (SAMe) frente a escitalopram y placebos en trastorno depresivo mayor: Eficacia y efectos de la histamina y la carnitina como moderadores de la respuesta], en *Journal of Affective Disorders* 164 (agosto de 2014): 76–81, doi: 10.1016/j.jad.2014.03.041.

64. J. Sarris et al., "Is S-Adenosyl Methionine (SAMe) for Depression Only Effective in Males? A Re-Analysis of Data from a Randomized Clinical Trial" [¿Es la S-adenosil metionina (SAMe) para la depresión solo efectiva en varones? Un nuevo análisis de datos de un ensayo clínico aleatorio], en *Pharmacopsychiatry* 48, nros. 4–5 (julio de 2015): 141–44, doi: 10.1055/s-0035-1549928.

65. A. L. Lopresti y P. D. Drummond, "Efficacy of Curcumin, and a Saffron/Curcumin Combination for the Treatment of Major Depression: A Randomised, Double-Blind, Placebo-Controlled Study" [Eficacia de la curcumina y una combinación de azafrán/curcumina en el tratamiento de la depresión mayor: Un estudio aleatorio doble-ciego placebo-controlado], en *Journal of Affective Disorders* 207 (1 de enero de 2017): 188–96, doi: 10.1016/j.jad.2016.09.047.

66. Z. Sepehrmanesh et al., "Vitamin D Supplementation Affects the Beck Depression Inventory, Insulin Resistance, and Biomarkers of Oxidative Stress in Patients with Major Depressive Disorder: A Randomized, Controlled Clinical Trial" [La suplementación de vitamin D afecta el inventario de depresión de Beck, la resistencia a la insulina y biomarcadores de estrés oxidativo en pacientes con trastorno depresivo mayor], en *Journal of Nutrition* 146, nro. 2 (febrero de 2016): 243–48, doi: 10.3945/jn.115.218883; H. Mozaffari-Khosravi et al., "The Effect of 2 Different Single Injections of High Dose of Vitamin D on Improving the Depression in Depressed Patients with Vitamin D Deficiency: A Randomized Clinical Trial" [Efecto de dos distintas inyecciones simples de alta dosis de vitamin D en la mejora de la depresión en pacientes deprimidos con deficiencia de vitamina D: Un ensayo clínico aleatorio], en *Journal of Clinical Psychopharmacology* 33, nro. 3 (junio de 2013): 378–85, doi: 10.1097/JCP.0b013e31828f619a.

67. R. T. Ackermann y J. W. Williams, "Rational Treatment Choices for Non-Major Depressions in Primary Care: An Evidence-Based Review" [Opciones de tratamiento racional para depresiones menores en la atención primaria: Una revisión basada en evidencia], en *Journal of General Internal Medicine* 17, nro. 4 (abril de 2002): 293-301.

68. A. S. Yeung et al., "A Pilot Study of Acupuncture Augmentation Therapy in Antidepressant Partial and Non-Responders with Major Depressive Disorder" [Un estudio piloto de la terapia de aumento con acupuntura en pacientes con trastorno depresivo mayor que no responden o responden parcialmente a los antidepresivos], en *Journal of Affective Disorders* 130, nros. 1–2 (abril de 2011): 285–89, doi: 10.1016/j.jad.2010.07.025; J. Wu et al., "Acupuncture for Depression: A Review of Clinical Applications" [Acupuntura para la depresión: Una revisión de las aplicaciones clínicas], en *Canadian Journal of Psychiatry* 57, nro. 7 (julio de 2012): 397–405, doi: 10.1177/070674371205700702.

69. G. I. Papakostas et al., "L-Methylfolate as Adjunctive Therapy for SSRI-Resistant Major Depression: Results of Two Randomized, Double-Blind, Parallel-Sequential Trials" [L-metifolato como terapia adjunta para pacientes con depresión mayor resistentes al ISRS: Resultados de dos estudios aleatorios doble-ciego secuenciados paralelamente], en *American Journal of Psychiatry* 169, nro. 12 (diciembre de 2012): 1267–74, doi: 10.1176/appi.ajp.2012.11071114.

70. A. S. de Sá Filho et al., "Potential Therapeutic Effects of Physical Exercise for Bipolar Disorder" [Potenciales efectos terapéuticos del ejercicio físico para el trastorno bipolar], en *CNS & Neurological Disorders Drug Targets* 14, nro. 10 (2015): 1255–59.

71. R. K. McNamara et al., "Adolescents with or at Ultra-High Risk for Bipolar Disorder Exhibit Erythrocyte Docosahexaenoic Acid and Eicosapentaenoic Acid Deficits: A Candidate Prodromal Risk Biomarker" [Adolescentes con riesgo ultra alto de desorden bipolar muestran déficits de ácido decosahexanoico eritrocítico y ácido eicosapentanoico: Un biomarcador de riesgo prodómico], en *Early Intervention in Psychiatry* 10, nro. 3 (junio de 2016): 203–11, doi: 10.1111/eip.12282; J. Sarris et al., "Omega-3 for Bipolar Disorder: Meta-Analyses of Use in Mania and Bipolar Depression" [Omega 3 para el trastorno bipolar: Metaanálisis del uso en depresión maníaca y bipolar], en *Journal of Clinical Psychiatry* 73, nro. 1 (enero de 2012): 81–86, doi: 10.4088/JCP.10r06710.

72. A. P. Silva et al., "Measurement of the Effect of Physical Exercise on the Concentration of Individuals with ADHD" [Medición del efecto del ejercicio físico en la concentración de individuos con TDAH], en *PLoS One* 10, nro. 3 (24 de marzo de 2015): e0122119, doi: 10.1371/journal.pone.012119; B. W. Tan et al., "A Meta-Analytic Review of the Efficacy of Physical Exercise Interventions on Cognition in Individuals with Autism Spectrum Disorder and ADHD" [Una revisión metaanalítica de la eficacia de intervenciones con ejercicio físico en la cognición de individuos con trastorno del espectro autista y TDAH], en *Journal of Autism and Developmental Disorders* 46, nro. 9 (septiembre de 2016): 3126–43, doi: 10.1007/s10803-016-2854-x; B. Hoza et al., "A Randomized Trial Examining the Effects of Aerobic Physical Activity on Attention-Deficit/Hyperactivity Disorder Symptoms in Young Children" [Una prueba aleatoria examinando los efectos de la actividad física aeróbica en niños pequeños con trastorno de déficit de atención/hiperactividad], en *Journal of Abnormal Child Psychology* 43, nro. 4 (mayo de 2015): 655–67, doi: 10.1007/s10802-014-9929-y.

73. E. Hawkey and J. T. Nigg, "Omega-3 Fatty Acid and ADHD: Blood Level Analysis and Meta-Analytic Extension of Supplementation Trials" [Ácidos grasos omega 3 y TDAH: Ensayos de análisis de nivel en sangre y extensión metaanalítica de suplementación], en *Clinical Psychology Review* 34, nro. 6 (agosto de 2014): 496–505, doi: 10.1016/j.cpr.2014.05.005; C. M. Milte et al., "Increased Erythrocyte Eicosapentaenoic Acid and Docosahexaenoic Acid Are Associated with Improved Attention and Behavior in Children with ADHD in a Randomized Controlled Three-Way Crossover Trial" [El aumento del ácido eicosapentaenoico eritrocítico y del ácido decosahexanoico está asociado a la mejora de la atención y el

comportamiento en niños con TDAH en una prueba aleatoria controlada de ensayo cruzado de tres vías], en *Journal of Attention Disorders* 19, nro. 11 (noviembre de 2015): 954–64, doi: 10.1177/1087054713510562; K. Widenhorn-Müller et al., "Effect of Supplementation with Long-Chain Ω-3 Polyunsaturated Fatty Acids on Behavior and Cognition in Children with Attention Deficit/Hyperactivity Disorder (ADHD): A Randomized Placebo-Controlled Intervention Trial" [Efecto de la suplementación con ácidos grasos poliinsaturados omega 3 de cadena larga en la conducta y cognición en niños con trastorno de déficit de atención/hierpactividad (TDAH): Un ensayo aleatorio de intervención controlada por placebo], en *Prostaglandins, Leukotrienes, and Essential Fatty Acids* 91, nros. 1–2 (julio-agosto 2014): 49–60, doi: 10.1016/j.plefa.2014.04.004; H. Perera et al., "Combined Ω3 and Ω6 Supplementation in Children with Attention-Deficit Hyperactivity Disorder (ADHD) Refractory to Methylphenidate Treatment: A Double-Blind, Placebo-Controlled Study" [Suplementación combinada de omega 3 y omega 6 en niños con trastorno de déficit de atención e hiperatividad (TDAH) refractarios al tratamiento con metilfenidato: Un estudio doble-ciego placebo-controlado], en *Journal of Child Neurology* 27, nro. 6 (junio de 2012): 747–53, doi: 10.1177/0883073811435243; D. J. Bos et al., "Reduced Symptoms of Inattention after Dietary Omega-3 Fatty Acid Supplementation in Boys with and without Attention Deficit/Hyperactivity Disorder" [Reducción de síntomas de falta de atención después de suplementación dietaria con ácidos grasos omega 3 en varones con y sin trastorno de déficit de atención/hiperactividad], en *Neuropsychopharmacology* 40, nro. 10 (septiembre de 2015): 2298–306, doi: 10.1038/npp.2015.73.

74. P. Toren et al., "Zinc Deficiency in Attention-Deficit Hyperactivity Disorder" [Deficiencia de zinc en el trastorno de déficit de atención e hiperactividad], en *Biological Psychiatry* 40, nro. 12 (15 de diciembre de 1996): 1308–10; O. Oner et al., "Effects of Zinc and Ferritin Levels on Parent and Teacher Reported Symptom Scores in Attention Deficit Hyperactivity Disorder" [Efecto de los niveles de zinc y ferritina en síntomas reportados por padres y maestros en el trastorno de déficit de atención e hiperactividad], en *Child Psychiatry and Human Development* 41, nro. 4 (agosto de 2010): 441–47, doi: 10.1007/s10578-010-0178-1; O. Yorbik et al., "Potential Effects of Zinc on Information Processing in Boys with Attention Deficit Hyperactivity Disorder" [Efectos potenciales del zinc en el procesamiento de la atención en niños varones con trastorno de déficit de atención e hiperactividad], en *Progress in Neuro-Psychopharmacology & Biological Psychiatry* 32, nro. 3 (1 de abril de 2008): 662–67, doi: 10.1016/j.pnpbp.2007.11.009; S. Akhondzadeh et al., "Zinc Sulfate as an Adjunct to Methylphenidate for the Treatment of Attention Deficit Hyperactivity Disorder in Children: A Double Blind and Randomized Trial" [Sulfato de zinc como adjunto al metilfenidato para el tratamiento del trastorno de déficit de atención e hiperactividad en niños: Una prueba aleatoria doble-ciego], en *BMC Psychiatry* 4 (8 de abril de 2004): 9, doi: 10.1186/1471-244X-4-9.

75. M. Mousain-Bosc et al., "Improvement of Neurobehavioral Disorders in Children Supplemented with Magnesium-Vitamin B6. I. Attention Deficit Hyperactivity

Disorders" [Mejora de los trastornos neuroconductuales en niños tratados con suplementos de magnesio-vitamina B6. I. Trastorno de déficit de atención e hiperactividad], en *Magnesium Research* 19, nro. 1 (marzo de 2006): 46–52; M. Huss et al., "Supplementation of Polyunsaturated Fatty Acids, Magnesium and Zinc in Children Seeking Medical Advice for Attention-Deficit/Hyperactivity Problems—An Observational Cohort Study" [Suplementación de ácidos grasos poliinsaturados, magnesio y zinc en niños que buscan consejo médico por problemas de atención e hiperactividad], en *Lipids in Health and Disease* 9 (24 de septiembre de 2010): 105, doi: 10.1186/1476-511X-9-105.

76. J. S. Halterman et al., "Iron Deficiency and Cognitive Achievement among School-Aged Children and Adolescents in the United States" [Deficiencia de hierro y logros cognitivos entre niños y adolescentes en edad escolar en los Estados Unidos], en *Pediatrics* 107, no. 6 (junio de 2001): 1381–86.

77. S. Hirayama et al., "The Effect of Phosphatidylserine Administration on Memory and Symptoms of Attention-Deficit Hyperactivity Disorder: A Randomised, Double-Blind, Placebo-Controlled Clinical Trial" [El efecto de la administración de fosfatidilserina sobre la memoria y los síntomas del trastorno de déficit de atención e hiperactividad: Un ensayo clínico aleatorio doble-ciego placebo-controlado], en *Journal of Human Nutrition & Dietetics* 27, suplemento 2 (abril de 2014): 284–91, doi: 10.1111/jhn.12090; I. Manor et al., "The Effect of Phosphatidylserine Containing Omega3 Fatty-Acids on Attention-Deficit Hyperactivity Disorder Symptoms in Children: A Double-Blind Placebo-Controlled Trial, Followed by an Open-Label Extension" [El efecto de la fosfatidilserina que contiene ácidos grasos omega 3 sobre niños con síntomas de trastorno de déficit de atención e hiperactividad: Una prueba de doble-ciego placebo-controlado, seguida de una extensión de ensayo abierto], en *European Psychiatry* 27, nro. 5 (julio de 2012): 335–42, doi: 10.1016/j.eurpsy.2011.05.004.

78. L. Chen et al., "Eye Movement Desensitization and Reprocessing versus Cognitive-Behavioral Therapy for Adult Posttraumatic Stress Disorder: Systematic Review and Meta-Analysis" [La desensibilización y reprocesamiento por el movimiento de ojos frente a la terapia cognitiva conductual para el trastorno de estrés postraumático en adultos: Revisión sistemática y metaanálisis], en *Journal of Nervous and Mental Disease* 203, nro. 6 (junio de 2015): 443–51, doi: 10.1097/NMD.0000000000000306.

79. D. J. Kearney et al., "Loving-Kindness Meditation for Posttraumatic Stress Disorder: A Pilot Study" [Meditación de bondad amorosa para el trastorno de estrés postraumático: Un estudio piloto], en *Journal of Traumatic Stress* 26, nro. 4 (agosto de 2013): 426–34, doi: 10.1002/jts.21832; D. J. Kearney et al., "Loving-Kindness Meditation and the Broaden-and-Build Theory of Positive Emotions among Veterans with Posttraumatic Stress Disorder" [La meditación de bondad amorosa y la teoría de ampliación y construcción de las emociones positivas en veteranos con trastorno de estrés postraumático], en *Medical Care* 52, Suplemento 5 (diciembre de 2014): S32–S38, doi: 10.1097/MLR.0000000000000221.

80. Personal de la Clínica Mayo, "Exercise and Stress: Get Moving to Manage Stress" [Ejercicio y estrés: Mantente en movimiento para manejar el estrés], en Clínica Mayo (sitio web), acceso el 29 de abril de 2018, <http://www.mayoclinic. org/healthy-lifestyle/stress-management/in-depth/exercise-and-stress/art-20044469>.

81. J. N. Belding et al., "Social Buffering by God: Prayer and Measures of Stress" [Dios como amortiguador social: Oración y medidas de estrés], en *Journal of Religion and Health* 49, nro. 2 (junio de 2010): 179–87, doi: 10.1055/s-0042-116159.

82. K. Bluth et al., "A Pilot Study of a Mindfulness Intervention for Adolescents and the Potential Role of Self-Compassion in Reducing Stress" [Un estudio piloto de una intervención con atención plena para adolescentes y el papel potencial de la autocompasión para reducir el estrés], en *Explore (NY)* 11, nro. 4 (julio-agosto de 2015): 292–95, doi: 10.1016/j.explore.2015.04.005; W. Turakitwanakan et al., "Effects of Mindfulness Meditation on Serum Cortisol of Medical Students" [Efectos de la meditación de atención plena en el suero del cortisol en estudiantes de Medicina], en *Journal of the Medical Association of Thailand* 96, suplemento 1 (enero de 2013): S90–95.

83. A. Ghajar et al., "Crocus sativus L. versus Citalopram in the Treatment of Major Depressive Disorder with Anxious Distress: A Double-Blind, Controlled Clinical Trial" [El *Crocus sativus* versus el citalopram en el tratamiento de trastorno depresivo mayor y estrés ansioso: Un ensayo clínico doble-ciego controlado], en *Pharmacopsychiatry* 50, nro. 4 (julio de 2017): 152–60, doi: 10.1055/s-0042-116159; H. Fukui et al., "Psychological and Neuroendocrinological Effects of Odor of Saffron (Crocus sativus)" [Efectos psicológicos y neuroendócrinos del olor del azafrán (*Crocus sativus*)], en *Phytomedicine* 18, nros. 8–9 (15 de junio de 2011): 726–30, doi: 10.1016/j.phymed.2010.11.013.

84. R. A. Emmons and M. E. McCullough, "Counting Blessings versus Burdens: An Experimental Investigation of Gratitude and Subjective Well-Being in Daily Life" [Contar las bendiciones o contar las cargas: Una investigación experimental de la gratitud y el bienestar subjetivo en la vida diaria], en *Journal of Personality and Social Psychology* 84, nro. 2 (febrero de 2003): 377–89.

85. M. Ingall, "Chocolate Can Do Good Things for Your Heart, Skin and Brain" [El chocolate puede hacer cosas buenas por tu corazón, piel y cerebro], en *Health*, publicado en el sitio web de CNN, 22 de diciembre de 2006, <http://www.cnn. com/2006/HEALTH/12/20/health.chocolate/>.

86. Deutches Aertzeblatt International, "The Healing Powers of Music: Mozart and Strauss for Treating Hypertension" [Los poderes sanadores de la música: Mozart y Strauss para el tratamiento de la hipertensión], en *ScienceDaily*, 20 de junio de 2016, <https://www.sciencedaily.com/releases/2016/06/160620112512.htm>.

87. E. Brodwin, "Psychologists Discover the Simplest Way to Boost Your Mood" [Los piscólogos descubren la forma más simple de mejorar tu estado de ánimo], en *Business Insider*, 3 de abril de 2015, <http://www.businessinsider.com/how-to-boost-your-mood-2015-4>.

88. K. Kimura et al., "L-Theanine Reduces Psychological and Physiological Stress Responses" [La L-teanina reduce las respuestas psicológicas y fisiológicas al estrés], en *Biological Psychology* 74, nro. 1 (enero de 2007): 39–45, doi: 10.1016/j. biopsycho.2006.06.006.

89. M. Rudd et al., "Awe Expands People's Perception of Time, Alters Decision Making, and Enhances Well-Being" [El asombro expande la percepción del tiempo en las personas, altera la toma de decisiones y mejora el bienestar general], en *Psychological Science* 23, nro. 10 (1 de octubre de 2012): 1130–36, doi: 10.1177/0956797612438731.

90. Y. Miyazaki et al., "Preventive Medical Effects of Nature Therapy" [Efectos médicos preventivos de la terapia natural], en *Nihon Eiseigaku Zasshi* 66, nro. 4 (septiembre de 2011): 651–56.

91. G. N. Bratman et al., "Nature Experience Reduces Rumination and Subgenual Prefrontal Cortex Activation" [La experiencia en la naturaleza reduce la reflexión y la activación de la corteza prefrontal subgenual], en *Proceedings of the National Academy of Sciences of the United States of America* 112, nro. 28 (14 de julio de 2015): 8567–72, doi: 10.1073/pnas.1510459112.

92. S. Slon, "7 Health Benefits of Going Barefoot Outside" [Siete beneficios de salir descalzos al aire libre], en MindBodyGreen (sitio web), 29 de marzo de 2012, <http://www.mindbodygreen.com/0-4369/7-Health-Benefits-of-Going-Barefoot-Outside.html>.

93. L. Taruffi y S. Koelsch, "The Paradox of Music-Evoked Sadness: An Online Survey" [La paradoja de la tristeza evocada por la música: una encuesta en línea], en *PLoS ONE* 9, nro. 10 (20 de octubre de 2014): e110490, doi: 10.1371/journal. pone.0110490.

94. Y. H. Liu et al., "Effects of Music Listening on Stress, Anxiety, and Sleep Quality for Sleep-Disturbed Pregnant Women" [Efectos de escuchar música sobre el estrés, la ansiedad y la calidad del sueño para las mujeres embarazadas con perturbaciones en el sueño], en *Women & Health* 56, nro. 3 (2016): 296–311, doi: 10.1080/03630242.2015.1088116.

95. T. Bradberry, "How Complaining Rewires Your Brain for Negativity" [Cómo quejarte te programa para la negatividad], *HuffPost* (blog), 26 de diciembre de 2016, <http://www.huffingtonpost.com/dr-travis-bradberry/how-complaining-rewires-y_b_13634470.html>.

96. "Can You Catch Depression? Being Surrounded by Gloomy People Can Make You Prone to Illness" [¿Es contagiosa la depresión? Rodearte de personas sombrías puede hacerte propenso a contraer la enfermedad], en *Daily Mail* (sitio web), 19 de abril de 2013, <http://www.dailymail.co.uk/health/article-2311523/Can-CATCH-depression-Being-surrounded-gloomy-people-make-prone-illness-say-scientists.html>.

97. R. T. Howell et al., "Momentary Happiness: The Role of Psychological Need Satisfaction" [Felicidad momentánea: El papel de la satisfacción como necesidad psicológica], en *Journal of Happiness Studies* 12, nro. 1 (marzo de 2011): 1–15.

98. C. Gregoire, "Older People Are Happier Than You. Why?" [Las personas mayores son más felices que tú. ¿Por qué?], en *Huffington Post*, publicado en el sitio web de CNN, 24 de abril de 2015, <http://www.cnn.com/2015/04/24/health/old-people-happy/>.

99. M. Mela et al., "The Influence of a Learning to Forgive Programme on Negative Affect among Mentally Disordered Offenders" [La influencia de un programa para aprender a perdonar en los afectos negativos entre delincuentes con trastornos mentales], en *Criminal Behaviour and Mental Health* 27, nro. 2 (abril de 2017): 162–75, doi: 10.1002/cbm.1991.

100. L. Bolier et al., "Positive Psychology Interventions: A Meta Analysis of Randomized Controlled Studies" [Intervenciones de psicología positiva: Un metaanálisis de estudios aleatorios controlados], en *BMC Public Health* 13 (8 de febrero de 2013): 119, doi: 10.1186/1471-2458-13-119.

101. P. Bentley, "What Really Makes Us Happy? How Spending Time with Your Friends Is Better for You Than Being with Family" [¿Qué nos hace realmente felices? Cómo pasar tiempo con tus amigos es mejor para ti que estar con la familia], en *Daily Mail*, 30 de junio de 2013, <http://www.dailymail.co.uk/news/article-2351870/What-really-makes-happy-How-spending-time-friends-better-family.html>.

102. D. G. Blanchflower y A. J. Oswald, "Money, Sex and Happiness: An Empirical Study" [Dinero, sexo y felicidad: Un estudio empírico], en *Scandinavian Journal of Economics* 106, nro. 3 (2004): 393–415, doi: 10.3386/w10499.

103. M. Purcell, "The Health Benefits of Journaling" [Los beneficios para la salud al escribir un diario], en PsychCentral (sitio web), acceso el 30 de abril de 2018, <http://psychcentral.com/lib/the-health-benefits-of-journaling/>.

APÉNDICE C

104. "Cancers Associated with Overweight and Obesity Make Up 40 Percent of Cancers Diagnosed in the United States" [Los cánceres asociados con el sobrepeso y la obesidad totalizan 40% de los cánceres diagnosticados en los Estados Unidos], en Centers for Disease Control and Prevention (sitio web), 3 de octubre de 2017, <https://www.cdc.gov/media/releases/2017/p1003-vs-cancer-obesity.html>.

105. G. Kolata, "Under New Guidelines, Millions More Americans Will Need to Lower Blood Pressure" [Bajo nuevos lineamientos, millones más de estadounidenses necesitarán bajar la presión sanguínea], en *New York Times*, 13 de noviembre de 2017, <https://www.nytimes.com/2017/11/13/health/blood-pressure-treatment-guidelines.html?_r=0>; S. Scutti, "Nearly Half of Americans Now Have High Blood Pressure, Based on New Guidelines" [Basados en los nuevos lineamientos, casi la mitad de los estadounidenses ahora tienen la presión alta], sitio web CNN, 14 de noviembre de 2017, <https://www.cnn.com/2017/11/13/health/new-blood-pressure-guidelines/index.html>.

106. P. K. Elias et al., "Serum Cholesterol and Cognitive Performance in the Framingham Heart Study" [Colesterol en suero y rendimiento cognitivo en el estudio coronario Framingham], en *Psychosomatic Medicine* 67, nro. 1 (enero-febrero 2005): 24–30, doi: 10.1097/01.psy.0000151745.67285.c2.

107. M. M. Mielke et al., "High Total Cholesterol Levels in Late Life Associated with a Reduced Risk of Dementia" [Los elevados niveles totales de colesterol en la etapa final de la vida relacionados con un menor riesgo de demencia], en *Neurology* 64, nro. 10 (24 de mayo de 2005): 1689–95, doi: 10.1212/01. WNL.0000161870.78572.A5; A. W. Weverling-Rijnsburger et al., "Total Cholesterol and Risk of Mortality in the Oldest Old" [El colesterol total y el riesgo de mortalidad], en *Lancet* 350, nro. 9085 (18 de octubre de 1997): 1119–23.